# 医院信息安全
# 实用技术与案例应用

刘 云 主编

东南大学出版社
SOUTHEAST UNIVERSITY PRESS
·南京·

图书在版编目(CIP)数据

医院信息安全实用技术与案例应用 / 刘云主编. —
南京:东南大学出版社,2016.8(2016.9 重印)
ISBN 978 - 7 - 5641 - 6652 - 6

Ⅰ.①医… Ⅱ.①刘… Ⅲ.①医院-信息安全-安全
技术 Ⅳ.①R197.323

中国版本图书馆 CIP 数据核字(2016)第 179292 号

医院信息安全实用技术与案例应用

| | | |
|---|---|---|
| 出版发行 | 东南大学出版社 |
| 出 版 人 | 江建中 |
| 责任编辑 | 褚蔚(Tel:025 - 83790586) |
| 社 址 | 南京市四牌楼 2 号 |
| 邮 编 | 210096 |
| 经 销 | 全国各地新华书店 |
| 印 刷 | 扬中市印刷有限公司 |
| 开 本 | 700 mm × 1000 mm 1/16 |
| 印 张 | 31.25 |
| 字 数 | 595 千字 |
| 版 次 | 2016 年 8 月第 1 版 |
| 印 次 | 2016 年 9 月第 2 次印刷 |
| 书 号 | ISBN 978 - 7 - 5641 - 6652 - 6 |
| 定 价 | 120.00 元 |

*本社图书若有印装质量问题,请直接与营销部联系。电话:025 - 83791830

# 编委会名单

# 序一

    医院信息化建设是我国医疗健康信息化建设的重要组成部分,也是深化公立医院改革的重要任务。近些年来,我国医院信息化建设快速发展,取得了显著成效,医院普遍开展了以电子病历为核心的信息化建设,LIS、PACS、RIS等临床业务系统和HIS、HRP等管理信息系统建设极大地提高了医疗服务质量、水平和管理效率,临床知识库和临床决策支持系统为实现智能化诊疗和服务奠定了基础。医院普遍加强了数据中心建设,基于标准化的医院信息集成平台汇聚了大量的电子病历、诊疗信息和管理服务信息,是医院开展诊疗、科研教学和管理服务最重要的基础性资源。与此同时,信息安全的风险也在不断增加,系统瘫痪、信息泄漏等各种信息安全不良事件时有发生。医院信息安全问题的后果和危害,远远超出医院信息系统本身的范畴,它不仅可能危及患者、医务人员和整个医院的医疗服务,甚至可能影响社会安定与国家安全,保障医院信息安全事关重大。

    国家卫生计生委(原卫生部)对医院信息安全高度重视,2011年按照国家关于开展信息安全保护的有关要求,结合卫生行业实际,研究制定了《卫生行业信息安全等级保护工作的指导意见》,对卫生行业信息安全工作的目标、原则、机制、任务等方面均作出了明确要求。2013年国家卫生计生委、国家中医药管理局印发了《关于加快推进人口健康信息化建设的指导意见》,将"强化信息安全防护体系建设"列为信息化建设的七项重点任务之一。该指导意见要求贯彻执行国家信息安全等级保护制度、分级保护制度和信息安全审查制度,同步规划、同步设计、同步实施人口健康信息系统(平台)安全建设,完善信息安全管理机制和制度,加强信息安全防护体系建设,强化容灾备份工作,确保系统运行安全和信息安全。

当今云计算、大数据、物联网、移动互联网等新兴技术快速发展,一方面给信息安全保障提供了新的平台和技术支撑,提供了新的方法与解决手段;另一方面也给信息安全带来了新的风险和挑战,加大了安全防范的范围和治理难度,使得安全应对的技术变得更加复杂,需求和要求更高。

在这样的大环境下,《医院信息安全实用技术与案例应用》一书应时而出,对医院信息安全既有理论性的阐述、引导,又有典型案例和不良事件处理供大家参考、借鉴,具有很高的实用性、操作性、针对性和指导性。

期望此书对贯彻落实国家信息安全等级保护制度,规范开展医院信息安全保护工作,提高医院信息安全保障能力,确保医院信息系统稳定、可靠、高效的运行发挥积极作用。

2016 年 6 月 28 日于北京

# 序二

　　信息化是经济与社会发展的创新驱动力。人口健康信息化是国家信息化建设的重点领域和重要组成部分,是深化医药卫生体制改革的重要内容,是衡量国民生活质量和国家综合实力的重要指标。医院信息化作为人口健康信息化的核心内容,是医院深化改革、强化管理、提高效能、和谐发展的重要工具,在提升医疗质量、促进卫生资源共享、扩展健康信息服务、支撑医学教学研究、提高医院竞争力等方面具有不可替代的作用,可以说,医院信息化建设是建立现代医院管理制度的必经之路。

　　中国医院信息化建设历经30多年的发展,已在医院服务提供、综合管理等多方面发挥着越来越重要的作用。国家卫生计生委、国家中医药管理局下发的《关于加快推进人口健康信息化建设的指导意见》,明确提出要加强医疗服务应用信息系统建设,推进中西医电子病历应用和远程医疗,优化医疗服务流程,规范医疗服务行为,用信息化手段提高医疗服务质量和效率,保障医疗安全,方便群众看病就医,展现了医院信息化建设的广阔前景。

　　然而,由于医疗行业的特殊性,我们在憧憬医院信息化建设美好愿景的同时,不得不时刻警惕信息安全的潜在风险。随着信息技术在医院日常服务管理中的深入广泛应用,医院对信息系统及相关硬件的依赖程度越来越高,硬件设施、信息系统和网络环境的安全与稳定,直接关系到医院的正常运转和医疗服务水平提升,同时健康大数据的高度集中也使得患者隐私泄漏的隐患越来越突出,全面提升医院信息管理的安全性、可靠性已显得十分迫切。由江苏省医疗卫生信息界专家们编纂的《医院信息安全实用技术与案例应用》一书,对医院信息安全进行了全方位的理论阐述和技术解答,收集整理了具有代表性的医院信息安全的成功案例和不良事件,为医院信息化架起了一堵"防火墙"。本书具有很强的针对性、实用性、可操作性,相信对业界同行们会有所裨益。

信息安全是医院信息化建设的永恒主题,期盼本书能够为加强医院信息安全工作、推动卫生计生信息化建设发挥积极作用。

王咏红

2016 年 6 月 20 日

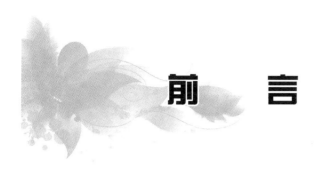

# 前　言

　　信息技术的快速发展为信息化在医疗卫生领域的应用奠定了重要基础,医疗卫生信息化建设水平已然成为医院综合实力的体现,也成为国家未来智慧发展的主要战略资源。国家卫生与计划生育委员会在国务院办公厅印发的《深化医药卫生体制改革重点工作任务》中明确将卫生信息化纳入深化医改的重要任务,其中国家公安部和原卫生部通知印发的《信息安全等级保护管理办法》和《卫生行业信息安全等级保护工作的指导意见》先后对于信息安全提出规范与指导;此外,习近平总书记作为中央网络安全和信息化领导小组组长,在网络安全和信息化座谈会上也强调安全是发展的前提,发展是安全的保障,安全和发展要同步推进。毫无疑问,信息安全已经成为医院信息化建设的重要内容,为医院信息化建设甚至医院自身的建设与发展提供着重要的支撑保障。

　　作为江苏省人民医院信息处处长、南京卫生信息学会副秘书长兼信息安全与病人隐私保护专业委员会主任委员,我深知信息安全对医疗卫生行业的重要意义。为及时总结医院信息化建设中存在的各种信息安全问题,探讨信息安全产生的原因,总结成功的经验,建立可推广的医院信息安全的建设模型,为兄弟医院尤其基层医疗机构提供可借鉴的指导,2015 年,我牵头组织高校、企业、部队的卫生、管理、临床、IT 技术等方面的专家,通过文献查阅、政策法规解读、案例收集、专家研讨咨询等进行汇总、分析、研究,完成了本专著《医院信息安全实用技术与案例应用》的初步编写。本书介绍了医院信息安全的内容、技术规范和医院信息安全事件发生的常见原因,分析了不同医院不同类型的信息安全案例,提出了医院信息安全的建设和应对策略,力图建立全方位的医院信息安全体系。

全书共 5 篇 20 章,其中第 1~4 章概述了信息安全的有关内容及体系架构;第 5~10 章从技术层面,围绕医院信息安全等级保护的应用安全、主机系统安全、网络安全、物理安全、数据安全、终端管理及安全等进行了阐述;第 11~15 章从安全管理层面,围绕医院信息安全管理制度、信息安全岗位人员管理、系统建设管理、系统运维管理及隐私保护等方面阐明管理在医院信息安全中的作用;第 16、17 章介绍了信息安全的基础设施及信息安全与安全事件管理系统;第 18~20 章介绍了目前新技术应用的安全,包括虚拟化技术,医院物联网与信息安全,云计算、大数据与信息安全。几乎所有章节中均附有医院信息安全的相关案例,并提出了相关建议。

本书较为全面地介绍了医院信息安全的建设内容,从理论到实践,为我国目前医院信息化安全建设提供借鉴与参考。诚然,信息安全的内容涉及面广、技术和管理难度大,在安全与便捷应用之间存在着矛盾,信息共享技术的快速发展也为信息安全带来挑战,需要信息安全技术不断地更新发展,其范畴远不止本书所描述的内容。医院信息安全在我国尚处于起步阶段,作者希望本书能够为医院信息安全建设尽一份绵薄之力,为医院从事信息化建设尤其是信息安全人员提供一些参考,其中肯定不乏偏差、缺憾甚至错误,不妥之处,敬望读者海涵并不吝指正。

在此谨代表编委会对所有指导、支持和参与本书撰写以及提供案例的领导、专家、同仁和有关单位致以诚挚的感谢!

刘云

2016 年 5 月 20 日

# 目　录

## 第一篇　综述篇

# 第三篇　安全管理篇

# 第四篇　安全设施篇

# 第五篇　新技术应用与信息安全探讨篇

# 第一篇
## 综述篇

# 第一章 概 论

医院是以人为服务对象,提供疾病诊断、治疗和护理服务的医疗机构。随着医院信息化的普及与发展,医院信息系统已经成为诊疗服务、业务运行和监控管理的基础设施与保障支撑。几十年来特别是在中共中央国务院《关于深化医药卫生体制改革的意见》的重大战略决策激励下,国家卫生计生委(卫生部)强力推动,各医院贯彻落实,医院信息化事业蓬勃发展,产生了明显的临床、管理和经济效益。

与此同时,信息安全的风险也在不断增加。从最高层次来讲,信息安全关系到国家的安全;对医院来说,信息安全关系到正常运作和持续发展;就个人而言,信息安全是保护个人隐私和财产的必然要求。各种各样的信息安全事件将危害到患者、医务人员和整个医院,甚至超出了医院信息系统本身的范畴,危害到社会安定与国家利益。所以无论是对于个人、医院还是国家,保障医院信息安全事关重大。

建设和完善医院信息安全体系,就是要采取措施(技术手段及有效管理)让这些信息资产免遭威胁,或者将威胁带来的后果降到最低程度,能够有效地保障医院信息系统安全、稳定、高效地运行,这对医院各项业务的正常开展、服务效能、医疗质量、医疗安全,有着至关重要的影响;对于促进医院信息化事业健康发展,提高人民生命健康水平、维护社会秩序和国家安全也具有重要意义。

## 第一节 医院信息安全概述

### 一、医院信息安全的概念

#### (一)信息安全

医院信息一方面是医疗、管理等各项业务活动的记录,作为一种资产,是医院正常运转和管理不可或缺的资源;同时是医疗事故处理的法律证据,内容涉及患者隐私保护,必须保证其安全、真实、可靠。

ISO 27001:2005 标准中将信息安全定义为:保护信息的保密性、完整性、可用性及其他属性,如:真实性、可核查性、可控制性、不可抵赖性、可靠性和防抵赖性。

信息安全的相关属性:

保密性:保障信息仅仅为那些被授权使用的人所获取。保证信息不被非授权访问;即使非授权用户得到信息,也无法知晓信息内容或不明白信息内容的含义,因而不能使用。

完整性：保护信息及其处理方法的准确性和完整性。保证数据的一致性，防止数据被非法用户篡改。一方面是指在信息使用、传输、存储的过程中不发生篡改、丢失、错误；另一方面是指信息处理方法的正确性。

可用性：保障授权使用人在需要时可以获取和使用信息。保证合法用户对信息和资源的使用不被不正当地拒绝。

真实性：对信息的来源进行判断，能对伪造来源的信息，信息安全相关书籍予以鉴别。

不可抵赖性：建立有效的责任机制，防止用户否认其行为。这一点在电子商务中是极其重要的。

可控制性：对信息的传播及内容具有控制能力。授权机构对信息的内容及传播具有控制能力，可以控制授权范围内的信息流向及其方法。

可审查性：对出现的网络安全问题提供调查的依据的手段。在信息交流过程结束后，双方不能抵赖曾经做出的行为，也不能否认曾经接受到对方的信息。

（二）信息安全事件和信息安全事故

信息安全事件（Event）是指识别出的、已发生的系统、服务或网络事件，表明可能违反信息安全策略或防护措施失效；或以前未知的与安全相关的情况。

信息安全事故（Incident）是指一个或系列非期望的或非预期的信息安全事件，这些信息安全事件可能对业务运营造成严重影响或威胁信息安全。

（三）信息系统安全

保护计算机信息系统的安全，不因偶然的或恶意的原因而遭受破坏、更改、泄露以及系统连续正常运行所采取的一切措施。

## 二、医院信息安全保护的现状

随着信息技术的迅猛发展和医疗卫生改革的深入，信息系统日益成为提高医院管理水平和服务质量的有力手段，医院对信息系统的依赖程度越来越大，对信息安全保障工作的要求亦日益提高，各方面的信息安全保障工作都在逐步推进，上线并部署安全监控系统及安全设备。

但我国卫生行业信息安全领域的工作还刚刚起步，没有成立专门的安全管理组织，仍不能满足实际的需求，依然有许多信息安全问题的存在。与发达国家相比，信息系统的运营缺少有效的安全保护措施和审计机制。各种重要的医疗信息系统不断上线，在给医院管理和患者服务提供了极大便利的同时，安全风险也在不断增加；各个信息系统之间存在业务交叉和数据互用的现象，导致医院信息系统具有越来越强的复杂性和多样性，医疗信息面临的信息安全风险也越来越高；随着信息技术应用水平的逐步提高,网络犯罪行为亦更加难以管控。以上种种均造成了信息化安全环境日益恶劣,安全问题越来越突出。

对部分医院信息系统运行中不良安全事件进行分析的结果显示,非法侵入、篡改数据、数据不能访问、电力中断、设备损坏、系统宕机、电脑蓝屏、系统不能进入等等的信息安全不良事件时有发生,严重影响医疗服务和医院各项业务的开展。

可见,加强医疗卫生行业信息安全建设和等级保护,杜绝信息安全问题导致的信息安全事件与事故的发生,十分必要而且刻不容缓。

## 三、医院信息安全问题的原因和危害

### (一)医院信息安全问题产生的原因

医院信息面临的安全问题产生的主要原因如下:

自然灾害:包括地震、水灾、火灾、风灾等。它们可以对网络系统造成毁灭性的破坏。

系统故障:系统尤其是数据存储系统的损坏、故障,无疑会造成数据破坏和泄漏,随着便携式数据处理和存储设备的广泛应用,导致数据泄漏问题也越来越严重。

非法操作:包括身份假冒、口令窃取、非法进入、越权操作等。身份鉴别是网络安全的基本要求,而医院信息系统的登录方式大多采用"用户名＋口令"方式,存在身份假冒威胁等。一旦医护人员的身份被窃取,数据被窃取或篡改,将直接影响到患者信息、电子病历等的安全性和隐秘性。

信息在传输过程中丢失或被侦听:在医院内、外的数据交互网络中存在大量的交互信息,非法人员可以通过对信息的流向、流量、通信频度和长度等参数的分析而获取信息。

计算机病毒威胁:病毒是最常见、威胁最大的安全隐患,主要表现为利用系统软件或应用软件中的程序错误或安全漏洞来获得对计算机系统的非法访问和攻击。也可能由于缺乏有效的安全管理措施,导致系统内部的病毒通过内部网络、U盘等传播。一旦病毒或木马进入系统,而网内的杀毒系统代码更新不及时,将可能造成严重的系统瘫痪及资源的泄漏。

系统漏洞:医院信息系统中存在的安全弱点、漏洞以及不安全配置等,主要表现在操作系统、网络服务、TCP/IP协议、应用程序(如数据库、浏览器等)、网络设备等几个方面,正是这些弱点给蓄意或无意的攻击者以可乘之机,影响到系统的稳定、可靠运行,严重的导致系统瘫痪和数据丢失。

电力中断:电力中断会破坏计算机信息系统的可用性或者导致数据丢失。

操作失误:运维人员维护错误。

可见,造成信息安全问题的原因是多种多样的。

（二）医院信息安全问题的危害

1. 直接危害

各种安全问题首先可对信息系统造成系统瘫痪、数据丢失、数据破坏、数据泄漏、数据被篡改等直接结果,影响数据的完整性、正确性及可用性,进而对医院的各项业务产生不同程度的危害。

2. 对医院业务的危害及后果

①影响到医院信息系统的正常运行,造成医疗和管理秩序紊乱;

②影响医疗质量和医疗安全;

③医疗服务和医院管理业务的效率降低甚至中断;

④侵犯患者利益,威胁到患者的隐私,影响医院的声誉;

⑤严重导致医疗事故,威胁到患者的生命安全。

医院信息安全问题的后果和危害,远远超出了医院信息系统本身的范畴,它危害到了广大病员群众、全体医务人员、整个医院的各项业务,严重的甚至将危害到社会安定与国家利益。

# 第二节 医院信息安全建设的目标、需求

## 一、医院信息安全建设目标

1. 首先需整体保证其依托的网络基础设施、运行服务、业务流量等得到有效控制与保护。

2. 针对数据库、应用系统、人工采集等不同技术环境下的工作,在授权、认证、访问等方面进行安全保障,提升对数据的可信性及真实有效。

3. 医院各业务系统域间需实现有效的信息流向控制、传输防护。

4. 医院内外信息系统间接口得到有效保护。

5. 加强对电子病历等私密性数据的安全存储,除了实现授权的访问控制外,还需实现数据的在线存储及备份,以在故障发生时得到有效恢复,保证业务的连续运行。

## 二、医院信息安全需求

（一）需要保护的信息内容

1. 患者信息

以电子病历为核心的患者信息,包括基本信息、病史、诊断信息等,是对患者诊疗服务的依据和资料。以上信息涉及个人的隐私,一旦破坏、泄漏,会直接影响医疗质量和安全,同时侵犯患者隐私利益,影响医院的声誉。

2. 业务信息

医院信息系统存储大量的业务信息,如果存储的历史信息因受到外部攻击而丢失、损毁或泄漏,则会对医院各项业务的正常开展带来重要不良影响。

3. 内外网交互信息

医院在内网与外网之间存在交互信息,保证交互信息安全无泄漏和防止交互过程中的入侵,是系统整体安全的重要方面。

(二)医院信息安全保障需求

医院信息具有许多独有的特点,为信息安全的设计和实现带来了更高的难度、更多的复杂性,大致可以归纳为:

1. 法律效力:患者医疗记录是一种拥有法律效力的文件,它不仅在医疗纠纷案件中,而且在许多其他法律程序中均会发挥重要作用,有关人事的、财务的乃至患者的医疗信息也均有严格的保密性要求。

2. 高开放性:医院各个系统要求能开放并相互兼容,以便数据能够在相关系统之间畅通无阻地传递。

3. 高访问控制:医疗信息数据不允许非授权人员阅览、窃取、篡改。

信息系统关系到患者的生命健康安全以及国家社会稳定,因此,对医院信息系统的高安全性、高保密性、高精确性等都有特别高的要求,要保障上述这些信息传输和存储的完整、正确、可用、安全、保密,对系统安全要做到能保护、能检测、能恢复。

## 三、信息安全的政策法规与技术标准

国家对信息安全高度重视,由国务院、公安部、国家保密局、国家密码管理局、国家发改委、国家质量技术监督局、国家标准化管理委员会、国家卫计委等多个领导机构颁布了多套有关信息和信息系统安全的政策法规与技术标准,这些是我们医院信息安全建设工作的指导纲领和必须遵循的准则。

(一)政策法规

国家颁布的与信息安全有关的政策法规主要有:《中华人民共和国计算机信息系统安全保护条例》(国务院 147 号令),《关于信息安全等级保护工作的实施意见》(公通字〔2004〕66 号),《信息安全等级保护管理办法》(公通字〔2007〕43 号),《关于开展全国重要信息系统安全等级保护定级工作的通知》(公信安〔2007〕861 号),《信息安全等级保护备案实施细则》(公信安〔2007〕1360 号),《公安机关信息安全等级保护检查工作规范》(公信安〔2008〕736 号),《关于加强国家电子政务工程建设项目信息安全风险评估工作的通知》(发改高技〔2008〕2071 号),《关于开展信息安全等级保护安全建设整改工作的指导意见》(公信安〔2009〕1429 号),《信息系统安全等级测评报告模版(试行)》(公信安〔2009〕1487)等等。

（二）技术标准

国家颁布的信息安全相关的技术标准主要有：《计算机信息系统安全等级保护划分准则》、《信息系统安全等级保护实施指南》、《信息系统安全保护等级定级指南》、《信息系统安全等级保护基本要求》、《信息系统安全等级保护测评要求》、《信息系统安全等级保护测评过程指南》、《信息系统等级保护安全设计技术要求》、《网络基础安全技术要求》、《信息系统安全通用技术要求》、《信息系统物理安全技术要求》、《公共基础设施 PKI 系统安全等级保护技术要求》、《信息系统安全管理要求》、《信息系统安全工程管理要求》、《信息安全风险评估规范》、《信息安全事件管理指南》、《信息安全事件分类分级指南》、《信息系统灾难恢复规范》、《路由器安全技术要求》、《虹膜识别系统技术要求》、《服务器安全技术要求》、《操作系统安全技术要求》、《数据库管理系统安全技术要求》、《入侵检测系统技术要求和测试评价方法》、《络脆弱性扫描产品技术要求》、《网络和终端设备隔离部件安全技术要求》、《防火墙技术要求和测试评价方法》、《信息系统安全等级保护框架》、《信息系统安全等级保护基本模型》、《信息系统安全等级保护基本配置》、《应用软件系统安全等级保护通用技术指南》、《应用软件系统安全等级保护通用测试指南》、《信息系统安全管理测评》等等。

（三）国家卫生部颁布的《卫生行业信息安全等级保护工作的指导意见》

国家卫生部于 2011 年为贯彻落实国家信息安全等级保护制度，规范和指导全国卫生行业信息安全等级保护工作，按照公安部《关于开展信息安全等级保护安全建设整改工作的指导意见》，结合卫生行业实际，研究制定了《卫生行业信息安全等级保护工作的指导意见》，对卫生行业信息安全工作的目标、原则、机制、任务等方面均作了明确的要求。这是我们医院信息安全工作的直接指导纲领。

此外，国家卫生部、卫计委在信息化建设有关的多个文件中，均对信息安全问题作了更为具体的指导。各地卫计委近年来也发布了相关文件，明确要求各级医疗单位要高度重视信息安全等级保护工作。开展信息安全等级保护工作将成为今后一段时间医院信息化方面的重点工作。

# 第三节　医院信息安全建设

## 一、医院信息安全建设的总体对策

（一）树立信息安全意识

首先要树立信息安全意识。不仅是信息中心的专职人员要有信息安全意识，还包括医、管、科、教全体从业人员,因为他们不仅是医院信息系统软、硬件资源的使用者,更是生成数据,使用、维护数据的主要角色。大家都要清楚认识到信息安全的重要性和必要性。

信息安全的目标是防止意外事故和恶意攻击对信息及信息系统安全属性的破坏,安全属性包括保密性、完整性、可用性、真实性、可靠性和可控性等。各医疗卫生机构应定期组织信息系统安全培训和宣讲,信息安全技术及安全产品使用的培训,提高信息从业人员的有关信息安全的知识和技能。

(二)以目标为导向,建设"健壮"的安全保障体系

认真学习国家和卫计委有关信息安全的各项政策法规和技术标准,以信息安全目标为导向,从安全技术、安全管理和安全设施三方面全面设计、部署,建设一整套规范、标准、"健壮"的安全保障体系,是医院开展信息安全保障最基本的任务。

安全保障工作头绪多、内容多,很难说哪一方面最重要,每一个环节都不能忽视,工作都要到位,这是信息安全保障工作的基本点。

在实际工作中,应该根据医院信息系统的实际情况,对信息安全保障工作的所有内容进行仔细梳理并了解信息系统的部署以及运行情况,对所存在的潜在风险与安全漏洞采取有效措施,进行强化、加固,做到没有疏漏之处,建造成处处"健壮"的安全保障的"铜墙铁壁"。

(三)在国家法规与标准指引下积极推行医院信息安全等级保护

为达到上述目标,要以国家和卫计委颁布的有关信息安全的政策法规与技术标准为准则,逐步在各自医疗卫生机构中开展信息安全等级保护工作。要对第三级以上(含第三级)系统开展信息安全的重点建设。建设过程中要优先保护重要卫生信息系统,优先满足重点信息安全的需求。在重点建设的基础上,全面推行卫生行业各单位信息安全等级保护的实施。对于新建、改建、扩建的信息系统,严格按照信息安全等级保护的管理规范和技术标准进行信息系统的规划设计、建设施工。要通过建立信息安全管理制度,落实信息安全管理措施,完善信息安全保护设施这一系列举措,形成信息安全技术防护与管理体系,有效保障卫生信息系统安全。因此,医疗卫生行业各单位在信息安全等级保护建设工作中应科学规划,严格以国家相关标准为依据,遵循自主保护、重点保护、同步建设、动态调整等基本建设原则,稳步地开展信息安全等级建设。

(四)"治未病"、"防患于未然"

"治未病"、"防患于未然"是我们做好信息安全工作的最根本的策略。把一切安全隐患控制、消除于萌芽之中。所以,我们必须定期进行信息系统安全风险评估以及安全加固。

在医疗卫生行业实施信息安全等级保护建设工作不能一劳永逸,该项工作是一个不断循环的过程,信息化程度的不断加深必然会导致新的信息安全问题的出现。对一个日益增长的复杂性信息系统进行安全需求分析,动态地、发展地认识其安全隐患和威胁,是系统安全风险评估的重要前提。所以,各医疗卫生机构应针对自身信息系统的特点定期开展信息安全风险评估,分析信息系统的安全程度,明确了解信息系统所处的安全等级,制定出一套完整的、科学的、符合信息系统实际情况和需求的信息系统安全等级保护方案。针对不同的信息安全风险,通过不同的方式,例如升级安全设备、修改安全配置或者增加安全管理制度等,对信息系统进行安全加固。

（五）保证安全建设资金投入

我国医疗卫生行业在信息安全建设方面存在着一系列的问题,例如资金投入比例低、分配不合理、软硬件建设不平衡等,这些问题都需要逐步解决。

要克服只愿意买业务应用系统、不愿意买安全保障系统,及只愿意买运行设备、不愿意买安全保障设备等不明智想法。没有安全保障系统,业务应用系统也难以顺畅运行;没有安全保障设备,运行设备也不能正常有效地工作。在信息安全方面的投资是必不可少的,应作为信息化建设投资中的一项例行开支。

（六）明确职责、分工合作

如前所述,信息安全工作内容多,头绪繁杂,而且安全工作与日常的信息服务工作是紧密结合在一起的,所以在开展信息安全的工作中,对相关部门和人员的工作要合理安排,职责要明确。二级以上医院应设专人负责信息安全,并强化专业培训。

按照谁主管谁负责、谁运营谁负责的要求,明确主管部门以及信息系统建设、运行、维护、使用单位和个人的安全责任,分别落实等级保护措施,制订详细的实施方案。要建立协调配合机制,积极推进信息安全等级保护制度的建立和完善。

（七）积极开展新技术应用中信息安全的研究与探索

当今虚拟化、云计算、大数据、物联网、移动计算、"互联网＋"等新技术快速发展,在医院领域的应用已成为研究与探索的热点。另一方面,它们给信息安全带来了新的风险和挑战,成为网络攻击的新的目标,现有的信息安全手段已不能完全满足这些新技术应用的信息安全要求,加大了安全防范的范围和治理难度,使得安全应对的技术变得更加复杂,需求更高。因此在开展这些新技术应用时,首先要切实采取应对性的安全保障措施,破解它们给信息安全带来的各种风险挑战。另一方面,这些新技术又给医院信息安全建设提供了新的平台和技术支撑,提供了新的方法与解决手段。所以又要充分利用它们,使得医院信息安全建设更加有效、完善。

## 二、医院信息安全建设的原则

1. 规范性原则

安全设计应遵循已颁布的相关国家标准。

2. 先进性和适用性原则

安全设计应采用先进的设计思想和方法,尽量采用国内外先进的安全技术。另外,所采用的先进技术应符合实际情况,合理设置系统功能,恰当进行系统配置和设备选型,保障其具有较高的性价比,满足业务管理的需要。

3. 可扩展性原则

安全设计应考虑通用性、灵活性,以便利用现有资源及应用升级。

4. 开放性和兼容性原则

对安全子系统的升级、扩充、更新以及功能变化应有较强的适应能力。即当这些因素发生变化时,安全子系统可以不做修改或少量修改就能在新环境下运行。

5. 可靠性原则

安全设计应确保系统的正常运行和数据传输的正确性,防止由内在因素和硬件环境造成的错误和灾难性故障,确保系统可靠性。在保证关键技术实现的前提下,尽可能采用成熟安全的产品和技术,保证系统的可用性及工程实施的简便快捷。

6. 系统性原则

应综合考虑安全子系统的整体性、相关性、目的性、实用性和适应性。另外,与业务系统的结合相对简单且独立。

7. 技术和管理相结合原则

安全体系应遵循技术和管理相结合的原则进行设计和实施,各种安全技术应该与运行管理机制、人员思想教育与技术培训、安全规章制度建设相结合。从社会系统工程的角度综合考虑,最大限度发挥人防、物防、技防相结合的作用。

## 三、医院信息安全建设的技术策略

医院信息安全建设的技术策略可以归纳为以下的八字方针:"纵深、一致、统一、集中"。

1. 构建纵深的防御体系

医院信息安全保障建设方案包括技术和管理两个部分,针对医院信息平台的通信网络、区域边界、计算环境、业务应用平台等各个层面,采用访问控制、统一监管、集中审计、防病毒、集中身份认证、应用加密、集中数据备份等多种技术和措施,实现医院信息平台业务应用的可用性、完整性和保密性保护,同时充分考虑各种技术的组合以及功能的互补性,合理利用措施,从外到内形成一个纵深的安全防御体系,保障信息系统整体的安全保护能力。

2. 保证一致的安全强度

采用分级分层的方法,采取强度一致的安全措施,并采取统一的防护策略,使各安全措施在作用和功能上相互补充,形成动态的防护体系。因此,在建设手段上,本方案在平台上实现二级信息系统的基本防护,比如统一的防病毒系统、统一的认证平台和统一的审计系统,然后在基本保护的基础上,再根据各个计算环境的重要程度,采取进一步的高强度的保护措施。

3. 建立统一的支撑平台

①建设全网统一的认证平台,实现高强度的应用安全保护,实现统一支撑平台;

②统一的权限分配,实现资源、角色、权限的统一分配;

③统一的认证入口及单点登录,即终端系统一次认证并可按照权限访问相关资源;

④统一的资源管理,统一认证平台使系统管理人员更清晰地分析并管理资源的分配情况,完成安全策略的配置和部署。

4. 进行集中的安全管理

信息安全管理的目标就是通过采取适当的控制措施来保障信息的保密性、完整性、可用性,从而确保信息系统内不发生安全事故。或者即使发生,也能有效控制事故风险。

通过建设集中的安全管理平台,实现对信息资产、安全事件、安全风险、访问行为等的统一分析与监管,通过关联分析技术,使系统管理人员能够迅速发现问题、定位问题,有效应对安全事件的发生。

## 结　语

目前我国医疗卫生行业信息安全等级保护建设还处于初级阶段,应该按照质量管理工作 P(Plan,计划)—D(Do,执行)—C(Check,检查)—A(Action,执行)循环(简称 PDCA 循环)持续改进工作机制,在系统预警、系统监控、系统加固、系统安全审计、系统应急响应等方面进行持续化保障,更好地确保系统稳定的运行。争取通过整个信息安全等级保护工作的实施,来保证医院信息安全等级保护能够持续进行,从而使整个大的医疗环境达到持续的安全。这是我们研究并实践医院信息安全技术的最终目的,也是医疗 IT 行业责无旁贷的光荣使命。

# 参考文献

[1] 国家卫生部. 卫生行业信息安全等级保护工作的指导意见. 北京,2011

[2] 国家卫生部. 综合卫生管理信息平台建设指南(征求意见稿). 北京,2009

[3] 国家卫计委. 远程医疗信息系统建设技术指南(2014 年版). 北京,2014

[4] 国家卫生部. 基于电子病历的医院信息平台建设技术解决方案(1.0 版). 北京,2011

[5] 蔡雨蒙,刘云,单红伟,等. 浅析医疗卫生行业信息安全等级保护. 2014 中华医院信息网络大会论文集. 大连,2014

[6] 公安部信息安全等级保护评估中心. 信息安全等级保护政策培训教程[M]. 北京:电子工业出版社,2010

[7] 王晖. 医疗卫生行业信息安全等级保护实施指南[M]. 北京:国防工业出版社,2010

[8] GB 22239-2008 信息系统安全保护等级保护实施指南[S]

（刘云）

# 第二章　医院信息安全体系建设

医院信息安全体系的建设越来越重要,它决定着医院信息系统和医院各项业务能否正常、良好运转。该体系不是由简单的几台设备或几个软件拼凑而成,而是由多个部分有机地组合起来以保护医院信息系统的安全,不因偶然的或恶意的原因而遭受破坏、更改、泄露,保障系统连续正常运行的一个完整体系。本章将从该体系的基本架构,多层、多级框架及其与医院信息系统一体化融合的三个层面对医院信息安全体系的建设进行阐述、探讨。

## 第一节　医院信息安全体系基本架构

人们往往对信息系统本身的架构谈得较多,对医院信息安全体系架构的探讨较少。我们可以形象地将医院信息安全体系的基本架构比喻成一座城堡,城堡是安全、防护的一个整体,它具有管理、值守、监视、报警以及驱敌于外、除害于内,同时又有保障正常的活动与通行等功能。医院信息安全体系需要的就是这些功能。医院信息安全体系基本架构见图2-1。

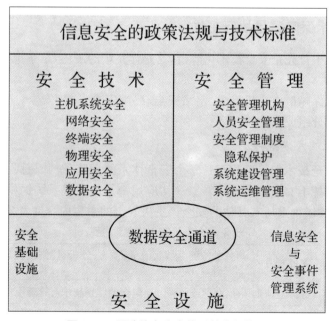

图2-1　医院信息安全体系基本架构图

如图 2-1 所示,信息安全体系是在信息安全的政策法规与技术标准指引下,由安全技术、安全管理和安全设施三个保障群组合,构成一个全方位、多角度、多管齐下、协同保障的体系架构,同时提供在安全体系严密管控之下的数据安全通道,保证医院内外信息的互联互通。

# 一、信息安全的政策法规与技术标准是总纲

国家对信息安全高度重视,由国务院和各部委颁布了多套有关信息和信息系统安全的政策法规与技术标准,这些是信息安全建设工作的总纲,整个安全体系中的任何一项工作都在其指导、监管之下,我们必须遵循。原国家卫生部于 2011 年为贯彻落实国家信息安全等级保护制度,规范和指导全国卫生行业信息安全等级保护工作,结合卫生行业实际,研究制定了《卫生行业信息安全等级保护工作的指导意见》,对卫生行业信息安全工作的目标、原则、机制、内容、任务等方面均作了明确的要求,是我们医院信息安全工作的直接指导纲领。此外,国家卫计委在信息化建设有关的多个文件中,均对信息安全问题提出了更为具体的执行意见。各地卫计委也发布了相关指示,例如江苏省卫计委为进一步推动、规范江苏省卫生计生信息系统安全等级保护工作,提高信息安全保障能力,于 2016 年 3 月编制、颁布了《江苏省卫生计生信息系统安全等级保护工作指南》,指导本行业信息系统安全等级保护工作,明确要求各级医疗单位要高度重视信息安全等级保护工作。

开展信息安全等级保护工作将成为今后一段时间医院信息化方面的重点工作。

# 二、安全技术保障群是执行主体

安全体系中首先是安全技术保障群,这是体系中的主体,是系统安全的主要执行角色。

安全技术保障群由主机安全、网络安全、终端安全、物理安全、应用安全、数据安全等六个部分组成。

（一）主机安全是统帅

主机是安全技术保障群甚至是整个安全体系的大脑、统帅、总指挥,整个系统都在主机的指挥下有条不紊地运转。一切应用都是由主机系统提供的,只有主机系统安全了,才谈得上所有其他的安全。主机安全的主要内容见表 2-1。

表 2-1　主机安全的主要内容

| 主机安全 | 灾备能力 | 事件的检测、跟踪、记录、预防、分析、控制及应急响应、恢复计划并有效实施 |
| --- | --- | --- |
| | 身份鉴别 | 采用两种或两种以上组合的鉴别技术对管理用户进行身份鉴别 |
| | 访问控制 | 实现自主访问控制安全要求,对登录用户的操作权限进行控制 |

| | | |
|---|---|---|
| 主机安全 | 系统安全审计 | 启用系统审计或采用第三方安全审计产品 |
| | | 内容包括:用户行为、系统资源的异常使用、重要系统命令的使用等重要的安全相关事件 |
| | | 记录应包括时间、类型、主、客体标识、事件信息和事件结果;记录至少保存6个月 |
| | 入侵防范 | OS应遵循最小安装原则,仅安装需要的组件和应用程序,并保持系统补丁及时更新 |
| | | 对重要程序的完整性检测,并在受到破坏后能够恢复;如不能恢复,应停止并报警 |
| | | 检测入侵的行为,记录入侵的源IP、攻击的类型、目的、时间,并在发生时报警 |
| | | 专业安全工具对主机系统定期评估并加固 |
| | 恶意代码防范 | 安装防恶意代码软件 |
| | 资源控制 | 终端的操作超时锁定 |
| | | 监视服务器的CPU、硬盘、内存、网络等资源 |
| | | 限制单个用户对系统资源的最大使用限度 |
| | | 资源使用超过规定阈值后应实时进行报警 |
| | 剩余信息保护 | 系统用户的鉴别信息、数据文件、记录在资源分配给其他用户前完全清除 |
| | 虚拟主机隔离 | 每个虚拟机都能获得相对独立的物理资源 |
| | | 能屏蔽虚拟资源故障,某个虚拟机崩溃后不影响Hypervisor及其他虚拟机 |
| | | vCPU调度指令隔离 |
| | | 不同虚拟机之间的内存隔离 |
| | | 同一物理主机上不同虚拟机间网络隔离 |
| | | 虚拟机只能访问分配给自己的存储空间 |
| | | 逻辑卷同一时刻只能被一个虚拟机挂载 |
| | 虚拟主机安全 | 应支持Hypervisor层系统完整性检测保护,主机启动过程及运行过程可安全度量 |
| | | 虚拟机运行期间周期进行完整性扫描,防止进程文件及内存中代码段被恶意用户篡改 |
| | | 对虚拟机进行安全组划分,组内的虚拟机之间可以相互通信,而不同组之间的虚拟机不允许进行通信 |
| | | 安全组控制策略应可以随虚拟机迁移 |
| | | 支持虚拟机数据盘加密 |

| | | |
|---|---|---|
| 基础软件安全 | 操作系统加固、安装补丁 | 通过操作系统裁剪、安全配置以及完整性保护,对计算/存储/管理节点的安全加固 |
| | | 通过操作系统的口令安全配置、服务安全配置以及文件及目录的权限配置,提供应用组件;操作系统安全加固 |
| | 数据库加固、安装补丁 | 定期和自动修补漏洞、安装补丁 |

### (二) 网络安全是纽带

网络是整个体系中的传输神经系统,主机系统与前台应用之间依靠网络进行连接和通讯,所以网络安全是安全技术保障群中的纽带。如果神经系统出问题了,那么整个系统也就瘫痪了。网络安全的主要内容见表 2-2。

表 2-2　网络安全的主要内容

| | | |
|---|---|---|
| 网络结构 | 网络结构的安全 | 是网络安全的前提和基础,对于 MCU 选用 |
| | | 要考虑业务处理能力的高峰数据流量,要考虑冗余空间满足业务高峰期需要 |
| | | 带宽要保证接入网络和核心网络业务高峰期需要 |
| | | 按照业务系统服务的重要次序定义带宽分配的优先级,在网络拥堵时优先保障重要主机 |
| | | 合理规划路由 |
| | | 绘制与当前运行情况相符的网络拓扑结构图 |
| | | 根据各部门的工作职能、重要性和所涉及信息的重要程度等因素,划分不同的网段或 VLAN |
| | | 有重要业务系统及数据的重要网段不能直接与外部系统连接,需要和其他网段隔离,单独划分区域 |
| | 各类网络设备 | 路由器、交换机、MCU 等设备应具有电信入网证 |
| | | 网络关键设备,如核心交换、防火墙、应用服务器、安全接入设备、数据库服务等 |
| 网络隔离 | | 通过网络分区,明确不同网络区域之间的安全关系 |
| | | 在不同中心之间数据共享关口设置安全设备 |
| | | 保障网络的高扩展性、可管理性和弹性,达到了一定程度的安全性 |
| | | 用防火墙隔离各安全区域实现阻断网络中的异常流量 |
| | | 应用系统间访问控制功能 |
| 网络接入 | | 远程医疗信息系统数据中心的出口需要部署 Anti-DDoS 进行安全防护 |
| | | 对于进入 IDC 的流量采用实时检测和清洗的方式,能够有效防御针对 Web、视频等远程医疗业务系统的应用 DDoS 攻击:a. 为保证业务不中断,应具有秒级的防护响应能力;b. 应具备 100 多种 DDoS 攻击类型防御,包括 IPv6 攻击防护,对于攻击零误判 |

续　表

| | |
|---|---|
| 入侵检测与防御 | 将 IPS 串接在防火墙后面,核心服务器区的前面,在防火墙进行访问控制:<br>a. 对访问状态进行检测、对通信协议和应用协议进行 99% 以上的检测率;<br>b. 对关键路径应支持深度报文检测,1 000 多种应用协议识别;<br>c. 应通过一体化策略配置方式;<br>d. 应支持 IPv6 技术,方便系统以后的扩展 |
| 网络传输 | 要保证这些关键数据在传输过程中不被监听或者篡改 |
| | 数据传输需要采用 IPSec VPN/SSL VPN 加密技术传输 |
| 网络安全审计 | 监视并记录网络中的各类操作,侦察现有和潜在的威胁,实时分析出网络中发生的安全事件,包括各种外部和内部事件:<br>a. 应对外发文件及内容进行审计记录,通过对审计数据库的查询、统计,追踪可疑的泄密行为;<br>b. 应依据预置或用户定义敏感数据关键字,对 Web、IM、Mail 的内容进行检测,防止包含关键信息的数据流出企业;<br>c. 应保留行为日志,响应公安部相关要求,防止法律风险;<br>d. 应定位违规行为,发现潜在的不良用户 |
| 无线安全措施 | 隐藏 SSID(Service Set Identifier) |
| | 应当启用无线数据加密,采用 WEP(Wired Equivalent Privacy)或 WPA(Wi-Fi Protected Access)等无线加密方式 |
| | 限制 DHCP 使用:安全配置无线设备的 DHCP 服务,使其仅向无线网段提供地址服务 |
| | SNMP 安全设置:禁用或对 SNMP 服务进行安全设置,使用 SNMP v2c 以上的版本并更改默认的 community 字段 |
| | 使用访问控制列表对通过无线的可访问资源进行限制 |
| | 或者在 AP 和内部局域网之间部署防火墙进行防护 |
| | 根据终端的不同,可以灵活采用多种认证技术,包括 MAC 地址认证、Portal 认证 |
| 网管软件 | IT 综合监控、监管系统 |

（三）终端安全是边防哨卡

终端是医院信息系统的主要触角和边关,也是最容易受到入侵和攻击的场所,是安全技术保障群中比较脆弱的环节。只有边关安宁,系统才能高枕无忧。边关一旦存在缺口,则系统的"大本营"也难免其害。必须使用安全操作系统或相应的系统加固软件进行系统加固等措施,实现终端安全,使之成为"铜墙铁壁",使隐患无孔可入。终端安全的主要内容见表 2-3。

表 2-3　终端安全的主要内容

| | |
|---|---|
| 终端安全 | 身份标识和鉴别 |
| | 控制用户对资源的访问,禁止通过 USB、光驱等外设进行数据交换,关闭不必要的服务和端口 |
| | 重要终端进行审计,审计粒度为用户级 |
| | 遵循最小安装的原则,仅安装需要的组件和应用程序,并保持系统补丁及时得到更新 |

（四）物理安全是基础

无论是前台应用还是主机系统的安全，网络系统的安全，都必须有一个安全、抗灾的物理场所和环境，否则其他安全就无从谈起，这就是物理安全。物理安全的主要内容见表2-4。

表2-4　物理安全的主要内容

| 专用机房 | 具有良好的电磁兼容工作环境，包括防磁、防尘、防水、防火、防静电、防雷保护，抑制和防止电磁泄漏 |
|---|---|
| 机房环境 | 应达到国家相关标准 |
| 设备冗余 | 关键设备应有冗余后备系统 |
| 电源 | 具有足够容量的 UPS 后备电源；电源要有良好的接地 |

（五）应用安全是根本

应用安全是安全技术保障群甚至是整个安全体系的集中体现。安全问题大多在应用中觉察、发现，从而启动整个安全体系的协同应对。应用为先、应用为大，信息系统的所有价值体现于应用，一切服从于应用的需要，安全体系的一切也都是为了应用安全。应用安全的主要内容见表2-5。

表2-5　应用安全的主要内容

| 身份鉴别 | 对登录用户进行身份标识和鉴别，且保证用户名的唯一性 |
|---|---|
| | 配置一定的复杂度的用户名/口令，限制非法登录 |
| | 对用户进行两种或两种以上组合的鉴别技术，如 USB key＋密码 |
| | 构建 PKI 体系，采用 CA 证书的方式进行身份鉴别 |
| 访问控制 | 用户登录访问控制 |
| | 角色权限控制 |
| | 目录级安全控制 |
| | 文件属性安全控制 |
| 系统审计 | 对应用系统的使用行为进行审计，为安全事件提供足够的信息 |
| | 与身份认证与访问控制联系紧密，为相关事件提供审计记录 |

（六）数据安全是核心

无论是前台应用、主机服务的提供、网络的传输，抑或是物理环境中存放的核心内容，都是"数据"。医院信息系统中存放的病人资料，无论对医疗服务、医学科学研究和教学，还是对医院的运营管理，都是无价的宝贵财富。所以数据安全更是技术安全中的核心。数据安全的主要内容见表2-6。

表 2-6 数据安全的主要内容

| | |
|---|---|
| 总体要求 | 信息的采集、处理、存储、传输等全过程,须提供身份鉴别、访问控制、系统审计、权限控制、日志记录、传输加密,对关键、特殊字段的加密存储,安全管理制度等必要的安全机制,以防止数据被泄漏、丢失、破坏 |
| 数据采集安全保障 | 对医疗信息资源进行安全分级,指定不同的采集手段,采用统一的数据采集通道,具有辨别数据伪造的能力 |
| 数据存储 | a. 应采用碎片化分布式离散存储技术保存医疗信息资源,数据应强制分片后存储于不同机架上 |
| | b. 本地应有大于 2 份的数据副本 |
| | c. 在存储资源回收时删除存储的元信息,对逻辑卷每一个物理比特位进行清本零覆写,不让通过软件方式恢复原有数据 |
| | d. 用 SSL 实现端到端传输层加密,用对称加密密钥对用户的签名验证和存储请求加密,用 MD5 算法实现对消息体的加密 |
| | e. 数据存储区域隔离,不同等级的安全数据采用不同的防护措施进行隔离 |
| | f. 数据存储访问的权限控制;创建相应的制度和专门人员管理数据存储权限 |
| | g. 存储产品应自主可控、安全可靠,并通过中国信息安全测评中心 EAL 评测 |
| 数据传输 | a. 采用 VPN 和数据传输加密等技术 |
| | b. 采用 SSH、SSL 等方式提供数据加密通道 |
| | c. 加密并能够检测虚拟机镜像文件、系统管理数据、鉴别信息和重要业务数据在传输中的完整性,并有错误恢复措施 |
| | d. 数据传输通道上都有冗余,各通道之间相互隔离,并单独完成故障检测、修复 |
| 数据的删除 | a. 清除遗留数据及其备份副本的技术手段 |
| | b. 保证主机内存被释放前得到完全释放,防止从内存泄漏 |
| | c. 禁止被销毁数据的恢复 |
| 数据备份与恢复 | a. 完全数据备份至少每天一次,备份介质场外存放 |
| | b. 公共平台应建设生产备份中心和同城灾备中心合称双活中心。双活中心应具备基本等同的业务处理能力并通过高速链路实时同步数据,日常情况下可同时分担业务及管理系统的运行,并可切换运行,灾难情况下应支持灾备应急切换 |
| | c. 异地灾备中心,距平台 300 公里,双运营商的双链路,每条链路带宽≥500 Mbps。实时备份,并提供业务应用的实时无缝切换 |
| | d. 快速的虚拟机恢复能力 |
| | e. 应支持基于磁盘的备份与恢复 |

## 三、安全管理是后方保障

安全管理是安全体系中的后方支持与保障。前方,安全技术在战斗,在"保家卫国";后方,安全管理的举措一定要跟上,要有力支持前方。

只有建立统一的信息安全管理体系,落实各项管理制度,采取有效的防范措施,才能切实保障医疗卫生信息系统安全、稳定地运行。所谓"七分管理、三分技术",技术和产品是基础,安全管理是关键,建立一个优秀的安全管理框架,让好的安全策略在这个框架内可实现重复实施,才能实现信息系统的持续安全。

为了提高医务人员的信息安全意识,医疗卫生机构应健全各信息系统安全管理制度,强令实施安全管理策略,推进并监督人员的行为规范,落实管理制度。

在信息安全方面,对人及其行为的管理是最重要的,如果没有正确的安全操作管理规范,就算有再好的安全技术,同样会发生安全问题。

安全管理由安全管理机构、人员安全管理、安全管理制度、隐私保护、系统建设管理和运维管理等六个部分组成。

（一）安全管理的三个执行主体

在安全管理群中,安全管理机构、人员安全管理和安全管理制度,三位一体,相辅相成,构成了安全管理保障群中的执行主体。它们的主要内容见表2-7。

表2-7 安全管理的三个执行主体及其职责

| 安全管理机构 | 设置安全管理机构的组织形式和运作方式,明确岗位职责 |
|---|---|
| 安全管理制度 | 非工作人员未经许可不准进入机房 |
| | 任何人不准将有关资料泄密、任意抄录或复制 |
| 人员安全管理 | 对涉密网的环境实施监控和警卫,预防人为威胁 |

（二）隐私保护是病人的权利

医院的根本服务对象是病人,病人信息、隐私的保护是病人在法律层面的基本权利,不容侵犯,这也是"以人为本"理念在医院信息安全体系中的的延伸、体现,隐私保护的理念必须加强。隐私保护的主要内容见表2-8。

表2-8 隐私保护的主要内容

| 患者数据分析 | 数据的大批量处理,比如数据查询、数据分析,应匿名化处理,模糊化或隐藏敏感信息来保护隐私 |
|---|---|
| 患者信息公开范围 | 内容公开程度须按照会诊医师、主讲人员、病人等主体的要求确定。患者信息的公开应在法律允许的范围内,或者个人同意的情况下 |

（三）系统建设管理和运维管理前呼后应

系统建设和运维管理则是前呼后应、互相衔接的两大环节。系统建设在前,建设起一个完善、强壮的信息系统；运维管理在后，是"尾巴"工程，在系统成功建设的基础上，紧紧跟上，持续不断地为系统的安全运行保驾护航。它们的主要内容见表2-9。

表2-9　系统建设和运维管理主要内容

| 系统建设管理 | 禁止在生产系统中使用未经批准的应用程序、加载无关软件、擅自修改系统的有关参数 |
| --- | --- |
| | 开发、测试的系统必须与生产系统严格分开 |
| | 软件开发应有完整的技术文档，源代码应有详尽的注释 |
| | 程序修改或增加功能，须提出理由、方案、实施时间，报上级主管部门批准 |
| | 程序修改后，须在测试系统上进行调试，确认无误经批准后方可投入生产应用 |
| | 修改、升级前后的程序版本须存档备查，并做好相应的记录文档 |
| | 修改、升级时须有应急补救方案 |
| 系统运维管理 | 制定各项访问控制措施，包括对网络、主机、数据库等的访问 |
| | 所有路由器、交换机的密码及配置应由网络管理员掌握，统一进行配置 |
| | 各类主机的管理和对用户以及文件系统的分配、访问权限设置等工作统一由主机管理员执行 |
| | 对所有数据库的管理和对表、视图、记录和域的授权工作统一由数据库管理员执行 |
| | 集中建设网络支撑平台监控中心，进行统一安全监控 |
| | 统一安全管理系统功能：日志收集、事件分析处理、分析报告、安全事件告警、安全事件与原始日志保存、安全事件处理流程支持 |

## 四、安全设施是支柱

安全设施是整个安全体系的基盘，以安全基础设施、信息安全与安全事件管理系统为两根支柱。在这个基盘之上，承载着前面所述的安全技术和安全管理两大安全保障群。

（一）安全基础设施

其主要内容见表2-10。

表2-10　安全基础设施主要内容

| 防火墙 | 设置在不同网络或网络安全域之间的一系列部件的组合。监测、限制、更改跨越防火墙的数据流，对外部屏蔽网络内部的信息、结构和运行状况 |
| --- | --- |
| 入侵检测系统 | IDS(Intrusion Detection System)，对网络传输进行即时监视，在发现可疑时发出警报或采取主动反应措施的网络安全设备 |
| 入侵防御系统 | IPS(Intrusion Prevention System)，实时检测网络，发现、识别出入侵信息，有主动智能阻断或告警功能 |

| 分布式拒绝服务攻击的防范、预警、阻止 | DDoS(Distributed Denial of Service),DoS(Denial of Service),DoS=洪水攻击,是指多个安全遭受危害的系统(傀儡系统)对单个目标系统(真正的受害者)进行攻击,大量信息流占用资源,导致超负荷而拒绝为其他合法用户提供服务,可用防火墙防范、预警、阻止 |
|---|---|
| IP 数据包鉴权、加密 | IPSec(Internet Protocol Security),对数据流中的每个 IP 数据包进行鉴权和加密 |
| IPSecVPN网关 | 用于客户端和网关之间,或者网关到网关间建立一个安全的隧道 |
| SSLVPN网关 | Secure Sockets Layer 网关,在客户端和 SSL 网关之间建立一个 VPN 隧道,客户通过隧道直接安全访问内网资源 |
| 邮件安全防护 | 进行病毒过滤、垃圾邮件过滤等 |

(二)信息安全与安全事件管理系统

其主要内容见表 2-11。

**表 2-11　信息安全与安全事件管理系统主要内容**

| 日志收集 | 从被管理的安全设备、网络设备、设备,服务器、操作系统、数据库管理系统、应用系统,收集、管理登录尝试、用户登录尝试、系统事件、网络事件、错误信息等安全事件的日志和报警,进行分析、展示、并存储到企业级关系数据库中,从而形成最终的事件库,供事件重播、报告、存档等使用 |
|---|---|
| 事件分析处理 | 事件种类多、数量大,系统需具有强大的事件处理和分析功能 |
| | 收集信息,存放日志数据库中——进行标准化、格式化——合并、过滤,剔除不必要或重复事件——关联,减少事件数量,发现真正威胁和攻击 |
| 事件分析报告 | 对所有事件创建报表;通过参数化定义报表;具有以下统计分析和查询功能:<br>能从多种角度多种维度对数据进行分析;<br>能提供诸如过滤器等诸多更细致的功能;<br>能提供实时分析、历史分析等分析手段,对比查询统计的结果,分析数据的发展趋势;<br>能将结果以图形方式或报表方式显示、打印或转存为多种常用文件格式(如html、Excel 报表等) |
| | 支持审计报告、主流合规性报告的生成 |
| 安全事件告警 | 包括弹出窗口、手机信息、声音报警等 |
| 事件日志保存 | 依照要求保存足够长时间 |
| 事件处理流程的支持 | 相关的人员及时了解到所发生的情况→按照已有的解决方案去解决问题→追踪解决的效果→形成总结方案保存到知识库中 |
| | 提供流程支持,实现安全事件处理的流程 |

## 第二节 医院信息安全体系的多层、多级框架

### 一、医院信息安全体系的多层、多级框架概述

信息安全体系的多层、多级框架的具体体现是信息安全等级保护体制,该体制根据其在国家安全、经济建设、社会生活中的重要程度,遭到破坏后对国家安全、社会秩序、公共利益以及公民、法人和其他组织的合法权益的危害程度等,由低到高划分为五级(详见 GB/T 22240—2008)。同时规定了各不同安全保护等级信息系统的保护要求,针对前面所述的信息安全体系的全部内容,将更加明确的规定各项内容的每一个等级的具体要求,其要求是后一级比前一级要求更多、更高、更严,即第二级高于第一级,第三级高于第二级……以此类推。

信息安全等级保护体制是对国家安全、法人和其他组织及公民的专有信息以及公开信息和存储、传输、处理这些信息的信息系统分等级实行安全保护,对信息系统中使用的信息安全产品实行按等级管理,对信息系统中发生的信息安全事件分等级响应、处置的综合性工作。

信息安全等级保护的多层、多级框架见图 2-2。

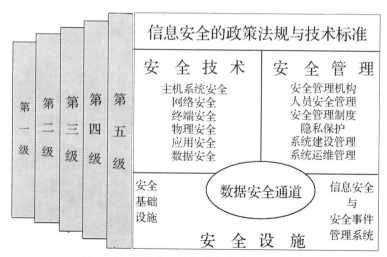

图 2-2 医院多层多级信息安全体系框架图

### 二、举例

例如:在《信息系统物理安全技术要求》(GB/T 21052—2007)中,同样是灾难备份与恢复部分,第一级的内容只有两项,它们是:

4.3.1.1 备份介质 将业务应用所需要的所有相关数据进行完整的备份,并将备份介质存放在中心机房以外的专门场所。

4.3.1.2 系统手工恢复 在灾难故障发生时,针对故障发生原因,利用备份介质中的业务相关数据,采取各种措施恢复应用系统运行。

而在第三级中的内容就增加到四项,而且要求更高、更严格:

6.3.1.1 灾难备份中心 在独立的建筑物内建立数据处理系统的备份中心,以便在灾难故障发生时能在规定的时间范围内通过将数据处理系统转移到备份中心,使业务系统继续运行。

6.3.1.2 网络设备备份 对于灾难故障发生时易受到损坏的网络设备应有充分的备份,确保网络的某些部位发生灾难性故障时,能在规定的时间间隔内,通过替换网络设备恢复网络的通信功能。

6.3.1.3 完全数据备份 将业务应用所需要的所有相关数据进行完整的备份,并将备份数据通过专用网络传送到备份中心保存;备份数据的间隔时间确定,应确保在系统恢复后,在允许的数据丢失范围内,支持业务应用系统继续运行。

6.3.1.4 系统手工转移 在灾难故障发生时,在规定的时间范围内根据预先定义的流程,将业务应用系统手工转移至备份中心。

所以,安全等级保护制度具体指导各不同等级的信息系统的安全建设和监督管理,是强化信息安全的有效途径。

原国家卫生部于 2011 年为贯彻落实国家信息安全等级保护制度,规范和指导全国卫生行业信息安全等级保护工作,按照公安部《关于开展信息安全等级保护安全建设整改工作的指导意见》,结合卫生行业实际,研究制定了《卫生行业信息安全等级保护工作的指导意见》,对卫生行业信息安全工作的目标、原则、机制、任务等方面均作了明确的要求,是我们医院信息安全等级保护工作的直接指导纲领。

# 第三节 医院信息安全体系与信息系统建设的一体化融合

医院信息安全体系与信息系统整体之间,不是彼此独立、分离,而是紧密镶嵌、有机结合、高度融合的。实际工作中会有如下三种结合方式:

## 一、与系统同步设计、实施

一般来说,系统设计、安装时已经把安全体系的有关部分同步考虑、添加、配置进去了,这是建设安全体系的基本方式。

如主机的安全,其方案设计、采购、安装、测试、运行、维护等等每一步、每一个环节,都包含着主机安全方面的考虑和设计。

又如，物理安全的机房部分，在机房设计、建造或改造时就已经将安全设计考虑进去了。如果是先把机房造好，然后再添加、补充安全设计，那么"木已成舟"的机房就很难再把安全设计添加、补充进去了。

## 二、运行过程中的完善和补丁的安装

安装时的安全设置解决了基本，但并非一劳永逸，在系统运行的过程中还要不断完善与强化。

一是运行中不断考察、检测，如有不如意不合格的地方，及时调整。

二是操作系统、数据库、杀毒软件等系统软件都会有新的版本或补丁发布，要随时关注并及时更新、升级。在此要注意的是：更新、升级的必须是其官方渠道发布的、成熟可靠的版本或补丁，在更新、升级之前也应先做测试，避免更新、升级对系统造成冲击、动荡。

## 三、独立安全系统，设施的添加、镶嵌

如信息安全与安全事件管理系统，是独立的一个系统，它将与被管理的安全设备、网络设备、服务器、操作系统、数据库管理系统、应用系统相联，进行安全状态信息的采集、分析、报告以及事件管理。

又如防火墙，在系统运行中，当发现某个环节的安保措施不够到位，在适当位置、以适当方式，加装防火墙嵌于其间。防火墙两侧的信息交互往来均通过防火墙检测、控制，达到强化安保目的。

病毒防杀系统，用来执行病毒入侵的监测、报告、杀毒等任务。还有其他安全系统产品如网管系统，用来执行网络系统的监测、报告、保护等任务。它们都是独立的系统，但与信息系统整体都是互为一体、不可分割的。

### 结　语

综上所述，医院信息安全体系是一个全方位、多层次、且与医院信息系统紧密融为一体的完整体系。在医院信息系统的建设、运行、维护的自始至终都伴随着安全体系的建设，如影相随、丝丝相扣。只有这样，才能构建成完整、纵深、严密、高强度的信息安全体系，有效保障信息的安全、保密、完整和可用性。

当今各医院在积极引进与应用虚拟化、云计算、大数据、物联网、移动计算、"互联网＋"等新技术。这给医院信息安全带来了新的新风险和挑战，加大了安全防范的范围和治理难度，使得安全应对的技术变得更加复杂，需求更高。另一方面，它们又给信息安全保障提供了新的平台和技术支撑，提供了新的方法与解决手段。在医院信息安全体系建设过程中，因势而谋，顺势而为，积极而又稳妥地将这些新

技术采纳进来,将使信息安全体系乃至医院信息系统整体水平提升到一个新的高度。

# 参考文献

[1] 中华人民共和国国务院令 147 号. 中华人民共和国计算机信息系统安全保护条例. 北京,1994

[2] 公安部、国家保密局、国家密码管理局、国务院信息化工作办公室. 关于信息安全等级保护工作的实施意见. 北京,2004

[3] 国家卫生部. 卫生行业信息安全等级保护工作的指导意见. 北京,2011

[4] 国家卫生部. 综合卫生管理信息平台建设指南(征求意见稿). 北京,2009

[5] 国家卫计委. 远程医疗信息系统建设技术指南(2014 年版). 北京,2014

[6] 国家卫生部. 基于电子病历的医院信息平台建设技术解决方案(1.0 版). 北京,2011

[7] GB 22239-2008 信息系统安全保护等级保护实施指南[S]

(华永良)

# 第三章　信息安全等级保护

## 第一节　信息安全等级保护的主要内容

信息安全等级保护是指：对信息系统分等级进行安全保护和监管；对信息安全产品的使用实行分等级管理；对信息安全事件实行分等级响应、处置的制度。简单而言，就是将信息和信息载体按照重要性和受破坏后的危害性分成五个安全保护等级（从第一级到第五级，逐级增高）。

根据原国家卫生部下发的"85 号通知"中的等保工作指导意见中明确要求全国所有三甲医院核心业务信息系统的安全保护等级原则上不低于第三级，次要系统、医院网站建议定为二级，医院建有相对完善的信息平台或集成平台的，可将医院内部信息系统作为一个整体定为三级。

## 第二节　信息安全等级保护政策体系和标准体系

### 一、信息安全等级保护政策体系

- 《中华人民共和国计算机信息系统安全保护条例》（国务院 147 号令）
- 《国家信息化领导小组关于加强信息安全保障工作的意见》（中办发〔2003〕27 号）
- 《信息安全等级保护管理办法》（公通字〔2007〕43 号）
- 《关于信息安全等级保护工作的实施意见》（公通字〔2004〕66 号）
- 《关于开展全国重要信息系统安全等级保护定级工作的通知》（公信安〔2007〕861 号）
- 《信息安全等级保护备案实施细则》（公信安〔2007〕1360 号）
- 《关于开展信息系统等级保护安全建设整改工作的指导意见》（公信安〔2009〕1429 号）
- 《关于推动信息安全等级保护测评体系建设和开展等级测评工作的通知》（公信安〔2010〕303 号）

- 关于印发《信息系统安全等级测评报告模版（试行）》的通知（公信安〔2009〕1487 号）
- 《公安机关信息安全等级保护检查工作规范》（公信安〔2008〕736 号）
- 《关于开展信息安全等级保护专项监督检查工作的通知》（公信安〔2010〕1175 号）
- 《关于加强网络与信息安全保障组织开展信息系统安全检查工作的通知》（苏卫发〔2011〕8 号）
- 《卫生部关于印发卫生行业信息安全等级保护工作的指导意见的通知》（卫办发〔2011〕85 号）
- 《江苏省信息安全等级保护测评机构管理办法》

## 二、信息安全等级保护标准体系

基础类：
- 《计算机信息系统安全保护等级划分准则》（GB 17859—1999）

应用类：
- 《信息系统安全保护等级定级指南》（GB/T 22240—2008）
- 《信息系统安全等级保护实施指南》（信安字〔2007〕10）
- 《信息系统安全等级保护基本要求》（GB/T 22239—2008）
- 《信息系统通用安全技术要求》（GB/T 20271—2006）
- 《信息系统等级保护安全设计技术要求》（GB/T 24856—2009）
- 《信息系统安全管理要求》（GB/T 20269—2006）
- 《信息系统安全工程管理要求》（GB/T 20282—2006）
- 《信息系统物理安全技术要求》（GB/T 21052—2007）
- 《网络基础安全技术要求》（GB/T 20270—2006）
- 《信息系统安全等级保护体系框架》（GA/T 708—2007）
- 《信息系统安全等级保护基本模型》（GA/T 709—2007）
- 《信息系统安全等级保护基本配置》（GA/T 710—2007）
- 《信息系统安全等级保护测评要求》（报批稿）
- 《信息系统安全等级保护测评过程指南》（报批稿）
- 《信息系统安全管理测评》（GA/T 713—2007）
- 《实体鉴别第一部分：概述》（GB/T 15843.1—2008）
- 《实体鉴别第二部分：采用对称加密算法的机制》（GB/T 15843.2—2008）
- 《实体鉴别第三部分：采用数字签名技术的机制》（GB/T 15843.3—2008）

- 《实体鉴别第四部分:采用密码校验函数的机制》(GB/T 15843.4—2008)
- 《抗抵赖第一部分:概述》(GB/T 17903.1—2008)
- 《抗抵赖第二部分:采用对称技术的机制》(GB/T 17903.2—2008)
- 《抗抵赖第三部分:采用非对称技术的机制》(GB/T 17903.3—2008)

**产品类:**

- 《操作系统安全技术要求》(GB/T 20272—2006)
- 《操作系统安全评估准则》(GB/T 20008—2005)
- 《数据库管理系统安全技术要求》(GB/T 20273—2006)
- 《数据库管理系统安全评估准则》(GB/T 20009—2005)
- 《网络端设备隔离部件技术要求》(GB/T 20279—2006)
- 《网络端设备隔离部件测试评价方法》(GB/T 20277—2006)
- 《网络脆弱性扫描产品技术要求》(GB/T 20278—2006)
- 《网络脆弱性扫描产品测试评价方法》(GB/T 20280—2006)
- 《网络交换机安全技术要求》(GA/T 684—2007)
- 《虚拟专用网安全技术要求》(GA/T 686—2007)
- 《公钥基础设施安全技术要求》(GA/T 687—2007)
- 《PKI 系统安全等级保护技术要求》(GB/T 21053—2007)
- 《网关安全技术要求》(GA/T 681—2007)
- 《服务器安全技术要求》(GB/T 21028—2007)
- 《入侵检测系统技术要求和检测方法》(GB/T 20275—2006)
- 《计算机网络入侵分级要求》(GA/T 700—2007)
- 《防火墙安全技术要求》(GA/T 683—2007)
- 《防火墙技术测评方法》(报批稿)
- 《信息系统安全等级保护防火墙安全配置指南》(报批稿)
- 《防火墙技术要求和测评方法》(GB/T 20281—2006)
- 《包过滤防火墙评估准则》(GB/T 20010—2005)
- 《路由器安全技术要求》(GB/T 18018—2007)
- 《路由器安全评估准则》(GB/T 20011—2005)
- 《路由器安全测评要求》(GA/T 682—2007)
- 《网络交换机安全技术要求》(GB/T 21050—2007)
- 《交换机安全测评要求》(GA/T 685—2007)
- 《终端计算机系统安全等级技术要求》(GA/T 671—2006)

- 《终端计算机系统测评方法》(GA/T 671—2006)
- 《审计产品技术要求和测评方法》(GB/T 20945—2006)
- 《虹膜特征识别技术要求》(GB/T 20979—2007)
- 《虚拟专网安全技术要求》(GA/T 686—2007)
- 《应用软件系统安全等级保护通用技术指南》(GA/T 711—2007)
- 《应用软件系统安全等级保护通用测试指南》(GA/T 712—2007)

其他类:
- 《信息安全风险评估规范》(GB/T 20984—2007)
- 《信息安全事件管理指南》(GB/Z 20985—2007)
- 《信息安全事件分类分级指南》(GB/Z 20986—2007)
- 《信息系统灾难恢复规范》(GB/T 20988—2007)

# 第三节　信息系统定级和备案工作

## 一、系统定级

### (一) 信息系统的安全保护等级

根据《信息安全等级保护定级指南》,信息系统的安全保护等级分为以下五级:

第一级,信息系统受到破坏后,会对公民、法人和其他组织的合法权益造成损害,但不损害国家安全、社会秩序和公共利益。

第二级,信息系统受到破坏后,会对公民、法人和其他组织的合法权益产生严重损害,或者对社会秩序和公共利益造成损害,但不损害国家安全。

第三级,信息系统受到破坏后,会对社会秩序和公共利益造成严重损害,或者对国家安全造成损害。

第四级,信息系统受到破坏后,会对社会秩序和公共利益造成特别严重损害,或者对国家安全造成严重损害。

第五级,信息系统受到破坏后,会对国家安全造成特别严重损害。

信息系统的安全保护等级由两个定级要素决定:等级保护对象受到破坏时所侵害的客体和对客体造成侵害的程度。等级保护对象受到破坏时所侵害的客体包括以下三个方面:①公民、法人和其他组织的合法权益;②社会秩序、公共利益;③国家安全。等级保护对象受到破坏后对客体造成侵害的程度归结为以下三种:①造成一般损害;②造成严重损害;③造成特别严重损害。

（二）定级的流程

定级的流程如下：①确定作为定级对象的信息系统；②确定业务信息安全受到破坏时所侵害的客体；③根据不同的受侵害客体，从多个方面综合评定业务信息安全被破坏对客体的侵害程度；④得到业务信息安全保护等级；⑤确定系统服务安全受到破坏时所侵害的客体；⑥根据不同的受侵害客体，从多个方面综合评定系统服务安全被破坏对客体的侵害程度；⑦得到系统服务安全保护等级；⑧将业务信息安全保护等级和系统服务安全保护等级的较高者确定为定级对象的安全保护等级。

（三）医疗卫生行业信息系统定级依据

依据《卫生部关于印发卫生行业信息安全等级保护工作的指导意见的通知》，以下重要卫生信息系统安全保护等级原则上不低于第三级：①卫生统计网络直报系统、传染性疾病报告系统、卫生监督信息报告系统、突发公共卫生事件应急指挥信息系统等跨省全国联网运行的信息系统；②国家、省、地市三级卫生信息平台，新农合、卫生监督、妇幼保健等国家级数据中心；③三级甲等医院的核心业务信息系统；④卫生部网站系统；⑤其他经过信息安全技术专家委员会评定为第三级以上（含第三级）的信息系统。

拟定为三级以上（含第三级）的医疗卫生信息系统，应当经信息安全技术专家委员会论证、评审。

## 二、备案

根据《信息安全等级保护管理办法》规定，已运营（运行）的第二级以上信息系统，应当在安全保护等级确定后 30 日内，由其运营、使用单位到所在地设区的市级以上公安机关办理备案手续。新建第二级以上信息系统，应当在投入运行后 30 日内，由其运营、使用单位到所在地设区的市级以上公安机关办理备案手续。

信息系统安全保护等级为第二级以上的信息系统运营使用单位或主管部门应该填写《信息系统安全等级保护备案表》，其中第二级信息系统的备案单位只需填写备案表中的单位基本情况和信息系统情况，第三级以上信息系统的备案单位还应当将备案表附件所列各项内容补充完整：系统拓扑结构及说明、系统安全组织机构及管理制度、系统安全保护设施设计实施方案或改建实施方案、系统使用的安全产品清单及认证、销售许可证明、测评后符合系统安全保护等级的技术检测评估报告、信息系统安全保护等级专家评审意见、主管部门审核批准信息系统安全保护等级的意见。

上述表格可至公安部网站下载，同时公安部网络还另有辅助备案工具，持填写的备案表和利用辅助备案工具生成的备案电子数据,市级单位向所属市公安机关提交备案材料及电子数据文件,省级单位向所属省公安机关提交有关备案材料及电子数据文件。

其中,信息系统备案后,所属市公安机关及所属省公安机关应当对信息系统的备案情况进行审核,对符合等级保护要求的,颁发信息系统安全保护等级备案证明。发现不符合《信息安全等级保护管理办法》及有关标准的,应当通知备案单位予以纠正。发现定级不准的,应当通知运营使用单位或其主管部门重新审核确定。

## 第四节　信息系统安全自查

在已定级的信息系统中,大多数信息系统在建设之初并没有将等级保护要求作为安全需求加以考虑,因此所构建的信息系统安全保护体系或采取的安全保护措施是以满足本部门、本单位的安全需求为出发点的。随着等级保护工作的逐渐开展,尤其是在信息系统确定了安全保护等级之后,需要重新审视现有信息系统的安全保护状况。由于建设年代不同、所在地域差异、设计人员和实施人员的水平差距等,都会造成其信息系统的保护水平参差不齐。

通过开展安全自查工作,使信息系统可以按照等级保护相应等级的要求进行设计、规划和实施,将国家的政策标准要求、机构的使命性要求、系统可能面临的环境和影响以及机构自身的需求相结合,作为信息系统的安全需求,使具有相同安全保护等级的信息系统能够达到和满足相应等级的基本保护水平和保护能力。

根据《信息安全等级保护管理办法》规定,信息系统运营、使用单位及其主管部门应当定期对信息系统安全状况、安全保护制度及措施的落实情况进行自查。第三级信息系统应当每年至少进行一次自查,第四级信息系统应当每半年至少进行一次自查,第五级信息系统应当依据特殊安全需求进行自查。经自查,信息系统安全状况未达到安全保护等级要求的,运营、使用单位应当制订方案进行整改。

## 第五节　信息安全等级保护安全建设和整改工作

信息安全等级保护安全建设和整改工作分为安全管理制度方面和技术方面,通过开展安全建设和整改,使运营使用单位信息系统达到相应等级的安全保护级别。

按照信息安全等级保护相关标准规范要求,建立健全并落实符合相应等级要求的安全管理制度:一是信息安全责任制,明确信息安全工作的主管领导、责任部门、人员及有关岗位的信息安全责任;二是人员安全管理制度,明确人员录用、离岗、考核、教育培训等管理内容;三是系统建设管理制度,明确系统定级备案、方案设计、产品采购使用、密码使用、软件开发、工程实施、验收交付、等级测评、安全服务等管理内容;四是系统运维管理制度,明确机房环境安全、存储介质安全、设备设施安全、安全监控、网络安全、系统安全、恶意代码防范、密码保护、备份与恢复、事件处置、应急预案等管理内容。建立并落实监督检查机制,定期对各项制度的落实情况进行自查和监督检查。

开展信息安全等级保护安全技术措施建设,提高信息系统安全保护能力。按照《信息安全等级保护管理办法》、《信息系统安全等级保护基本要求》,参照《信息系统安全等级保护实施指南》、《信息系统通用安全技术要求》、《信息系统等级保护安全设计技术要求》等标准规范要求,结合行业特点和安全需求,制定符合相应等级要求的信息系统安全技术建设整改方案,开展信息安全等级保护安全技术措施建设,落实相应的物理安全、网络安全、主机安全、应用安全和数据安全等安全保护技术措施,建立并完善信息系统综合防护体系,提高信息系统的安全防护能力和水平。

根据《信息安全等级保护管理办法》规定,公安机关检查发现信息系统安全保护状况不符合信息安全等级保护有关管理规范和技术标准的,应当向运营、使用单位发出整改通知。运营、使用单位应当根据整改通知要求,按照管理规范和技术标准进行整改。整改完成后,应当将整改报告向公安机关备案。必要时,公安机关可以对整改情况组织检查。同时,经测评或者自查,信息系统安全状况未达到安全保护等级要求的,运营、使用单位应当制订方案进行整改。

# 第六节 信息安全等级保护测评工作

## 一、测评机构的选择

根据《江苏省信息安全等级保护测评机构管理办法》,测评机构必须符合以下两个条件,方可开展测评工作:

1. 测评机构必须具备由江苏省信息安全等级保护工作协调小组办公室颁发的"信息安全等级保护测评机构推荐证书"。

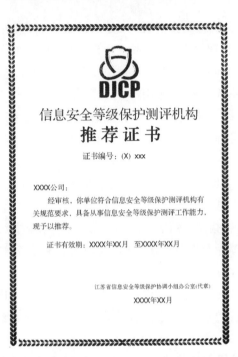

2. 测评机构必须在被测信息系统所在地公安机关通过备案审批,并在当地信息安全等级保护网如江苏地区在"江苏信息安全等级保护网"(http://www.jsdjbh.gov.cn/)中公示。

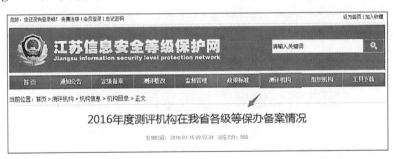

## 二、测评开展

等级测评工作是指等级测评机构依据《信息系统安全等级保护测评要求》等标准对信息系统进行测评,对照相应等级安全保护要求进行差距分析,排查系统安全漏洞和隐患并分析其风险,提出改进建议,按照公安部制定的信息系统安全等级测评报告格式编制等级测评报告。

被测评单位在取得备案证明后,方可开展等级测评工作,等级测评过程分为四个基本测评活动:测评准备活动、方案编制活动、现场测评活动、分析及报告编制活动,而测评双方之间的沟通与洽谈应贯穿整个等级测评过程。

1. 方案编制活动

本活动是开展等级测评工作的关键活动,为现场测评提供最基本的文档和指导方案。本活动的主要任务是确定与被测信息系统相适应的测评对象、测评指标及测评内容等,并根据需要重用或开发测评指导书,形成测评方案。

2. 现场测评活动

本活动是开展等级测评工作的核心活动。本活动的主要任务是按照测评方案的总体要求,严格执行测评指导书,分步实施所有测评项目,包括单元测评和整体测评两个方面,以了解系统的真实保护情况,获取足够证据,发现系统存在的安全问题。

3. 分析与报告编制活动

本活动是给出等级测评工作结果的活动,是总结被测系统整体安全保护能力的综合评价活动。本活动的主要任务是根据现场测评结果和信息安全等级保护的有关要求,通过单项测评结果判定、单元测评结果判定、整体测评和风险分析等方法,找出整个系统的安全保护现状与相应等级的保护要求之间的差距,并分析这些差距导致被测系统面临的风险,从而给出等级测评结论,形成测评报告文本。

# 第七节　信息安全等级保护监督检查

监督检查是指公安机关依据有关规定,会同主管部门对非涉密重要信息系统运营使用单位等级保护工作开展和落实情况进行检查,督促、检查其建设安全设施,落实安全措施,建立并落实安全管理制度,落实安全责任,落实责任部门和人员情况。

所有已完成等级测评工作并取得测评机构加盖等级保护测评专用章的测评报告的单位,应当及时通知所属公安机关完成最终检查评审工作,确定信息系统定级符合等级保护标准。其中市级单位向所属市公安机关通知最终检查评审工作,并由市公安机关进行监督检查,省级单位向所属省公安机关通知最终检查评审工作,并由省公安机关进行监督检查。监督检查机关每年对第三级信息系统的运营使用单位信息安全等级保护工作检查一次,每半年对第四级信息系统的运营使用单位信息安全等级保护工作检查一次。

信息安全等级保护监督检查工作采取询问情况,查阅、核对材料,调看记录、资料,现场查验等方式进行。检查过程中,如发现存在不符合信息安全等级保护相关管理规范和技术标准要求的,公安机关通知其运营使用单位限期整改,并在检查之日起 10 个工作日内将《限期整改通知书》送达被检查单位。被检查单位整改完成后,应将整改情况报公安机关,公安机关应当对整改情况进行检查,逾期不予改正的,给予警告,并向其上级主管部门通报。

# 参考文献

[1] 殷伟东,陈平主编.医疗卫生行业信息安全等级保护.南京:东南大学出版社,2012

[2] 公安部信息安全等级保护评估中心.信息安全等级保护政策培训教程.北京:电子工业出版社,2014

（殷伟东）

# 第四章 信息安全风险管理与控制

信息安全风险管理的目的就是为了将风险降低到能够接受的范围,保护信息及其相关资产,最终保障部门工作能够正常运转。

信息安全保障工作中的一项基础性工作便是信息安全风险管理与控制。信息安全风险管理表现在信息安全保障体系的组织、管理和技术等多个方面。在信息安全保障体系中,技术是工具、组织是运作、管理是指导,它们之间相互配合,共同达到信息安全保障的目的。

信息安全风险管理贯穿于信息系统生命周期的所有过程。信息系统生命周期包括五个阶段,即规划、设计、实施、运维和废弃。每个阶段都存在着相应的安全风险,每个阶段都需要使用信息安全风险管理的方法加以控制。

信息安全风险管理根据等级保护的思想和适度安全的原则,均衡成本与受益,合理部署和使用信息安全的信任体系、监控体系和应急体系等关键的基础设施,确立合适的安全措施,进而保障机构具有完成其使命的信息安全保障能力。

## 第一节 信息安全风险管理

### 一、风险管理的定义

目前,关于信息安全风险管理的定义众说纷纭,各不相同,其中较为主流的说法有如下几种:

1. ISO 17799(2005)将信息安全风险管理定义为:指导和控制组织风险的协调活动,包括风险评估、风险应对、风险承受和风险沟通。

2. NISTSP800-30 中定义信息安全风险管理是:"对信息系统的风险识别、风险评估,并采取一定的措施使风险减少至可承受程度"。

3. Microsoft 安全风险管理指南定义是:"确定可接受的风险,评估风险的当前程度,并采取措施将风险降低到最低接受水平以及维持风险程度的流程"。

在借鉴以上定义的基础上,本章节从系统安全性、管理可用性、技术可行性角度定义信息系统安全风险管理为:管理组织或人员对信息系统的安全要素进行识别、评估,并对评估结果进行有效分析、评价和决策,采用能够接受的安全措施控制、降低、规避信息系统的安全风险。

## 二、风险管理的目的和意义

（一）风险管理的目的

我国大力推行的风险管理的总目标是：服务于国家信息化发展，促进信息安全保障体系的建设，提高信息系统的安全保障能力。

信息安全风险管理的目的即管理信息系统安全风险。大体上说，即采用管理实现对信息系统的安全风险进行辨别和运算，对辨别出的风险进行评价和决策，同时对确立的风险实行整改，并监督整改完成后的状况。通过识别运算，发现系统存在的安全漏洞、潜在的安全危险，并对其可能产生的后果进行评估和分析，最后根据评估的结果进行完善，减少信息系统的安全隐患并追究相关造成信息安全问题者的责任。如此构成循环往复、逐步优化完善的监控管理流程，从而大大降低信息系统安全的隐患，保证信息系统健康、平稳的运行。

（二）风险管理的意义

风险管理能够使信息系统的负责人和运维人员在安全措施的成本与资产价值之间探寻平衡，并最终采取对支持其使命的信息系统及数据进行保护，进而提升其使命能力。风险管理并不单单发生在信息系统环境中，它是人类社会生活的基本特点，广泛存在于日常生活的各个部分，例如防盗门的成本与房间内财物价值的比较。

一个部门的责任人应当确保本部门具有完成其任务所具备的能力。信息安全的实施是有一定的成本的，所以，对信息安全的成本应当像别的管理决策一样实行完备的检查。一套完备的风险管理方式，能够协助信息系统的领导和运营者最大限度地改善其信息安全保障体系，从而更为有效地完成其使命。

## 三、风险管理的内容和过程

信息安全风险管理包括对象确立（Objects Establishment）、风险评估（Risk Assessment）、风险控制（Risk Control）、审核批准（Audit & Authorization）、监控与审查（Monitor & Review）和沟通与咨询（Communication & Consultation）六个方面的内容。对象确立、风险评估、风险控制和审核批准是信息安全风险管理的四个基本步骤，贯穿于这四个基本步骤中的分别是监控与审查和沟通与咨询。

步骤一为对象确立，依照要保护系统的业务特点和目的，确立风险管理对象。步骤二是风险评估，根据之前确立的风险管理对象所存在的潜在风险实行识别、分析和评价。步骤三为风险控制，根据步骤二的结果，选择并实行合理的安全措施。步骤四是审核批准，具体又分为审核和批准两个部分：审核是指使用审查、测试、评审等方法，验证风险评估和风险控制的结果能否达到信息系统的安全规范要求；批准是指部门的决策者根据审核的结果，决定是否认可。当受保护系统的业务特点和目的发生改变或存在新的风险时，需要重复进入以上四个步骤，从而开始新的一轮循环。所以,对象确立、风险评估、风险控制和审核批准四个步骤形成了一个螺旋式上升的循环,从而使受保护系统能够适应不断变化的自身和环境,满足新的安全需求。

监控与审查是指对上述四个步骤进行监控和审查。监控分为监视和控制,一来监视和控制风险管理的流程,即过程的质量管理,从而确保以上四个步骤的过程的有效性;二来分析和平衡成本效益,即成本效益管理,从而确保上述四个步骤的成本有效性。审查为追踪受保护系统自身或所处环境的变化,从而确保上述四个步骤的结果有效性。监控与审查根据对当前步骤的监控和审查结果把控以上四个步骤的循环,构成多个局部的循环。进一步说,如果当前步骤的监控和审查结果通过,则进入下一个步骤;反之,继续执行当前的步骤或是回退到之前的适当步骤,从而,确保主循环中各个步骤的有效性。

沟通与咨询是为以上四个步骤的参与人员提供沟通和咨询服务。沟通是为以上过程相关人员提供交流的路径,从而保持他们之间的协调同步,共同达到安全的目的。咨询是为以上过程所有参与人员提供学习的途径,从而提升他们的风险防范意识和能力,配合达到安全的目的。

## 四、风险管理角色和责任

风险管理是一项综合的过程,该过程中的参与角色一般分为国家信息安全主管机关、业务主管机关、信息系统拥有者/运营者、信息系统承建者、信息系统安全服务机构、信息系统的关联者(即因信息系统互联、信息交换和共享、系统采购等行为而与该系统发生关联的机构)。各角色在风险管理中的责任如表4-1所示。

表4-1　风险管理中的角色和责任

| 角色 | 责任 |
| --- | --- |
| 国家信息安全主管机关 | 制定信息安全的政策、法规和标准<br>督促、检查和指导各单位的风险管理工作 |
| 业务主管机关 | 提出、组织制定并批准本单位的信息安全风险管理策略,领导和组织本单位的信息系统安全评估工作<br>基于本部门内风险评估的结果,判断信息系统的残余风险是否可接受,并决定是否批准信息系统投入运行<br>检查信息系统运行中产生的安全状态报告,定期或不定期地开展新的风险评估工作 |
| 信息系统拥有者/运营者 | 制定风险管理策略和安全计划,报上级审批组织实施信息系统自评估工作<br>配合检查评估或委托评估工作,并提供必要的文档等资源向主管机关提出新一轮风险评估的建议改善信息安全措施,处理信息安全风险 |

续　表

| 角色 | 责任 |
|---|---|
| 信息系统承建者 | 将信息系统建设方案提交给有关方面进行风险分析,根据风险分析的结果修正建设方案,使方案成本合理且积极有效,并在方案中有效地控制风险<br>规范建设,减少在建设阶段引入的新风险 |
| 信息安全服务/集成机构 | 提供独立的风险评估,并在评估后提出调整建议,以减少或根除信息系统中的脆弱性,有效对抗安全威胁,处理风险<br>保护评估中的敏感信息,防止被无关人员和单位获得<br>使用经过测评认证的安全产品<br>协助制定风险管理策略和安全计划<br>根据系统拥有者/运营者的需求,对风险进行处理 |
| 信息系统的关联机构 | 遵守安全策略、法规、合同等涉及信息系统交互行为的安全要求,减少信息安全风险<br>协助风险管理工作,确定安全边界,在风险评估中提供必要的资源和资料 |

## 五、风险管理的要素及相互关系

风险管理的基本要素包括:使命、资产、资产价值、威胁、脆弱性、事件、风险、残余风险、安全需求、安全措施,各要素之间的关系如图 4-1 所示。

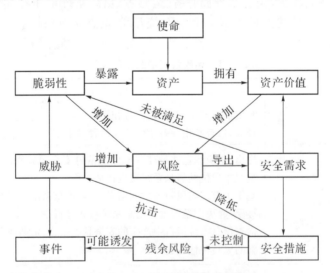

图 4-1　风险管理各要素之间的关系

这些要素间具有以下的相互联系:使命依赖于资产去完成;资产拥有价值,信息化的程度越高,单位的使命越重要,对资产的依赖度越高,资产的价值则就越大;资产的价值越大则风险越大;风险是由威胁发起的,威胁越大则风险越大,并可能演变成事件;威胁都要利用脆弱性,脆弱性越大则风险越大;脆弱性使资产暴露,是未被满足的安全需求,威胁要通过利用脆弱性来危害资产,从而形成风险。

## 六、风险管理与其他信息系统安全保障工作的关系

风险管理与别的信息系统安全保障工作不是并列关系,它是管理信息安全风险的过程,是所有信息系统安全保障工作的总称。信息系统的所有安全保障工作,其最终目标都是解决信息安全存在的风险,使残留的风险维持在能够接受的范围,以促使信息化健康可持续发展。所有信息系统安全保障工作的核心思想为基于风险的思想。风险管理不单只是管理行为,而是积极攫取所有管理和技术资源来评估和解决信息安全的隐患,并最终由管理者做出决策的一种综合过程。

风险管理彰显了"有的放矢"的思路,其中"的"即为信息安全的需求。在信息系统全过程的生命周期中,会不断涌现新的信息安全的需求。

如表4-2所示,信息系统的生命周期具有五个阶段:系统规划和启动、设计开发或采购、集成实现、运行和维护以及废弃,不同的阶段都会提出不同的安全需求,都需要得到风险管理工作的大力支持。风险管理是一种在信息系统生命周期各主要阶段实施的持续性过程。

表4-2 信息系统生命周期各阶段的风险管理工作

| 生命周期阶段 | 阶段特征 | 风险管理工作的支持 |
|---|---|---|
| 阶段1:<br>系统规划和启动 | 提出信息系统的目的、需求、规模和安全要求 | 确定信息系统的安全需求 |
| 阶段2:<br>设计开发或采购 | 信息系统的设计、购买、开发或建造 | 对设计中的风险进行评估,支持后续的信息系统安全分析。有可能会影响到系统,在开发过程中要对体系结构和设计方案进行变更 |
| 阶段3:<br>集成实现 | 实现信息系统的安全特性,并进行测试和验证 | 通过风险评估考察信息系统的安全效果,判断其是否能满足要求,随后做出相关决策 |
| 阶段4:<br>运行和维护 | 信息系统开始执行其功能,一般情况下系统要不断修改,添加硬件和软件,或改变单位的运行策略、流程等 | 当信息系统在运行中出现重大变更时(例如增加了新的系统接口或功能、外部环境发生了改变等),要对其进行风险评估,处理新产生的风险,并重新判断是否允许信息系统继续运行 |
| 阶段5:废弃 | 本阶段涉及对信息、硬件和软件的废弃。这些活动包括信息的转移、备份、丢弃、销毁以及对软硬件进行的报废处理 | 在报废或替换系统组件前,要对其进行风险评估,以确保硬件和软件的废弃处置方式是恰当的。此外,还要确保信息系统的升级换代过程能够平稳、可靠进行 |

# 第二节　信息安全风险评估

信息安全风险评估是信息安全管理的基础和关键环节,主要通过实施信息安全风险评估,对网络与信息系统的资产价值、潜在的安全威胁、薄弱环节、防护措施等进行分析,以达到心中有底,发现信息系统中存在的常见的安全问题,并找到处理这些隐患的办法,从而有针对性地进行管理。

## 一、风险评估的定义

信息安全风险评估是从风险管理角度,运用定性、定量的科学分析方法和手段,系统地分析信息和信息系统等资产所面临的人为的和自然的威胁,以及不良事件一旦发生可能遭受的危害程度,有针对性地提出抵御威胁的安全等级保护办法和整改措施,从而尽可能地减少经济损失和负面影响。

## 二、风险评估的目的及意义

信息安全风险评估的目标是判别信息系统的安全风险等级及发现其诱发因素,以便指导、决定采用适当的管理方法,采取相应的控制措施以及这些行为措施的轻重缓急、先后顺序。这种"识别—评估—控制—审视"的流程,在渐渐趋于完备完善的不同等级层次上,实施于整个信息系统的生命周期。

风险评估是风险管理与控制过程中最关键的阶段之一,"风险评估"是对项目各个方面的风险、关键性技术过程的风险进行识别和分析的过程,其目的是促进项目更有把握地实现其性能、进度和费用目标。

当前,我国信息化建设在核心技术、核心设备上还受到人的制约,通过实施风险评估这项工作,使用专业的技术和设备去检测、发掘潜在的隐患和漏洞,是非常重要的预防措施之一。信息安全风险评估是信息安全保障的基础性工作,是明确安全需求、确定保障重点的科学手段和途径,是有效进行信息安全建设和管理的重要保障。虽然信息安全的隐患不可能彻底杜绝,但通过风险管理方法可以控制、解决和避免潜在的风险。

## 三、风险评估的基本要素关系

信息是一种资产,资产拥有者应对信息资产进行保护,通过分析信息资产的健壮性来确定威胁可能利用哪些漏洞来破坏它的安全性。风险评估需识别资产相关要素的联系,以判断资产面临的威胁大小。

风险评估的基本要素包括:要保护的信息资产、信息资产的脆弱性、信息资产面临的威胁、存在的可能风险、安全防护措施等。在对这些要素的评估过程中,需要充分考虑业务战略、安全需求、安全事件、资产价值、残余风险等与这些基本要素相关的各类属性。

风险要素及属性之间存在着以下关系:①业务战略的实现对资产具有依赖性,依赖程度越高,要求其风险越小;②资产是有价值的,组织的业务战略对资产的依赖程度越高,资产价值就越大;③资产价值越大,则其面临的风险越大;④风险是由威胁引发的,资产面临的威胁越多则风险越大,并可能导致安全事件;⑤弱点越多,威胁利用脆弱性导致安全事件的可能性越大;⑥脆弱性是未被满足的安全需求,威胁利用脆弱性危害资产,从而形成风险;⑦风险的存在及对风险的认识导出安全需求;⑧安全需求可通过安全措施得以满足,需要结合资产价值考虑实施成本;⑨安全措施可抵御威胁,降低安全事件发生的可能性,并减少影响;⑩风险不可能降为零,在实施了安全措施后还可能有残余风险。有些残余风险的原因可能是安全措施不当或无效,需要继续控制;而有些残余风险则是在综合考虑了安全成本与效益后未去控制的风险,是可以接受的。

## 四、风险评估的内容

风险评估主要内容包括三部分:风险识别、风险分析和风险排序。

(一)风险识别

风险识别是指对项目的各个方面、各个关键性技术过程进行考察研究,从而识别和记录有关风险的过程。风险识别活动包括:

- 识别风险源/不确定因素源和主要因素;
- 通过风险分析技术,将不确定因素转化为确定的风险;
- 确定风险发生概率和发生后果的危害程度;
- 依据风险评估准则,量化风险;
- 确定风险项目的优先顺序(风险排序)。

(二)风险分析

风险分析是指对已识别的风险事件(项目)进行具体的详细分析和研究,判别可能出现的状况以及关键过程对预期目标偏离的程度,确立每一风险事件发生概率和后果,从而评定其风险的大小;同时通过分析确立造成风险的原因,找出风险致因,从而为确定规避风险策略提供根据。

风险分析的方法通常有:

- 故障模式影响及危害度分析(FMECA);
- 故障树分析(FTA);

- 建模和仿真；
- 可靠性预计；
- 专家的评估；
- 类推比较/经验教训法。

（三）风险排序

风险排序是指依据风险分析的方法所得到的风险大小或不同的风险等级，按其高低、大小顺序排列的方法。风险排序可以通过风险类别（如进度、费用、技术）、风险区域、风险过程分别进行，也可综合排序。无论采取哪种形式排序，都要充分利用风险识别、风险分析过程中得到的定性和定量的数据或信息，在专家的评判中排出风险次序，并确定关键风险区域和关键风险过程。

## 五、风险评估的过程

风险评估过程将综合评估信息系统的资产、危害、脆弱性以及当前拥有的安全措施，分析安全事故发生的可能性以及可能造成的损失，以确立信息系统的危害程度，并判别风险的优先级，提出处理风险的办法和措施。

风险评估具体评估过程如下：

（一）确定资产

安全评估首先需要确定信息系统的资产，同时确定资产的价值，资产的价值是通过对组织、供应商、合作伙伴、客户和其他利益相关方在安全事件中对完整性、可用性和保密性的影响来衡量的。资产的范围比较广泛，所有需要加以保护的事物都算作资产，诸如：信息资产、纸质文件、软件资产、物理资产、人员、公司形象和声誉、服务等。资产的评估应该从关键业务开始，最终涵盖一切关键资产。

（二）脆弱性和威胁分析

对资产进行细致周密的分析，发现它的脆弱点及由脆弱点所引发的威胁，统计分析发生概率、被利用后所造成的损失等。

（三）制定及评估控制措施

在分析各种威胁及它们发生概率的基础上，研究消除/减轻/转移威胁风险的手段。这一阶段不需要做出任何决策，主要是考虑可能采取的各种安全防范措施和它们的实行成本。制定出的控制措施应当全面，在有针对性的同时，要考虑系统的、根本的解决方法，为下一阶段的决策作充足的准备，同时将风险和措施文档化。

（四）决策

这一阶段包括评估影响，排列风险，制定决策。应当从接受风险、避免风险、转移风险三个方面来考虑最终的决策。在进行安全风险决策之后,确定信息系统所要接受的剩余风险。在分析和决策过程中,要尽可能多地让其他的人加入进来,从管理层的代表到业务部门的主管,从技术人员到非技术人员。

（五）沟通与交流

由上一阶段所做出的决策,必须通过领导层的签字和审批,并和各个方面就决策结论进行交流。这是一个非常关键的过程,沟通能保证全部人员清醒地认识到风险的存在,并有可能继续深入发掘之前没有能够关注到的脆弱点。

（六）监督实施

最后的步骤是实施安全措施。实施的整个过程要自始至终在监督下进行,从而确保决策能够贯穿于工作之中。在实施的同时,要密切关注和分析新的隐患并对控制措施进行相应的调整。此外,由于信息系统及其所处的环境一直发生改变,在信息系统的运行过程中,绝对安全的措施是不存在的:攻击者通过新的办法绕开或搅乱系统中的安全措施;同时,系统的改变也会带来新的脆弱点;实施的安全措施会随着时代的发展而过时等等。以上这些表明,信息系统的风险评估过程是一个动态循环的过程,应周期性地对信息系统安全进行二次评估。

# 第三节　信息安全风险控制

风险控制是指风险管理者采取各种措施和方法,消灭或减少风险事件发生的各种可能性,或者减少风险事件发生时造成的损失。

## 一、风险控制的目的

风险管理不是一次性的,而是持续不断、循环递进的一个过程。而风险控制的目的则是通过操作维护、监视响应、审计和再评估、安全意识与培训以及其他风险管理的跟进活动,力求控制风险并维持现有的安全状态,达到可预测、可跟踪、可管理、可控制。

## 二、风险控制的手段

风险控制手段可通过多种方式实现:

1. 风险承受:接受潜在的风险并继续运行信息系统,不对风险进行处理。

2. 风险降低:通过实现安全措施来降低风险,从而将脆弱性被威胁源利用后可能带来的不利影响最小化(如使用防火墙、漏洞扫描系统等安全产品)。

3. 风险规避:不介入风险,通过消除风险的原因和/或后果(如放弃系统某项功能或关闭系统)来规避风险。

4. 风险转移:通过使用其他措施来补偿损失,从而转移风险,如购买保险。

在选择风险处理方式时应该考虑单位的目标和使命,由于不可能解决所有的风险,所以应对那些可能给使命带来严重危害的威胁/脆弱性对进行优先级排序。同时,在保护单位的使命及其信息系统时,由于各单位有其特定的环境和目标,因此用来处理风险的方式和实现安全措施的方法也各有不同。

### 三、风险控制的步骤

在处理风险时,可遵循如下步骤,旨在解决最大的风险,以最小的成本来将风险控制在可接受的水平,同时使风险对其他使命能力的影响降至最小。

步骤 1:对优先级进行排序。基于在风险评估结果报告中得出的风险级别,将风险处理的工作进行优先级排序。高等级的风险项目应被最优先处理。

步骤 2:评估所建议的安全措施。风险评估过程中建议的安全措施对于具体部门及其信息系统也许不是最恰当或最可行的。在该步骤中,应对所建议的安全措施的可行性(如兼容性、用户接受程度)和有效性(如保护程度和风险控制的级别)进行研究分析,目的在于挑选出最合适的安全措施,使风险降到最低。

步骤 3:实施成本效益分析。为了让管理层拿出决策,同时找出成本合适以及有效性最高的安全措施,需要进行成本分析。

步骤 4:选择安全措施。在成本效益分析的基础上,选择成本有效性最高的安全措施来减少部门的风险。

步骤 5:分配责任和任务。摘选出具有恰当的专长和技能,可实现所选安全实施的人员(包括单位内部的人员或外部服务商/集成商),并给予其相应责任。

步骤 6:制定安全措施的实现计划。在本步中将制定安全措施的实现计划。该计划应当最少包括如下信息:①风险(脆弱性/威胁对)和相关的风险级别(风险评估报告的输出);②所建议的安全措施(风险评估报告的输出);③优先的行动(将高优先级赋予"非常高"或"高"风险级的项目);④所选择的预期安全措施(基于可行性、有效性、机构的收益和成本来决定)实现预期安全措施时所需的资源;⑤负责小组和人员清单;⑥开始日期;⑦目标完成日期;⑧维护要求。

步骤 7:实现所选择的安全措施。根据责任和任务分配,调动资源实现所选择的安全措施。安全措施实施后仍然存在的风险为残余风险。

信息安全风险评估是信息安全管理的基础和重要组成部分。通过实行信息安全风险评估,对网络与信息系统的资产价值、潜在的安全风险、薄弱环节、防护措施等进行分析,能够做到心中有数,能够发现信息系统中存在的主要安全隐患,并研究找寻解决这些隐患的措施,有的放矢地进行管理。

# 参考文献

［1］张元源,于俊杰,吴大纬等. 基于 DEA 的信息安全风险管理水平评估研究[J]. 信息系统工程,2010(1):53-56.

［2］崇小蕾. 信息安全风险自评估方法的研究及其辅助工具的设计与实现 ［D］. 西安:西安电子科技大学,2006

［3］宁家骏. 利用风险评估完善信息安全风险管理体系[J]. 信息网络安全,2005(5):43-45

［4］王扬. 信息系统安全风险管理[J]. 信息系统工程,2013(12):81-83

［5］刘勇. 信息系统风险管理理论及关键技术研究[D]. 北京:北京邮电大学,2007

［6］周佑源. 基于 ISO27001 的信息安全风险评估研究与实现[D]. 北京:北京交通大学,2007

［7］信息安全风险管理指南. http://www.docin.com/p-739537235.html

（刘晓强）

# 第二篇
## 安全技术篇

# 第五章　应用安全

## 第一节　概　　述

应用安全是安全技术保障的核心,甚至是整个安全体系的集中体现,医院所有应用系统直接面对的人群是医护工作者以及患者,一旦应用系统出现未知的安全事件导致系统宕机,将大大影响医护工作者的工作效率以及降低患者对医院的信任度。

目前医院应用系统的安全主要以事件发生前—事件发生中—事件发生后为主线,对用户从登陆应用系统前的身份鉴别、登入系统中的访问控制、退出系统后的系统审计三个方面进行全面的校验、监控、审计与防范。

## 一、身份鉴别

就当前各种应用中经常发生的安全攻击(包括泄密)事故分析,很多安全问题都关乎到攻击者对用户身份进行伪造。而系统对用户身份的真伪进行辨别就是采用身份鉴别技术,身份鉴别是系统实行访问控制的根据。经过许多年的发展演变,如今已经有许多较为成熟的身份鉴别技术,但每种技术都有其优点,无法确切说哪种技术最好,需要综合考虑其便捷性、安全性和相关成本因素,同时还要考虑到使用者对不同身份鉴别技术的适应程度,进而选择符合自身需求的身份鉴别技术。

### (一)身份鉴别技术的发展

"用户 ID＋口令"身份鉴别办法是一种研究和采用最为广泛的身份验证方法。基于口令的身份鉴别办法是最经常使用的,曾经也被认为是行之有效的一个方法。但在实际应用中,口令遗忘和口令被盗取问题始终没能够得到很好的解决。解决口令被盗的一种方法是采用动态口令(一次性口令)技术,但动态口令技术没能大规模普及用于个人身份鉴别的主要原因是其使用并不是很方便,同时,其硬件和管理成本比较高。上世纪 70 年代以后,条码技术、磁条(卡)技术、IC 卡、智能卡技术以及之后涌现的射频卡技术大大推动了身份鉴别技术的迅速发展。我国于上世纪 90 年代从磁条卡开始就开展了国家标准的制定工作。现有 6 项磁条卡国家标准,大体上齐全,等同采用 ISO 7810《识别卡物理特性》和 ISO 7811《识别卡记录技术》系列标准;三项触点式集成电路卡国家标准,ISO 7816《识别卡带接触件的集成卡》

系列标准。

上世纪 80 年代末到 90 年代初，生物特征识别（Biometrics）渐渐成为研究的热点话题。生物识别以生物技术为基础，以信息技术为手段，将生物和信息这两大热门领域融为一体，得到众多的关注。基于生物特征的身份鉴别技术优化解决了口令易被盗取和忘记的缺陷，同时也很好地消除了磁卡、IC 卡容易遗失的缺点。

Diffie 和 Hellman 在 1976 年第一次提出了公开密钥密码编码学的概念，加上之后 RSA 算法的提出，对于保密通信、密钥分配和鉴别等领域都具有非常重要的意义和极其深远的影响。在公钥密码系统不断发展的基础上，构成了公钥基础设施 PKI（Public Key Infrastructure）。目前，基于 PKI 身份鉴别技术在电子政务、电子商务等领域得到了广泛的应用，同时具有很高的安全性。

从用户提供的身份证明与用户的关系角度划分，身份鉴别可分为三种类型：用户所知身份鉴别、用户所持标记身份鉴别和用户生物特征身份鉴别。

（二）非生物特征身份鉴别技术

1. 用户名/口令鉴别技术

用户名/口令是最常用也是最简单的身份鉴别措施，是基于用户所知身份鉴别。每个用户的口令由用户自己来维护，因此口令只有用户自己才知晓。只要不输入错误的口令，系统就判别操作者为合法的用户。事实上，由于众多用户为了避免密码的遗忘，通常使用诸如电话号码、出生日期等容易被猜到的字符串作为口令，这使得口令的安全性大大下降。即使能够保证用户口令不被外泄，由于口令的数据是静态的，在验证过程中需要在计算机内存中和网络中传输，而每次验证都使用相同的验证信息，极易被隐藏在计算机内存中的木马程序或网络中的监听设备截获，因此用户名/口令方式是一种安全性不高的身份鉴别模式。

2. 条码鉴别技术

条码鉴别技术在目前很重要的一种自动识别技术。条码是由一组规则排列的条、空和相应的数字组成，这种用条、空构成的数据编码能够供机器识别读取，并且很容易译成二进制数和十进制数。这些条和空能够通过不同的方法组合，构成不同的图形符号，即各种符号体系（也称码制），适用于不同的应用场合。条码鉴别的特点是：准确、高速录入、成本低（条码标签成本低，识读设备价格便宜）。但容易仿造是条码用于鉴别时最大的不足。

3. IC 卡鉴别技术

20 世纪 70 年代初提出了 IC 卡（Integrated Circuit Card）的概念，法国布尔（BULL）公司在 1976 年率先制造出 IC 卡产品，同时将这项技术广泛应用到金融、交通、医疗、身份证明等多个行业，它使微电子技术和计算机技术有机地融合在一起。IC 卡芯片拥有写入数据和存储数据的能力，IC 卡存储器中的内容根据需要能够有条件地供外部读取,供内部信息处理和判别之用。

4. 动态密码

动态密码身份鉴别系统有两个主要设备:一个是负责用户身份识别的服务器,另一个是用户持有的密码卡(令牌)。在服务器和密码卡中内嵌了相同的密码生成软件和代表用户身份的唯一的识别码。当给用户发卡时,用户的识别码不但在服务器数据库的用户信息表进行初始化,同时还加载在密码卡中,另一部分(PIN)由用户自我记忆。动态口令有两种鉴别方式:挑战/应答鉴别方式、时钟同步鉴别方式。

动态密码的特点是:用户持有密码卡,且只有自己知道 PIN 码;采用一次一密的方式,新的密码不可预测,因此,动态密码不用担心被他人知道,不惧"黑客"的网络窃取,不怕"重放攻击",很难猜测、破解,具有较高的安全性。

目前,动态密码身份鉴别越来越受到认可,动态密码卡被广泛应用于企业员工、合作伙伴、客户访问企业内部网,股民进行网上证券委托交易以及网上银行交易、电子报关、电子报税、社区管理等,全球用户已经超过 1 000 万之多。

5. 数字证书

基于数字证书的身份鉴别策略建立在公开密钥密码机制基础上。证书由公开密钥、实体的身份标识、对身份标识和公开密钥的数字签名以及其他附加信息构成,对数字证书的数字签名由可信的第三方来实现。数字签名技术在身份鉴别系统中的应用获得了较大的成功。数字签名提供了其他任何方式难以实现的安全保障能力。美国国家安全局和美国标准局已颁布了数字签名标准 DSS(Digital Signature Standard),用于政府和商业文件签名,数字签名与手工签名具有同样的法律效力。

(三)生物特征身份鉴别技术

生物特征识别技术(基于生物特征的身份鉴别技术)是模式识别的一个分支,是根据人类自身所固有的生理特征和行为特征来验证身份。人的任何生理或行为特征只要它满足下面的条件,理论上就能够作为生物特征用于身份鉴别:①普遍性:每个人都具有;②唯一性:任何两个人都不一样;③稳定性:这种特征至少在一段时间内是不变的;④可采集性:可以定量测量。

生理特征与生俱来,多是先天性的,例如:指纹、虹膜、脸型等;行为特征则是后天习惯形成的,例如:声音、笔迹、步态等。当前,常见的生物识别包括面部识别、手型识别、指纹识别、虹膜识别、视网膜识别、签字识别、说话人识别、步态识别。

基于生物特征的身份鉴别由两个过程组成:训练设计、识别实现。训练设计是指用一定数量的样本建立标准模式库,选定适当的识别算法、距离测度及判决准则。识别实现指将待识别的样本所形成的未知模式与标准模式进行匹配比较,根据测度估计及判决准则输出身份验证结果。如图 5-1 所示,基于生物特征的身份鉴别由数据获取、预处理、特征提取、标准样本库、测度估计和判决六部分组成。

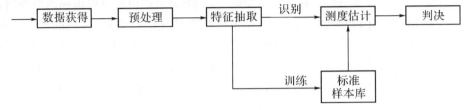

图 5-1　基于生物特征的身份鉴别步骤

　　面部识别是当前生物识别研究中一个较为热门的领域。尽管人脸识别的精确性要低于虹膜、指纹的识别,但由于它的无侵害性(无身体接触),使用户感觉很直观、很自然,因此,面部识别被认为是最容易被接纳的生物特征识别方式。面部识别主要有两方面工作:在输入的图像中定位人脸;抽取人脸特征进行匹配识别。目前的面部识别系统,图像的背景往往处于可控状态,所以,人脸定位相对比较容易处理。

　　指纹识别是最原始的生物特征识别技术之一,成功运用于很多领域之中。在当前的生物识别技术中,指纹识别是比较可靠的身份鉴别技术之一,目前被广泛应用在个人身份识别领域中。

## 二、访问控制

### (一)访问控制技术概述

　　访问控制技术是信息系统安全的关键技术之一,通过对用户访问资源的活动实行有效的监控,使合法的用户在合法的时间内获得有效的系统访问权限,防止非授权用户访问系统资源。该技术开始是为了处理大型主机上共享数据授权访问的管理问题。

　　根据访问控制策略类型的差异,早期的安全策略分为自主访问控制(Discretionary Access Control,DAC)和强制访问控制(Mandatory Access Control,MAC)两种类型。随后,为了增强授权管理的便利性,提出了基于角色的访问控制模型(Role-Based Access Control,RBAC)。

　　随着信息技术的迅速发展以及分布式计算的涌现,信息的交互从局域网慢慢转向广域网,各种信息系统日趋通过因特网互联互通。单纯的 RBAC 模型已经无法适应当前新型网络环境所需的要求。为了确保信息访问的合法性、安全性以及可控性,访问控制模型应当考虑环境和时态等众多因素。在开放式网络环境下,信息系统要求对用户和信息资源进行分级的访问控制和管理,"域"的概念被适时提出，并作用于对访问控制模型的研究，陆续涌现了基于任务的访问控制模型、面向分布式的访问控制模型和与时空相关的访问控制模型。在具有异构性和多样性特征的网络环境下，访问控制技术向细粒度、分层次的方向发展，授权依据开始渐渐面向主、客体的安全属性，出现了基于信任、基于属性和基于行为等一系列基于安全属性的新型访问控制模型及其管理模型。

（二）自主访问控制

自主访问控制是当前计算机系统中使用最多的访问控制机制，其核心思想是主体的拥有者通常是它的建立者，能够主动授权给他人访问该主体。因此，DAC又称为基于主体的访问控制。DAC的实现方法通常是构建系统访问控制矩阵，矩阵的行对应系统的主体、列对应系统的客体，元素表示主体对客体的访问权限。为了提高系统性能，在实际应用中常常是建立基于行（主体）或列（客体）的访问控制方法。访问控制表（Access Control List，简称ACL）是实现自主访问控制主要方法，访问控制系统通过检测ACL来决定访问被授权或拒绝。DAC依据用户的身份及允许访问权限决定其访问操作，这种访问控制机制拥有较高的灵活性，被广泛地应用于商业领域，特别是在操作系统和关系数据库系统之中。

但是，也正是其具有的这种灵活性，使信息安全性能有所下降，DAC也具有一些不足：授权是能够传递的，一旦访问权被传递出去将很难控制，使访问权的管理比较困难，会产生严重的安全隐患；DAC机制容易被特洛伊木马攻击；在大型系统中，主、客体的数量巨大，使用DAC将使系统产生大到难以支付的开销。

（三）强制访问控制

由于自主访问控制无法抵御特洛伊木马的攻击，强制访问控制作为一类基于格（lattice-based）的访问控制适时而生。强制访问控制最初被军方系统所应用，广泛应用于军事和安全部门，访问者具有包含等级列表的许可，其中定义了能够访问哪个等级的客体，其访问机制是由授权中心决定的强制性的策略。MAC的本质是基于格的非循环单向信息流政策，通过无法规避的存取限制来阻挡直接或间接的非法入侵，它具有两个关键的规则，分别是：不向上读和不向下写，即信息流只能从低安全级向高安全级流动，一切违反非循环信息流的行为都是不允许的。

MAC同样具有一些不足：对用户恶意泄漏信息毫无办法；即使MAC提高了信息的保密性，但不能实行完整性控制，而网络应用对信息完整性具有很高的要求，所以，MAC可能不能胜任某些网络应用；在MAC系统中，实现单向信息流的前提是系统中不存在逆向潜信道，否则会导致信息违反规则的流动，这就给系统带来了安全性漏洞；此外，MAC过于强调保密性，对系统的授权管理不够便捷，缺乏灵活性。

### (四) 基于角色的访问控制

随着网络技术的高速发展和 Internet 的广泛应用,对信息的完整性要求越来越高,传统的 DAC/MAC 机制已不能满足要求,因此提出了基于角色的访问控制。RBAC 现在已较为成熟,并且广泛应用于大型系统中。2001 年 8 月,NIST 发表了 RBAC 的建议标准,此建议标准结合了该领域许多学者的研究成果,描述了 RBAC 系统最基本的特征,目的就是提供一个可用的、权威的 RBAC 参考标准,为进一步研究 RBAC 提供了思路和方法。NIST 包括两个部分:RBAC 参考模型和 RBAC 功能规范。RBAC 参考模型给出了 RBAC 集合和关系的严格定义,包括四个部分:核心 RBAC(core RBAC)、等级 RBAC(hierarchical RBAC)、静态职责分离(static separation of duties,简称 SSD)和动态职责分离(dynamic separation of duties,简称 DSD)。RBAC 功能规范为每个组件定义了关于创建和维护 RBAC 集合和关系的管理功能、系统支持功能和审查功能,这里不再详述。如今,RBAC 各个企业领域得到广泛应用,包括操作系统、数据库管理系统、PKI(public key infrastructure)、工作流管理系统和 Web 服务等领域。驱动 RBAC 发展的动力是在简化安全策略管理的同时,允许灵活地定义安全机制,这使得近几年无论是在 RBAC 理论研究还是实现 RBAC 的现实产品方面都有了很大的发展。随着 RBAC 的四层模型和各种 RBAC 规范的逐步建立,RBAC 技术必将在各领域迅速发展并得到充分的应用。

### (五) 基于行为的访问控制

即使上述部分模型中已考虑了与访问控制相关的时态因素和位置因素,但现有的模型却没有对移动计算下角色所处环境对访问控制的影响进行具体的分析,所以上述模型不能支持开放网络环境下的移动计算。因此,"行为"的概念又被提了出来,综合角色、时态状态和环境状态等相关安全信息,提出了基于行为的访问控制模型(Action-Based Access Control,ABAC),分析了该模型中角色、时态状态和环境状态之间的相互联系,同时对行为状态管理函数进行了形式化描述。通过对角色、时间和环境全方位考虑,能够使 ABAC 灵活地处理各种信息系统中的访问控制问题。基于 ABAC 模型,针对协作信息系统面临的资源授权决策问题,提出了协作信息系统访问控制机制的流程,并给出了相应的安全关联及其产生方法,以及一种安全认证协议。ABAC 模型继承了传统访问控制中角色和角色控制的理念,综合考虑了时态和环境约束,并且支持移动计算中接入用户、接入位置、接入的具体业务以及接入平台随机和不可预知的特征,具有更加广泛的适用范围,该模型可以更加有效地处理网络环境下支持移动计算的信息系统中的访问控制问题。

## 三、系统审计

系统审计是指依据一定的安全机制,通过记录和分析历史操作事件及数据,发现能够改进系统性能和系统安全的地方。确切地说,系统审计就是对系统安全的审核、稽查与计算,即在记录一切(或部分)与系统安全有关活动的基础上,对其进行分析处理、评价审查,发现系统中的安全隐患,或追查出造成安全事故的原因,并作出进一步的处理。

（一）系统审计的功能

安全审计有很多的具体功能。例如,在企业的内网中,文件不允许被任意删除、拷贝,且应当对该文件的访问或试图访问采取严格的监管把控,同时产生相应的日志,日志中能够清晰地记录来自于哪个用户的哪台设备已经或曾尝试读取这些文件,达到事后可追溯。在医院的内网环境中,能实时在后台对医护工作者所做的操作进行审计,此外对医生所开的医嘱进行防统方的审计。此外,还有一些功能,如屏幕监视、键盘监视等,都是企业内网中所需要的。

另外,如果审计系统能够达到对实时行为进行审计,就能够在最短的时间内控制并阻止已发生的不良行为。例如,一个设计完善的网络审计系统就能够监测到内部网络的拨号行为,当有人违反规定用调制解调器拨号上国际互联网,审计系统就能当即报警,从而制止该不良行为的继续。

总之,安全审计可以起到以下的作用:①对潜在的攻击者起到震慑或警告作用;②对于已经发生的系统破坏行为提供有效的追究证据,通过日志数据,记录并监控系统中的人员及设备的操作,为事后的责任追究进行取证;③提供有价值的系统使用日志,帮助系统管理员及时发现系统入侵行为或潜在的系统漏洞;④提供系统运行的统计日志,使系统管理员能够发现系统性能上的不足或需要改进与加强的地方。

（二）系统审计的模型

系统审计由以下部件组成（如图5-2所示）:

①事件产生器:对应于系统的数据采集组件。事件产生器的任务是从入侵检测系统之外的计算环境中收集事件,并将这些事件传送给其他组件。

②事件分析器:对应于系统的分析组件,事件分析器分析从其他组件收到的事件,并

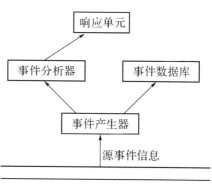

图5-2　系统审计模型

将产生分析的结果再传送给其他组件。

③响应单元:对应于系统控制台,响应单元处理收到的分析数据。

④事件数据库:用来存储分析所得到的中间数据或最终数据,以备系统需要的时候使用,并据此采取相应的措施,如杀死相关进程,将连接复位、修改文件权限等。

需要补充的是,在这个模型中,事件产生器、事件分析器和响应单元通常以应用程序的形式出现,而事件数据库则往往是文件或数据流的形式。需要分析的数据统称为事件,它可以是网络中的数据包,也可以是从系统日志或其他途径得到的信息。

(三)系统审计的分类

1. 基于主机的系统审计

上世纪 80 年代初期,基于主机的系统审计被提出,由于当时没有发达的网络,复杂程度远不如现在,网络的互联互通也没有如今广泛,在相对单纯的环境下,系统审计主要是通过将相关记录作为数据源,对系统的可疑操作和非法入侵进行检查。其主要目的是为了能够进行事后的分析,防患于未然。同时,通过一定的措施监控系统上所执行的进程并形成相应的记录,从所在的主机收集相关信息进行审计。基于主机的系统审计能够通过监督系统、事件,分析操作系统的系统记录和安全记录,一旦发现可疑或者非法操作,能够修补系统的漏洞。

2. 基于网络的系统审计

基于网络系统审计是在网络环境极度复杂的背景下应运而生的系统审计,网络的访问行为和网络中的各种数据是系统审计的重点。网络上的数据包是基于网络的系统审计的数据源。网络型的数据的采集由网络上的传感器(sensor)完成,传感器被用于捕获网络上的数据包。基于网络的系统审计可以嗅探出一些特别的入侵行为(例如时间跨度很大的长期攻击);而且,它可以对入侵行为进行记录并可以在任何时间进行事件重演,从而达到取证的目的;还可以通过事后的分析,取得一些未知的或者未能发现的入侵行为模式等。由于系统审计的目的主要是用于事后分析,因此,它并不具有实时性的优势。网络审计系统可以及时发现系统漏洞以及各种未知的、新的攻击行为,能弥补其他入侵检测系统和防火墙的不足。

# 第二节　典型案例

## 一、某医院构建区域监控网络,保障 HIS 系统稳定运行

【案例描述】

某医院日均门诊量为 3 000～4 000 人,住院部有 1 400 余张床,HIS 系统每天

对后台数据库的调用非常频繁。如果由于网络威胁引发网络通讯故障,影响收费和医疗系统,将带来严重的后果。

【分析与处置】

该医院针对自身业务网络特点,需要解决的问题是:由于网络节点数量多,需要检测的机器数量非常多,而且由于区分了多个独立的业务区域,因此需针对不同区域设置不同的检测策略。

需要全面收集节点网络的实时状况信息,并且能根据不同的网络业务类型设置不同的检测策略。

该医院通过对各系统业务状况进行分析,将其网络划分为三个不同特点的业务区域:

①门诊大厅区域,包括门诊和急诊系统。上午业务繁多,夜间业务关键。

②住院大楼区域,包括南北两栋住院大楼。信息量相对较小,但业务关键。

③业务区域,包括 PACS 系统和 LIS 系统。对数据信息安全有较高的要求。

其安全建设结构如图 5‑3 所示:

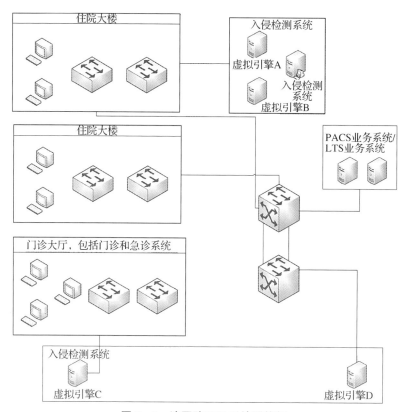

图 5‑3　该医院 HIS 系统网络架

在核心热备交换机旁路部署入侵检测系统,所有的数据都将被监听,不会有任何遗漏,网络任何一处出现的问题都可以被及时发现。

考虑到各个区域业务流量的特点和不同需求,同时对不同区域设置不同的检测策略。将网络安全管理员从纷繁的报警数据信息中解放出来,对住院大楼和业务系统可以设置不同的检测策略,既实现了检测重点的侧重,又精简了报警信息。

【总结建议】

医院网络信息系统的安全关系到患者的生命安危,所以,医院的信息化建设必须遵循的核心就是稳定,应全面了解网络各种状况,而且由于各业务区块的特点各异,需要提出有针对性的安全解决建议。

在此次方案中使用入侵监测系统,并且针对不同的业务区域进行不同的设置,就是体现了这一核心需求。

## 二、某医院建立内网桌面安全管理系统,保障内网安全

【案例描述】

某医院为方便患者获取信息,建立了医院公网,同时又为内部共享数据建立了医院内网,两个网络通过物理隔离的方法各自运行业务程序,互相之间没有数据来往。

随着业务的发展,经常有内部人员需要拷贝数据,由于内网与公网是物理隔离的,通常使用移动存储设备进行数据交互,这也带来了一些隐患,如感染病毒、泄漏数据等。为了医院信息数据的安全,该医院为内部电脑安装桌面管理系统,通过访问控制技术,有效阻止数据外泄,保障医院网络不受外来攻击的入侵和破坏。

【分析与处置】

为了保障医院数据不被泄漏,内部网络计算机设备正常运行,需要对内网的所有设备进行统一管理,设定访问控制策略。

①通过配备桌面安全管理系统,统一设置内网安全策略,禁止非授权设备接入内网,禁止非授权移动存储设备接入 USB 口,同时对内网流量实时监控分析,保障内网设备的可靠性与数据的安全性。

②对于需要进行数据交换的操作,必须获得授权,并且在日志系统中详细记录,同时对接入设备扫描查毒。

③对于接入内网的电脑,登记使用者和 MAC 地址。如果是非授权设备,拒绝提供网络服务。

【总结建议】

使用桌面安全管理软件,集中管理内网设备,对于敏感操作,必须获得授权才能进行,同时记录详细操作,保证能够在发生安全事件的时候回溯,保证医院数据不被外泄。

## 三、某医院构建防统方系统,防止非法统方

【案例描述】

某医院为制止非法商业统方行为,加强了医院信息系统统计功能,对计算机网络信息严格授权、加密,控制终端信息采集范围,并制定了相关规章制度。当有部门需要进行正常的统方行为时,必须向医院相关部门申报,批准后方可由信息部门进行统计。

【分析与处置】

经过调查,许多统方案件中都是雇佣黑客非法入侵医院核心网络,获取医院数据库信息,通过黑客程序远程连接到 HIS 数据库服务器,窃取统方数据。

为此,搭建防统方系统,通过严格的访问控制,为每个用户设置对应的权限,同时对所有的操作行为记录在系统日志当中,每天固定时间检查日志系统的完备性。一旦发现有违规行为,立即通知管理员,同时进行屏幕报警。

①搭建防统方服务器,安装防统方软件,记录医院每个员工操作的行为,实时分析判断统方行为。

②将医院每个电脑的 IP 地址和 MAC 地址以及使用负责人进行绑定记录,将这些数据导入到防统方软件中。一旦发现非法统方行为,及时记录,对进行商业统方行为的个人追究责任。

③设置报警功能,一旦发现商业统方行为,立即发送短信报警,通知系统管理员,及时发现并制止。

【总结建议】

所谓“三分技术,七分管理”,防统方要从管理、技术并重去重视和落实,仅仅依靠技术是远远不够的,尤其在医院实施信息化管理的今天,统方的途径变得越来越多,药房、科室、信息中心任何一个能够进入信息系统的终端都有可能成为统方的途径。因此,要加强制度建设、职工的警示教育,保证严格按照流程规范执行。

## 四、某医院建立综合安全审计系统,保障核心业务网的安全

【案例描述】

某三级甲等医院网络覆盖总部和各个分院,运行着 HIS、LIS、PACS 等众多核心业务系统,其中保存着大量患者信息、医疗数据。该医院非常重视信息系统的安全审查工作,要求建立一个综合安全审计系统,将各个子系统内的日志、安全报警信息集中存储、分析、处理,确保医院核心业务网络的安全。

【分析与处置】

由于该医院信息系统中运行着大量的网络设备、服务器、计算机终端、业务系统、数据库以及安全保密设备,这些设备和系统每天都会产生大量的日志信息、安全报警事件。这些日志信息、安全报警事件客观地记录和反映了信息系统当前的安全状况,将这些设备和系统产生的日志信息、报警信息进行及时的分析和定期审计,就能够对信息系统中潜在的安全隐患采取补救措施,也就能对发生的安全事件进行及时准确的响应、处理以及事后的追踪、责任认定。

①建立采集中心,将 LIS、HIS、PACS 等核心业务系统,以及各个路由器、交换机、防火墙、服务器产生的日志信息统一采集到日志采集中心。

②对采集到的日志文件进行分类索引,并进行规范化处理。在日志分析中心同时保存规范化后的日志文件和原始文件,以便事后分析和取证。

③在日志分析中心通过多种关联分析方法实时显示,实现对本区域内日志以及安全事件的综合审计和全面管理。

【总结建议】

通过建立综合安全审计系统,可以综合、高效地利用医院网络系统内各类日志审计信息的集中采取、过滤、分析和处理,为医院核心业务网络的安全稳定运行提供了强有力的保障,并为之后有可能发生的安全事件提供追查依据。

## 五、某医院建立全局安全网络,保护应用系统的授权管理

【案例描述】

某三级甲等医院随着医院业务的快速发展,内网信息系统也越来越复杂,该院信息中心担负着越来越沉重的管理工作,尤其是在如今信息安全挑战日益严峻的互联网时代。为了保证医院业务网络安全稳定的运行,提高信息中心对整个网络工作状况的控制能力,该医院决定联合厂商建立全局安全网络,联合医院现有设备做到统一部署、联动处理。

【分析与处置】

随着医院信息系统的逐渐增多,对用户的操作权限始终无法得到有效的控制和管理,尤其是内部工作人员针对核心服务器进行 Telnet、xll、Rlogin 的操作时没有有效的监控机制,必将带来很大的隐患。必须能够做到角色和用户实现一对一的对应关系,保证登录用户身份的真实性。

①在医院各个核心业务系统内部署审计系统,作为一个安全管理区域。

②在内网与外网之间设立网闸,阻断二者之间的直接连接。

③在外网入口部署 UTM,阻断可疑的外部链接,同时设定好可信端口列表,确

保业务系统的正常运行。

④配备统一审计数据中心,将各个安全管理区域内的审计系统日志统一存储、集中化处理、分析、报告,定期审计,确保能够及时、有效地发现安全隐患,避免因此而造成损失。

【总结建议】

通过搭建全局安全网络,联动医院内已有的审计产品、防火墙等安全设备,能够做到全面的安全保护,提高了响应安全威胁的速度,大幅度提升了医院整体网络的安全系数,为医院核心业务系统的稳定、可靠运行提供了强有力的保障。

## 六、某医院建设预约挂号审计系统,保障挂号系统的安全运行

【案例描述】

某医院是省重点医院,日接待患者达 2 000 余人,每天挂号处都人满为患,很多患者因等待时间过长而情绪激动,就诊体验较差。为此,医院决定引入预约挂号系统,患者可以通过电脑、手机等多种终端访问医院预约挂号系统进行预约,方便患者安排时间。为了保证预约系统安全稳定的运行,该医院建立审计系统对各个终端访问预约挂号系统的行为进行审计,确保预约挂号对广大患者的公平服务。

【分析与处置】

该医院的预约挂号系统做得比较完善,患者可以根据自己的时间选择挂号就诊的时间,然而面对大量来自不同地区的终端访问,不可避免地会有黄牛从中牟取利益,会有人为了追求利益使用特殊工具抢先预约,再高价卖出,导致真正需要就医的患者无法享受便捷的服务。为此有必要引入审计系统,详细记录终端的各个操作,准确识别恶意预约的终端,保证预约挂号系统的公平服务。

在预约挂号系统使用旁路引入审计系统,详尽记录访问终端的用户名、客户端IP、端口、MAC 地址、协议类型、事件级别、操作类别、事件内容等。

在发生刷票事件时可以通过 IP 地址、端口、MAC 地址、访问时间将事件定位到终端,在特殊条件下可以通过强制身份认证定位到责任人。

审计系统提供多种条件查询功能,方便医院信息中心工作人员进行模糊查询,更加精确地关注所需要的审计信息,降低工作量,提高易用性。

【总结建议】

在为预约挂号系统部署审计系统之后,彻底解决了患者受到黄牛、内部人员操作的问题,保证每个患者都能获得公平的挂号机会,提升了就医体验。

## 七、某医院建设安全审计系统,保护内部信息安全

【案例描述】

某医院为了避免由于互联网的不断深入导致不加监管的互联网使用面临诸多风险,以及一些不必要的麻烦,通过建设安全审计系统,采取科学的管理方法提升内部网络的安全性,保护医院内部重要信息不外泄。

【分析与处置】

目前医院网络面临的问题有:工作人员上班时间浏览与工作无关的信息,如果缺乏有效的上网管理手段,将会导致工作效率下降;有些工作人员长时间下载大容量文件、电影等等,这些行为都会严重占用网络带宽,造成网络堵塞,上网速度下降,影响业务系统的正常运行;互联网中存在大量恶意网站、病毒、木马工具等,不加限制地访问这些站点、使用这些工具,会给医院网络带来安全隐患,影响网络的正常使用。

为此有必要建立安全审计系统,严格控制内部员工的网络行为,防患于未然:在用户接入域、互联网域的出口交换机上部署安全审计系统,针对所有员工的互联网访问行为进行监控和审计;针对互联网滥用造成的不良影响,安全审计系统针对聊天工具的使用进行管控,不良站点、休闲娱乐等与工作内容无关的网站将无法访问;对向外发布信息的通用途径例如电子邮件、FTP 等行为进行审计记录,管控各种下载工具的使用,禁止大量占用网络带宽。

【总结建议】

通过部署安全审计系统,该医院有效解决了工作人员互联网访问的管理和监控问题,有效过滤来自互联网的色情、暴力、邪教、犯罪、毒品等不良信息,通过统一管理,集中控制对邮件、网页、FTP、Telnet 和即时通讯软件的记录和分析,有效防范了内部重要信息的泄密,大大提高了网络利用效率,净化网络应用,保证医院核心业务网络的正常运作。

## 八、某医院建设内网实时威胁监控系统,保障内网安全

【案例描述】

在网络安全形式日益严峻的情况下,某医院清楚认识到内联网虽然没有与全球互联网连接,但因为同样基于 TCP/IP 协议建设的内网不可避免地面临同样的黑客攻击、蠕虫、网络病毒、内部人员误操作甚至是恶意破坏等方面的威胁,因此,该医院决定建设内网实时威胁监控系统,保障内网安全,确保医院核心业务系统正常运作。

【分析与处置】

①建立全网统一的实时监控体系,检测非法入侵行为。

②建立对重大潜在攻击和破坏源的预警体系。

③建立全局预警机制和体系,拥有实施搜集全网异常并告警的系统。

建立实时监控系统的关键是要部署入侵检测系统,此系统应当具有检测网络上各种行为的能力,通过个性化的策略配置,对网络中的异常现象能够以多种响应方式实时响应,通知相关安全管理人员。

在每个重要网络节点和核心交换机上部署网络威胁探测引擎,需要重点保护的服务器和主机均直接连接在这些交换机上。

通过级联控制,在最底层医院每个核心业务系统子网内配备 IDS,实时监控各种异常信息,同时在控制中心部署实时监控中心,对各个子网内发生的安全事件统一存储、处理、分析,实现对内网威胁的实时响应。

【总结建议】

该医院通过部署内网实时监控系统,统一监控、实时响应内网安全威胁。除此之外,还可通过编辑、修改和分发检测引擎的基本策略定义和事件库,这种灵活的配置能最大限度发挥全局预警功能的作用,保障医院核心业务网络的安全运行。

## 九、某医院建设综合安全体系,保障数据库及网络设备安全

【案例描述】

某医院基于目前网络安全现状,为构建完善的安全体系层次提出了明确又具体的要求,最终确定由信息安全审计系统、网络入侵防御、入侵检测系统、漏洞扫描系统等诸多安全系统组成的一个综合安全体系,及时对网络中存在的薄弱环节进行有效的防范,从技术上、管理上、服务上建立起包括网络环境、数据库安全在内的立体防护体系。

【分析与处置】

该医院在部署安全审计系统方面,主要考虑数据库、网络设备、服务器等重要设备是承载医院核心业务系统 HIS、LIS 等系统的重要支撑,针对这些设备进行防护才能实现医院业务网络的正常运作。

因此该医院需要在以下三个部分审计:第一,不允许对现有业务系统的网络结构进行调整,不允许在被保护服务器上安装任何 Agent;第二,能够针对 Rlogin、X11 等运维操作进行命令级的审计和控制,要求做到回放;第三,能够针对核心数据库的访问行为进行命令级别的审计和控制,能够准确定位到操作人。

在医院核心业务网络连接交换机上部署入侵检测系统和安全审计系统,实时

分析网络流量,严格检测安全威胁,一旦检测到安全事件的发生,立即上报中心管控平台。

对有关核心数据库的业务操作进行合规性管理,通过对被授权人的业务操作进行分析、记录、汇报,做到事前规划预防,事中实时监控、违规行为响应,事后提供合规性报告,事故追踪回放。

提供对内部网络行为监管,避免核心数据库损失,保障医院核心业务系统的顺利运行。

【总结建议】

该医院以网络审计系统为核心,提升和完善了防护措施,加强了对关键数据库系统操作的规范化管理,经过审计记录可以反查追踪和定位事故的根源,降低各类网络操作的风险,对关键业务系统采取有效的防范措施,实现医院网络的整体安全。

## 十、某医院部署综合审计系统,保障 HIS 系统安全运行

【案例描述】

某医院信息化建设较早,目前有核心业务系统 HIS、LIS、电子病历等,由于 HIS 系统对医院整体业务有着至关重要的影响,因此该医院准备部署安全审计系统,保障核心业务系统的安全性,以确保在信息安全日益严峻的互联网社会能够安全稳定地运行,为广大患者提供更好的服务。

【分析与处置】

①针对 HIS 业务系统提供基于 CA 证书(USB 令牌)的二次强身份认证,同时针对关键服务器访问采取专项控制和管理。

②针对 HIS 系统的应用操作与维护行为进行记录、审计、回放。

③针对 HIS 系统后台的 Oracle 数据库访问进行记录、审计、回放。

在该医院内骨干交换机部署审计系统,通过实时对经过各交换机的网络流量和网络行为进行高强度监控,有效规范内部工作人员对核心业务系统重要资源的维护和访问行为,避免安全事故的发生。

通过审计管理控制中心,实时监控各个子系统的网络运行状况,实时对审计策略进行调整,保护关键业务系统 HIS 的完整性和稳定运行。

【总结建议】

该医院通过实时镜像捕获各交换机的网络流量和对网络行为进行高强度监控,利用审计系统快速、高效地对医院核心业务系统流量的审计,避免了严重安全事故的发生,保障了核心业务系统的稳定运行。

## 十一、某医院建设安全监控管理系统,保障数据中心安全

【案例描述】

某医院信息化系统目前已经有多个业务系统上线运行,为此,医院建立了数据存储和处理中心,以实现业务的集中运行和数据存储。

在充分考虑如何防止外部攻击的同时,医院数据中心的主管领导也重点考虑了来自内部的安全威胁,主要包括由于误操作、经验不足或培训不足导致一些违规行为的操作,特别是针对核心业务系统 HIS 的操作,有可能对医院业务系统的正常运行造成严重破坏。因此需要建立安全监控系统,通过监管具有风险的操作结合自身的管理制度,实现数据中心应用安全的监控和管理。

【分析与处置】

医院信息系统大而复杂,对于操作风险,传统的基于"攻击和防护"的技术建立起来的安全产品和防护体系都无法很好地对其进行防范,因为操作风险看起来更像是一种正常的业务行为,它通常来自内部,而且与业务结合的非常紧密。因此需要针对数据中心建立安全审计系统,对针对核心业务的业务操作风险事件进行集中防范和审计,通过端到端的审计策略实现基于个人的细粒度操作风险防控。

①在数据中心核心交换机上旁路部署安全审计系统,实现包括对核心数据库应用、业务系统应用、运维管理等访问行为的审计监控。

②实现对数据中心各种数据库访问行为的监控与审计功能。

③实现对数据中心各种运维操作的监控和审计功能,在此基础上提供对数据中心各系统运维过程的回放,为管理人员提供一种有效的审计手段,特别是维护人员对数据中心的维护过程进行事后跟踪和回放审计,提高安全性,同时为以后出现同类问题提供参考。

④实现操作系统级别的监控与审计,如 Netbios、RDP 等相关事件的监控。

【总结建议】

通过在数据中心部署全面的安全审计系统,该医院可以实时直观地了解医院信息系统当前的安全运行状况,预测信息系统未来的安全状况发展趋势,为后续的管控提供科学、有效的决策支持,保障医院核心业务系统的稳定运行。

## 十二、某医院建立综合鉴权系统,实现用户集中认证

【案例描述】

某三甲医院网络具有规模大、用户数量多、系统多而复杂的特点,随着医院业务的快速发展,原有的账号口令管理措施已不能满足目前以及未来业务发展的需

求,因此,根据网络的现状,该医院需要集中统一的安全管理技术和平台,使系统和管理人员可以对支撑系统的用户和各种资源进行集中管理、集中权限分配、集中审计,从技术上保障系统安全策略的实施。

**【分析与处置】**

HIS 系统用户数量多,各个科室都有联入的需求,除此之外还包括内部系统管理员、外部开发、维护人员。计费中心也是安全防护的核心区域,收费科、住院部、检验科、医保等系统错综复杂。其他医院业务系统包括 LIS、PACS、OA 办公系统等,包含医院绝大部分员工。

需要建设一个统一集中的安全管理平台,以便实现统一的用户认证鉴权,做好访问控制策略的实施。

建立一个统一集中的用户认证鉴权平台,通过 CA 证书(USB 密钥)认证,对各个审计子系统进行统一管理、数据存储、编程接口来组建二级管理平台。

统一设置员工用户名,要做到唯一且有意义,每个员工与用户名唯一对应,同时设置安全策略,确保没有弱密码。

各个二级系统通过一级系统管理控制,医院信息中心的工作人员只需要通过一级平台就可以实现对所有用户的统一管理和身份认证、鉴权以及权限分配。在审计平台上实现对业务操作用户级细粒度的审计。

**【总结建议】**

该医院通过建立基于 CA 证书认证的安全审计平台,提供了一个统一集中的用户认证鉴权平台,根据被保护主机安全需求添加相应的审计策略,对核心业务系统的操作进行监督和控制,形成审计记录。通过以上技术手段,有效保证管理规范、操作规范的执行力度,加强内部人员和供应商技术人员网络行为的监督和控制,规避来自内外部的安全风险,保障医院业务系统的安全运行。

# 第三节  不良事件及其处置、分析

## 一、某医院防统方系统占用资源过多,导致数据库服务器瘫痪

**【事件描述】**

为了响应国家号召,某医院开始进行防统方系统的建设,在防统方系统上线后的第二天,系统报告资源不足,数据库不能正常工作,HIS 系统接近瘫痪。

**【原因分析】**

该医院 HIS 系统采用的数据库系统为 Oracle,采用的防统方软件原理是对进

入 Oracle 系统的每条 SQL 语句进行记录分析,对于统方可能性大的 SQL 语句进行拦截,这种方式会消耗服务器资源。

通过观察 Oracle 数据服务器的资源使用情况,发现防统方软件消耗的 CPU 资源很高,进一步查看 Alert 日志、ADDM 日志,防统方系统占用服务器 CPU 资源达 96%,系统运行缓慢,导致 HIS 系统接近崩溃。

【解决方案】

①停止已上线的防统方系统。

②优化防统方软件,减少对 Oracle 数据库的实时监控。

③调整监控策略,将事中控制调整为事后控制,减少对服务器资源的占用。

【总结建议】

防统方软件的运行原理主要分为两大类:第一类是数据库审计,这种方法通常基于数据库底层审计,安全级别高,很难绕过,但是对数据库性能的消耗较大;第二类是通过网络旁路监控,通过旁路观察整体数据流量,对系统本身影响较小,但是有可能被绕过,所以安全级别不高。

因此,在实际应用中应根据自身业务需求以及系统承载能力合理选择合适的防统方系统。

## 二、某医院信息系统设计缺陷,导致权限变更迟缓

【事件描述】

某三甲医院拥有员工 2 万余人,初步统计大小业务系统有 150 个,为了安全起见,这些业务系统都设置了权限系统,以确保信息安全,防止资源泄露。然而,随着业务的不断增加,账号的变更也逐渐频繁,现有系统并不能及时更新人员权限信息,导致相关人员没有权限获得相关服务,给业务的正常运行造成了影响。

【原因分析】

经询问开发权限系统的外包公司技术人员后,得知系统原来的权限加载模式有缺陷,它采取"一次加载"模式,而非实时加载。这种方式是系统服务启动的时候就加载好所有人的权限,在用户登录的时候,直接从加载的权限库中查询当前用户,确定权限。

这样做会带来一些隐患:一是一次性加载所有权限之后,必定会导致系统对于人员权限变动的更新反应迟缓,必须要等到下一次重启之后才能更新权限;二是这样做会增加应用服务器的负担。

【解决方案】

联系外包公司修改系统的权限管理模式,从"一次加载"改为"实时加载",同时

升级与权限管理相关的功能模块。

在设计系统中需要加强分析和设计系统动态数据，对于类似权限数据，需要动态修改，不应当进行缓存。

【总结建议】

医院信息服务系统功能复杂，安全稳定胜过一切，因为这有可能涉及患者的生命安全，对于类似的监督管理功能，就应当实时加载，实时查看。

## 三、某医院未配备防统方系统，导致药品采购员非法统方

【事件描述】

赵某在某医药销售公司担任业务员，向本地一家三甲医院销售"酮"药品。为了提高业绩，赵某开始贿赂医院药品采购员让其提供"统方"，连续几个月，赵某销售的药物在医院药品排行榜中排名第一。

药品采购员的异常举动引起了医院领导的注意，通过调查，医院发现了药品采购员的非法统方行为。检察机关及时对两人发起诉讼，赵某和药品采购员因此锒铛入狱。

【原因分析】

药品采购员面对金钱的诱惑铤而走险，非法统方并将数据提供给医药销售代表，这破坏了药品竞争的公平性，侵犯了患者的利益。

除了药品采购员自身的违法行为外，由于医院没有配备防统方审计系统，没能及时发现非法统方行为，是造成此次安全事件的根本原因。

【解决方案】

在医院核心业务系统交换机旁路安装防统方系统，严格监视核心业务系统流量，一旦发现可疑统方行为，立即切断该操作，留下记录并立即屏幕报警、短信邮件通知管理员。

将电脑的 IP 地址和 MAC 地址进行绑定记录，一旦发现商业统方行为，可以进一步追查到责任人。

对内部员工组织培训教育，让其认识到商业统方是违法犯罪行为，从源头杜绝类似行为的发生。

【总结建议】

"三分技术，七分管理"，医院信息系统功能复杂，防统方涉及面广，需要从管理、技术并重去重视和落实，仅仅依靠技术是永远不够的，尤其是在互联网时代，多终端访问让通过技术手段去规避统方威胁越来越困难。要加强制度建设、警示教育，规范化流程的执行，对医院内部员工进行警示教育，让潜在的犯罪念头从萌芽阶段

就消失。

## 四、某医院计费系统漏洞导致漏费

【事件描述】

某医院信息系统是由信息中心团队自主研发而成,由于信息中心工作人员并非专业软件开发人员,在安全意识方面有所欠缺,近日医院复查资金流水的时候发现账目对不上,紧急联系专业网络安全公司,配合工程师进行排查,发现计费系统存在漏洞,被黑客入侵攻击,远程操纵导致相当一部分收费没有收取,漏费严重。

【原因分析】

出现这类问题的根本原因在于开发计费系统的团队缺乏专业经验,设计出来的软件也许能满足正常需求,但是没有经受完整的白盒测试、黑盒测试,当有黑客试探攻击时,很有可能暴露出严重漏洞。

除此之外,由于医院没有配备安全审计系统,导致此类事件发生后没有第一时间发现,损失严重。如果配备了安全审计系统,并做好定期审计的工作,就可以在发生类似事件的时候第一时间发现并制止。

【解决方案】

配合专业软件开发公司对现有系统源码进行仔细排查,重新设计,消除设计缺陷和漏洞,并在系统正式上线前进行严格测试,确保没有安全隐患。

在医院内部核心业务网络安装安全审计系统,实时监控对核心业务的操作,并完整记录操作人的 IP 地址、MAC 地址、用户名、时间、操作内容,上报统一分析平台实时分析。一旦发现违规操作,立即制止并屏幕报警,通知管理员及时处理。

【总结建议】

对于医院核心业务系统的设计一定要慎重,稳定安全是第一要素,要遵循软件开发的流程,千万不能因为正常使用没有问题就不做测试。只有经历过完整的白盒测试、黑盒测试,确保没有潜在漏洞的系统才能上线投入使用,同时还要配备安全审计系统,记录所有关键操作,方便事后进行追查,挽回损失。

## 五、某医院员工误操作,导致 HIS 系统宕机

【事件描述】

某医院建有 HIS、LIS、PACS、电子病历等多个业务系统。某日,检验科反映无法登录 HIS 系统,经过信息中心工作人员检查,确认是 HIS 系统发生宕机,紧急启动备用系统,医院业务系统得以继续运作。事后经过仔细调查才找出宕机原因,原来是刚到信息中心工作的一名新员工不熟悉系统功能,在维护过程中误操作,导致

HIS 系统宕机。

【原因分析】

操作 HIS 系统需要具备一定的专业知识,新来的员工往往不熟悉系统的功能,很容易出现误操作,而医院没有配备安全审计系统,对于危险操作没有及时记录并阻止,导致一个低级错误引发系统宕机故障,影响医院业务的正常运作。

【解决方案】

在医院核心业务系统的交换机上通过旁路部署信息采集和检测系统,实时记录用户的访问行为,并将这些数据上报给安全审计平台,通过实时分析日志数据,检测出可能具有安全隐患的操作,及时制止并予以警告,通过短信、邮件方式通知系统管理员。

"三分技术,七分管理",技术永远无法做到百分百防护,安全最重要的还是要靠人去遵守规章制度。医院要对操作业务系统的工作人员进行定期培训,提高从业人员综合素质,从而避免此类安全事件的再次发生。

【总结建议】

医院需要配备安全审计系统,对网络内关于核心业务系统的操作实时分析,找出其中可能存在的安全隐患并制止;同时还要注重对员工的集中培训,提高业务能力,避免出现此类误操作。从技术和管理两个层面保障医院业务系统的稳定运行。

## 六、某医院身份鉴别系统漏洞导致资料外泄

【事件描述】

某医院现有的身份鉴别系统主要通过用户名和口令实现,很多内部员工为图方便就设置了很简单的密码,并且很长时间不更换。某日医院接到 CNCERT 的通报,医院内网被黑客入侵,内部人员数据、账目资料被泄漏。

【原因分析】

医院虽然配备了身份鉴别系统,然而员工使用的弱密码却让黑客有机可乘,另外,单纯地使用用户名+口令的认证方式在云计算逐渐普及的今天也不能适用了。随着计算机运行速度的飞速提升,暴力破解密码的成本越来越低,由于医院身份鉴别系统没有对尝试次数做出限制,导致黑客可以使用工具利用密码字典一个一个猜测尝试,再加上一些员工使用弱口令,导致黑客轻而易举就进入了医院内部网络,获得秘密信息。

【解决方案】

配合供应商升级身份鉴别系统,从原始的用户名+口令的方式升级为口令+

数字证书密钥(口令 U 盘),通过搭建自己的 CA 中心签发合法证书,来有效区分访问人员身份信息。

对尝试登录的次数做出限制,如果超过三次仍旧登录失败,认为是在恶意破解,锁定账号 5 分钟,若 5 分钟后再次被锁定,则要等待 30 分钟,以此类推,让暴力破解的方法无法实施。

【总结建议】

医院需要注意在配备身份认证系统时强制规避弱口令密码,同时最好加入其他认证手段,例如数字证书、指纹等,并对登录操作进行详细记录,若发现可疑暴力破解行为,则封锁 IP 和账号。除此之外,还需要建立相关的规章制度,技术和管理双管齐下,确保医院业务系统安全稳定的工作。

## 七、某医院供应商远程维护操作,导致计费服务中断

【事件描述】

某医院信息中心研发力量薄弱,因此大部分业务系统都是通过公开招标外包给供应商研发,后期供应商安排专人进行远程维护。某日医院计费系统工作不正常,出院结算部无法登录计费系统,联系医院信息中心工作人员进行排查,登录到核心数据库服务器后发现存在大量锁,且服务器 CPU 占用率高达 90%。通过查看系统日志发现,某供应商在昨日曾登录过服务器打补丁。由于关闭了主存储器的缓存功能,导致当前数据库的数据传输速率大大降低。重新打开缓存,清空数据库锁之后恢复正常。

【原因分析】

供应商在维护自己开发的应用系统时,不小心关闭了主存储的缓存,由于关闭了主存储器的缓存,核心数据库的传输速率大大降低,其他业务系统的请求一直在排队,导致服务器 CPU 占用率一直居高不下,无法正常提供服务,从而表现出计费系统无法登录的现象。

【解决方案】

打开主存储的缓存,重启核心数据库服务器,清空锁释放资源,恢复计费系统的正常运作。

使用授权系统严格控制登录服务器账号的权限,确保没有多余权限,避免此类事故的再次发生。

使用安全审计系统,对供应商的维护行为进行详细记录,在发生安全事件后可以通过审计系统回放整个安全事件,确保能够追究到责任人。

**【总结建议】**

医院经常会遇到将业务开发外包给供应商的现象，无可厚非，但是对于外部公司的维护操作，一定要控制好权限，确保权限一个都不能多，防止维护人员滥用权限，给医院网络的安全带来隐患。此外，还要配备完善的安全审计系统，对局域网内尤其是维护人员的操作进行详尽的记录，保证医院业务网络的稳定运行。

## 八、某医院无审计系统，导致内部员工私自统方

**【事件描述】**

统方数据对于医药公司来说非常重要，为此有很多人绞尽脑汁想要从医院获得统方数据，然而某医院的网络安全做得非常完善，很难通过外网访问 HIS 数据库。于是别有用心的人通过贿赂内部工作人员进行统方，该医院在事发两个月后才发现统方行为，对医院造成巨大损失。

**【原因分析】**

随着互联网的蓬勃发展，很多医院都非常重视信息安全的建设，购置了防火墙、IDS 等等设备和软件，然而想要获得绝对的安全是不可达到的，因为最薄弱的环节就在内部，内部人员可以轻松通过身份认证，并且熟悉整个业务系统，因此对于他们来说统方是小菜一碟。俗话说"家贼难防"，需要在整个系统配备完善的安全审计功能，实现对平台的实时监控和管理。

**【解决方案】**

在医院核心业务网络中心交换机上通过旁路加载的方式部署安全审计服务，对后台运行的数据库系统的任何操作都会详细记录。

在医院网络部署能够实现用户统一认证鉴权的身份认证系统，确保只有有权限的人员才能够访问各项服务。

**【总结建议】**

部署审计系统对内、外部人员都是一个威慑，审计系统会详细记录登录系统人员的各项操作，一旦检测到非法违规行为，立即叫停并发出通知。使用安全审计服务可以有效规避人员带来的风险，加强对关键数据库的规范化管理，提高了系统的安全性。

## 九、某医院未配备安全审计系统，导致处方数据泄漏

**【事件描述】**

某医院接到上级通报，内部处方数据被泄漏到互联网公开访问，很多隐私信息

被曝光。后经过与公安局联合排查,发现是之前被记处分的员工蓄意为之。

【原因分析】

由于很多医院对于内部网络安全的认识不够,导致一些心怀不轨的员工有机可乘,从内部泄漏重要资料,贩卖给其他人获得高价。之前的系统中没有安全审计系统,这也是导致此次安全事故发生的另一个原因。

【解决方案】

在核心交换机上旁路部署安全审计系统,实时监控网络中的各种业务操作,对于非授权用户的敏感操作立刻制止,并进行屏幕警告,发送报告到管理员邮箱。

定期对医院员工进行培训,提升素质,避免此类低级错误的发生。

【总结建议】

在一个日益成熟的医院网络中,有效的管理和控制风险是能否长期稳定运行的前提,通过部署安全审计系统,解决了"无据可查"这个难题,同时威慑了其他员工,可避免"不合规行为"的再次发生。

## 十、某医院门诊挂号信息内容录入格式错误,导致挂号信息无法正常显示

【事件描述】

负责医院电子病历系统平台的运维工程师接报,值班医生无法查询某病人电子病例档案,经查询平台中间表,也未发现该病人档案。

【原因分析】

通过查询平台传输报错日志,发现 HIS 系统上传电子病例到系统平台时存在错误。通过对日志的分析,发现病人的联系方式字段的内容被错录为全角字符,长度超过了平台上字段长度的最大值,导致无法成功上传病人档案。

【解决方案】

①告知病人档案维护人员平时维护时注意各项信息录入要符合标准。

②系统中对信息录入的数据格式增加判断和限制。

【总结建议】

工作人员在录入病人档案信息时,应按照规定标准录入正确的格式,并且在录入信息时简单判断数据正确性。

# 参考文献

［1］黄小明.综合身份鉴别系统研究与开发［D］.重庆:重庆大学,2005

［2］李凤华,苏铓,史国振等.访问控制模型研究进展及发展趋势［J］.电子学报,2012(4):805-813

［3］覃中平.网络考试系统中基于角色访问控制模型的设计与实现［D］.武汉:华中科技大学,2007

［4］曾毅.分布式网络安全审计关键技术研究［D］.成都:电子科技大学,2004

［5］杨正朋.信息系统的安全审计［D］.西安:西安电子科技大学,2008

（刘祥龙　邓安利）

# 第六章　主机系统安全

## 第一节　概　　述

　　主机承载着最为重要的数据库系统和各个业务系统的服务端,应当优先级别保护,它是一切应用的基础。

　　相对于终端主机系统来说,服务器主机系统的安全级别更高,所需操作更复杂,系统更专业,应用业务系统关联更全面。服务器主机系统安全主要包括身份鉴别、系统安全审计、资源控制、灾备、剩余信息保护、数据库加固和安全补丁、访问控制、虚拟主机隔离和虚拟主机安全、入侵防范、恶意代码防范等部分。其中,虚拟主机部分范围较广,将在第十八章中进行讨论,入侵防范和恶意代码防范两个部分主要是来自网络的风险,将在第七章中介绍。

### 一、身份鉴别

　　身份鉴别为主机系统安全提供了第一层访问控制,它控制哪些用户能够登录到主机中并获取主机系统资源,控制准许用户进入主机的时间和准许他们通过什么方式进入主机。用户的身份鉴别机制可包括三个部分:用户名的识别与验证、用户口令的识别与验证、用户账号的缺省限制检查。

　　（一）身份标识安全配置

　　应当对主机中的不同用户设置不同的用户账户,每个用户账户使用唯一的用户名,各个账户均设置密码,且密码不应为空密码,要为空口令用户设置密码。

　　Linux 下具体工作如表 6-1 所示:

表 6-1　Linux 下的身份标识安全配置

| 序号 | 工作内容 | 举例 | 备注 |
|---|---|---|---|
| 1 | 为用户创建账号 | # useradd username<br># passwd username | 密码复杂度应符合密码策略的要求 |
| 2 | 列出用户属性 | # id username | / |
| 3 | 更改用户属性 | # usermod -L username | 也可通过修改/etc/passwd 及/etc/shadow 配置文件来更改 |

（二）鉴别信息安全配置

Linux 平台下可使用系统的 PAM 密码模块，Windows 平台下可直接启用主机设置中的"密码安全策略"来进行密码策略管理，其中包括密码的最小长度、密码的复杂度，以及需强制使用与历史密码不同的新密码和设置密码的最长使用期限等。

Linux 下具体工作如表 6－2 所示：

表 6－2　Linnux 下的鉴别信息安全配置

| 序号 | 工作内容 | 举例 | 备注 |
|---|---|---|---|
| 1 | 查看/etc/passwd 文件及/etc/shadow 文件 | ＃more /etc/passwd<br>gdm：x：42：42：：/var/gdm：/sbin/nologin<br>mysql：x：500：500：mysql：/home/mysql：/bin/bash<br>oracle：x：501：501：：/home/oracle：bin/bash<br>＃more /etc/shadow<br>gdm：$1$6ZT5F4j6$oA8pInnUSKJ5Rh7oknbYZ/：14642：0：99999：7：：：<br>mysql：$1$1zl4NwH6J$vTJ5NsAzG3OsqCgQaVhgX1：14641：0：99999：7：：：<br>oracle：!!：14642：0：99999：7：：： | /etc/passwd 文件中最后一个字段非"/sbin/nologin"，而/etc/shadow 中第二个字段为"!!"的用户为空口令用户 |
| 2 | 记录空口令用户账号 | oracle | / |
| 3 | 给空口令用户设置密码 | ＃passwd oracle | 密码复杂度应符合密码策略的要求 |

（三）鉴别过程安全配置

Linux 平台下可使用系统的 PAM 密码模块，Windows 平台使用"密码安全策略"，来设置鉴别过程安全，主要包括账户登录失败锁定的时间和相应的阈值，以及在账户达到最多的失败登录次数后进行锁定，并且只能由管理员进行解锁。或者设定操作系统用户鉴别失败阈值及达到阈值所采取的措施，如表 6－3 所示，设置操作系统用户交互登录失败、管理控制台自锁，设置系统超时自动注销功能。

表 6－3　设定操作系统用户鉴别失败阈值

| 序号 | 工作内容 | 举例 | 备注 |
|---|---|---|---|
| 1 | 查看/etc/pam. d/system-auth 文件有无 auth required pam_tally. so 条目的设置 | more /etc/pam. d/system－auth | / |
| 2 | 设置 6 次登陆失败后账户锁定阈值 | 在配置文件中添加一行<br>auth required pam_tally. so onerr＝fail deny＝6 | / |
| 3 | 解除锁定 | ＃usermod -U username | / |

（四）鉴别方式安全配置

应当设置两种或者两种以上的用户身份鉴别技术,对用户进行身份鉴别(如采用坐标口令卡,设置安全口令,使用指纹或者虹膜等生物特征,使用数字证书等方案),保证其中至少有一种鉴别技术是不可伪造的。

（五）鉴别警示信息配置

在用户进行身份信息鉴别前,设置提示鉴别的警示语,向预登录用户描述未授权访问可能会导致的后果及处理方案。

（六）远程管理安全配置

在需要对主机进行远程管理时,Windows 平台下可采用高加密界别的 RDP协议、Windows 许可证、SSL 证书等保证登录信息不是以明文的形式在网络上传播,Linux 平台下可使用数字证书、SSH 等加密管理方式,对主机进行远程管理,避免使用 http 或者 Telnet 等不安全服务管理远程服务器,如表 6-4。设置访问控制策略,限制能够访问本机的用户或 IP 地址,如表 6-5。使用安全的登录方式管理服务器,比如 SSH,如表 6-6。禁止使用 root 用户远程登录,如表 6-7。屏蔽登录Banner 信息,如表 6-8。

表 6-4　关闭或者删除 telnet 服务

| 序号 | 工作内容 | 举例 | 备注 |
|---|---|---|---|
| 1 | 关闭 Telnet 服务 | ♯ rpm-qa lgrep telnet<br>telnet-0. 17-39. el5<br>telnet-server-0. 17-39. el5 | 建议关闭 telnet服务,使用加密的 SSH 服务 |
| 2 | 删除 telnet 服务包 | ♯ rpm -e telnet-server | / |

表 6-5　设置访问控制策略限制能够访问本机的用户或 IP 地址

| 序号 | 工作内容 | 举例 | 备注 |
|---|---|---|---|
| 1 | 修改黑名单 | ♯vi /etc/hosts. deny<br>在文件最后添加如下行<br>sshd:ALL | 添加这一行,屏蔽来自所有的SSH 连接请求 |
| 2 | 修改白名单 | ♯ vi /etc/hosts. allow<br>在文件最后添加如下行<br>sshd:192. 168. 1. 100 192. 168. 1. 101 | 添加这一行,只允许来自指定IP 的 SSH 客户端连接请求 |
| 3 | 重新启动 SSH 服务 | ♯/etc/rc. d/init. d/sshd restart | / |
| 4 | 进行登陆测试 | 用 SSH 客户端登录服务器查看 | / |

表 6-6　使用安全的远程管理方式

| 序号 | 工作内容 | 举例 | 备注 |
|---|---|---|---|
| 1 | 确定已经安装 SSH 包 | ＃rpm-qa｜grep ssh<br>openssh-clients-4. 3p2-36. el5<br>openssh-askpass-4. 3p2-36. el5<br>openssh-4. 3p2-36. el5<br>openssh-server-4. 3p2-36. el5 | 如果未安装，请用 rpm-ivr 安装 |
| 2 | 修改相关配置 | vi /etc/ssh/sshd_config<br>找到<br>＃Protocol 2,1<br>将"＃"删除，再将该行末尾的",1"删除：<br>找到<br>＃PermitEmptyPasswords no<br>将"＃"删除<br>找到<br>＃Port22<br>将"＃"删除并将 22 改为 50000 | 只允许 SSH2 方式的连接，不允许空密码登录，改变 SSH 的服务端口为 50000（端口号可以根据实际需要修改） |
| 3 | 配置端口 | ＃setup | 在 Firewall configuration→customize → Other ports 中添加 50000 端口 |

表 6-7　禁止 root 远程登录

| 序号 | 工作内容 | 举例 | 备注 |
|---|---|---|---|
| 1 | 修改相关配置 | ＃vi /etc/ssh/sshd_config<br>找到<br>＃PermitRootLogin yes<br>将"＃"删除，再将该行末尾的 yes 改成 no | / |
| 3 | 重新启动 SSH 服务 | ＃/etc/rc. d/init. d/sshd restart | / |
| 4 | 进行登录测试 | 用 SSH 客户端登录服务器查看 | / |

表 6-8　屏蔽 Banner 信息

| 序号 | 工作内容 | 举例 | 备注 |
|---|---|---|---|
| 1 | 查看 /etc/security/login. cfg 文件 | vi /etc/ssh/sshd_config<br>找到<br>＃Banner /etc/issue. net<br>将"＃"删除，即可启用 | / |
| 2 | 修改 /etc/issue. net 文件 | 将文件内容改为：<br>＝＝＝＝＝＝＝＝＝＝＝＝＝＝＝＝<br>Warning：ATTENTION：You have logged onto a secured server!<br>＝＝＝＝＝＝＝＝＝＝＝＝＝＝＝＝ | / |

续　表

| 序号 | 工作内容 | 举例 | 备注 |
|---|---|---|---|
| 3 | 登录测试 | ssh username@ip | 在 login 前会提示 ATTENTION: You have logged onto a secured server. 而不包含任何版本信息 |

## 二、系统安全审计

（一）启用系统审计或采用第三方安全审计产品

系统安全审计可采用系统自带的安全审计功能，也可以使用第三方的安全审计产品。相比系统自带的安全审计功能，第三方的安全审计产品往往功能更强。大多数的第三方安全审计产品需要部署独立的日志服务器，定时将日志记录发送至目标日志服务器，以便能对多个主机进行集中审计。第三方安全审计产品安全机制更加全面，对审计记录数据可进行分析，最终生成更加详细的审计报表。

（二）系统安全审计的主要内容

系统安全审计的主要内容为：系统资源的异常使用、系统用户行为、重要系统命令的使用等重要的安全相关事件。Linux 主机中安全审计功能能够审计对象、审计对应用户的行为、系统资源的异常使用以及特殊的或者重要的命令的使用等事件。在 Windows 中则需要在组策略管理器中，打开审计账户登录事件、目录服务访问事件、账户管理事件、重要对象访问事件、特权使用事件、策略更改事件、系统资源异常事件等开关，保证记录成功、失败操作等。

（三）系统安全审计记录元素

系统安全审计记录主要包括时间、类型、主客体标识、事件信息和事件结果等多个元素集合，根据单位要求，一般建议 6 个月以上。系统安全审计记录的元素越多，对将来安全事件发生时能提供的证据越多，可供分析的资源也越多，所以应当尽可能多地记录元素。

（四）审计记录存储空间安全配置

对审计产生的数据分配合理的存储空间和存储时间，确保系统在发生安全事件时有日志可供分析。设置主机存储空间权限，确保只有系统管理员组能够管理审核和删除安全日志，Linux 系统中可设置审计记录文件属性为 600。Windows

系统中则需要在事件查看器中设置系统日志和安全性日志,以及应用程序日志的覆盖策略与存储大小。

## 三、资源控制

主机安全中继身份鉴别、访问控制后另外一个安全设置的重点是资源控制,资源控制可以有效地将通过身份鉴别和访问控制的用户限定在一定资源占有率之内。一般的系统中会有特定的工具实现资源监控,其最终目的是将系统资源合理分配给相关用户,为不同用户提供不同权限的资源分配。资源控制主要包括如下几个方面的内容:

(一)终端接入控制安全配置

配置系统文件,限制终端的接入方式和网络地址范围。启用防火墙,设置主机网络地址、端口登录限制。倘若不启用防火墙,则应当通过网络设备的管控功能,开启 IP 地址、端口过滤等功能,对终端接入主机的过程进行管控。

(二)终端接入过程安全配置

设置终端的操作超时锁定,设定未授权登录锁定阈值。当超过最大阈值时保证只有管理员才能进行解锁。

(三)资源使用安全配置

限制单个用户对系统资源的最大使用限度,即根据系统运行的具体情况,对单个用户可以使用的系统资源进行限制,例如使用硬盘控制软件,限定用户目录的最大值,使得用户至多可以保存一定大小的文件或者保存一定数量的文件,实现对用户进行存储量化管理。

(四)资源使用监视安全配置

配置相关服务,监视服务器的 CPU(多核心的,将各个核心都统计)、硬盘、内存、网络(多网卡多网络环境下也都进行统计)等资源的使用情况。例如 Vmware Esxi Server 中自带的监控工具,或者 Windows 系统中的资源管理器 Taskmgr 或者 Linux 系统中的 Top 工具等。

(五)系统服务水平检测安全配置

采用安全机制,例如使用主机安全加固组件,或者使用安全软件,当检测到主机的服务水平降低到预先规定的最小值或者系统资源的使用超过规定的阈值后应实时发出警报,及时提示系统服务水平的异常。

## 四、灾备

主机灾备主要是指对主机安全事件的检测、跟踪、记录、预防、分析、控制及应急响应、恢复计划并有效实施。主机系统在运行中可能会出现各类问题,从简单的系统供电电路、网络拓扑方案到复杂的业务流故障、数据库故障等,不管哪个地方出现问题,都会导致系统运行受到影响。为了能让主机系统在遭遇各类灾害时持续稳定地向用户继续提供服务,就要求主机系统具备较强的灾备能力。

灾备是主机安全中的重要环节,主机物理安全首要考虑的就是主机的灾备能力。主机中可能会运行重要的业务应用和数据库系统等,这些系统数据安全是最为关键的,而数据安全首要考虑的就是数据的存储安全。当服务器遭遇灾害后,倘若没有强大的灾备能力,系统必然无法运行。采用主机灾备可有效防止主机系统物理损毁带来的数据丢失等灾难后果,为可持续、不间断提供系统服务提供保障。因主机灾备系统多、耗费大量经费且其效益短期内无法体现,故多数单位并不重视,事实上这是非常错误的。在不具灾备能力的主机系统中运行敏感数据是非常危险的行为,因为一旦出现数据丢失或者数据损坏,缺乏灾备就会导致系统无法运行的恶果。

常见的服务器灾备可用备份、镜像、快照等多种方式进行,目前针对服务器的灾备方案主要有以下几种高可用性技术方案:

（一）将主机系统定时镜像到异地主机中

此方案最为简单,但是需要系统业务停止运行一段时间,对那些需要 $7 \times 24$ 小时服务的业务来说此方案不可行。

（二）采用单机多硬盘来组建软、硬 RAID

使用 RAID 卡组件磁盘组来实现数据备份功能,当单块或者多块磁盘损坏时进行替换即可。此方案耗费经费较少,且磁盘损坏故障并不会经常出现,但是因为所有磁盘均在同一主机中,当主机被不可抗力损坏时,极有可能会造成硬盘也因为不可抗力损坏,此时系统必然无法恢复正常运行状态。

（三）通过多台主机组建集群

这是一种系统冗余方案,此方案需要购买多台主机,然后将其组建集群来提供服务。虽然耗费经费较多,但因为集群服务现在已经较为成熟,一台甚至多台主机出现故障无法提供服务时,集群服务器的域控服务器能够自动判断,将停止服务的主机下线,自动上线替代服务器继续提供服务,具有强大的功能。

（四）使用双机热备

这种方案能够通过系统设置将两台服务器同时运行相同的系统，能够将数据同时同样地写入两套系统。一旦当中的一套系统发生故障，系统能够直接切换到另外一套备份系统上。两套系统实现互为备份，实行双机热备。

（五）异地组建容灾平台进行远程容灾

这个方案耗资最大，但是比较而言，这个方案是最为安全的一个，当对数据安全有极高要求时，应当采用此方案。当一个地点出现破坏性的自然灾害时，系统依然能保证运行。

通过以上各种灾备方案，使得主机检测到系统故障时，能顺利跟踪到故障点，分析出故障原因，并对故障点进行处理，能通过硬盘替换、集群主机切换等多种方法恢复应用数据和数据库系统，保证系统正常运行。

## 五、剩余信息保护

（一）剩余信息保护原则

剩余信息保护是构建主机系统安全的一个关键零部件，不可简单地将剩余信息看作无关紧要的数据，黑客在入侵系统后，对剩余信息的提取和利用往往会有意想不到的收获。比如在特定权限下，通过执行特定软件来检索内存，可能会将管理员用户的历史密码、当前登录密码等使用明文方式显示出来，这就如同直接将大门钥匙给了黑客。通常情况下，剩余信息保护有三大原则：

1. 确保用于存储操作系统和数据库管理系统用户的鉴别信息的存储空间（包括硬盘和内存），在释放或再分配给其他用户前得到完全清理。

2. 确保用于存储系统内文件、目录等资源的存储空间，在释放或重新分配给其他用户前得到完全清理。

3. 确保用于存储系统内的记录，例如数据库记录、日志记录等，在资源分配给其他用户前能完全消除。

在设计医院信息管理系统时，必须严格遵照这三个原则。通常在使用信息管理系统时，用户的鉴别信息、数据文件、记录等剩余信息在多数情况下是以文件方式记录在系统存储设备中，可能是在硬盘的特定区域，或者是在内存中。为了达到剩余信息保护的目的，就要求采取适当的安全机制，例如使用主机安全加固组件或者安装安全软件，对主机内的相关剩余信息文件、目录进行安全删除，确保存储空间可以完全释放，在分配给其他用户前能够安全清除。

由于硬盘中的存储区域——也就是盘体，是能够重复使用的，当前面的数据被后面的数据覆盖掉时,存在一定几率能够通过软件进行复原。但如果多次覆盖写入,前面的数据被后面的数据完全覆盖后,就极大地降低了之前的数据被还原的可能性,随着被覆写次数的增加,能够被还原的可能性就接近于 0,但相应的时间支出也就越多。安全要求的高低对应着不同的标准,安全要求低的就一次性将硬盘全部覆盖;安全要求高则需进行多次多规则覆盖。

（二）剩余信息保护方案

通过分析剩余信息保护的要求,在 Windows 系统可通过以下三点来进行剩余信息保护:

1. 需要在组策略管理器中启用安全策略,使得登陆时不显示上次登录的用户名。

2. 做好设置,保证在系统关机时能够自动清理虚拟内存页面文件。

3. 保证已经被删除或释放的内存缓冲区、磁盘缓冲区中不包含敏感信息,如:用户名、口令、密钥等。我们能够通过专门的剩余信息保护系统,确保完全消除系统中的残留数据,确保信息不被恶意恢复而导致数据外泄。

4. 使用的存储设备,在较高数据安全的前提要求下,应当在报废、转借、转移、拆除时,采用不同的方案对其保存的数据内容进行处理。在确定数据不再需要时,采用软件对存储彻底进行文件粉碎,使用无效、随机数据进行覆盖。当硬件确定不再使用时,可以采用破坏存储硬件的手段如将硬盘盘片粉碎来保证数据安全。

# 六、数据库加固和安全补丁

数据库系统安全问题主要涵盖两个部分:一部分是内部安全。在数据库中往往会存放大量的数据,我们应当确保在数据库系统发生宕机、崩溃时,或是数据库存储设备遭到损坏时以及当数据库用户发生误错误操作时,数据库中的数据信息不会丢失。另一部分为外部安全。数据库系统必须确保不会遭到非法用户的入侵,我们应当尽一切可能来阻隔潜在的系统风险,需要定期或自动的修补漏洞、安装升级相应的补丁,修复现存和已经发现的 BUG,避免恶意非法用户通过这些漏洞或者软件 BUG 入侵数据库系统。

（一）数据库系统的安全风险

数据库系统在日常实际应用中可能会遇到来自各方面的安全风险,由这些安全风险最终可能会导致产生安全问题,数据库系统的安全风险主要来源于四个方面,下面就针对这四个方面分别进行阐述。

1. 来自于主机操作系统的风险

来自于主机操作系统的风险主要集中在主机操作系统感染的病毒、暗藏的后门、数据库系统和操作系统的关联性方面。首先是病毒方面,操作系统中可能会感染各种病毒,这些病毒可能是由于管理员的疏忽使用了感染病毒的 U 盘或者光盘,也可能是因为系统漏洞而导致的黑客成功入侵种植。病毒通常会稳定存在,不会对系统造成完全的崩溃。

2. 来自于系统管理的风险

主机系统管理员用户安全意识欠缺,对信息网络安全方面的重视程度不够,安全管理措施无法落到实处,可能会导致安全事件发生。这些均为当前的安全管理工作中普遍存在的问题。

3. 来自于用户的风险

用户的风险主要体现在数据库系统中用户账号、用户功能和对特定数据库目标的操作许可(对部分数据表进行的数据写入、删除等操作)使用或管理不当。

4. 来自于数据库系统内部的风险

我们常用的各种数据库系统,从诞生到现在已经经过了十多年甚至几十年的修复和完善,各类关系数据库系统均有强大的特性,产品功能广泛而且成熟。但也有一些应当具备的个性特点,在当前广泛应用的数据库系统中并没能够提供,尤其是一些关键的安全特点,比如系统的登录事件控制、口令强度要求、密码失效周期控制、重命名管理员账户例如 SA 等。某些关系数据库系统在这些方面不够成熟。其中,在 Mysql 数据库系统中,就没有对用户账户密码复杂程度作出相关的密码策略。

（二）数据库安全策略

针对以上的数据库安全风险,应当使用一些安全机制来降低数据库系统风险。实现数据库安全策略可分为以下三个方面:

1. 安全管理策略

采用安全管理策略、实现安全管理的方法一般分为两类,即集中控制和分散控制。前者就是采用单个管理控制系统来对整个系统的各个层面进行安全保护;后者则会使用不同的管理控制程序来对数据库的各个方面进行管理控制。在实际应用中,通常后者更加方便。

2. 存取控制策略

数据库安全性所关注的重点是数据库系统的存取控制策略。数据库系统的存取控制策略主要分为两个方面:一是定义用户的权限,同时将分配的用户权限采用记录的方式登记到数据字典之中。二是进行合法化的权限检查,当用户发出存取数据库的操作申请后,数据库系统先搜索数据字典,依据使用的安全规则进行合法化权限检查,如果用户申请的操作超越了之前定义的权限,系统会拒绝执行这项操作。

3. 信息流控制策略

将数据信息流采用非选择的存取控制方案,管理和控制合法程序对数据的使用,防止信息由授权的合法程序向未授权的程序泄露。这种方法的扩充就是分散控制,除按照数据信息本身的类别对其进行划分之外,还要依照它的敏感程度进行等级划分。

（三）数据库安全的必要措施

经过对数据库安全策略分析之后,就可以采取一些加强数据库安全的必要措施:

1. 建立严格的管理员操作管理制度

降低数据库系统安全风险的最主要的措施就是实行严格的管控,同时,需要建立和健全数据库的安全管理制度,还要将安全管理的教育培训当作一项必要任务来执行,对数据库系统管理员进行"网络安全自适应"思想观念的学习。所谓"网络安全自适应",就是指要将数据库系统中出现的各类安全问题当作是持续的"日常工作过程",而不是为了应付检查而进行的一次性维护,这是对网络安全的不负责。

2. 加强数据库密码管理

在目前大多数数据库系统采用的安全标准中,对用户密码强度的限定开始逐步出现。一是要符合密码安全策略,二是不得与之前使用过的密码重复,甚至更增加了密码自动过期等功能。但是这一基本的安全问题仍然需细心的监督,仍然需要有管理机制。此外还需要采取措施对全部密码列表,进行有效管理和安全校验。如果操作系统安全发生了问题导致这些密码外泄,这些系统的许多密码都能够让入侵者对数据库进行全部访问。

3. 完善数据的跟踪审查机制

使用校验来优化数据的追溯审查机制,关系数据库系统能够采用校验来记录信息和事件,内容可以从一般状况到具体细节,均在其中。然而数据库系统的校验系统只有在合理的使用和配置前提下,才能够给予有效的安全防范和报警信息。当黑客试图入侵特定的数据库服务器时,校验系统记录下来的这些特征可以及早向管理员发出警告信息,为安全事件发生时弥补黑客入侵造成的损失、追溯并定位入侵者提供宝贵的线索。

4. 规范数据的分级加密制度

数据库系统按照其不同的应用场景,应当采用分级加密(机密和安全程度)制度,对数据查询、内容管理设置和系统维护进行分级权限控制。

### (四)定期和自动修补漏洞、安装补丁

数据库系统在使用过程中,不可避免地会由软件供应商提供一些安全补丁、功能补丁,同时也会由专业人士发现一些 BUG。没有十全十美完全不存在 BUG 的程序,数据库系统也一样。对于数据库系统本身程序上的漏洞,需要定期和自动修补漏洞、安装数据库补丁,修复现存和已经发现的 BUG。防止恶意非法用户利用这些漏洞或者软件 BUG 侵入数据库系统。只有这样,才能尽可能保障数据库系统安全稳定。

## 七、访问控制

访问控制是主机系统安全防范的主要策略,它的主要任务是保证系统资源不被非法使用和访问。它是保证主机安全最重要的核心策略之一。访问控制涉及的技术也比较广,包括资源访问权限的访问控制和账户访问权限的安全设置以及主机应用系统中的用户角色安全配置等多个方面。

### (一)访问控制增强

主机采用安全机制,例如使用主机安全加固组件等,依据设置好的安全策略和主客体的敏感标记,来控制主体对客体的访问。其中,访问控制的粒度主体为用户或者进程,而它的客体则为文件或者资源。

### (二)资源访问权限的访问控制

系统应当控制允许用户访问的目录、文件、设备等。用户在目录一级指定的权限对所有文件和子目录有效,用户还可进一步指定目录下的子目录和文件的权限。对目录和文件的访问权限一般有八种:系统管理员权限、读权限、写权限、创建权限、删除权限、修改权限、文件查找权限、访问控制权限。用户对文件或目标的有效权限取决于以下两个因素:用户的受托者指派、用户所在组的受托者指派、继承权限屏蔽取消的用户权限。管理员应当为用户分配合适的访问权限,这些访问权限控制着用户对服务器的访问。八种访问权限的有效组合可以让用户有效地完成工作,同时又能有效地控制用户对服务器资源的访问,从而加强主机的安全性。

在 Linux 系统中,对系统的关键文件,例如保存密码的 passwd 文件和保存用户账户的 shadow 文件,以及系统启动所必需的配置文件 inetd. conf 等设置属性为600,而将日志记录文件例如 log 中的 messages 设置属性为 644,进而避免全部文件属性 777。如表 6 - 9 所示。

表 6-9　配置系统重要文件的访问控制策略

| 序号 | 工作内容 | 举例 | 备注 |
|---|---|---|---|
| 1 | 查看文件访问权限 | ♯ ls －l /etc/passwd<br>－rw－r－－r－－　1 root root 1705 Feb　2 19:48 /etc/passwd<br>♯ ls －l /etc/shadow<br>－r－－－－－－－－－　1 root root 1212 Feb 2 19:48 /etc/shadow<br>♯ ls －l /etc/group<br>－rw－r－－r－－　1 root root 686 Feb　2 16:23 /etc/group<br>♯ ls －l /etc/gshadow<br>－r－－－－－－－－－　1 root root 565 Feb 2 16:23 /etc/gshadow | ls -l filename |
| 2 | 设置重要文件的权限,不允许任何人修改 | ♯ chattr ＋i /etc/passwd<br>♯ chattr ＋i /etc/shadow<br>♯ chattr ＋i /etc/group<br>♯ chattr ＋i /etc/gshadow | 设置后包括 root 在内的所有用户均不能修改,所以都无法更改密码,也无法新建用户。建议在特殊情况下使用,可以用 ♯ chattr －i 命令解除 |
| 3 | 修改重要文件或目录的访问权限 | ♯ chmod －R 700 /etc/rc. d/init. d/ ＊ | /usr/bin、/bin、/sbin 目录为可执行文件目录,/etc/目录为系统配置目录,包括账户文件、系统配置、网络配置文件等,这些目录和文件相对重要。确认这些配置文件的权限设置是否安全 |

（三）账户访问权限的安全设置

在 Windows 系统中关闭 guest 来宾账户访问权限,将系统默认的 administrator 管理员账户进行重命名,删除系统中所有的无用账户和过期账户,将账户所在的用户组权限明确,必要时可新建用户组来容纳特殊权限的用户账户。为不同用户分配不同的账户。在 Linux 系统中则需要将系统默认的用户账户默认密码修改掉,确定不存在无效、无用或者过期的用户账户。确保所有用户除去 root 之外,不得拥有 root 权限,即禁用或删除非 root 的超级用户,如表 6-10 所示。禁止系统伪账户登录,如表 6-11 所示;设置好能够 su 为 root 的用户账户,如表 6-12 所示。

表 6-10　禁用或删除非 root 的超级用户

| 序号 | 工作内容 | 举例 | 备注 |
|---|---|---|---|
| 1 | 查看/etc/passwd 文件 | ♯more /etc/passwd<br>gdm：42：42：：/var/gdm：/sbin/nologin<br>mysql：x：0：500：mysql：/home/mysql：/bin/bash<br>oracle：x：501：501：：/home/oracle：/bin/bash | |
| 2 | 记录非 root 的超级用户账号 | mysql | 非 root 用户的 gid 为 0 |
| 3 | 禁用或删除非 root 的超级用户 | 在/etc/passwd 中该行前用"♯"注释<br>♯ userdel username<br>♯ usermod —L username | 建议用注释的办法禁用 |

表 6-11　禁止系统伪账户登录

| 序号 | 工作内容 | 举例 | 备注 |
|---|---|---|---|
| 1 | 查看/etc/passwd 文件 | ♯ more /etc/passwd<br>gdm：x：42：42：：/var/gdm：/sbin/nologin<br>mysql：x：501：500：mysql：/home/mysql：/bin/bash<br>oracle：x：501：501：：/home/oracle：/bin/bash | |
| 2 | 记录伪账号 | mysql | 登录名不同，uid 相同 |
| 3 | 禁用或删除非伪用户 | 在/etc/passwd 中该行前用"♯"注释<br>♯ userdel usemame<br>♯ usermod —L username | 建议用注释的办法禁用 |

表 6-12　限制能 su 为 root 的用户账户

| 序号 | 工作内容 | 举例 | 备注 |
|---|---|---|---|
| 1 | 修改/etc/pam. d/su 配置文件 | ♯vi/etc/pam. d/su 在<br>auth required pam_wheel. so use_uid<br>前用"♯"注释 | 打开配置文件找到这句话在第六行，将其前面的♯注释掉 |
| 2 | 修改/etc/login. defs 配置文件 | ♯echo"SU_WHEEL_ONLY yes"＞＞<br>/etc/login. defs | 在/etc/login. de fs 文件最后添加"SU_WHEEL_ONLY yes" |
| 3 | 将允许 su 到 root 的所有用户添加到 wheel 组中 | ♯ usermod -G10 oracle | oracle 为允许 su 为 root 的用户 |

（四）主机应用系统中的用户角色安全配置

若主机系统中安装有数据库管理系统和应用系统，则应当为数据库管理系统管理员和应用系统的管理员设置专门的身份标识，并授予其所需的最小权限。这样可以保证系统应用运行在安全的角色中，确保数据不被非授权用户访问、控制。

# 第二节　典型案例

## 一、某医院采用身份鉴别和访问控制方案保护信息安全

【案例描述】

在医院信息系统中采取什么样的信息系统来保护敏感数据，对这些主机系统来说至关重要。但是在现实中，大部分信息系统的安全建设并不到位，特别在用户身份鉴别和访问控制方面留下了巨大的隐患。这些潜在的问题包括：①信息管理系统账号分散管理，账号被盗的可能性大大提高；②使用"用户名＋口令"的简单认证方式并不安全；③认证方式的不安全直接导致了无法充分保证接入网络用户身份的合法性；④集中访问控制机制的缺失。

为此，某医院采用身份鉴别和访问控制增强方案，保护了医院信息安全。

【分析与处置】

①方案的组成：该方案主要由 CA 证书签发系统、网络接入身份鉴别系统、终端登录控制系统、域登录控制系统、资源访问控制系统组成。

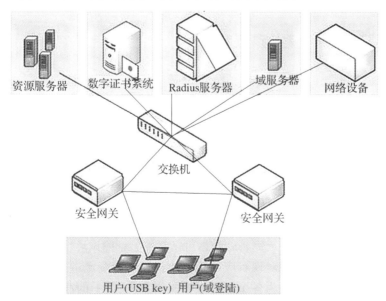

图6-1　身份鉴别和访问控制方案构成示意图

②解决思路:该方案的总体解决思路是通过 CA 证书签发系统为网络中所有用户签发基于 USBkey 的数字证书,实现基于数字证书的管理。

在具体的实现上,系统根据用户的实际情况,针对部署 Windows 域的环境,部署域登录控制系统,实现基于 USBkey 的智能卡域登录,这样可以保证即便用户名和对应的密码泄漏也不会造成超出常规的登录。

为了强化安全系数,本方案还将部署资源访问控制网关来实现对用户访问路由器、交换机、主机、数据库、B/S、C/S 业务系统的访问控制和日志记录。为了保证方案的稳定性,资源访问控制网关还支持双机热备份部署。

【总结建议】

该方案的优势总结如下:

①安全系数高:本方案从身份鉴别和访问控制等关系到主机安全的各个方面入手,使用 CA 证书签发系统、网络接入身份鉴别系统、终端登录控制系统、域登录控制系统、资源访问控制系统等主要的安全产品,结合 802.1X、智能卡域登录、Radius 服务等业界广泛认可的重要安全保障机制,确保了只有合法用户才能访问对应的资源,最大程度保护用户的隐私信息。

②配置简单、使用方便。

③符合国家安全标准:强化的医院管理信息系统身份鉴别与访问控制系统符合国家保密局的 BMB17 和 BMB20 的相关技术和管理要求,符合公安部计算机信息系统安全产品质量监督检验中心、公安部网络安全保卫局、公安部第三研究所联合起草的 GAT1141-2014 信息安全技术——主机安全等级保护配置要求中最高等级标准。

## 二、某医院数据备份系统改造方案

【案例描述】

医院信息管理系统核心业务具备很高的实时性要求,必须为医生、病人、护士提供 7×24 不间断的服务,而且系统需要有严格的安全生产保障,要求具备非常高的可靠性和系统可用性。要求符合至少四级的主机安全建设标准。当服务器主机系统出现硬件损坏或者发生网络中断、电源故障等状况时,要求备份主机可以自动接管主系统工作,不会造成终端主机系统上的终端业务访问失败。

归纳总结现有系统的问题如下:①数据保护不全面,没有覆盖所有重要业务系统;②缺乏统一的主机系统灾难快速恢复解决方案;③管理维护效率低及成本高;④存储资源利用率低;⑤缺乏完善的数据可恢复性验证测试环境。

针对以上问题,有必要对现有应用系统的存储备份资源进行整合,建设集中、统一的存储备份管理平台,为各个业务系统提供集中、统一的存储和备份服务,提高存储、备份性能以及数据的安全保障和系统管理水平,保证各业务系统数据安全和各业务系统的正常稳定运行。

【分析与处置】

根据系统建设原则和建设目标,新建备份系统的先进性、开放性、扩展能力、管理能力,对于统一备份平台的成败至关重要。因此,该方案采用 VERITAS NetBackup Enterprise Server 建设统一备份服务平台,为数据中心各个业务系统提供备份服务。

建成后的集中存储备份平台结构如下:

①该方案具有以下特点:集中的备份服务平台,为业务系统提供了统一的备份服务,所有重要系统都将采用 LAN-FREE 方式备份数据,最大程度减少备份对生产的影响,今后新增的生产系统也能够快速纳入到集中备份管理平台中。

②备份主服务器配置:NetBackup Enterprise Server 是备份系统的核心,它安装在 UNIX 小型机服务器上,可以直接连接并执行自动化管理磁带库及其介质。

通过安装 Shared Storage Option,可以将磁带库中的磁带机实现共享。

③数据库服务器配置:安装 NetBackup Enterprise Client,利用共享的磁带机,实现数据的 LAN-free 备份;安装 NetBackup Oracle Agent 等模块实现对数据库的在线备份。

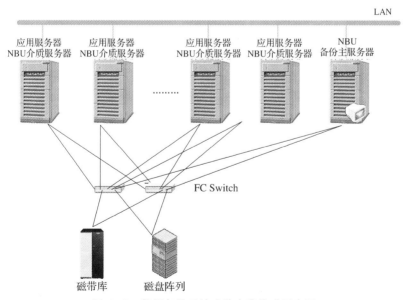

图 6-2　数据备份系统改造方案构成示意图

**【总结建议】**

该方案优势总结如下：①快速系统恢复；②自动化集中管理整个备份过程；③方案实施对在用系统的影响尽可能小；④可扩展性。

通过采用新的改造方案，信息中心数据备份系统可靠性提升。因为采用了易管理和易维护的备份系统，备份所消耗的资源降低，而备份的成功率上升。通过LAN-Free、Server-free等先进的备份技术，降低了备份系统对整个应用系统的干扰。同时因为充分利用现有软、硬件资源，实现资源共享和原有软、硬件设备利旧实用，降低了投资成本，实为医院信息中心数据灾备的妥当选择。

## 三、某医院改造信息系统保护患者隐私

**【案例描述】**

某天，医院信访投诉科接到电话，有患者表示，在医院就医不久后接到了保健品器材产品的推销电话，怀疑医院泄漏了电话号码和患者病情等隐私。就此，医院要求所有部门针对各自情况进行持续改进，及时发现存在隐患，进行整改。

信息中心接到医院通知后，立刻对医院现有的信息系统进行排查，发现多个信息系统存储了患者的电话号码，可能会导致用户电话号码泄漏，主要有以下几个方面：①门诊记录中有登记；②病案首页中有记录；③院内感染上报资料中有记录；④出生医学记录系统中有记录；⑤住院办理系统中有记录。

**【分析与处置】**

明确和信息系统相关联的部分后，就可以采取相应错误针对性修复。既方便医务人员使用，也能保护好用户隐私。

①管理好入口和出口，将系统中可以查询电话号码的地方进行集中管理。修正了原来所有的系统中患者电话号码都显示的问题，对无关系统页面中的电话号码做了直接屏蔽。

②需要使用电话号码最多的人员应当是医务人员。以往打开页面就能查询电话号码，也没有记录是哪些用户进行了查看，查看到了什么信息。该方案对系统进行修改，将查询功能放在电子病历系统中。系统页面隐藏电话号码，医务人员如需查看相关敏感信息，需要登记工号和密码，系统后台详细记录各项信息，记录谁查看了信息、查看了什么信息、什么时间查看的信息、查看了多少次，跟踪到人，责任到人。

③对数据库系统中相关数据库字段进行加密处理，防止数据泄漏时被导出明文资料。

**【总结建议】**

虽然经过医院排查发现患者电话号码泄漏并非医院系统泄漏，但是这件事情

告诉我们,患者的隐私保护是个社会性的问题,涉及信息化的方方面面。除对医疗系统的改进外,还要加强对使用者的管理,做到出现问题时能查到源头,访问痕迹清晰记录。

## 四、某医院加强日常安全检查,及时发现并避免恶意攻击型病毒蔓延

【案例描述】

某医院网站系统管理员因考虑补丁升级可能造成网站无法正常运行、数据丢失等风险,因而未对系统进行定期的补丁升级,而网站管理员在执行日常检测时发现服务器已被感染恶意病毒。在发现病毒后技术人员立即将服务器断网隔离,通过隔离排查,在服务器上发现了两个 explorer 进程,关闭其中线程计数为 1 的恶意进程,并对服务器进行全盘杀毒,安装最新的操作系统补丁,确认系统中已无病毒木马文件后,恢复网络连接,重新对外提供服务。

【分析与处置】

由于系统管理员没有升级 IIS 中间件,使得病毒可以入侵服务器,但通过日常安全检查发现并避免病毒的蔓延,并通过全盘杀毒和升级补丁的方式修补漏洞。

【总结建议】

①提高系统管理员的信息安全意识,加强信息安全事件演练,提升信息安全能力。

②加强安全巡查,发现漏洞后及时安装官方漏洞补丁。

③加大信息安全投入,部署防火墙、入侵检测等安全设备,定期进行全面安全评估。除部署信息安全产品外,还需要深入细致的安全配置和专业的安全运维。建议由专业的安全团队定期进行深入细致的全网安全评估、渗透测试演练。

# 第三节　不良事件及其处置、分析

## 一、某医院 RAID5 阵列故障引发数据丢失

【事件描述】

某医院机房断电后服务器、网络设备重启后,出现了数据存储中一个做好的 RAID 阵列错误,本身这是由三块硬盘组建的 RAID 5 阵列,其中一块硬盘在两天前亮出黄灯,管理员已经做出报告并成功更换为新盘。下午系统宕机,磁盘交由专业人员数据恢复,发现三块磁盘有两块已经损坏。

【原因分析】

三块硬盘组建的 RAID 5 阵列,两块磁盘同时出现问题导致阵列异常,而这个阵列正是我们存储数据库的存储阵列。正是因为这个原因导致了数据库服务器链接不上数据库文件。重新上线后的 RAID 5 中一块为新盘无问题,另外一块是强制上线的老磁盘,此磁盘极有可能存在问题。这个原因导致了后续在数据备份过程中出现的 RAID 阵列再次丢失。三块硬盘中只有一块能用,另外两块均是盘体出现了问题和物理损伤。这可能和突然断电有关,当磁盘处于读写状态时突然断电极易造成磁盘马达、盘体的损坏;当然与后续多次重启存储服务器并强制上线硬盘做 RAID 5 也有关系,可能在后续做 RAID 5 强制上线时,对磁盘造成了更为严重的伤害,最终导致了硬盘彻底损坏。

【解决方案】

本次数据丢失过程原因较多,主要是主机灾备能力不强,一些设备老化。机房的 UPS 电源首先出现问题,内置电池需要更换,并且需要重新对现有机房配置进行估计,重新配置 UPS,将 UPS 规模做到适合机房而又不造成浪费。

【总结建议】

①不可将所有希望都寄托在 RAID 存储方案上,在单台服务器上即便采用了 RAID 存储模式,也相当于是将所有的鸡蛋放在一个篮子里。进行数据备份,尤其是异地备份的重要性不可忽视。

②系统管理员需要提高警惕、增强业务的熟练程度。平时遇到的小故障,重启可能会解决,一旦重启无法解决,或许就是大故障,可能导致大损失。

③在发现小故障时不可忽视,需要由点及面,分析出现小故障的原因,而不是简单重启解决后就忽略,不可存在侥幸心理,以免故障扩大到难以挽回的程度。

## 二、某医院没有身份鉴别准入控制的方案,导致核心数据被篡改

【事件描述】

某日,网上某论坛公布了某医院的统方数据,给医院造成了极大的负面社会影响。医院排查发现,部分医疗数据被篡改。该医院及时补救,安装防统方系统。一个月以后,在非法人员再次进行数据窃取时,成功将其抓获。

【原因分析】

经过调查,统方人员通过非法渠道,获取到医院信息管理系统数据库的 IP 地址、端口号和用户名密码等配置信息,通过使用自行开发的应用程序,利用医院内部网络连接到 HIS 数据库,窃取统方数据,同时对医生开具的药品处方数据进行了篡改。

【解决方案】

①增加防统方系统,对其合法应用进行操作授权,对非法应用及操作进行直接拒绝,并且在统方操作的第一时间通过防统方软件进行屏幕播报和短信发送通知,提醒管理人员医疗数据正面临风险。

②增加网络身份信息认证,医院内部网络不能随便开放给任何人,只有经过授权的、拥有身份认证信息的人员可以访问。

【总结建议】

由于用户数据库系统的账户口令易被非法获取,故而很多黑客或者有非法意图的人员,利用一些监管或者安全漏洞,任意窃取、篡改数据,给患者造成了很严重的精神损失和身体创伤,许多患者可能会因此导致病情延误,甚至出现生命危险,同时给医院造成了不可估量的负面影响。

要对业务数据进行安全防护,应当使用专门的安全软件,要求可以对操作者进行跟踪访问,能对安全事件进行提前发现,预判,响应,能对事件发生时间进行分析,在事件发生的第一时间报警处理。

## 三、某医院缺乏剩余信息保护手段,导致患者信息外泄

【事件描述】

一日,某医院的患者数据在一些数据交易 QQ 群中被卖。数据信息敏感,给医院造成了极大的负面社会影响,给患者也带来了不良影响。医院及时启动应急预案,查找数据泄漏源头。经比对排查,发现是 HIS 数据库数据泄漏,但是经过查询医院服务器防护系统日志,并没有发现有黑客攻击迹象。网络日志记录也表明并没有信息泄漏。经信息中心工作人员回忆,某日曾丢失工作用 U 盘一个,曾经在 U 盘中存储过相关数据,但是 U 盘丢失时数据已经被删除,不应存在泄漏的可能。

经过日期比对,发现泄漏的数据与曾经存储在 U 盘中的数据一致,故而断定是该 U 盘中的剩余信息被恢复而导致数据泄漏。

【原因分析】

U 盘中存储的信息并非删除就可以彻底消失。对于刚刚删除的数据,使用数据恢复软件恢复的可能性在 90％以上。该信息中心工作人员使用的 U 盘中,虽然显示已经删除了数据,但是在存储设备中只是标记了存储区域数据处于删除状态,可以被写入。当没有写入新数据的时候还是处于可以轻而易举被恢复的状态。

【解决方案】

提供剩余信息保护手段,使用软件或者硬件加密等方案,将存储设备进行反复数据读写、覆盖,直至达到一定次数,有效数据彻底抹除,无法恢复。对不再使用的

硬盘等,如确定需要销毁,则应进行粉碎化物理毁灭。

【总结建议】

医院应当针对剩余信息保护提供明文规定,购买相关软件、硬件。使用的存储设备,尤其是移动存储设备,专人专用,严防死守,不可在外使用,以防止数据丢失。

## 四、某医院信息中心没有相应的 ACL 策略,导致数据外泄

【事件描述】

一日,网上某论坛公布某医院的网站数据,给医院造成了极大的负面社会影响。医院及时启动应急预案,查找数据泄漏源头。经比对排查,发现是医院外网网站中备份文件泄漏。该网站为患者预约挂号网站,近期正处于改版中。此次数据泄漏的是上一个老旧版本的文件备份。最后工作人员制定相关 ACL 策略,阻止访客通过网络下载服务器上的备份文件,并将站点进行了清理。消除安全隐患。

【原因分析】

工作人员在改版网站时,将原站点文件进行了备份,备份文件中包括网站服务器数据库用户名密码等记录文件,网站后台使用说明、用户数据库等,包含不少敏感信息。黑客通过扫描医院网站,发现了该备份文件,进行了下载,因医院信息中心没有相应的 ACL 策略,导致该备份文件被顺利下载。黑客其后在网上进行了非法公开,造成了不良影响。

【解决方案】

通过在网络上制定相关 ACL 策略,阻止来自外网的互联网访客通过网络对网站服务器进行扫描。增加一些黑名单,将不需要通过网络访问的一些系统下线或者隐藏。将站点进行清理,安装防护软件。消除安全隐患。

【总结建议】

医院网站作为医院面对公众进行服务的一个窗口,非常重要。因为网站中往往会包含一些用户信息,故而成为一些黑客喜欢攻击的对象。如此重要的系统应当采用严格的管控措施预防信息泄漏,而在网络路由中使用 ACL 策略直接在数据报文级别将一些敏感信息进行屏蔽是不错的选择。

## 五、某医院信息泄漏缺乏系统安全审计方案致无法溯源

【事件描述】

一日,某医院孕妇信息库泄露。不法分子将孕妇的资料制成了"泄密光盘",4 万条包括孕妇姓名、出生日期(婴儿)、户口性质(流动、暂住、常住)、家庭住址、联

系电话以及就诊医院及预产期的信息以每条 0.3 元的价格进行销售。更令人咂舌的是这些信息每月还"滚动更新",累计达到了 10 万条。

管理人员随后对医院数据库进行了查看和分析,发现了被入侵的痕迹,但是因为缺乏安全审计系统,无法进一步查找具体数据丢失的时间段和内容。

【原因分析】

很多乳品厂商也通过固定的渠道从医院套取孕妇的个人信息来达到赚钱的目的,甚至,某些医院的个别工作人员和一些个人医疗信息的"收购贩子"形成秘密而固定的"销售渠道"。因而数据的泄漏,并非一定是黑客盗取,也有可能是内部人员窃取。在当前对医疗行业提供的网络安全技术解决方案中,仍以防火墙(FW)防病毒(AV)为主流选择,但是这些传统的安全技术手段只能阻挡部分从外部到内部的攻击,对来自内部的信息窃取完全无能为力,这就导致了"泄密门"事件一次次发生,引发重要数据的丢失、破坏,不仅严重影响到医院网络的正常运行,还直接威胁到患者的隐私和生命安全。

【解决方案】

①加强内部管理,在提高医务人员保护患者个人信息及医疗信息意识的同时,制定符合本单位实际情况的管理制度。

②重点保护核心业务系统。

③进行统一的安全管理,全面、高效保障网络及信息安全。增加一套完善的安全审计系统,进行数据访问审计、数据变更审计、用户操作审计、违规访问行为审计、恶意攻击审计等。

【总结建议】

医院内部应当杜绝滥用过高权限、滥用合法权,重视和执行对医务人员的信息安全知识、法规、标准的宣传、培训、考核,规定和实行医院信息系统安全的相关制度;医院应当更新网络安全观念,修复网络设计存在的缺陷。应当对医院信息管理系统使用有效的安全监督、审查、验收机制进行安全审计。

## 六、医院内网 IP 地址冲突,导致网关无法访问

【事件描述】

一日,某院信息管理中心网络工程师在日常巡检的过程中发现,医院内网有一台网络设备非法接入,其所配置的 IP 地址与某网关 IP 地址相冲突,导致网关无法正常提供路由服务,致使此网段设备无法访问外部专线网络。

【原因分析】

信息中心网络工程师分析的思路如下:

①冲突网段网关 IP 地址被抢占不能正常访问,说明网关 IP 地址所对应的 MAC 地址已是非法接入 MAC;

②通过非法接入设备的 MAC 地址找到其所连接的交换机端口,然后关闭该端口就可解决问题。

【解决方案】

信息中心网络工程师就按照以上思路进行逐步分析验证,步骤如下:

①先远程登录到每台接入交换机,在 ARP 表中查出该网关 IP 地址对应的 MAC 地址(现在是非法设备的),使用查看命令:show ip arp ,查看网关 IP;

②通过 MAC 地址表查出核心交换机连接的端口,使用查看命令:show mac address;

③再查出该接入交换机的管理地址,使用查看命令:show cdp neighbor ineterface eth slot/port detail;

④远程到该接入交换机,查找非法 MAC 地址对应的接口,使用查看命令:show mac address;

⑤查到接口后,关闭该接口,使用命令:shutdown;

⑥最后重启网关,网络恢复正常。

【总结建议】

信息中心管理人员在划分网段时不要将路由器、服务器、交换机、存储等提供服务的关键设备与 PC 机划分在同一个网段。在进行网络地址管理时,务必要做好 VLAN 划分,以减少网络故障。为了网络稳定起见,网络管理人员可以对 IP 与 MAC 地址进行绑定,以防止 IP 地址再次发生冲突。

## 七、某医院操作系统升级补丁,导致访问系统速度缓慢

【事件描述】

一日,某医院临床医生反映客户端运行电子病例系统速度很慢,几乎不能运行。查看服务器,发现系统资源占用较大,但是查看分配给这台虚拟机的物理资源是合理的,排除了系统资源的不足问题。同时信息中心其他工程师反映这台服务器前几天升级过操作系统补丁,但没有重启。于是尝试重启这台服务器,结果重启后出现蓝屏,系统崩溃。于是再次尝试,把这台虚拟机迁移到另一台物理机上,迁移后发现故障依旧,说明这次故障与物理硬件无关,应该是系统打过补丁后导致操作系统崩溃。

【原因分析】

信息中心系统管理员在进行打补丁时未进行补丁测试,导致此次操作系统崩溃。

【解决方案】

多次尝试,使虚拟机能够进入带网络的安全模式,进入系统后及时将数据实体以文件拷贝的形式迁移到另一台新搭建的虚拟机上,之后在新虚拟机上搭建环境,重启服务。

造成该服务器无法正常运行的补丁非官方正式版,待正式版发布之后又对其进行补丁升级,升级成功。

【总结建议】

①到相应官网下载安全补丁,且不能贸然给操作系统打补丁,系统进行打补丁时要在测试机上测试一段时间,如果没有问题再进行打补丁。

②在进行系统打补丁之前,对系统进行数据备份,以避免打补丁失败造成巨大损失。

③对系统补丁进行评估,分析安装补丁时会带来哪些不良后果。

## 八、某医院服务器被提权,导致网站无法正常访问

【事件描述】

一日,某医院一台服务器提示密码错误导致无法进入系统。信息中心网络管理人员发现,操作系统中非法增加了两个用户,被非法增加了 k8team 和 k8team2。

【原因分析】

该服务器从安装后系统没有做过安全配置,一切采用默认安装状态,另外该主机前没有防火墙的保护。

在服务器中发现存在两个用户名,分别为 k8team 和 k8team2,如下图所示:

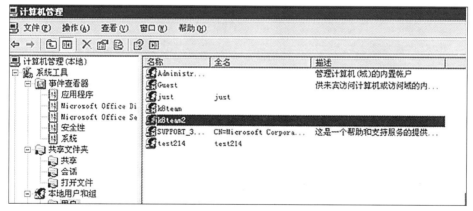

通过事件查看器打开系统日志,在系统日志中发现两个账户的登录时间分别为 2014 年 12 月 29 日和 2015 年 1 月 14。

在检查中发现，网站由于 3 月 1 日后升级，tomcat 的日志没有记录，无法判断数据库中的信息是如何被修改的。

根据上面的账户信息发现 2015 年 1 月 14 日的审计前的 tomcat 日志也被删除，但是发现 2014 年 12 月 29 日的日志信息是存在的，分析日志后得出了结论：攻击者是通过网站升级前存在的 struts2 漏洞来添加的管理员 k8team 用户，并将用户添加到管理员组，请求如下图：

攻击者同时执行了 ipconfig、whoami、netstat -an 等命令，攻击者 IP 为 x. x. x. x，如下图：

【解决方案】

①将已存在问题的服务器和应用立即下线，启用备份服务器。

②恢复备份服务器后对备份服务器进行安全加固，升级补丁至最新。

【总结建议】

为防止此类事件再次发生，建议让专门的安全测试机构通过远程模拟黑客对系统平台进行远程渗透测试，寻找其他安全隐患；开启操作系统、中间件、数据库相关日志功能，定期检查并分析是否存在入侵行为。

# 参考文献

［1］陈志宾.基于等级保护思想的信息平台安全研究与实现［D］.石家庄:河北工业大学,2012

［2］夏青.浅述网络技术与信息安全［J］.科技情报开发与经济,2003(11):156-158

［3］王亚男.配电网运行水平和供电能力评估综合管理系统研究与开发［D］.长沙:湖南大学,2013

［4］数据库与信息管理.http://www.docin.com/p-52284873.html

［5］杨淑波.浅谈计算机数据库安全技术［J］.科技与生活,2010,(19):33

［6］徐翼超.计算机网络安全问题初探［J］.交通企业管理,2004,(6):42-43

（葛建华　周晓娟）

# 第七章　网络安全

## 第一节　概　　述

网络安全涉及计算机科学、通信技术、密码技术、信息安全技术、网络技术、应用数学、算法科学等多种学科。网络安全是指网络系统中的软件、硬件及其中的相关数据不被侵害，不被恶意破坏、攻击、更改、泄露，系统能够持续稳定正常地运行，网络服务不会中断。

### 一、网络安全需求分析

#### （一）边界安全需求分析

把不同安全级别的网络相互连接，就产生了网络安全边界。边界的安全主要包括：边界访问控制、边界入侵防范、边界恶意代码防范等方面。

1. 边界访问控制需求分析

访问控制是各类边界最基本的安全需求，对来往于安全区域边界的数据信息进行控制，避免越权访问或非授权访问。

一旦边界的完整性被破坏，所有的控制规则将失去其效力，所以，应当对内部网络中出现的内部用户未经过允许擅自跨界接到外部网络的行为进行排查，确保边界的完整性。

2. 入侵防范需求分析

各类网络攻击行为不仅可能来自于人们公认的因特网等外部网络，还可能存在于内部网络。采用一定的安全措施，能够实现主动阻挡针对信息系统的各类攻击，如病毒、木马等，实现对网络以及应用系统的安全保护，确保重要信息资产免受攻击威胁。

3. 恶意代码防范需求分析

目前，病毒的发展呈现出下列趋势：病毒与黑客程序相联合，蠕虫、木马更为泛滥。当前，计算机病毒的传播途径与过去相比已经发生了不小的变化，更多地以网络（包括 Internet、局域网）形式进行传播。因此，为了安全的防护手段也需以变应变，迫切需要综合病毒防护体系，对病毒予以查杀。

#### （二）安全管理需求分析

"三分技术、七分管理"，更加突出的是管理层面在安全体系中的重要性。除了技术管理措施外,安全管理是保障安全技术手段发挥具体作用的最有效手段,建立健全安全管理体系不但是国家等级保护中的要求,也是作为一个安全体系来讲不可或缺的重要组成部分。

安全管理体系依赖于国家相关标准、行业规范、国际安全标准等规范和标准来指导,形成可操作的体系,主要包括:安全管理制度、安全管理机构、人员安全管理、系统建设管理、系统运维管理。

## 二、网络逻辑架构

医院数据中心网络架构的总体规划遵循"分区＋分层＋分平面＋安全"的设计理念,业务平面、管理平面和存储平面三个平面分离,提高系统的可扩展性、安全性和可维护性。

根据不同业务功能区域之间的隔离需求,将数据中心的网络按照功能的不同分成多个业务区域,各业务区域之间实现网络的不同程度隔离。

数据中心网络逻辑拓扑分为 Intranet/内网接入区(分院、门诊部、住院部),因特网接入区(外部用户、移动办公用户),Extranet 外联接入区(合作医疗机构),管理维护区,数据交换区、存储区。

## 三、网络隔离设计

(一)信任等级分析

1. 因特网访问客户安全风险最高,安全级别最低,仅开放公众医疗平台访问权限。

2. 合作医疗机构可信度居中,数据中心仅开放部分业务给合作伙伴,部署 Extranet 服务器区。

3. 下属分院和出差医生,根据访问方式的不同,给予不同的业务范围与权限。

4. 内部园区和广域园区都属于医院的内部,可信度高,根据不同部门和业务,访问数据中心的不同业务服务区。

信任程度分析如表 7－1。

表 7－1　信任程度分析

| 访问源 | 信任程度 | 接入区域 |
| --- | --- | --- |
| 内网园区(门诊、住院部、办公区) | 高 | 内网接入区 |
| 广域园区(下属分院) | 高 | 内网接入区 |
| 出差员工(医生) | 中 | 因特网接入区 |
| 合作医疗机构 | 低 | 外联接入区 |
| 外网用户(就医患者) | 不信任 | 因特网接入区 |

（二）区域边界防护

1. 边界安全隔离设计如下：

①数据中心网络边界防火墙双层异构部署。内网接入区及外联网接入区安全级别较高，内层防火墙可视情况部署。

②DMZ 区部署在边界异构防火墙之间，外层防火墙约束外部用户对 DMZ 的访问，内层防火墙约束 DMZ 对 DC 内部访问。

2. 内部安全隔离设计如下：

①DC 内部各业务 POD 部署独立安全设备，对 DC 内部东西向访问进行安全防护。

②对南北向的访问流量策略作一步细化。

## 四、外网安全

数据中心因特网接入区是数据中心的 Internet 出口，直接面对外部风险，安全需求比较迫切，因特网接入区一般会部署面向客户的业务前端系统，比如：业务前置机、WEB 服务器、DNS 服务器、FTP 服务器、EMAIL 服务器等。

（一）因特网接入区需要考虑的安全问题

1. DDoS 防护

DDoS 全称分布式拒绝服务，以瘫痪网络服务为直接目的，以耗尽网络设施性能为手段，利用网络中分布的傀儡主机向目标设施发送恶意攻击流量。DDoS 攻击流量大且难以溯源，导致无法准确防范。其简单的工作原理和攻击方式导致大量的不法之徒可以轻易掌握某种 DDoS 攻击技术。DDoS 攻击在当今社会呈现愈演愈烈之势，是数据中心可用性的头号威胁。

2. 访问控制

数据中心作为内部网络，对外呈现相关服务，大部分业务处理在内部网络完成，对于外网来说，数据中心内部网络是黑盒，所以需要对外网的访问进行访问控制。

3. 安全接入

作为数据中心连接 Internet 的唯一出口，需要部署 VPN 接入设备，满足客户和外出员工的远程安全接入等需要。

4. 业务系统安全

DMZ 区会部署可供因特网访问的业务系统，这些业务服务器平台一般基于通用操作系统，比如 Windows，Linux 等等，未知的操作系统漏洞会经常会被黑客利用；而且针对 Web 业务、Email 业务等出现了新的基于应用层的攻击方式，这些攻击常常会导致业务故障，数据泄露或篡改等问题。

基于以上几点，因特网接入区安全方案的部署架构如图 7-1 所示：

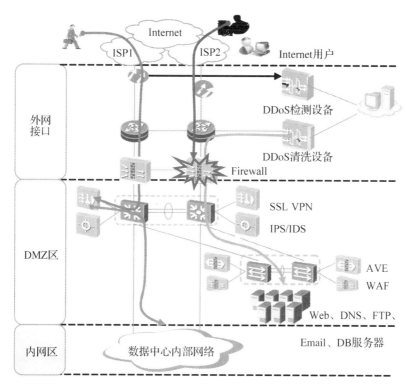

图 7 - 1　外网架构图

（二）因特网接入区安全设计

1. 第一道安全防御

Anti-DDoS 检测及防护：旁路或直路部署专业的 Anti-DDOS 设备，提供流量型攻击防护，有效保护服务器免受 DDOS 攻击。

2. 第二道安全防御

域间访问控制：直路部署防火墙，进行域间访问控制，对不同安全域的业务进行有效的隔离和防护，并且也可以提供 NAT、AV、IPSec、IPS 等功能。

3. 第三道安全防御

远程接入安全：旁路部署 SSL VPN 设备，对远程接入的用户提供认证、授权和数据加密传输功能。

4. 第四道安全防御

应用层检测防护：前几道防御系统主要是针对网络层的保护，属于边界安全防护，但针对业务系统的攻击，比如，通过 SQL 注入、跨站脚本等方式攻击网站；修改网站文件，造成组织的信誉损失；加载网马等恶意软件，转而攻击访问的客户端等，边界防火墙已经无法满足要求了，需要部署基于应用层检测的 IPS/IDS 或 WAF 系统。WAF 部署在 web 服务器群的入口,对访问 web 系统的网络流量进行实时检测。抵御 web 应用攻击,防网站挂马,防缓冲区攻击,防 DDoS 攻击,防 SQL 注入等。

## 五、内网安全

内网架构图如图 7 - 2 所示。

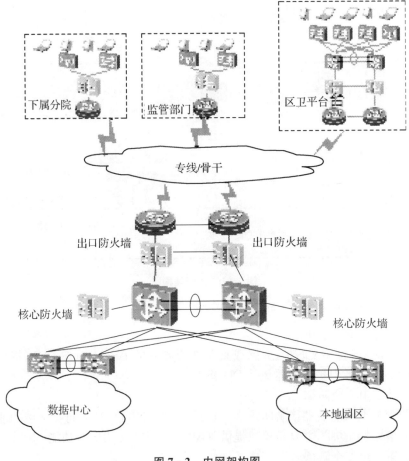

图 7 - 2　内网架构图

（一）内网出口防火墙

防火墙采用直路部署在核心交换机的外部,也可以做旁路部署,推荐直路,并采用双机热备的部署方式。为保证数据传输的私密性,可以在两端防火墙上启用 IPSec VPN。为防止病毒等恶意软件和代码的传播,可以在防火墙上启用 IPS,AV 等安全防护功能。

（二）内网核心防火墙

1. 基于安全区域的隔离

防火墙的安全隔离是基于一定安全区域的隔离，这样的设计模式为使用者在实际使用防火墙的时候提供了十分不错的管理方法。每个安全区域能够根据网络的实际组网情况加入任意的接口，所以，统一安全网关的安全管理模式不会受到网络拓扑的影响。

2. 可管理的安全区域

业界诸多防火墙往往都提供受信安全区域（trust）、非受信安全区域（untrust）、非军事化区域（DMZ）三个独立的安全区域，这样的保护模型能够适应大多数的组网需求，然而在某些安全机制要求较高的情况下，这样的保护模型依然不能满足需求。

防火墙提供四个安全区域，即 trust、untrust、DMZ、local，在提供三个最常用的安全逻辑区域的基础上还新添加了本地逻辑安全区域。本地安全区域能够定义到统一安全网关自身的报文，保障了统一安全网关自身的安全防护。比如，采用对本地安全区域的报文控制，能够很容易地避免不安全区域对统一安全网关自身的 Telnet、FTP 等访问。

3. 基于安全区域的策略控制

防火墙支持根据不同的安全区域之间的访问设计不同的安全策略组（ACL 访问控制列表），每条安全策略组支持若干个独立的规则。这样的规则体系使得统一安全网关的策略非常容易管理，使用户对各种逻辑安全区域的独立管理更为便捷。

基于安全区域的策略控制模型，可以分别清晰地定义从 trust 到 untrust、从 DMZ 到 untrust 之间的各种访问，这样的策略控制模型使得统一安全网关的网络隔离功能具有良好的管理能力。

4. 灵活的规则设定

防火墙能够支持灵活的规则设定，能够根据报文的特点便捷的设定各类规则。

- 能够根据报文的协议号设定规则；
- 能够根据报文的源地址、目的地址设定规则；
- 能够采用通配符设定地址的范围，用来指定某个地址段的主机；
- 针对 UDP 和 TCP 还可以指定源端口、目的端口；
- 针对目的端口、源端口可以采用大于、等于、介于、不等于等方式设定端口的范围；
- 针对 ICMP 协议，可以自由地指定 ICMP 报文的类型和 Code 号，可以通过规则针对任何一种 ICMP 报文；
- 可以针对 IP 报文中的 TOS 域设定灵活的规则；

• 可以将多个报文的地址形成一个组，作为地址组，在定义规则时可以按组来设定规则，这样规则的配置灵活方便。

5. 高速策略匹配

通常，防火墙的安全策略都是由很多规则构成的，因此在进行策略匹配的时候会影响防火墙的转发效率。防火墙采用了 ACL 匹配的专门算法，这样就保证了在很多规则的情况下，统一安全网关依然可以保持高效的转发效率，系统在进行上万条 ACL 规则的查找时，性能基本不受影响，处理速度保持不变，从而确保 ACL 查找的高速度，提高了系统整体性能。

6. MAC 地址和 IP 地址绑定

防火墙根据用户配置，将 MAC 和 IP 地址进行绑定从而形成关联关系。对于从该 IP 地址发来的报文，如果 MAC 地址不匹配则被丢弃；对于发往该 IP 地址的报文都被强制发送到指定的 MAC 地址处，从而有效避免 IP 地址假冒的攻击行为。

7. 动态策略管理——黑名单技术

防火墙能够将某些可疑报文的源 IP 地址记录在黑名单列表中，系统通过丢弃黑名单用户的所有报文，从而有效避免某些恶意主机的攻击行为。

统一安全网关提供如下几种黑名单列表维护方式：①手工添加黑名单记录，实现主动防御；②与攻击防范结合自动添加黑名单记录，起到智能保护的作用；③能够依据具体情况设定"白名单"，使得即便存在于黑名单中的主机，仍然能够使用部分的网络资源。比如，如果某台主机被列入到了黑名单，但是依然能够允许这个用户上网。

黑名单技术是一种动态策略技术，属于响应体系。统一安全网关在动态运行的过程中会发现一些攻击行为，通过黑名单动态响应系统，能够抑制这些非法用户的部分流量，起到保护整个系统的作用。

## 六、无线安全

（一）非法设备识别反制

1. 对 Rogue AP 的反制功能：监测 AP 通过使用 Rogue AP 设备的地址发送假的广播解除认证帧来对 Rogue AP 设备进行反制，抑制无线用户和非法 AP 建立链接。

2. 对 Rogue Client、Ad hoc 设备的反制功能：监测 AP 通过使用 Rogue Client、Ad hoc 设备的 BSSID、MAC 地址发送假的单播解除认证帧进行反制。对指定非法 Client 的反制功能，同时提供防止合法 Client 接入到非法 AP 的功能。

3. 监测 AP 根据自身的探测模式对 Rogue 设备的信道进行周期性反制。

非法设备识别反制如图 7-3 所示。

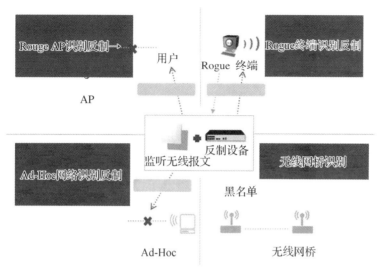

图 7-3　非法设备识别反制示意图

（二）无线攻击检测

1. 无线攻击检测：支持泛洪攻击检测，暴力 PSK 破解检测，Spoof 攻击检测，Weak IV 攻击检测。

2. 无线攻击报警上报：AP 上报攻击告警至 AC，AC 统计攻击类型，同时通过 trap 告警告知网管平台。

3. 动态黑名单：AC 将攻击设备放入黑名单，AP 丢弃该攻击设备的所有报文，防止对网络造成冲击。

## 七、准入安全

从接入网络的终端安全控制入手，将终端安全状况和网络准入控制结合在一起，通过检查、隔离、加固和审计等手段，加强网络用户终端的主动防御能力，保证医院内网中每个终端的安全性，保护医院内网的安全性。

安全准入包括如下内容：①通过多种身份认证方式确认终端用户的合法性；②绑定检查终端的安全漏洞、终端杀毒软件的安装和病毒库更新情况；③通过统一接入策略和安全策略管理，控制终端用户的网络访问权限；④通过桌面运维，完成进行桌面资产注册和监控、外设管理和软件分发。

根据不同的应用场景，NAC 方案分多种部署方式：

1. 安全网关认证方式

针对大中型园区或网络改造场景，其网络设备、环境一般较复杂，或缺乏预先的统一网络规划,不适合 802.1x 等部署。该场景下通过部署安全网关进行认证授权控制,具备认证点少、网络适应能力强的特点。

2. 802.1X 认证方式

针对大、中、小型园区,用户对于安全控制要求较高的场景,可以选择在接入层、汇聚层或核心层部署 802.1X＋MAC 混合认证。

3. Portal 认证方式

针对小型园区或网络改造场景,其用户基于投资考虑,或缺乏预先的统一网络规划,可通过替换核心层或汇聚层设备进行 Portal 认证,具备认证点少、无需客户端的特点。

## 八、网络管理软件系统

随着医院网络应用的不断增长,网络规模的不断扩大,大量的交换机、路由器、防火墙等设备被广泛地应用于医院园区、分支等网络。医院由单地点办公向跨地域办公演进,业务越来越多样化,网络管理也越来越复杂,迫切需要一套统一的网络管理系统,帮助医院用户高效地管理网络,为医院业务的正常运转提供保障。

1. 网络管理系统能够提供不同的版本形态,医院客户可以按需选择;提供基于组件化的设计,功能组件可以按需选择,满足网络扩容和新的管理诉求,保护现网投资。

2. 网络管理系统能够集中管理网络中的路由器、交换机、防火墙等设备,同时可以对第三方设备进行监控,实现全网设备的统一管理。

3. 网络管理系统能够提供拓扑管理、告警管理、性能管理、资源管理、网络质量检测、网络流量分析、日志管理、设备软件管理、VLAN 管理、配置文件管理等基础功能,满足网络的基本运维需求。

4. 网络管理系统能够提供报表管理,并需要提供预制的报表模板,满足用户实现各种资源统计的需要。

5. 网络管理系统能够提供基于域的管理权限控制。给不同的用户分配不同的管理权限,保障网络的管理安全。同时网络管理系统能够对用户登录、操作和运行过程进行日志记录。

6. 网络管理系统能够提供数据的备份、恢复机制。可以提供备份策略定制、手工备份和手工恢复功能,备份内容包括系统运行时的配置文件和数据库数据。通过设置备份策略,可以提供定时备份功能。通过手工恢复,将网管恢复到备份前的状态,保证网管的安全性。

7. 网络管理系统能够提供数据的溢出转储功能,可以定时检测数据库容量,在超出时系统自动将数据转储到指定的路径下。数据溢出转储包括告警数据库溢出转储、性能数据库溢出转储、网络流量数据库溢出转储、配置文件数据库溢出转储、日志数据库溢出转储等。

8. 网络管理系统能够提供分级网络管理能力。下级网管负责原始数据的采集、呈现,上级网管负责从下级网管采集数据进行汇总、呈现,从而实现大规模网络管理的能力。

9. 网络管理系统能够提供双机热备和倒换的功能,实现数据实时备份。主、备服务器的软、硬件配置要求一致,通过 Veritas 远程热备份技术,实现主、备站点数据实时同步,并动态监视网管的运行状态。当主服务器发生硬件故障、操作系统故障、网管关键应用故障或心跳线路故障时,系统会自动倒换到备份服务器,倒换时间不超过 15 分钟。

10. 网络管理系统需要同时支持 Telnet、FTP 和 SSH(Secure Shell)、SFTP(SSH FTP)。SSH 是一种类似于 Telnet 的工具,但是 SSH 在数据传输的过程中使用加密的数据,而且 SSH 传输的数据是经过压缩的,可以加快传输的速度;SFTP 通过 SSH 协议提供安全的文件传输和处理功能,使用 SFTP 方式备份时,指令与数据在传输过程中都是经过加密的。

11. 网络管理系统需要进行平台安全加固,包括系统加固、安全补丁、防病毒三类防护手段,通过提升操作系统、数据库的安全级别,为网管提供安全可靠的平台。

12. 针对关键应用系统进行流量重点监测。包括流量累计、流量阶跃、连接数、连接持续时间和访问数五大类监测项目。

# 第二节 典型案例

## 一、某医院建设入侵防御系统,实现安全事件全面检测

【案例描述】

某医院业务迅速增长,多年前建立的网络无法满足新形势下对网络安全的需求。某医院通过建立入侵防御系统以应对新形势下的安全挑战。

某医院需要解决的问题:目前该医院各科室存在 Internet 出口,用于满足内部员工日常上网浏览需求,大多采用与网络系统物理独立的 Internet 环境方式为用户提供服务。这种模式下,上网用户的客户端安全管理、网络安全防护、网站访问权限范围控制、用户上网行为管理等措施无法实现统一管理,难以保证院内外用户安全有效地使用。为此,对各科室的 Internet 出口进行整合,在满足内部人员访问因特网的需求的同时,从而加强医院的因特网安全边界防护能力。

【分析与处置】

在各科室建立集中 Internet 网络出口,通过网络隔离控制策略、上网控制策略、用户管理策略等手段满足业务访问需求,实现因特网访问与医院内网的逻辑隔离(系统架构如图 7-4 所示)。在集中出口部署 NIPS,两台 NIPS 以 HA 主备模式部署在网络出口,分别连两家 ISP,通过启用 IPS 和防病毒模块,对用户内部网络和访问进行安全防护,实现因特网边界安全防护控制。通过在各级科室部署两台 NIPS,启用 HA 主备模式,作为必要的因特网边界防护手段,确保访问 Internet 的风险得到有效控制。

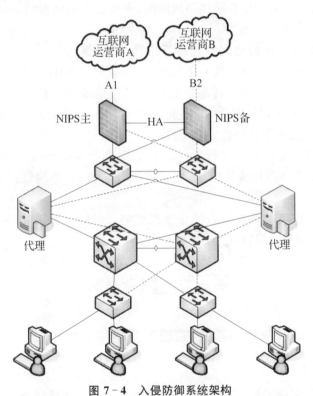

图 7-4　入侵防御系统架构

【总结建议】

通过部署入侵检测防御系统,某医院建立起了一套完善的网络安全体系架构,特别是对整个系统的风险管理,实现对安全事件的全面检测,保障医院业务系统安全稳定运行。

## 二、某医院加强网络管理保障信息安全

【案例描述】

某医院近年加强医疗信息化建设,HIS、LIS、电子病例系统极大提升了医院业务的工作效率,提高了患者的就医体验。然而,在医疗信息化的过程中一些负面影响渐渐浮出水面,其中最突出的就是信息安全问题,为此,某医院加强网络管理方面的建设,建立完善的规章制度,确保医院业务系统的信息安全。

某医院的内部网络都已进行物理网闸隔离,普通人并不具备从外部网络突破防火墙攻入医院内网的能力和条件,但是由于医疗信息中潜在的巨大利益,很多黑客开始利用自己的技术手段,利用医院内部公用计算机的端口,绕过医院网络的防火墙,从内部入侵到医院核心系统。

黑客入侵窃取信息的过程,一般要经过网络接入、权限获取、信息检索等几个步骤,只要在以上几个环节做好相应的安全保护工作,就可以在很大程度上保护医院核心网络不受入侵攻击。

【分析与处置】

①对医院内网的电脑安装杀毒软件,定期杀毒,同时在网络中心扫描终端漏洞,对于有漏洞的一定及时打补丁。

②使用准入管理,避免各种非法联入和联出,保证内网重要信息的安全性,防止相关资料外泄。

③做好权限管理,对于重要机密文件要做好加密和权限分配,同时对重要系统的操作实时监控,对于非法行为可以根据日志记录发现并追究责任。

④对于文件的传输、打印、邮件、U 盘等外接存储设备的使用进行限制和监督,保障重要信息不外露,又可防止引入病毒。

【总结建议】

只有靠完善的规章制度作支撑,才能够降低医疗信息安全事故发生的几率,保障医院业务系统的正常运行。

## 三、某医院建设安全防护系统,实现全网决策一体化

【案例描述】

某三级甲等医院以综合业务系统整合、数据集中为主要特征的信息化已经发展到了一个新的阶段。医院业务的开展愈加依赖于信息技术的应用,需要建设统一的符合国家规定的安全检测机制,实现对网络系统进行自动的入侵检测和分析,

提高系统整体安全性。

信息安全工作正面临比以往更严峻的形势。网站系统面临大多通过应用层传播、过程复杂、手段多变的网络攻击行为，同时整个系统内需要建设统一的符合国家规定的安全检测机制，实现对网络系统进行自动的入侵检测和分析，提高系统整体安全性。

【分析与处置】

通过在网站出口处部署入侵防御系统（IPS）作为安全防御工具，对网络蠕虫、间谍软件、溢出攻击、数据库攻击、网络设备攻击等多种深层攻击行为进行主动阻断，保障医院业务系统的安全。

在内部网络部署入侵检测与管理系统（IDS）来收集和分析网络中的各种安全事件信息，并将分析结果提交管理员，以协助管理员进行安全规划和建设，并提供相应的处理建议。

【总结建议】

某医院通过部署 IPS 和 IDS 构建了一套完整的安全防护体系，能够将采集到的安全事件集中处理、分析、存储，实现对医院全网数据的分析，并因此制定检测策略，实现全网监控、分析、决策一体化。

## 四、某市中心医院通过准入控制保证终端安全

【案例描述】

某市中心医院一直很重视医院网络的信息安全，发现随着业务的网络化，面临的终端安全问题日渐突出，为此建设了完整的桌面安全管理系统，保证医院内电脑的信息安全。

该医院内网终端存在以下安全问题：

①仅仅依靠网络设备保障信息安全已力不从心，病毒和 ARP 攻击等威胁频发，业务的正常运行受到严重的挑战。

②尽管已经购买了杀毒软件，但该产品本身并不能保证全面部署，有用户以安装杀毒软件后电脑速度过慢为由将其卸载或重装操作系统，逃避管理。

③员工经常私自更换 IP 地址，不利于统一管理和事故追责。

【分析与处置】

在 Web 服务器上部署策略网关，保证了自身的完整性和强制性。在此基础上，通过进程管理确保桌面杀毒软件的全面部署，通过 MAC-IP 绑定实现了 IP 地址的统一管理。

建立防火墙系统，构建多重准入体系，与防火墙一起密切配合，实现了系统的

强制性。同时,防火墙在终端上拦截了 ARP 欺骗数据包,大大缓解了网络设备压力,杜绝了 ARP 病毒的传播。

通过手工补丁源派发相关的补丁,以最快的速度消除了操作系统漏洞带来的隐患。

【总结建议】

准入控制是终端安全产品的根基,某医院通过部署终端防火墙确保系统的安全性。对于整个系统来说,所有安全状态不满足要求的终端只有在修复相关问题之后才可以访问网络,不修复问题的终端实际上只是一个信息孤岛,不会威胁到其他节点。

## 五、某医院通过分层部署入侵检测和安全审计系统,构建完整的安全体系

【案例描述】

某医院的内部网络承载多个信息系统并为局域网用户提供因特网访问服务,为了保证因特网系统的安全,已经部署了防火墙、负载均衡和流量管理等设备。但随着因特网业务系统的发展,门户网站、预约挂号等业务系统已经成为对外提供服务的重要窗口,信息安全保障要求越来越高,需要进一步完善安全防护体系,及时发现因特网系统存在的安全漏洞,实时检测外部网络入侵行为和内部违规操作行为,确保因特网系统安全、稳定运行。

因特网业务系统安全保障体系是一个多层保护体系,各层保护相互补充,当一层保护被攻破时,其他层保护仍可起到安全防范的作用。通过分层部署入侵检测、安全审计系统,构建完整的安全体系。

【分析与处置】

构建入侵检测系统。帮助安全管理人员及时发现网络威胁,扩展了管理人员的安全管理能力,可提高信息安全基础结构的完整性。通过实时截获网络数据流,能够识别、记录入侵或破坏性代码流,寻找网络违规模式和未授权的网络访问,一经发现入侵检测系统,根据系统安全策略作出反应。

构建网络安全审计系统。通过实时记录用户、第三方运维人员以及第三方开发人员操作重要服务器、操作网络设备的行为,发现违规操作的行为,达到安全事件可溯源的要求。

构建脆弱性扫描系统。基于网络的脆弱性分析、评估与管理系统,采用"发现—扫描—定性—修复—审核"的弱点全面评估法则,快速发现网络资产,准确识别资产属性、全面扫描安全漏洞,清晰定性安全风险,给出修复建议和预防措施,并

对风险控制策略进行有效审核,从而在弱点全面评估的基础上实现安全自主掌控。

【总结建议】

通过在因特网区部署入侵检测系统、安全审计系统和脆弱性扫描系统,实现了对外部攻击的及时检测报警、对内部违规行为的事后追查定责,完善了因特网区的信息安全保障体系,同时通过脆弱性扫描系统有效实现了安全"自主掌控"。

## 六、某医保中心通过完整的多因素绑定的身份认证,构建内网安全

【案例描述】

某医保中心连接着多个医院医保系统,中心领导一直非常重视信息安全建设和管理,目前已经建立起了较为完善的信息安全防护体系和严格的管理制度,信息安全管理水平达到业界领先的水平。但是,随着信息技术的不断进步和业务的不断扩展,很多新的安全威胁和问题层出不穷,需要建立全面的局域网安全体系,以应对新形势下的安全威胁。

已经建成的信息安全防护体系仍不能够有效防治病毒、木马等恶意代码,如大规模暴发 ARP 欺骗病毒等,造成了网络的堵塞,严重威胁到了业务的正常运行。

外来电脑和存在安全隐患的办公电脑,没有经过任何身份认证就可随意接入到医保中心的内部网络中来,并成为病毒和非法人员攻击网络和关键服务器的源头和跳板,但现有的安全防护体系却对其难以防范。

针对终端的安全管理制度极大程度依赖用户的主动配合和安全意识的提高,实际收效甚微。

【分析与处置】

搭建多层准入系统,在终端自身、内部网络接入边界、关键网络区域和关键业务系统,构建起对来访终端及用户的身份验证和安全健康状态检查的"安检"系统,不仅可以对来访的终端及用户进行多因素绑定的身份认证,还可以对申请接入的终端进行安全状态检查,检查终端是否存在漏洞,确保只有合法和安全的终端才能够接入内网和访问内网资源。

通过完整的多因素绑定的身份认证,可以将登录的用户名、IP、MAC、VLAN、资源使用有效期、安全状态等条件中的一个或多个条件进行绑定认证,只有申请接入的终端和用户所有输入条件都正确后,才能通过身份认证,才有资格接入内网。

【总结建议】

通过建立内网实名制管控与审计体系后,确保只有合法的终端及用户才能实名接入内网,从而实现对网络终端的管理和控制。通过该系统,实现了终端主动防护能力和有效的管理,大幅度减少外来的和不安全的电脑非法接入或进行非授权

访问,有效发现和拦截蠕虫病毒、木马的攻击和传播,杜绝因个别客户端电脑安全问题导致整个网络阻塞甚至瘫痪,确保业务和办公的正常进行,大大减少了网络安全事件的发生,提高网络安全防护到更高的级别,确保核心业务系统不间断运行。

## 七、某医院持续监控,保障一体化系统性安全体系

【案例描述】

某三甲医院一直非常重视医院信息化网络的安全性,为应对复杂的黑客攻击、恶意代码和违规操作等安全事件的分析和处理能力,提高对安全事件的紧急响应能力,增强信息技术部的应急反应能力,减少突发事件造成的损失,该院开始建立科学、全面的安全规划,建立应急响应服务和持续监控的保障服务,保障医院业务网络的安全。

该医院需要解决的问题是要能够有效防治病毒、木马等恶意代码,如大规模暴发 ARP 欺骗病毒等,防止造成网络的堵塞而严重威胁业务的正常运行。

对于没有经过任何身份认证的电脑或终端,不可随意接入到内部网络中来。

【分析与处置】

针对不同类型的目标系统,通过打补丁、修改安全配置、增加安全机制等方法,合理加强相应设备或相应系统的安全性。

在内部网络部署入侵检测与管理系统(IDS)来收集和分析网络中的各种安全事件信息,并将分析结果提交管理员,以协助管理员进行安全规划和建设,并提供相应的处理建议。

$7 \times 24$ 的"巡警"远程网站"云安全"监控,定期进行渗透测试,保障外网网站的安全。

【总结建议】

通过安全咨询、系统加固、定期巡检、$7 \times 24$ 远程监控,组成了事前、事中、事后、持续监控保障的一体化系统性安全体系,最大限度地保障医院业务系统的网络安全,逐步完善并形成了事前预防、事中监测和事后追溯的技术和管理平台,保证了核心业务系统的安全运行,实现了安全"自主掌控"。

## 八、某医院通过入侵防御和运维审计保障数据中心安全

【案例描述】

某医院通过建设数据中心,实现了 HIS、LIS 等多个业务系统的数据大集中,方便了数据的共享和分析,但是数据大集中的同时对网络安全和数据安全也带来了新的挑战,希望通过建立统一安全管理平台应对潜在的安全风险。

要保证数据中心的信息安全,就要求在构成医院数据中心的通信基础设施、网络、主机、应用、系统边界等各个层面实现预警、保护、检测、反应和恢复的闭环保护,防范网络安全事件的发生,提高对安全事件的反应处理能力,并在网络安全事件发生时尽量减少事件造成的损失。

【分析与处置】

部署网络入侵检测系统,发现可疑的网络攻击之后对网络攻击行为分析:如果有人非法访问服务器,IDS 可以提供攻击特征描述,还可以进行逐条的记录回放,使网络系统免受二次攻击。

在数据中心关键服务器区域部署业务运维审计系统,实现运维人员的身份行为审计,集中管理外包运维人员,实现账户、权限的细粒度控制,提供了统一数据存储、审计分析平台,加强了内控机制。

部署漏洞扫描系统,对网络及各种系统进行定期或不定期的扫描监测,并向安全管理员提供系统最新的漏洞报告,使管理员能够随时了解网络系统当前存在的漏洞并及时采取相应的措施进行修补,同时依据漏洞扫描的结果,对系统进行加固和优化。

【总结建议】

网络层的安全是整个安全体系的基础,尤其是针对医院的数据大集中,必须做好网络层面的保障后再进一步加强系统层面和应用层面,这才符合安全建设的规律。

## 九、某医院通过分区规划安全资源投入,保证医疗信息安全

【案例描述】

某医院内网是医院核心网络系统,是用于开展日常医疗业务(HIS、LIS、PACS、财务、体检系统等)的内部局域网,将医院网络按病房、PACS 和门急诊等进行功能分区。

总体需保证医院内网安全可靠,同时需要识别重点区域,对重点区域进行重点防护,保证医疗信息安全。

【分析与处置】

针对不同区域进行逻辑分区,分区如图 7-5、7-6 所示:

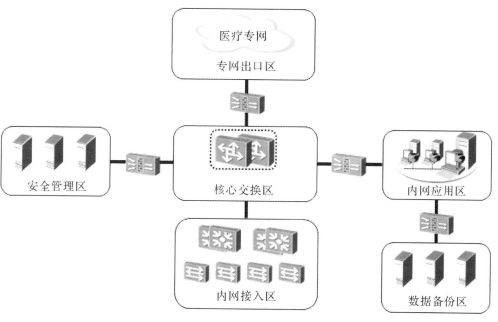

图 7-5　内网逻辑分区

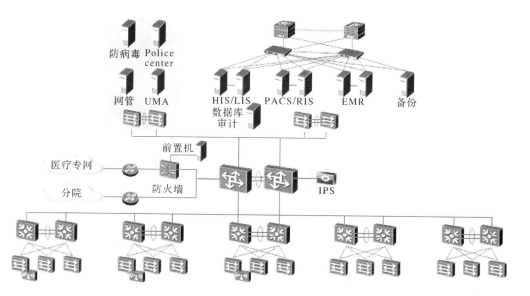

图 7-6　内网物理拓扑图

　　按照分权分域的原则,将内网分为专网出口区、内网应用区、安全管理区、数据备份区、内网接入区、核心交换区,每个区域设定不同的互访权限。

　　在不同的分区分别配置防火墙进行区域访问控制。在核心交换区域旁挂入侵检测设备,实时检测各种入侵攻击行为。在安全管理区部署防病毒软件、网管软件、访问控制软件,实现对内网的安全管理。同时部署数据库审计软件,对 HIS、EMR 等系统进行审计,满足医院等级保护要求。

【总结建议】

　　医院内网是医疗信息安全重点关注区域,由于内网包含的业务比较多,网络安全应区别对待,需有效识别重要设备以及信息,各医院及医疗机构应根据各自不同的业务特征进行合理规划。

## 十、某医院通过精细化管理保证无线网络安全

【案例描述】

　　某医院无线同时覆盖病房及门诊等区域,需要对医务人员及病人同时开放。

　　该院对网络的诉求包括:精细化管控,支持不同用户安全访问控制,对不同业务的提供不同的服务质量,不同场景下不同的访问控制权限;全面覆盖的无线网络。

　　无线网络需要承载移动医疗业务,包括无线查房、无线护理、无线输液、无线定位等业务,无线网络同时也对病患开放,包括对病患提供免费上网、IPTV 访问、院内导航等。

【分析与处置】

　　精细化的无线管控:

　　①精细化管控的基础:融合认证。

　　在医院中,传统无线网络的认证点和有线网络的认证点是分离的,这导致了有线、无线网络无法统一认证,两张网络的用户和业务管控是割裂的。

　　核心交换机可以作为统一的有线、无线认证点,可以实现用户的统一管理,所有的访问控制策略都在核心交换机上统一配置。对于不同的移动医疗业务,也可以在核心交换机上进行统一管理。这样可以实现根据不同用户、不同的业务来提供不同的带宽、QoS 和更多访问控制策略。所以说融合认证是实现精细化管控的基础。

　　融合认证和分散认证的无线对比见图 7-7。

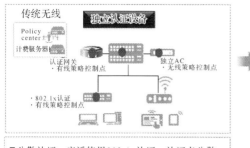 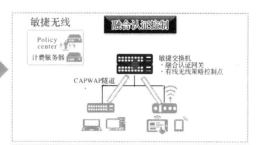

图 7-7　融合认证和分散认证的无线对比图

②精细化管控的效果:情景感知。

精细化管控的目的是解决不同的人(医护,病患)使用不同的设备(PDA,PAD),在不同的场景下拥有有不同的权限的问题。比如医生可以使用 PAD 进行无线查房,护士使用 PDA 进行无线输液,病人使用自带终端访问 Internet。

③精细化管控的终端:防终端信息泄露。

随着医院大量开展移动医疗,在带来业务便捷、减少医疗事故的同时,也带来了内网数据泄露的风险。可以在智能终端上创建一个隔离的安全环境,用于存储医院数据,并不影响智能终端的正常使用。医院数据被加密存储,即使 PAD 丢失,医院之外的人员也无法访问医院数据。

【总结建议】

医院无线网络的覆盖场景由于涉及外网和内网同时使用,安全问题尤其严重,对于无线网络,特别是连接到无线的用户,需要进行精细化的管理,对用户的行为进行严格的管控,防止安全事件的发生。

# 十一、某医院部署防火墙等安全设备,保障外网安全

【案例描述】

某医院外网包括 Internet 访问、办公自动化系统、视频会议系统等,业务量总体较小。

由于外网需要和 Internet 互通,面临的最大问题是如何保证防御来自 Internet 的攻击,对医院的门户网站进行有效防护,对医护人员的上网行为如何进行合理管控,以及对外网入侵行为进行实时检测。

【分析与处置】

按照分权分域的设计原则,将外网分为 Internet 出口区、外网应用区、安全管理区、外网接入区,每个区域设定不同的互访权限。将用户分为普通用户和网管用户,普通用户只能访问外网应用区和 Internet 出口区,网管用户可以访问安全管理区。

在 Internet 出口区部署防火墙设备,防范来自 Internet 的网络攻击。部署上网行为管理设备,实现上网带宽管理、URL 过滤以及上网行为审计等功能;部署 VPN 网关设备,提供远程接入能力,可以方便院领导远程办公,网管人员也可以远程接入实现网络故障处理。

在外网应用区部署 Web 应用防火墙,防范来基于 Web 的应用攻击。在核心交换区域旁挂入侵检测设备,实时检测各种入侵攻击行为。在安全管理区部署防病毒软件、网管软件、访问控制软件,实现对外网的安全管理。

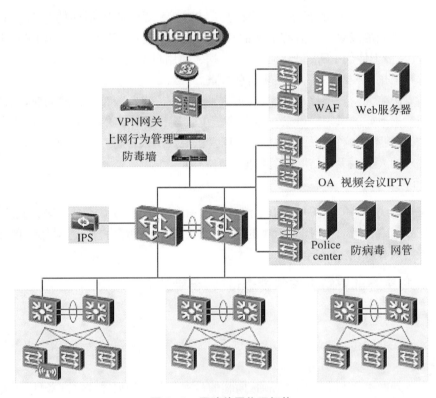

图 7‐8　医院外网物理拓扑

【总结建议】

医院外网作为访问 Internet 的重要网络,木马、病毒等主要来自于 Internet,对于外网的出口,需要加强网络安全控制,包括防火墙、行为审计等都需要布置。

## 十二、某医院建设独立的 PACS 网,满足影像部分带宽需求

【案例描述】

病人做 PACS 检测,首先由 PACS 设备将数据通过 DICOM 网关发往 PACS 服务器,然后由放射科的医生调阅 PACS 数据,给出病情描述,最后由门诊医生调阅 PACS 图像,结合病人的实际情况进行诊断。这中间涉及 PACS 数据的原始写入、放射科医生的调阅和门诊医生的调阅三个环节。

医学影像的上传和下载需要高速的网络带宽来保证流畅的感受,避免等待成为瓶颈。一般用户对于交互性的操作有严格的时间要求,避免感受到不畅。从用户感受出发,一般要求单次请求点击到系统完成响应到呈现应在 3 秒以内,最优体验应该在 1 秒以内;这里假设系统的处理时间极短,那么网络最长的响应时间即为 1 秒。

PACS 检测中,以 CT 为例,单个病人一次大概产生 80 张 CT 图像,平均大小为 0.5 MB/张,网络利用率 70%,完成数据写入的端到端的网络带宽要求为: $(80×0.5\ MB×8\ bit/B)/(1s)/70\% = 457\ MBps$ ;一般 DR 影像为 16 MB/张,数据写入的网络带宽要求为: $(16\ MB×8\ bit/B)/(1s)/70\% = 183\ MBps$ ;单个 CR 约 8 MB/张,数据写入的带宽需求约为 $(8\ MB×8\ bit/B)/(1s)/70\% = 91\ MBps$ ;其他胃肠镜、B 超等影像一般 1 MB/张,但使用频率更高,按满足 1 秒的响应速度算,则单次数据写入的带宽要求为 $(1\ MB×8\ bit/B)/(1s)/70\% = 11\ MBps$ 。

医院有 4 台 CT 设备,5 台 DR 设备,5 台 CR 设备,其他设备约 50 台,放射科医生工作站 10 台,门诊工作站 100 台(平均看病 50 人,门诊量约 5 000)。

假设最为极端的情况,影像科设备同时上传数据到 PACS 服务器,放射科医生同时查看 PACS 影像数据,门诊医生同时调阅 PACS 影像数据。这些终端在同时发起上传和下载的请求,那么这些流量最终会汇聚到核心交换机之上。在这种严格条件下:

放射科影像设备上传带宽=A 台 CT×457 MBps+B 台 DR×183 MBps+C 台 CR×91 MBps+D 台 B 超等×11 MBps

=4×457 MBps+5×183 MBps+5×91 Mbps+50×11 Mbps

=1 828 Mbps+915 Mbps+455 Mbps+550 Mbps

=3 748 Mbps;

放射科影像调阅带宽分析:按照经验,以医院使用最多的 CT 设备为例,一般

CT 产生 40M 数据/每人次,网络利用率 70%,1 秒完成 PACS 图像调阅所需带宽为=$(40×8)/70%=457$ Mbps。放射科医生需要使用阅片工作站调阅 PACS 图片进行病情诊断,通常是多级阅片(2级到3级),假设同时有 4 个放射科医生并行进行图片调阅,PACS 调阅带宽为=457 Mbps×4=1 828 Mbps。

门诊医生影像调阅带宽分析:门诊医生需要调阅 PACS 诊断信息进行病情分析,假设调阅的阳性数据占整个数据总量的 20%,假设同时有 8 个门诊医生进行 PACS 调阅,网络利用率 70%,则门诊医生的调阅带宽为=$8×(40×8×20%)/70%=8×91=728$Mbps。

移动应用调阅带宽分析:移动医疗业务中占用带宽最大的应用对移动 PACS 应用,平均每人次 PACS 数据量 50M 计算,假设移动 PACS 需要调阅其中 20% 的图片信息进行查看,网络利用率 70%,则一次调阅需要的带宽为=$(50×8×20%)/70%=114$Mbps,假设同时有 2 个医生进行移动 PACS 调阅,则需要的带宽为=114 Mbps×2=228 Mbps。

【分析与处置】

针对 PACS 突发流量较大的情况,将 PACS 网单独建设,独立于 HIS 等其他内网。主要是为了防止 PACS 的大流量对 HIS、LIS 等系统的网络流量造成冲击,导致由于网络延迟造成的业务系统卡顿等异常现象。

【总结建议】

针对业务使用的情况,各医院应认真总结适合医院自身的网络架构,大胆创新。网络是用来支撑医院业务的,从业务的角度出发,对网络进行优化,可保证医院业务更好更快更可靠也更安全运行。

# 第三节　不良事件及其处置、分析

## 一、某医院内网电脑中毒导致业务瘫痪

【事件描述】

某二级医院收费窗口应用程序无法正常打开,数据库连接失败,数据应用服务也无法正常提供服务,导致医院 HIS 系统瘫痪,给医院业务正常运作造成重大影响。医院信息中心工作人员紧急联系外包公司,配合技术人员配置备份服务器,从其他部门调用计算机替代收费窗口的电脑,终于在 3 个小时后恢复业务的正常运作。最终调查得到的结果是收费窗口的电脑感染了病毒。

【原因分析】

内部电脑出现感染病毒的状况,很有可能是因为内部人员操作不规范,不按照

规章制度执行,导致来自外界的病毒软件进入系统。有些工作人员随意使用自己的 U 盘拷贝文件,甚至安装来路不明的软件,导致运行业务系统的计算机感染病毒。

还有一部分可能的原因是计算机系统存在漏洞,绝大多数非法入侵、木马都是通过漏洞突破安全防线,因此及时打补丁封堵漏洞是提高系统安全性的关键点。

【解决方案】

要想从源头解决此类问题,关键在于完善相关的规章制度,并培训员工严格执行,加强网络安全管理制度,严禁利用计算机做与工作无关的事情,严禁非工作人员修改设备配置,确保工作有序进行,网络运行安全稳定。

同时,在日常业务办公中需要进行文件传输、资料共享的操作时,必须确保安装了相应的杀毒软件,培养内部人员养成良好的使用习惯,及时杀毒。当发现感染病毒时,应当及时做好隔离,避免在局域网内发生大面积感染。

除此之外,信息中心的工作人员应当及时做好漏洞扫描工作,对有安全漏洞的系统及时打补丁,确保安全防线没有漏洞。

【总结建议】

对于医院信息系统来说,业务系统复杂,网络安全涉及范围更广,要想保证业务安全稳定的运行,除了要依靠先进技术的帮助外,更重要的是依靠规范和健全的管理制度,做到事先防范。

## 二、网络攻击导致某医院电子病例系统瘫痪

【事件描述】

某二级医院电子病例系统出现故障,而 HIS、LIS 系统工作正常,重启电子病例系统后故障依旧存在,此时已影响到门诊挂号,约三小时之后故障仍旧没有解决,立即使用纸质病例手写方式应急。

【原因分析】

出现这种状况,最有可能的就是网络问题,检测电子病例系统的前置机端口,结果正常,并没有其他应用程序占用该端口。使用杀毒软件检测后仍旧正常,此时怀疑交换机是否受到 ARP 欺骗攻击。使用 wireshark 软件抓取网络中的数据包分析,果然发现是门诊楼的交换机受到了 ARP 攻击。

【解决方案】

①断开发起 ARP 欺骗攻击的电脑连接,使用 console 连接到交换机,清除 ARP 表并做好本网内服务器的静态映射。

②对感染病毒发起 ARP 欺骗攻击的电脑进行杀毒处理。

【总结建议】

对于内网的电脑应安装杀毒软件,及时更新病毒库,定时杀毒;同时,对于交换机应当记录网内各个服务器的 MAC 地址,并在 ARP 表内做好静态映射,避免再次发生 ARP 攻击时造成服务瘫痪。另外,严格意义上来说,内、外网电脑应当做好隔离,工作用的计算机不应该上外网,对于外来可移动存储设备也应该严格管理,从源头防止病毒感染。

## 三、某医院网站遭受攻击导致无法访问

【事件描述】

某二级医院网站首页被黑客恶意篡改,网站无法正常访问,该网站建设较早,使用的是微软 SQL2000 数据库服务器,操作系统是 Windows 2003,IIS6.0 Web 服务器。

【原因分析】

登录到服务器,发现网站首页也被恶意篡改,检查服务器日志,发现大量暴力破解账号的操作痕迹,并最终成功猜到管理员密码,登入系统。之后对服务器进行端口扫描,发现开启了很多未知端口,查看系统账户发现添加了许多隐藏管理员账号。

很明显这台服务器被黑客使用攻击软件暴力破解并猜出管理员密码,成功入侵服务器,同时上传了很多木马,开启端口监听,等待黑客远程遥控。

【解决方案】

①检查整个网站源代码,找到被恶意篡改的部分,从备份服务器恢复原始文件。

②使用杀毒软件删除恶意木马和病毒,关闭开启的遥控端口,删除已添加的隐藏管理员账号,修改管理员账号的弱口令密码。

③检查服务器漏洞,及时打补丁。

④在网站代码中特别注意用户提交的数据,过滤 SQL 语句特殊字符,防止发生 XSS 跨站攻击。

【总结建议】

医院网站作为医院面向社会的信息平台,要格外注意网站的安全性,在网站的开发阶段就尽可能地使用成熟稳定的开发语言。另外要注意管理员账号不能使用弱口令,防止被黑客轻易入侵。同时要做好网站的日志记录和数据的备份工作,以便在发生安全事故时能够追究责任,做到防患于未然。

## 四、某医院网络故障导致医保业务中断

【事件描述】

某二级医院收费科发现医保系统无法登录,信息中心工作人员立刻对医保系统进行排查,不久医院接到市级医保中心电话,医保中心的网络受到攻击,源头来自医院。信息中心工作人员联系医保系统工程师联合排查问题,发现是 IP 冲突问题。

【原因分析】

IP 冲突类的问题常常伴随着 ARP 攻击发生,因为在局域网中任何主机都可以不受限制地发送自己构造的 ARP 包。如果有主机受到病毒攻击,或者有不怀好意者蓄意使用专业工具发起 ARP 攻击,就有可能将网络二层流量透传到医保核心网络中,导致正常的数据包无法在二层封装传输,进而引起医保业务中断。

【解决方案】

首先通过抓包软件 wireshark 分析出 IP 地址冲突,发起 ARP 攻击的主机,断开其连接,然后在核心交换机内将核心系统的 IP 地址和 MAC 地址静态映射起来。

但这治标不治本,更好的办法是利用三层网络结构的特性,缩小广播域的范围,严禁医保中心和下属医院之间透传二层流量,避免此类情况再次发生。

【总结建议】

医疗卫生行业的核心系统往往连接着很多下属医院,除了要做好医保系统自身的安全防范外,更要注意来自这些下属医院流量的安全性,千万不可想当然地觉得下属医院会做好安全工作,万无一失。另外,各个医院也应当注意自身安全建设,对于此类攻击,平时做好监控和防范,一旦发生此类安全事故,要做到第一时间发现源头,清除攻击,保障业务系统安全稳定的运行。

## 五、某医院门户网站遭受 DDoS 攻击导致系统瘫痪

【事件描述】

某医院为了方便向外界公布信息,建立有官方网站。某日发现网站首页无法打开,联系信息中心工作人员开始排查,发现网页服务器 CPU 占用率高达 99%,内存使用已满,查看服务器日志后发现大量的 SYN 半连接。

【原因分析】

在网页服务器的日志里发现大量的 SYN 半连接,而服务器硬件没有故障,网

页无法打开很有可能是受到了 SYN-Flood 的 DDoS 攻击。分布式拒绝服务（DDoS）攻击指借助于客户/服务器技术，将多个计算机联合起来作为攻击平台，对一个或多个目标发动 DDoS 攻击，从而成倍地提高拒绝服务攻击的威力。

【解决方案】

重启服务器，首先保证网站的正常运行，对外继续提供服务，然后查看服务器日志，编写简单脚本拒绝对恶意攻击的 IP 提供服务。

尽可能对系统加载最新补丁，并采取有效的合规性配置，降低漏洞利用风险；采取合适的安全域划分，配置防火墙、入侵检测和防范系统，减缓攻击。采用分布式组网、负载均衡、提升系统容量等可靠性措施，增强总体服务能力。

【总结建议】

医院的网站是医院面向社会发出声音的重要工具，在因特网时代具有重要意义，因此要特别注意网站服务器的安全。对于 DDoS 攻击，除了做好上述几点外，最好采用集群化布置模式，提高网站的可靠性。

## 六、某医院未部署漏洞检测系统，导致网站被黑客入侵挂马

【事件描述】

某二级医院接到国家漏洞中心通报，其网站已被黑客入侵且挂马，导致很多浏览医院网站的电脑中了木马。医院信息中心立刻开始对网站服务器排查，在网站程序目录下发现很多 WebShell，还有很多不同种类的木马，再看服务器日志的时候发现很多管理员账号。

【原因分析】

简单来说，WebShell 就是一个 ASP 或 PHP 木马后门。攻击者在入侵网站后，常常在将这些木马后门文件放置在 Web 服务器的站点目录中，与正常的页面文件混在一起。然后，攻击者就可以基于 Web 方式，通过 ASP 或 PHP 木马后门控制 Web 服务器，上传下载文件、查看数据库、执行任意程序命令等。由于与被控制的 Web 服务器交换的数据都是通过 80 端口传递的，因此 WebShell 不会被其他网络安全设备拦截。同时，使用 WebShell 一般不会在系统日志中留下记录，只会在网站日志中留下一些数据提交记录，没有经验的管理员是很难看得出入侵痕迹的。

网页挂马的方式非常多：将木马伪装为网页元素，被浏览器自动下载到本地；利用脚本运行漏洞下载木马；利用脚本运行的漏洞释放隐含在网页脚本中的木马；将木马伪装为缺失的组件，或和缺失的组件捆绑在一起（例如：flash 播放插件），下载的组件被浏览器自动执行；通过脚本运行调用某些 com 组件，利用其漏洞下载木马。

【解决方案】

对已经被入侵的服务器进行彻底的排查,删除服务器上的木马和 WebShell,删除添加的其他账户,更改服务器管理员密码。

建设网页安全防护体系,尤其对上传文件要严格检查,拒绝可执行脚本文件的上传,对于输入的内容也要仔细过滤,防止发生 XSS 跨站攻击。

将 Web 服务器的错误页面提示信息替换为标准、通用的错误提示信息,防止 Web 服务器系统核心问题泄露,使得针对来不及修复的 Web 服务器漏洞,避免利用相关工具进行漏洞探测,使得服务器返回漏洞信息。

【总结建议】

小型医院的网站维护力量薄弱,很容易被黑客盯上,一定要做好服务器的信息安全工作,建设安全防护体系,严格按照规章制度执行,定期检查日志,保障网站的安全稳定运行。

## 七、某医院未定时查看日志,导致 HIS 系统服务器遭遇 SQL 注入攻击

【事件描述】

某三甲医院管理人员在对服务器日志进行日常检查时发现 HIS 系统的数据库被黑客使用 SQL 注入攻击,内部数据被泄露。

【原因分析】

SQL 注入攻击利用 Web 应用程序不对输入数据进行检查过滤的缺陷,将恶意的 SQL 命令注入后台数据库引擎执行,达到偷取数据甚至控制数据库服务器的目的。XSS 攻击,指恶意攻击者往 Web 页面里插入恶意 HTML 代码,当受害者浏览该 Web 页面时,嵌入其中的 HTML 代码会被受害者 Web 客户端执行,达到恶意目的。

正是由于 SQL 注入和 XSS 这类攻击所利用的并不是通用漏洞,而是每个页面自己的缺陷,所以变种和变形攻击数量非常多。

【解决方案】

修改核心数据库密码,给数据库系统修补漏洞,同时检查网页程序源码中是否存在明显缺陷,检查网站中是否存在木马、病毒。

在构造动态 SQL 语句时,一定要使用类安全(type-safe)的参数加码机制。大多数的数据 API,包括 ADO 和 ADO. NET,有这样的支持,允许你指定所提供的参数的确切类型(譬如:字符串、整数、日期等),可以保证这些参数被恰当地 escaped/encoded 了,来避免黑客利用它们。

为网站安装防注入程序,避免黑客手工探测注入点。

**【总结建议】**

SQL 注入是从正常的 http 端口访问，而且表面看起来跟一般的 Web 页面访问没什么区别，所以市面的防火墙都不会对 SQL 注入发出警报。如果管理员没查看日志的习惯，可能被入侵很长时间都不会发觉。因此除了安装防注入程序，配备数据防火墙外，应当养成定时查看日志的习惯，在安全事件发生的第一时间响应处理。

## 八、某医院直接安装 ASP 程序，导致子网站遭遇黑客入侵

**【事件描述】**

某医院下属科室为了科研和业务的需要建立有自己的网站。某日信息中心工作人员在进行安全审计的时候发现此网站所在服务器上开启了大量其他端口，开始怀疑是否被黑客入侵，在信息安全公司专家的帮助下，发现该网站早已被黑客入侵并且上传 WebShell。

**【原因分析】**

WebShell 就是一个 ASP 或 PHP 木马后门，攻击者在入侵网站后，常常再将这些木马后门文件放置在 Web 服务器的站点目录中，与正常的页面文件混在一起。然后，攻击者就可以基于 Web 方式，通过 ASP 或 PHP 木马后门控制 Web 服务器，上传下载文件、查看数据库、执行任意程序命令等。由于与被控制的 Web 服务器交换的数据都是通过 80 端口传递的，因此 WebShell 不会被其他网络安全设备拦截。同时，使用 WebShell 一般不会在系统日志中留下记录，只会在网站日志中留下一些数据提交记录，没有经验的管理员是很难看得出入侵痕迹的。

**【解决方案】**

建议用户通过 FTP 来上传、维护网页，尽量不安装 asp 的上传程序。对 asp 上传程序的调用一定要进行身份认证，并只允许信任的人使用上传程序。asp 程序管理员的用户名和密码要有一定复杂性，不能过于简单，还要注意定期更换。要尽量保持程序是最新版本。不要在网页上加注后台管理程序登录页面的链接。为防止程序有未知漏洞，可以在维护后删除后台管理程序的登录页面，下次维护时再通过上传即可。要时常备份数据库等重要文件。尽量关闭网站搜索功能，利用外部搜索工具，以防暴出数据。利用白名单上传文件，不在白名单内的一律禁止上传，上传目录权限遵循最小权限原则。

**【总结建议】**

从根本上解决动态网页脚本的安全问题，要做到防注入、防暴库、防 COOKIES 欺骗、防跨站攻击等等，务必配置好服务器 FSO 权限，最小的权限就是最大的安

全。防范 WebShell 的最有效方法就是:可写目录不给执行权限,有执行权限的目录不给写权限。

## 九、某医院由于防火墙问题,导致内网用户上网速度变慢

【事件描述】

某医院业务正常运行一段时间之后,发现医院内部网络中的用户上网速度变慢,医生投诉也随之而来。

【原因分析】

内网用户上网速度变慢可能的原因如下:①出口防火墙上未配置黑洞路由,导致 CPU 使用率过高;②出口防火墙受到 Flood 攻击;③出口防火墙上配置的攻击防范阈值过低;④出口防火墙上配置的带宽限制阈值过低;⑤出口防火墙上的 ASPF 功能配置不当。

【解决方案】

针对以上可能原因,解决方法如下:

①出口防火墙上未配置黑洞路由,导致 CPU 使用率过高:检查出口防火墙上是否配置了目的地址为地址池地址的黑洞路由。如果没有配置,出口防火墙和 ISP Router 之间将会产生路由环路,导致出口防火墙的 CPU 使用率过高,部分报文将会被丢弃。

②出口防火墙受到 Flood 攻击:检查网络中是否发生 Flood 攻击,如果出口防火墙受到 Flood 攻击,会导致转发正常业务报文的速度变慢。在出口防火墙的 CLI 环境中使用 firewall defend 命令开启部分攻击防范功能。具体开启哪些攻击防范功能,请以网络实际情况为准。

③出口防火墙上配置的攻击防范阈值过低:检查出口防火墙上配置的攻击防范阈值是否过低,如 UDP Flood 参数等。如果阈值过低,会导致出口防火墙转发正常业务报文的速度变慢。

④出口防火墙上配置的带宽限制阈值过低:检查出口防火墙上配置的带宽限制阈值是否过低,如果带宽通道中最大带宽的阈值过低,将会导致出口防火墙转发正常业务报文的速度变慢。

⑤出口防火墙上的 ASPF 功能配置不当:检查出口防火墙上配置的 ASPF 功能。一般在 Internet 环境中,只配置 FTP 协议的 ASPF 功能即可,在多媒体专网中需要配置 H. 323 协议的 ASPF 功能。另外,DNS 的 ASPF 功能只有在使用 NAT Server 功能映射内网的 DNS 服务器时才需要打开。

【总结建议】

整个网络速度突然变慢等情况发生时,无需惊慌,第一时间应检查网络出口设

备,一般情况下是防火墙设备,按照以上步骤进行排查。但是,对于网络的使用情况,初期规划时应考虑安全设备可能出现的问题,针对问题进行相应的部署,防患于未然。

## 十、某医院光模块质量问题导致用户业务不稳定

【事件描述】

某医院交换机上有两个光模块可以使用,但是插不牢,影响业务的稳定运行。

【原因分析】

从现象上看,问题原因可能出在光模块或交换机上。首先排查光模块是否是伪造的,通过查询光模块的条码及 ESN 信息,可以查到相关条码信息是真实存在的。

在交换机上执行 display transceiver verbose 命令,获取该故障光模块的软件信息,再查看正常光模块信息参考。

通过对比正常光模块和故障光模块的软件信息,可以看到有两点比较明显的错误:①光模块在查询命令的 Connector Type、Wavelength(nm)回显字段相关信息缺失;②加工时间明显与实际不相符。

由此判断故障光模块为伪造的光模块。

【解决方案】

更换正品光模块。

【总结建议】

光模块是网络中很小的一个器件,质量的好坏可以决定网络通信质量,包括使用时间以及使用的效果,建议从正规渠道采购光模块。

## 十一、某医院网络中大量杂包导致无线用户很难上线

【事件描述】

某医院 AC 工作在隧道转发模式下,用户通过 DOT1X 认证时,无线用户很难上线,只有偶尔能够上线,上线概率很低。

【原因分析】

通过查看 AC 转发统计,用户网络中有大量 UDP 杂包,通过命令 display cpu-defend configuration wired 查看 cpu-defend 信息,发现来自 radius 服务器的 CHAP 报文同杂包一起被归入"unknown-packet"一类,被转发 CP 丢弃掉,导致用户无法完成认证。

【解决方案】

将 cpu-defend 中的 unknown-packet 的 Rate-limit(PPS)默认值由 64 改为 256 后用户能够正常上线。

【总结建议】

无线网络的稳定性一直是业界的难题,保证无线网络安全已经成为医院网络维护的重要部分,从 AC 到 AP,纵向对设备进行维护,横向对 AC 和 AP 异常流量等进行维护,保证无线网络稳定。

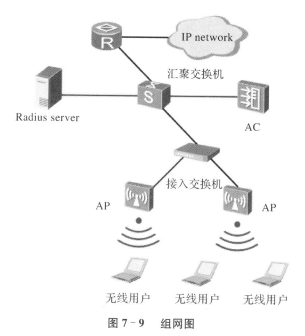

图 7-9　组网图

## 十二、某医院交换机新增 VLAN 的用户,无法访问其他 VLAN 的用户

【事件描述】

某医院交换机启用了多个 VLAN,并且每个 VLANIF 接口下启用 DHCP 服务,为接入的用户动态分配 IP 地址。当在此前运行正常的交换机上再新增了 3 个 VLAN 的用户,并且网关也设置为此交换机时,新增的用户无法访问其他 VLAN 的用户。

【原因分析】

①首先查看新增 VLAN 的用户对应的 MAC 表及 ARP 表项,交换机可以正常学到新增用户的 ARP 信息。

②采用 ping 检查新增用户到网关的连通性，可以正常 ping 通交换机的 VLANIF 地址。

③通过命令 display trapbuffer 查看告警，有以下告警提示三层资源达到使用率超过上限阈值：The layer 3 resource usage has reached or exceeded 100%。查看资源类型的 ID，确定是下一跳表项资源达到 100%。

④而下一跳表项的资源数与 ARP 表项、ND 表项、主机路由（或网段路由）强相关，通过 display arp 查看设备的 ARP 表项条目，设备的 ARP 表项总数为 8 923 条，已远远超过下一跳表项的数量。

综上所述，确定问题是因为 ARP 表超限，导致下一跳表项资源耗尽，新接入的主机无法生成下一跳表项，因此新增用户无法与原有 VLAN 用户实现三层互访。

【解决方案】

将部分用户网段的网关移至其他交换机上，降低该交换机的 ARP 表项数量不超过单板所支持的最大条目数。

【总结建议】

交换机各个表项的规格都有一定限制，在网络规划部署时，应考虑到表项规格及硬件规格等限制，因地制宜，在规格允许条件下进行必要的设计，保证设计的可行性，也防止了表项不足带来的安全问题。

## 十三、某医院内网 IP 冲突，致使部分终端网络中断

【事件描述】

某医院信息中心运维工程师时常接到一些科室反应自己使用的 PC 经常出现网络中断，桌面右下角弹出提示，网络中 IP 地址冲突。

【原因分析】

信息中心运维人员分析原因，导致 IP 地址冲突的原因可能有以下两点：

①医院一些电脑过于老旧，会出现损坏。损坏的旧电脑统一回收上去，部分人员于是就领用新的电脑，领用的新的电脑还是使用原来的 IP。旧的电脑维修好后，又重新分配使用，并未更换 IP 地址，导致一些员工的电脑会出现 IP 冲突现象。

②医院部分员工临时篡改 IP，使其可以访问公网。

【解决方案】

在接入层对全网终端进行 IP-MAC 地址双向绑定。

【总结建议】

建议医院信息管理人员给所有终端电脑加贴标签,标注 IP 地址,便于清晰管理;对全网的 IP 地址进行重新规划,建立更加细致的 IP 地址分配规则。

# 参考文献

［1］王俊.基于等级保护的医院网络区域边界安全研究［J］.中国数字医学,2013(3);96-98

［2］等级保护技术方案模板(二级).http;//www.doc88.com/p-9475113031387.html

［3］邢铁燕.企业网络安全方案设计与部署［J］.科技信息,2012(11);107-108

(李彦　周恩豪)

# 第八章　物理安全

## 第一节　概　　述

医疗信息系统只有在机房严格的环境条件下方能稳定、可靠地运行。机房的环境包括了恒温、恒湿、洁净度、抗静电、防火、防水、防尘、防电磁干扰、供配电质量、系统安全等。机房设计需要遵循原则：安全性、稳定性、灵活性、通讯容量需求控制、成本合理。

机房建设是一项具有高复杂性、涉及多方面技术的综合性系统工程，它融合交叉了多项专业系统，如：装修系统、电气系统、消防系统、集中监控系统、空调新风系统、防雷接地系统、机房弱电系统等。

机房设计标准如下：

- GB 9361—88《计算站场地安全要求》
- GB 2887—89《计算机场地技术条件》
- GB 50174—93《电子计算机机房设计规范》
- GB/T 2887—2000《电子计算机场地通用规范》
- GB 6650—86《计算机机房用活动地板技术条件》
- SJ/T 10796—1996《计算机机房用抗静电活动地板技术条件》

参考设计标准：

- 《工业与民用供电系统设计规范》(GBJ 52—82)
- 《低压配电装置及线路设计规范》(GBJ 54—83)
- 《电气装置安装工程施工及验收规范》(GBJ 32—82)
- 《安全防范工程程序与要求》(GA/T 75—94)
- 《建筑与建筑群综合布线系统工程设计规范》修订
- 《智能建筑设计标准》(EBD—03—95)
- 《建筑与建筑群综合布线系统工程施工及验收规范》
- 《建筑防雷设计规范(2000 年版)》GB 50057—94
- 《工业企业照明设计标准》GB 50034—1992
- 《通信接地设计规范》GBJ 79—85
- 《采暖通风与空气调节设计规范》GBJ 19—87

- 《民用建筑电气设计规范》(JGJ/T 16—92)

## 一、建立专用机房的必要性和发展趋势

### (一)建立专用机房的必要性

专用机房中安装了信息专业设备(计算机服务器、数据存储设备、计算机网络设备、交换机等)、低压配电设备、UPS 设备、空气调节设备、安防设备、消防设备、动力及环境监控设备等,必须满足设备和人员对温度、湿度、洁净度、电磁场强度、噪音干扰、电气安全、电源安全、防水、抗震、防雷击和接地等要求。

现代化数据中心专业机房就是采用自动化、虚拟化、资源整合与管理、安全及能源管理等新技术,解决当前专用数据中心机房普遍存在的信息安全、资源管理、成本增加、能源消耗等问题,建设一个与行业服务所需的信息发展相匹配的专用机房的基础设施,满足数据中心的"节能、高效、简化管理"的建设目标。

### (二)新一代数据中心机房的发展趋势

目前各行业的数据中心机房在应对海量的信息处理、满足业务需求的挑战等方面,面临巨大压力,常常处于疲于应付的状态。设计建设一个灵活、动态、快速服务的满足未来网络技术高速提升的机房是新一代数据中心的建设标准。

医院数据中心机房的建设将为医院提供安全可靠的技术支撑与保障,充分满足把数据中心机房建设成为适应未来发展的、灵活可靠的现代化数据机房,满足智能化、数字化、网络化工作环境的要求,适应未来技术的发展,保证所有技术系统工作的绝对安全可靠的数据中心。机房建设与设计需达到《电子信息系统机房设计规范》(GB 50174—2008)机房建设的相关标准并参照 ANSI/TIA—942 的相关建设标准。整体设计建设方案应充分地融入和体现高科技行业的理念和亮点,这将是新一代数据中心的发展趋势。

## 二、机房基础设施

### (一)机房各系统的构成

1. 机房装饰子系统

包括机房墙、顶、地、门、窗,即:墙面的保温层及彩钢板;机房吊顶(有微孔及其他),起防尘及回风作用;地面保温及静电地板,布线及送风作用;防火门及防火窗。

2. 机房电气子系统

其中由有资质的专业设计院设计的系统,包括高压变配电系统、柴油发电机配电系统、自动转换开关系统(ATSE,Automatic Transfer Switching Equipment);由有资质的机房系统集成商设计的系统,包括低压配电系统、不间断电源系统(UPS,Uninterruptible

Power System)、UPS列头配电系统和机架配电系统、防雷与接地系统等。

3. 机房暖通子系统

系统主要由有资质的机房系统集成商设计,包括精密空调系统、新风系统、事故排风系统、给排水系统等。

4. 机房消防子系统

系统主要由有资质的专业公司设计,包括火灾探测自动报警及联动控制系统、火灾灭火系统等。

5. 机房弱电系统

系统主要由有资质的机房系统集成商设计,包括综合布线系统、出入口控制系统、视频监控系统、动力环境监控系统、KVM远程集中管理控制系统等。

### (二)机房选址

根据GB 50174—2008《电子信息系统机房设计规范》要求,如果某个医院或机构选择自建新数据中心机房,则需要考虑的因素相对更为复杂一些,其规划设计内容将包括数据中心机房的选址、数据中心机房可用性评级、数据中心机房内部的各种基础设施规划、数据中心机房运营管理以及成本预算等。数据中心机房的建设从规划设计开始就应当考虑以上各方面的需求。

数据中心机房环境及设备的运行与安全管理与场地的选择有很大关系,有许多因素是必须要考虑的,其中包括以下几个方面:

1. 地理环境

数据中心机房应设在远离潜在的自然灾害的地方,如火灾、火灾隐患、地震和飓风。

2. 通信条件

该场地应该有多个完全不同的光纤连接网络服务供应商,并且价格合理。

3. 电力供应

任何数据中心机房场地在选择上需要考虑至少两路来自不同变电站电力的能力。

4. 水资源

数据中心机房精密空调系统如采用冷水机组制冷,则需考虑供应冷却塔和制冷机的用水,因此获取水资源的便利性及其成本都要预先考虑。

5. 地理位置

数据中心位置选择应考虑方便与机构内其他数据中心站点有更好的业务连续性支持的地方,易于为机构的核心业务提供即时服务。

此外,数据中心的位置选择还要考虑生态环保的要求,如燃料的使用、废气物的排放影响等。要远离有严重粉尘、油烟、有害气体污染以及生产或储存具有腐蚀性、易燃、易爆物品的地点,其他如防静电、防雷击、防辐射、强噪声源、报警及消防设施等建设方面的因素都需要事先考虑。

（三）数据中心机房功能模块的规划

数据中心机房功能模块由机房环境关键设施、计算基础设施、管理基础设施、安全基础设施四个基本部分组成,各机房功能模块的具体组成内容如下。

1. 机房环境关键设施

市电供电系统、备用发电机系统、低压配电与 ATS 自动切换系统、中心机房配电系统(电缆及电缆路由、列头柜配电系统)、不间断电源系统(UPS)、网络与综合布线、空调与通风(CRAC、HVAC 等)、报警与防灾系统(水、火等)、防雷与浪涌保护、机房环境集中监控系统。

2. 计算基础设施

①网络系统:路由器、交换机、防火墙、负载均衡器、LAN/WAN 高速链路、内网和外网隔离装置等。

②服务器系统主要组成:桌面系统、外设(图形工作站、打印机、扫描仪、绘图仪等)、服务器系统。

③服务器:塔式工业标准服务器、机架式与刀片服务器、小型与中型服务器、大型服务器。

④操作系统:Windows 操作系统、UNIX 操作系统、Linux 操作系统、专用主机操作系统。

⑤存储系统主要组成:磁盘阵列、磁带库、存储局域网(SAN)。

3. 管理基础设施

①机房管理:

动力系统:高低压配电、发电机、UPS、整流电源、电池组等。

环境及安全系统:温湿度、烟感、门禁、水浸、红外、射频与电磁干扰等。

空调系统:空调、加湿器、电暖器、风机等。

②运营管理:

IT 资源管理(物理与虚拟):服务器、存储、网络、客户机、数据库、应用、安全(防病毒与身份管理),以及综合运营平台或中央控制台等。

IT 服务管理:事件、问题、变更、配置、发布、可用性、容量、连续性、服务等级、知识库,以及综合服务台或呼叫中心等。

4. 安全基础设施

①门禁系统:该系统是独立的系统,以确保数据中心安全及独立隔离。门禁可

采用门禁控制器和感应式读卡器控制各个门的状态。监控系统可读取相关信息，包括刷卡者 ID、时间、门编号和方向等。如有必要，还可以进行开门控制。

②视频监控系统：该系统可与机房环境集中监控系统连接，使在机房监控主机上可直接监视、录像（硬盘录像机），并可完成相关系统联动。如调看闭路电视监控系统的监控图像，或与报警系统联动提供报警信号等。

③防盗报警系统：该系统可与机房环境集中监控系统连接，使在机房监控主机上可直接显示、管理防盗报警系统的相关事件和信息。

## 三、数据中心机房的装修工程

### （一）机房装修的设计理念

应当将数据中心机房建设成为一个安全可靠、舒适实用、节能高效和具有可扩充性的机房。基础设施的建设包括建筑装饰、电器设备、计算机设备、安装工艺、网络智能、通信技术等多方面，达到各种微机电子设备和工作人员对温度、湿度、洁净度、噪音干扰、安全保安、防漏、电源质量、电磁场强度、振动、防雷和接地等的要求，使机房装修既要满足与现代化计算机、通信设备相匹配，又要因地制宜根据机房建筑特点进行规划设计，真正体现"安全、适用、美观、现代"的整体效果，同时满足机房的防火、防水、防静电、隔热、保温、节能的设计要求。

数据中心机房装饰方案的设计理念是：①满足 IT 设备安全、稳定、可靠运行使用需求。②体现"安全可靠、高雅现代、简约环保、绿色节能"的理念。③运用新工艺新材料新理念展示新一代数据中心机房的室内装饰特点。④充分满足机房的洁净度和特殊介质存放的要求，装饰材料选用气密性好，不起尘、易清洁、防火性能好、变形小的装饰材料。⑤在材料的选用方面以自然材质为主，充分考虑环保健康的因素。⑥考虑楼宇的整体设计风格。

### （二）机房装修的重点

机房装修的重点设计要素有防尘、屏蔽、防静电、空调回风、防漏水设施、隔热、保温、防火等。

1. 防火：机房区域的装饰材料应达到 A 级燃烧性能，机房内电缆应全部采用阻燃电缆并完全在桥架及管内敷设。

2. 防水：在机房精密空调区域四周根据机房环境条件设置不低于 150 mm 高的挡水堰，挡水堰内设计地漏，以便设备及管道漏水时及时将水排除。同时在可能漏水的地方采用漏水报警系统，以便及时处理漏水事故。

3. 防尘：对地板、吊顶天花、挡水坝等区域采用防尘处理；对进入机房内的新风进行三级过滤（中效、亚高效、高效）处理，必要时采用脱硫处理。在机房入口处设置换鞋柜或鞋套机等。

4. 抗干扰、防静电：将强弱电线缆、走线槽分不同路由敷设，线槽之间的安全距离应符合相关国家规范并做好良好的接地。对金属墙面、活动地板、设备底座、设备机柜等按国家规范做好接地处理等。

5. 保温、隔热、防结露：由于机房内外温差较大，为防止楼板结露滴水对机房内设备造成损坏，应对机房楼板顶面和地面采用保温棉（板）进行保温隔热，所有隔断墙应采用保温棉进行保温，对所有的管道、桥架出入机房的管道孔进行有效封堵。

（三）机房装修的主要内容及选材

数据中心机房的室内装修工程主要包括吊顶、隔断墙、门、窗、地面、活动地板、墙面装修等装修内容。装饰材料应选择无毒、无刺激性、难燃、阻燃的环保材料。

## 四、数据中心机房电气工程

（一）机房电气工程的组成

数据中心机房电气工程由以下系统组成：

高压变配电系统，柴油发电机配电系统，自动转换开关系统（ATSE，Automatic Transfer Switching Equipment），以上系统由有资质的专业设计院设计。

低压配电系统，不间断电源系统（UPS，Uninterruptible Power System）；UPS列头配电系统和机架配电系统，防雷与接地系统等，以上系统由有资质的机房系统集成商设计。

（二）机房电气工程的设计要点

数据中心机房电气工程应坚持安全可靠、技术先进、经济适用、确保质量的设计原则，严格按照国家相关标准规范和项目的实际需求作为设计依据，确保为用户建设一个高质量的、安全可靠的电气系统工程。

1. 电气工程功能区的规划

电气工程从建筑功能区的平面规划考虑一般分为：机房所在建筑的变电所（站）、低压配电室、UPS配电室、蓄电池室、楼层配电室和机房内机柜配电。

2. 变电所的设计要点

变电所的平面规划，负荷计算及无功功率补偿，变压器的数量、容量及型号的选型，高低压配电柜的数量，负荷开关的选型，二次回路设计及继电保护的整定计算，防雷与接地等。

3. 低压配电室的设计要点

低压配电室的平面规划、负荷计算、低压配电柜的数量及排列方式、短路计算及负荷开关的选型、低压配电主回路的接线方式、防雷与接地等。

4. UPS 配电室的设计要点

UPS 配电室的平面规划、负荷计算、UPS 的数量、冗余方式、组网方式、远程监测方式、UPS 输出配电柜的数量及排列方式、短路计算及负荷开关的选型、UPS 配电输出回路的接线方式、防雷与接地等。

5. 机房配电列头柜及机柜配电设计要点

配电列头柜的负荷计算、输出回路(双路配电)、防雷与接地、远程监控等,机柜的 PDU 数量、规格型号、排列方式、远程检测等。

(三)机房各类供电负荷等级分类

计算机设备:为特别重要的负荷等级。

精密空调设备:为一级负荷等级。

数据机房空调冷冻水循环泵设备:为一级负荷等级。

监控中心和重要的办公及功能区设备:为一级负荷等级。

新风换气、通排风设备:为二级负荷等级。

消防排烟设备:为一级负荷等级。

常规照明用电:为二级负荷等级。

消防紧急照明用电:为准重要负荷等级。

重要保障区间照明用电:为准重要负荷等级。

消防紧急照明用电:为一级负荷等级。

日常维护用电:为二级负荷等级。

(四)机房供配电系统实现的主要功能

1. 高压变配电系统:将高压变电站输入的市电(10 KV/35 KV/110 KV 等)三相电通过高压开关柜、母联柜输出至变压器转换成(380 V/400 V)三相电,提供给低压开关柜,为下一级低压配电设备供电。

2. 柴油发电机系统:作为后备电源,一旦双回路市电停电,迅速启动,提供给低压开关柜,为下一级低压配电设备供电。

3. 自动转换开关系统:自动完成市电与市电或市电与柴油发电机之间的切换。

4. 低压配电系统:完成低压电的输入与输出,负责机房区域的电能分配,将上一级市电按照使用需求分配给机房的各类用电设备,如 UPS 主机、空调设备、照明设备等。

5. UPS 主机:电源净化、电源后备,为机房计算机设备提供清洁可靠的用电保护。

6. UPS输出分配柜及配电列头柜:UPS输出电源分配,将 UPS 电源按设计使用需求分别分配给各类计算机设备。

7. 机柜配电系统:通过 PDU 或智能 PDU 将电源分配给机柜内各类计算机。

8. 动力配电系统:将市电分别分配给机房内空调、新风、排烟等设备。

（五）机房防雷接地系统

1. 机房的防雷系统

根据国标 GB 50343—2004《建筑物电子信息系统防雷技术规范》有关雷电分区、浪涌保护器在电源线路中的分级设计的原则,对机房的防雷接地系统进行科学可靠的设计。

数据中心机房电源线路防雷不可少于二级(B级、C级),重点设备采用三级(B级、C级、D级)防雷。一级防雷(B级)由大楼供电系统负责,二级、三级(B+C级或 C 级、D级)由机房设计负责,三相五线制系统采用四模块浪涌保护器,单相三线制系统采用两模块浪涌保护器。在机柜、控制设备电源进线处考虑选用 D 级精细防雷功能的电源插座。

2. 机房的接地系统

根据国家标准 GB 50057—94《建筑物防雷设计规范》中第 3.3.4 条规定:防直接雷接地宜和防雷电感应、电器设备、信息系统等接地共用同一接地装置。

根据《建筑物电子信息系统防雷技术规范》说明,等电位连接网络的结构形成有 S 型和 M 型或两种结构形式的组合。S 型结构适用于局部系统中,要求其等电位连接网只允许单点接地。该系统与共用接地系统各部件之间有足够的绝缘。M 型结构为网状,适用于计算机机房各种网络系统,该系统不应与共用接地系统各组件绝缘,网型等电位连接网应通过多点组合到共用接地系统中去,形成 Mm 型等电位连接网络。对复杂的电子信息系统宜采用 S 型和 M 型两种结构形式的组合式,该等电位连接方法方便灵活、接线简便、安全、可靠。

（六）机房防雷接地系统接地线的选择

为确保接地系统的优良性能和防雷、保护、防静电、抗干扰的可靠性,对接地线的截面选择如下:

防雷保护防静电联合地线的楼层接地点采用大楼建筑提供的楼层等电位接地端子板,分支干线采用 240 mm² 绝缘铜芯电缆。

配电柜、机柜外壳采用不小于 16 mm² 多股绝缘铜导线接地。

金属线槽、电线管采用不小于 6 mm² 铜导线接地,且每路线槽线管不少于两处从不同点接地。

吊顶、墙隔断每根金属龙骨两端就近用不小于 6 mm² 铜导线接地;网络地板金属构架采用不小于 6 mm² 铜导线接地。

专用的接地线在楼层接地盒处采用便于断开的连接方式——螺栓连接方式,以方便维护检查专用接地网络的接地性能。

为保证数据中心机房接地网络的实施和可靠运转,机房所在建筑设计应根据有关规范预留总等电位接地端子板和楼层等电位接地端子板,供机房有关接地网络接地使用。楼层等电位接地端子板通过专用的柱内接地筋与大楼地下接地网相连。总等电位接地端子板应不少于两处与大楼地下接地网相连。楼层接地端子板和总等电位接地端子板的接地电阻小于 0.5 Ω。

## 五、数据中心机房空调与通风工程

（一）机房空调与通风工程的系统组成

机房空调与通风工程由精密空调系统、新风系统、事故排风系统、给排水系统等组成。

（二）机房空调与通风工程的设计要点

在建设医院数据中心机房的进程中,解决计算机机房的环境热交换的需求增长,计算机机房的恒温、恒湿精密空调设备的需求和技术改进成为建设的重要组成部分。数据中心机房空调及新风系统设计应遵循以下设计要点:

1. 精确计算数据中心的制冷负荷。计算机机房空调负荷是机房空调设计的主要设计依据,是空调系统设计的核心环节,是空调设计的重要指标。能否精确计算数据中心,直接影响到最终实施的成败。制冷负荷包括:机房内设备热负荷、建筑围护结构的热负荷、太阳辐射热、人体散热散湿、照明设备热负荷、新风负荷等。

2. 选用制冷性能系数(COP)和能效比(EER)高的空调设备,即选用采用新技术、高效率、低能耗的机组设备。

3. 合理、适当地进行空调设备组合与制冷方式的选择,可动态地提高制冷系统的效率。

4. 根据机房区域、IT 设备机柜的排列、高密度设备机柜的不同热负荷分布特点,有效地设计和布置送回风方式以及送风与回风通道。

5. 合理地选择空调冷媒,以取得更有效的制冷效果。

（三）机房恒温恒湿精密空调的分类

机房精密空调制冷设备有风冷型空调、水冷或乙二醇冷却型空调、双冷源型空调、列间空调等。

1. 风冷型机房空调

风冷型机房空调以空气为传热媒介,是最常见的数据中心机房的空调制冷方式,实现了每台空调独立循环、控制;不需要引入冷冻水或冷却水同时实现了模块化配置,具有冗余运行、可靠性高、安装维护简单等优点,通过合理的气流组织,完成对机房计算机设备的散热。被广泛应用于中小型数据中心机房。

2. 冷冻水型机房空调

冷冻水型机房空调以冷冻机组＋机房空调机组方式制冷,通过空调机组内冷冻水盘管将机房热负荷传递至冷冻水系统内,通过合理的气流组织,完成对机房计算机设备的散热。被广泛应用于大型数据中心机房。

3. 水冷型机房空调

水冷型空调的内部结构与风冷型空调相似,不同的地方在于机组添加了一套板式换热器,达到冷却水与制冷剂的热交换的目的。冷却水由冷却水塔或干冷器制冷,水冷型空调自带压缩机组,这是与冷冻水型机组最大的不同。由于每台空调不必配套室外机冷凝机组,在某些项目室外空间受到限制的场所,水冷型空调能够很好地解决相关问题。

4. 列间机房空调

列间机房空调是应对当前数据中心机房高密度设备机柜散热而开发的新型机房制冷设备,分别为直接膨胀式机组(含风冷、水冷/乙二醇冷却)和冷冻水机组,目前已被广泛运用于封闭冷通道的机房。列间空调的自带控制器可根据热负荷的变化自动调节制冷量和风量的输出,满足温度和湿度的精确制冷,具有可调节送风格栅,满足不同场合的左右送风方向。

（四）机房新风系统

根据《电子信息系统机房设计规范》(GB 50174—2008)对新风系统作出以下要求:A级机房洁净度为30万级;B级机房洁净度为20万级;每人新风量应为40～60 $M^3$/H;机房空气量循环次数标准应大于2～3次/h;室内总循环风量的5%;维持室内正压所需风量。

为使机房空气保持在正压,新风必须通过加压后再送入机房,同时为了防止室外的热负荷及不干净的空气进入,对机房的恒温恒湿环境产生影响,这就要求新风机具备处理空气的能力,包括制冷和滤尘的功能。此外,新风机应设有与消防系统联动的设备,一旦发生火灾,自动关闭新风机和风机隔离阀,防止火情的扩大。该新风配合进风管上安装的粗、精两级过滤,对室外空气净化、预制冷等处理后,经安装于精密空调机房的新风机出风口进入精密空调顶部的回风口,再经空调恒温恒湿处理后送入机房。

**(五)机房事故排风(气)系统**

在机房气体灭火区域需设计排气设备,将消防灭火后室内的气体排出室外,排气按 5 次/h 计。各防火分区排气支管上分别设置排烟防火阀,平常处于关闭状态,只有在该区域排气时打开。可通过电信号 24 V 开启,联动排风机开启,或手动开启。280 度时重新关闭,并联动排风机关机。

在消防气体喷洒时,新风机立即关机;当火灭后排气时,先打开排风机,后打开新风机补风,使室内废气尽快排除。

**(六)机房给排水系统及防水措施**

由于数据中心机房设计通常采用风冷式、水冷式精密空调,系统内加湿供水管道、冷凝水排水管道、水冷系统的冷冻水和回水管道的循环管道和管道的接口及阀门都有可能出现漏水现象,危及机房 IT 设备的运行安全。

为保证机房内 IT 设备的正常运行,采取切实有效的防水技术措施成为机房建设的重要环节,通常采取以下防水措施。

1. 冷冻水空调系统的防水措施

①冷冻水系统通常采用两套独立的冷冻水供回水管路、双盘管精密空调主机及相应配套系统,采用一用一备两套系统。一旦系统发生漏水现象,通过环境监控系统和空调系统的报警联动装置,视漏水范围和水量大小情况关闭泄漏的一套系统,由另一套系统全功率供应制冷负荷。

②冷冻水系统内加湿供水管道、冷凝水排水管道、水冷系统的冷冻水和回水管道的循环管道一律沿专用水管沟敷设(水管沟降板比机房内降板低 300 mm)。

③在系统建成后对阀门、接头、管道选择提高一个耐压力等级;进行 72 小时超常的耐高压带载防漏水耐压试验,以检验测试系统的防漏能力。

④在机房和空调区域之间设计防水隔离墩、隔离墙和集水排水池,以防止漏水时漏水进入机房。

⑤在设备阀门及管道对接处配有漏水、集水、排水托盘及疏水管道并与和集水排水池相连。

2. 风冷型空调的防水措施

①空调设备区加装排水地漏等设施。

②在空调机组送风风管和机房和空调机房隔离墩的交界面进行有效防水封堵。

③合理规划空调加湿供水、冷凝水排水管道,使之在空调设备防水区内敷设。

④在土建设计时对建筑楼板的加强防水设计,以免漏水蔓延到下层。

⑤充分利用机房环境监控系统中的漏水检测报警系统,加强漏水监测预警,做到防患于未然。

⑥在空调机组设备选型时,空调机组应自带有可监测自身漏水情况的系统,以便实时监测空调机组自身供排水管的漏水情况。

## 六、数据中心机房消防工程

数据中心机房的安全可靠是对机房建设的最基本的要求,机房一旦发生火灾事故,除造成直接损失外,其间接损失和负面影响将是难以估量的。计算机是每个企事业单位的重要工具,某些设备本身对消防具有特殊要求。对这些重要设备设计好消防机制,是关系设备正常运行及保护好设备的关键问题。机房灭火系统禁止采用水、泡沫及粉末灭火剂,适合采用气体灭火系统;机房消防系统应该是相对独立的系统,往往由火灾自动报警系统和气体灭火系统构成。

（一）机房火灾自动报警系统

火灾自动报警系统的作用是提前发现机房区域发生的火情,提醒机房运维人员采取必要的灭火手段或者根据火灾发生时的火情启动自动灭火系统。常常使用的火灾探测系统有吸气式烟雾探测系统、感烟探测系统和感温探测系统。火灾自动报警系统的设计应按照《火灾自动报警系统设计规范》(GB 50116—2008)执行。

（二）机房气体灭火系统

气体灭火系统是将某些具备灭火能力的气态化合物,常温下贮存于常温高压或低温低压容器中,在火灾发生时采用自动或手动控制设备施放到火灾发生区域,实现灭火目的。它具有干净、无污渍及灭火迅速等优点,广泛应用于数据中心机房、档案室及贵重库房等。气体灭火种类较多,但现今得以广泛使用的仅有七氟丙烷和 FM200 等。

气体灭火系统的设计遵循以下原则:

①根据有关设计规范确定需设置气体灭火系统的房间,选定气体灭火剂类型。

②划分防护区及保护空间,选定系统形式,确认储瓶间位置。

③根据相关设计规范计算防护区的灭火设计用量,确定灭火剂储瓶的数量。

④确定储瓶间内的瓶组布局,校核储瓶间大小是否合适。

⑤计算防护区灭火剂输送主管路的平均流量,初定主管路的管径及喷头数量。

⑥根据防护区实际间隔情况均匀布置喷头及管路走向,尽量设置为均衡系统,初定各管段管径。

## 七、数据中心机房弱电工程

### (一)机房综合布线系统

数据中心机房内放置核心的数据处理设备,是企业的大脑,综合布线作为其物理基础设施建设尤为重要,成为网络建设成败的关键因素之一。如何为数据中心构建安全、高效、统一的物理基础平台,是数据中心机房综合布线的核心所在,应满足数据中心机房对高安全性、高可用性、高灵活性和高可扩展性的要求。

1. 综合布线系统技术和产品的发展趋势包括以下方面的内容:端到端的整体解决方案;高速网络,即万兆器材;高密度预连接器件产品;抗电磁干扰的屏蔽布线;低烟无卤/阻燃防火线缆;电子配线架的智能维护;在线监测的动态管理等。

2. 综合布线的网络拓扑结构:如图 8-1 所示,数据中心机房的水平和主干布线都采用星型拓扑结构,水平线缆(铜缆、光缆)可连接到水平配线区(HAD)或直接连接到主配线区(MDA)。布线系统包括水平布线、主干布线、设备布线、主配线区交叉连接、电信间、水平布线区或主配线区的交叉连接、区域配线区和设备布线区的光纤及铜缆的配线架及信息模块。

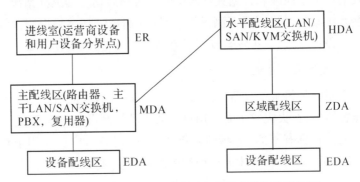

图 8-1　数据中心机房的水平和主干布线拓扑结构图

### (二)机房出入口控制系统

出入口控制系统也被称为门禁系统,系统对进出机房门的人员进行识别、选择。通常以数据中心机房区域的安防等级划分,采用不同的门禁验证识别方式。普通防范区域门禁点采用 IC 卡验证;重要防范区域门禁点采用 IC 卡与密码结合的双重验证方式;核心防范区域门禁点采用 IC 卡、密码及生物识别结合的三重验证方式,如指纹、掌型或虹膜。先进的编码技术保证了系统的安全性、保密性。

门禁控制系统采用"集中管理,分散控制"的工作模式,划分为管理、控制及执行三个层次。门禁系统架构示意图如图8-2所示。

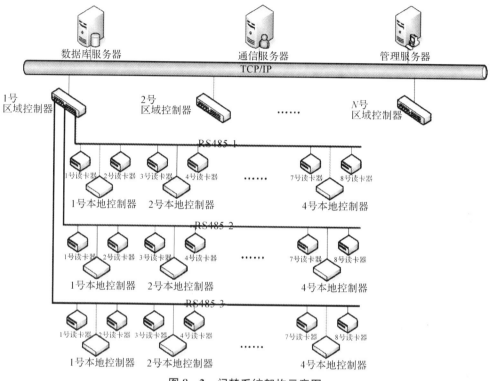

**图8-2　门禁系统架构示意图**

1. 管理层

管理层包括：

①数据服务器:安装门禁与安全集成管理系统服务器软件,采用SQL SERVER数据库。数据库系统集中将证卡信息、历史纪录、设备信息还有其他诸如假日、链接、提示等数据库集中管理,以保障数据库存取的安全、可靠、方便、快速。

②管理工作站:负责各种参数设置,监视所有发生的事件,操作员可以通过它对系统进行管理和设置。

2. 控制层

控制层是智能化安全集成管理系统的决策机构,控制器完全脱离电脑运行,与管理层的关系只是接受下载的参数以及报告本控制器及其下属设备发生的事件。控制器可以通过RS485、TCP/IP等多种连接方式与管理电脑通讯。

3. 执行层

主要由门禁控制器组成的RS-485环路子网,具有双通道双向通讯能力,并带断路短路检测功能。

执行层直接连接系统的前端设备(如读卡器、出门按钮、门磁开关、报警探头等),执行层的所有操作由控制层控制与管理。

(三)机房视频监控系统

视频监控系统是利用视频技术探测、监视设防区域并实时显示记录现场图像的电子系统或网络,一般由监控接入层、承载交换层、控制管理层和视频应用层组成。视频监控系统网络结构拓扑图如图 8 - 3 所示。

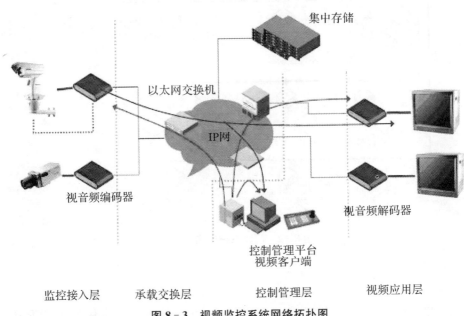

图 8 - 3 视频监控系统网络拓扑图

1. 监控接入层

监控接入层包括前端模拟摄像机或 IP 摄像机采集图像信号、模拟或数字传输线路、视频编码器图像编码压缩转换及本地分散存储。布置前提是"全方位无死角"。

2. 承载交换层

采用开放式的 TCP/IP 协议的 IP 承载网,并利用组播/单播协议把不同的数据码流传送到实际目的地址。系统可以通过视频/控制网关把原有的监控系统(包括矩阵、光端机、DVR、网络监控系统)的控制信号和码流转换成标准的 IP 信号并由控制管理层进行处理。

**3. 控制管理层**

IP 视频监控系统采用信令控制与码流交换分离的体系,控制管理层主要负责整个系统的信令控制。系统中所有的设备都是通过控制管理层来实现相互的通信和管理,并将数据信息进行异地备份。

**4. 视频应用层**

视频应用层主要由经授权的网络视频客户端负责把监控图像进行实时查看,并把历史数据进行回放;同时实现视频监控系统与其他系统之间的联动功能。

**5. 视频监控中心**

视频监控中心内应设计监控屏幕墙、操作控制台、电子地图显示屏、UPS 电源等。设备布局合理,符合人体工学原理,满足监控人员长期、舒适工作的需要。

**6. 机房安防各子系统之间的联动**

机房安防各子系统之间有如下的联动关系:

①门禁控制系统与人员定位系统联动:当有人员通过门禁控制验证机制进入数据中心机房的核心防范区域时,系统自动启动人员定位系统,开启对该人员的实时跟踪及定位;当人员离开核心防范区域通道门时,人员定位系统自动关闭。

②视频监控系统与门禁控制系统联动:数据中心机房内的门禁出入口都对应地设计有视频摄像机,便于对出入门禁点的人员进行图像监视及录像查阅。

③视频监控系统与人员定位系统联动:数据中心机房核心防范区域内设计有视频监控、人员定位系统,当人员定位系统开启时,机房内的视频监控系统对机房内的人员进行实时监视并自动开启录像功能。

④门禁管理系统与消防报警系统联动:门禁管理系统对机房内的通道门进行管理与控制,根据消防部门的相关规范,当火灾发生时,必须立即开启通道门以供内部人员逃生。当数据中心机房发生消防报警信号时,门禁管理系统自动断开电锁电源,开启通道门;消防报警信号解除后,系统恢复正常。

（四）机房环境监控系统

机房管理监控系统是随信息化建设应运而生的,它是机房环境监控管理服务与计算机网络技术、多媒体信息技术、自动化技术结合的完美体现。

机房动力环境监控的主要监控对象包括:精密空调、UPS、配电、STS、发电机、温湿度、漏水、消防、防雷等多个智能化子系统。实现数据中心机房环境的全面集中监控和管理,保障机房环境及设备安全高效运行。

整个监控系统可以分为四个部分:现场设备采集层、监控层、中心管理层、操作终端。环境监控系统架构如图 8 - 4 所示。

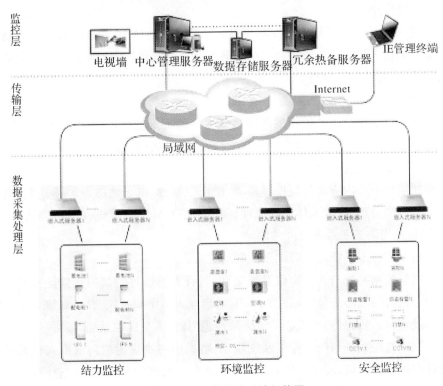

图 8-4　环境监控系统拓扑图

1. 现场设备采集层

由各种 I/O 采控模块组成,直接连接各种被监控设备,采集动力、环境、安保等子系统现场信号,将采集的信号直接上传到嵌入式服务器。

2. 监控层

主要由嵌入式服务器来承担,负责实时分析、处理现场设备采集层的各种信息,并主动将变化数据和报警信息上传给中心管理层;随时接收监控管理站的控制命令。

3. 中心管理层

主要功能由中心管理服务器、备份管理服务器和数据存储服务器完成。管理服务器作为基础平台,接收各种实时数据(设备信息和报警信息等),显示监控画面,实现对监控数据的实时处理分析、存储、显示和输出等功能,处理所有的报警信息,记录报警事件,通过电话语音、手机短信、E-mail 等输出报警内容,发送管理人员的控制命令给各监控分站。

4. 操作终端

操作终端可包括 WEB 浏览端和客户端,用户可通过操作终端利用局域网络查看相关信息。其中 Web 浏览端无需安装任何软件,即可查看与管理,不同权限的用户所看到的画面均不相同。

（五）机房 KVM 远程集中管理控制系统

KVM 是键盘(Keyboard)、显示器(Video)、鼠标(Mouse)的缩写。KVM 技术的核心思想是:通过恰当的键盘、鼠标、显示器的配置,实现系统和网络的集中管理和提供起可管理性,提高系统管理员的工作效率,节约机房的面积,降低网络工程和服务器系统的总体需要的成本,防止过多使用显示器产生的辐射,打造健康环保的机房。利用 KVM 多主机切换系统,就能够通过一套 KVM 在多个不同操作系统的主机或服务器之间进行切换。

建设"集中远程管控系统"是现代数据中心机房管理水平提升和发展的需要,实现系统和网络设备的远程管理,提高管理人员的工作效率,提高机房的安全级别,节约机房面积,降低网络服务器的总体包含的成本。

# 第二节　典型案例

## 一、机房规范装修满足专业机房使用

【案例描述】

某医院在新建机房时聘请专业机房公司对机房进行设计、选址、施工,在各环节均严格按照机房标准实施:选择无西晒的房间作为机房,对地板进行防尘处理,刷防尘漆,铺设保温棉;安装微孔吊顶,顶面铺设保温棉;墙面安装彩钢板,内层铺设保温棉及提前预埋管道;专配的强弱电走线架;配置钢制防火门;封闭未启用的门窗。规范的机房装修避免了早期机房走线混乱,机房使用后粉尘大,墙面及顶面、地面在任何季节无冷凝水现象,机房整体美观、整洁、洁净度高,给设备运行提供了良好环境。

【分析与处置】

传统机房建设很少考虑专业、规范的机房装修,经常是随便找个空房间就进设备,往往在最后使整个机房杂乱无章。规范的机房装修可以给机房设备提供更好的运行环境,满足机房信息化不断扩容的需求。

【总结建议】

机房装修属于机房建设的一个重要组成部分,医疗信息的发展以及机房网络能源设备的扩容均对机房有着重要的要求,专业规范的机房装修能提供更好、更大、更加节能的机房环境。因此,该医院新建机房时聘请专业机房公司进行设计、施工是十分必要的。

## 二、提前的配电预留给扩容、维修留下充足空间

【案例描述】

某医院机房在使用一年后,因信息设备不断扩容,需要增加一台精密空调及一台 UPS 系统。设备厂家工程师到现场勘查后发现,在前期配电建设时已考虑到后期扩容的预留,分别给 UPS 和精密空调预留了两个配电空开,本次扩容直接从预留空开取电即可,完全避免了传统机房扩容时到处寻找配电的烦恼。同时还发现在原有的 UPS 输入配电中还预留了 UPS 维修旁路开关(与输入开关互锁),可以在 UPS 故障时,直接将 UPS 主机剥离供电系统,在外维修。这样的设计既简单又实用。

【分析与处置】

之前很多的机房建设只考虑前期的配电容量,往往忽略了后期配电的需求,而医疗信息的快速发展对配电的需求也是快速发展的。提前的配电预留很好地解决了后期扩容设备的电力需求,也避免了传统机房一扩容就四处寻找配电,造成一个机房设备多个配电来源的局面;同时更加利于管理。

【总结建议】

机房增加设备扩容离不开对配电的需求,前瞻性的配电设计和预留能为后期的扩容提供更加便捷的条件,也能将机房设备的配电进行独立建设,避免其他因素的影响,实行统一管理。

## 三、机房整体解决方案

【案例描述】

某医院需要新建大楼机房,考虑到医疗信息发展需求及市场主流和趋势,采用了机房整体解决方案。

【分析与处置】

该解决方案是一款完全基于通道设计的模块化数据中心解决方案。它采用可靠、节能和整体快速部署的理念进行设计,以符合业务功能需求的最小基础设施为单元,包含了模块化的精密空调、供配电系统,以及基座、机柜和监控系统,具有极高的可靠性、可用性及节能性。专门适用于中小型数据中心、分期建设的中大型数据中心、机房中高热密度区域等应用场合。本次机房的模块化整体解决方案包含以下内容:

①整体性:采用模块化整体设计,机柜面对面布置,精密配电及空调根据设计摆放在机柜中间,封闭机柜冷通道,使空调冷风在机柜冷通道间流动并根据设备热

量变化自动调节制冷量大小,可以完美解决机房热点、高热密度等问题。

②UPS系统:机房供电系统的安全等级直接影响机房的运行安全等级,在TIA942标准中规定的数据中心机房的四个等级如表8-1所示。

表8-1　数据中心机房的四个等级

| 等级要求 | 一级 | 二级 | 三级 | 四级 |
|---|---|---|---|---|
| 系统设备 | 单机系统 | 并机系统 | 单系统(UPS＋市电) | 双母线系统(UPS＋UPS) |
| 系统部件冗余 | $N$ | $N+1$ | $N+1$ | 至少 $2N$ |
| 线路 | 1条 | 1条 | 1主(Active)1备(Passive) | 2同时运行(Active) |
| 物理分隔 | 没有 | 没有 | 有 | 有 |
| 并行维护 | 没有 | 没有 | 有 | 有 |
| 容错 | 没有 | 没有 | 没有 | 有 |

对应供电图如图8-5所示。

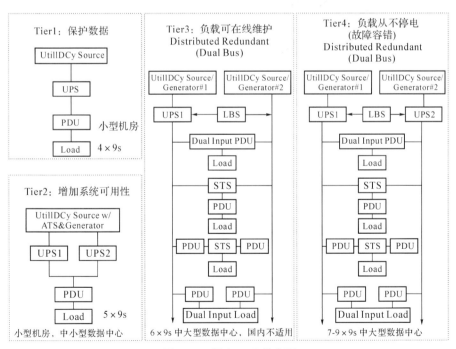

图8-5　机房UPS供电图

在本次机房设计中采用了安全系数最大的 TIER4 级供电:每条供电系统采用两台 UPS 并机,采用两条供电线路,引自不同的市电,两路供电系统通过 LBS 母线进行联系,对部分单电源设备采用 STS 双路供电系统。这样确保任何一路或三台 UPS 出现故障均不会影响机房的正常运行。同时每台 UPS 均采用模块化配置,可以根据负载的需求逐步增加功率模块,节省前期投资。UPS 系统配电如图8-6所示。

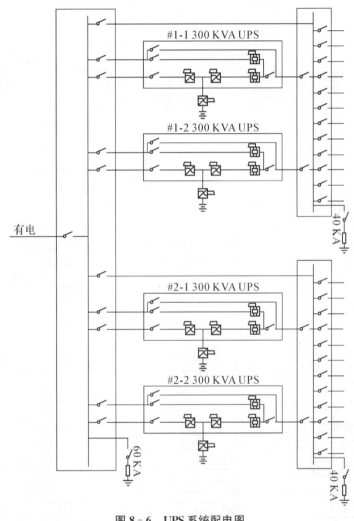

**图 8-6 UPS 系统配电图**

③精密空调系统:本次机房建设中,精密空调采用了送风距离短、更加高效节能的行间空调,本次配置的双排封闭冷通道位置对精密空调的摆放位置更加宽泛,还可以根据设备的情况进行 1+1 配置、2+1 配置、2+2(可变为 3+1)配置。该空

调的运行功率还可以根据现场设备的热量需求自动调节,完美地解决了高热密度的需求。精密空调系统如图8-7所示。

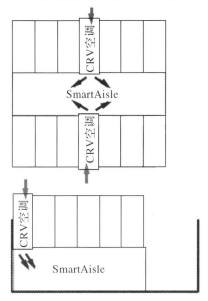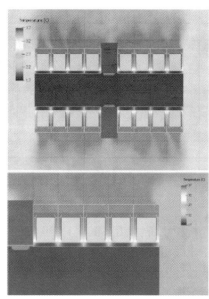

图 8-7　精密空调系统空气流向及热分布图

每台空调的送风风向可以在现场进行调节,满足了各方向送风要求(如图8-8所示)。

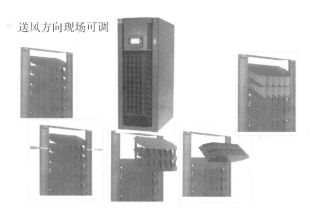

图 8-8　精密空调送风口图

④精密配电系统:在每个模块上配置两台精密配电系统(服务器电源管理系统),分别引自不同的 UPS 电源,同时供给每个机柜使用。该配电系统可以实现先进的电源管理系统:将每路机柜的配电系统完全纳入机房监控,提供有效的供电安全预警,避免各类风险(如系统的过压、欠压、支路断电、过载等各种异常状况)发

生。精密配电设备检测界面如图 8-9 所示。

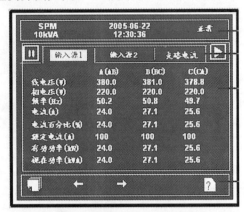

图 8-9 精密配电设备检测界面图

⑤机柜系统:采用 600×1 200 机柜,深度更大的机柜能更大地满足布线要求,使机柜走线更加规范、整洁。

⑥动环监控系统:本次配置了机房动力环境一体化监控系统,对机房设备及环境进行统一监控。

配电柜:电力系统参数及主要开关状态;

UPS 及电池:UPS 运行参数及状态,电池状态;

精密空调:空调运行状态,参数;

精密配电:各路配电状态,参数;

机房环境(温度、湿度、漏水检测、消防告警等);

图像监控系统;

门禁系统。

动环监控系统拓扑图如图 8-10 所示。

完善的机房动力环境监控系统不仅能方便快捷地管理机房、远程监控机房,还能提前预警,在机房任何设备出现问题的情况下,能提前通过短信、邮件、电话或者其他报警方式通知管理人员,及时进行处理,避免风险。同时对进出机房的人员进行严格的监控和记录。能根据要求生成不同时期的报表。

机房的模块化整体解决方案从各个系统解决了传统机房的弊端。UPS 系统消除单点故障,满足逐步扩容需求;精密空调系统达到备份功能,解决高热密度热量的制冷需求;机柜系统更加符合信息设备的安装和布线要求;精密配电系统加强对机柜配电的管理和使用;动环监控系统方便了机房的管理和提前预警功能;KVM 系统方便了对核心设备的管理和操作等。而且,模块化的整机解决方案可以根据机房规模分批建设,不影响其他模块的正常运行,同时施工简单,建设快捷,做到真正的分批建设,快速部署。整体上能完全满足医疗信息发展的扩容需求。

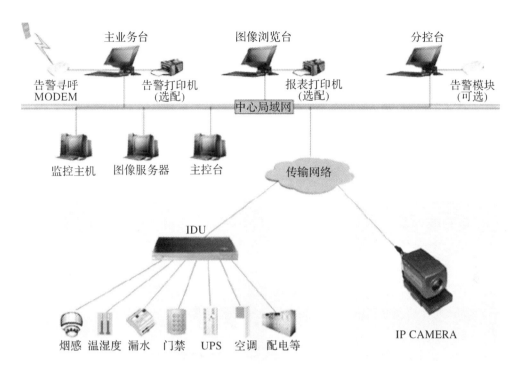

图 8 - 10　动环监控系统拓扑图

【总结建议】

机房建设的复杂、多系统协调、建设周期长、施工繁琐的问题一直以来都是困扰医疗行业的难题,而模块化机房整体解决方案从各方面解决了以上问题,使机房建设成为一个快捷、高效的工作,而且更加美观。模块化整体解决方案不仅满足了医疗行业的机房需求,在其他各个行业也得到了广泛的应用和高度的评价。

## 四、完善的售后服务体系保障机房正常运行

【案例描述】

某医院机房建设时间较早,随着机房的使用,其设备均已过了质保期,但机房核心设备的容量一直在增加,设备的负荷更加大了。

【分析与处置】

为了保证机房运行更加安全,该院将机房网络能源设备集中进行了售后服务采购,聘请了专业的设备维护公司对机房网络能源设备进行全面的保养和服务:定期对 UPS、配电、精密空调、集中监控等系统进行全面保养,维护;检测设备的各部

件状态,将易损件进行更换,及时清洗室外机,更换过滤网,检测短信报警功能,模拟故障情况测试,做好故障状况的应急措施。在该医院多次的市电故障和其他环境变化的情况下,保障了机房的安全运行。同时运维单位还对设备进行提前的故障分析,提前更换故障设备或进行部分整改。在设备过保至今已使机房安全无故障运行 5 年。

机房设备属于工业产品,而且运行时间为 365×24,发生故障是十分正常的现象,如何减少故障发生的概率并在故障产生时采取有效可靠的应急措施是非常重要的;完善的售后服务工作和专业的设备运维保养不仅能延长设备的使用寿命,也能减少故障的发生概率。

【总结建议】

机房建设中,前期的建设投入只是机房建设的第一步,后期设备的运维和更换是机房建设投入的第二步。如何控制好第二步投入又是一个难题,规范的售后服务系统既能保障机房设备的良好运行状态又能延长设备的使用寿命,减少的第二步投入。因此每个机房在运维后期建立专业的售后服务体系保障机房运行是势在必行。

# 第三节　不良事件及其处置、分析

## 一、某机房装修不规范造成地板冷凝水渗漏

【事件描述】

某医院机房位于大楼 12 楼,夏季某日机房下方的 11 楼办公人员发现吊顶有水渍,同时具有吊顶腐烂气味。维修人员打开吊顶检查,发现 11 层楼顶有大量水珠,水珠滴在吊顶上,长时间造成吊顶腐烂、渗漏。

【原因分析】

最初认为是 12 楼机房水管漏水导致,经检查 12 楼机房进排水管均正常,无破损现象。工程师到现场后发现,该机房在装修时没有在地板下安装保温棉,墙面没有安装彩钢板及保温层,而空调采用下送风方式,空调冷风直接吹向地板,使地板温度低,而 11 楼正常的办公房间在夏天温度较高,温差造成了地板的冷凝水,时间久了就形成了楼板漏水现象。

【解决方案】

①除水:将 11 楼顶层水渍处理干净。

②刷防水漆:在 12 楼地板及 11 楼顶层均刷防水漆。

③铺设保温棉:在 12 楼地板及 11 楼顶层均铺设保温棉,因机房设备已就位运行,11 楼装修也已完成,铺设保温棉时需要特别注意设备底座和吊顶处的保温铺设,确保整体保温效果。

【总结建议】

信息机房的建设需要根据信息机房建设标准进行,为保障机房设备正常稳定运行所配置的精密空调设备的工作时间为 $24\times365$,因此机房的装修建设必须严格按照要求进行,避免机房设备的运行造成对其他环境的影响。

## 二、某机房配电短路造成设备故障

【事件描述】

某医院新机房在 2014 年 6 月建设完成,所有设备均安装到位,UPS 调试完成。当工程师合上输出配电时,总空开瞬间跳开并有火花,同时 UPS 发出爆炸声响,显示屏幕黑屏,无输出。由此造成机房所有设备的调试时间推迟,整个项目工期拖延。

【原因分析】

经过检查发现,产生故障的原因为 UPS 输出配电柜短路,合闸时瞬间电流过大击穿 UPS 功率模块,造成 UPS 故障。该故障不仅造成了额外的维修费用,还延误了其他设备原厂工程师的调试,被作为单位一次典型的安全事故通报全院。

【解决方案】

①更换输出配电柜空开,并重新检查接线。

②请 UPS 原厂应急维修,原厂工程师带着该型号 UPS 所有配件专车赶到现场维修。

③维修完成后重新调试,并检查每路输出,确保安全后逐路供电完成机房设备调试工作。

【总结建议】

机房建设系统中,配电的设计和实施安全对整体设备的运行安全起到至关重要的作用,配电的安全疏忽甚至会对后端的核心设备造成不可估量的损失,特别是如果改造项目中后端设备是在线运行,配电的故障会导致设备的损失和数据的丢失,这样的损失将是不可挽回的。因此在机房建设或改造中需要由专业的公司和具有电工资格证的专业工程师来实施,并在实施后由工程师和项目经理分别检查,确认无误后才可送电。

### 三、某机房使用单路 UPS 造成单点故障

【事件描述】

某医院机房建设时采用了单台 UPS 供电系统,在日常使用期间能给医院信息系统提供可靠电源。某日大楼电源检修,在切换两路市电的过程中信息中心值班人员到机房查看,发现 UPS 出现故障报警音,报警灯不断闪烁。该值班人员认为 UPS 未启动,急忙按下启动键,却误将紧急停机按钮按下,致使 UPS 整体无输出,机房所有设备无电源,医院挂号、收费系统均不能运行,造成患者意见很大,给医院造成了不良影响。

【原因分析】

经过工程师现场检查发现故障原因为市电切换时相序与原相序相反,且瞬间电压过高造成 UPS 内部 IGBT 整流管烧毁,UPS 转旁路供电;值班人员误操作紧急停机按钮,造成 UPS 整体停机,无电源输出。

【解决方案】

①重新启动 UPS,转维修旁路供电,相当于市电直接供后端设备使用。

②厂家工程师调用备件现场维修,更换本次故障中损坏的所有部件。

③对所有值班人员进行现场培训,避免误操作紧急停机按钮这样的错误操作。

④采购一台同型号 UPS,与原系统形成并机供电模式,其中任何一台出现故障,另一台都能满足现有设备的全部负载。

【总结建议】

机房 UPS 系统的安全、稳定、可靠与对信息系统的保障和稳定是成正比的,单台 UPS 供电系统在电源建设中可靠性为最低,在早期机房电源的建设中采用单机的系统,后期都要经过整改形成 N+1 并机,甚至单机双母线、并机双母线等安全等级更高的供电系统。同时对机房维护人员的培训需要加强,确保维护人员能掌握简单的操作方式并及时能联系上设备维护方;规范故障处理流程,避免再次人为故障的产生,造成更大的损失。

### 四、某机房精密空调未冗余配置造成机房高温

【事件描述】

某医院机房面积 100 平方米,配置 20 个机柜,建设时设计单位计算的机房热负荷为 60 kW,配置了两台 35 kW 的机房精密空调使用。机房投入使用时间为 11 月份,第二年 7 月份某日值班人员发现机房温度较高,不少服务器、存储等设备风扇转速加快,发出高温报警。值班人员检查精密空调面板,发现其中一台提示空调

高压报警,压缩机停止运行。值班人员马上联系设备厂家请工程师前往处理,恰好设备厂家有工程师在其他部门施工,紧急前往处理,所幸未造成更大损失。但在工程师从接到电话到现场处理完成的半个小时内,机房温度已接近 40℃,所有设备的风扇均在高速运转,报警。

【原因分析】

造成空调高压故障的原因为室外气温较高而空调室外机散热片上灰尘很多(摆放处附近有施工工地),造成散热效果不好而使空调压缩机高压锁定。对精密空调室外机进行冲洗后重新启动空调,空调即正常运行。实践表明一台空调运行时不能完全满足现有机房的热负荷要求,会在短时间内使机房温度快速升高。

【解决方案】

①应急清洗室外机后马上重启空调,使之正常运行。

②运行后重新检查管道压力及其他部件,确保无其他故障。

③空调正常运行,温度开始下降后,工程师调来专业清洗设备对两台空调的室外机再重新进行细致清理,保证良好的散热环境。

④用户要求在高温天气加大空调的巡检和维护力度,并通过紧急采购流程采购备用精密空调,与原空调形成备份、冗余的智能精密空调系统。

【总结建议】

精密空调对机房设备的主要作用就是提供恒温恒湿的运行环境,保证机房的 $24\times365$ 正常运行,因此在现今精密空调的配置上必须做到冗余配置。一般机房采用 2+1,数量更多的采用 3 台备一的方式进行冗余备份;当系统中任意一台空调出现故障时,其余空调也能完全满足机房的制冷需求。在以上的这个事件中,因设计时没有考虑到扩容的需求,在后期扩容时没有足够的配电,机房内空调的摆放位置(需配合原空调气流组织,使整个机房有明确的气流组织),室内外连接铜管、电缆等管道走线,室外机摆放空间等等问题,协调了许多部门进行配合实施,使整个工程的实施难度加大很多。

## 五、某机房未配置动环监控系统,造成设备故障延迟发现

【事件描述】

2014 年一个周末,某医院急诊室发现电脑网络不通,病人就诊时信息不能正常录入,马上联系信息中心值班人员进行检查,最终发现为机房高温,而且交换设备与存储设备故障停机。经过紧急抢修后,勉强供急诊室设备使用,解了燃眉之急。

【原因分析】

事后进行事故分析得出结论:精密空调系统在凌晨就发生故障,因是在冬季机房温度上升不快,到白天时机房积累的热量使设备温度达到故障高温,致使设备宕机,导致了以上事故的发生。如果提前得到空调故障的告警提示,通知医院的维保单位前去处理,就完全能避免本次事故。

【解决方案】

①值班人员通过电话联系应急处理,先恢复急诊部门的应用。

②对精密空调故障进行排除,解决故障。

③信息中心召开讨论会,如何解决提前预警的问题。最终决定配置机房动力环境集中监控系统,对机房智能设备:配电柜、UPS、精密空调、机房温湿度、门禁、摄像、漏水等进行统一监控。同时配置短信通知系统,在机房设备发生故障时能第一时间通知相关人员进行处理,把一些故障消灭在萌芽状态;并可随时通过网络远程登录此系统进行机房情况的查看,查看的权限按照管理人员的职责进行分级设置。

【总结建议】

机房建设完成后,对机房物理设备和环境的管理也是至关重要的,对一些故障的提前得知能加快处理效果,避免事故的进一步恶化。机房动力环境统一监控系统正好能解决这一问题,通过硬件和软件的结合,对机房设备进行实时监控,在故障发生时第一时间短信通知相关人员,就可以马上联系运维单位进行处理,使设备故障对机房运行的影响最小化。而且,动环统一监控系统还能对机房进行规范管理,进一步保障机房的运行安全。

## 六、某机房无任何维护保养工作导致设备宕机,IT 系统瘫痪

【事件描述】

某医院一日日常工作中突然发生 IT 系统突然故障的情况,导致医院 HIS 系统完全瘫痪,无法进行正常业务,很多医疗流程发生延误,对医院造成了不利的影响。

【原因分析】

经检查发现故障原因为当日正值夏季,管理员进入机房,经检查发现精密空调出现高压报警、过滤网堵塞报警且已经停机。机房内温度非常高,部分 IT 设备出现过热自动关机;而 UPS 设备也处在旁路状态,完全由市电直接供电。所幸这段时间内市电没有出现异常,若出现异常,机房设备将全部掉电。

【解决方案】

①更换空调的过滤网。

②对 UPS 进行检查,检查后重新开启逆变。

③配置动环监控系统,将智能设备及环境量接到监控中进行管理。

【总结建议】

合适的温湿度环境是 IT 设备正常运行的保证,而精密空调的作用正是维持机房内的温湿度指标。尤其是在夏季高温时节,空调的作用更加重要,在夏季来临前就应该对精密空调进行全面的"体检",如:空调压缩机是否高压、欠压;空调过滤网是否清洁;空调冷量是否充足;空调机组是否有冗余设置。也需要对 UPS 进行规范的维护,如:检查各部位连接是否牢固;清理风扇及内部灰尘;对电池进行充放电维护等。

总之,就是要对机房设备进行专业、规范的维护保养,聘请专业的运维单位定期对机房设备进行维护、巡检、保养等;这样既能延长设备的使用寿命,又能及时处理一些设备小故障,不会引起更大故障。

## 七、某机房新上一台刀片服务器,导致 UPS 主路掉电

【事件描述】

某日,某客户机房新上了一台刀片服务器,上架后刚启动,UPS 主路突然掉电,转到旁路运行,使得很多负载缺少 UPS 不断电支撑,这对于服务器使用有很大的风险。

【原因分析】

经检查发现,在刀片服务器上架前,UPS 负载率已经达到 80% 以上,刀片服务器负载达到 8 kW,启动后,UPS 负载率突然提高,且超过其过载能力,导致 UPS 转到旁路运行。

【解决方案】

①计算加上刀片服务器后的负荷情况,从而针对 UPS 进行在线扩容,以保证 UPS 的带载率保持在 60%~80% 之间,使 UPS 和服务器都能够可靠、稳定地运行;

②将 UPS 接入到动环监控中,实时监测其带载情况。

【总结建议】

UPS 转旁路虽然没有导致设备大面积宕机,但是这对于机房来说是一个不稳定因素。客户应结合现有负载情况,考虑即将上架设备的负载,综合考虑 UPS 的

容量。注意考虑以下几个方面:扩容 UPS 容量;增加 UPS 并机台数;采用模块化 UPS,方便在线灵活扩容。

在此基础上,机房内还应配置动力环境监控系统,并将 UPS 接入进去监控其运行情况,以便在增加负载前做好扩容方案。同时,当 UPS 出现故障时也能够及时反馈,使维护人员尽早地进行维修,避免造成不必要的损失。

## 八、某机房内部的某些服务器经常会出现宕机的现象

【事件描述】

某客户反映其机房内部的某些服务器经常发生宕机现象,虽然机房内的精密空调总制冷量在之前的规划中完全可以适应其负载功率,但还是时常出现宕机现象。每次客户都重启服务器,不仅麻烦而且设备也会产生很大的损耗。

【原因分析】

经检查发现,宕机部分的服务器功率很大,即该部分服务器的热密度较大,之前选用的机房空调不能够很好地针对高热密度进行有效的应对,使得该部分空间热量较大,最终导致服务器宕机。

【解决方案】

①针对高热密度部分选用合适的空调进行有针对性的处理。
②对机房整体环境进行监控,及时掌握其环境量信息。
③对机房内部空调的布局摆放进行重新规划。

【总结建议】

机房内由于空间布局以及服务器使用情况的不同,所以要提供有针对性的制冷方案。客户应该结合实际情况来综合考虑,其中主要应该注意以下几个方面:①机房整体布局合理,空调有良好的循环;②空调能够提供足够的制冷量;③针对高热密度空间选用合适的空调(如:列间空调),有针对性地进行解决。

在上述基础上,还应配置动环监控系统,对机房环境量进行有效监控,尽早发现机房环境中的高热密度部分,及时进行处理,避免热密度太大而导致服务器宕机甚至烧毁。

## 九、某医院机房内 UPS 在市电及逆变状态下均正常工作,但在逆变状态下关机后仍有电压输出

【事件描述】

某医院机房内在市电供电和在 UPS 供电下均能正常工作,但在逆变输出时,即使关机后仍然有输出产生存在,给医院造成了不安定的因素。

【原因分析】

UPS 的电源开关控制市电输入和蓄电池正极。正常情况下,无论是在市电供电还是在逆变状态时,关机后均应无电压输出。经检查,电源开关与蓄电池正极相连的一组开关已变形,未连接好,导致发生一直输出的情况。

【解决方案】

①购买同类型的电源开关更换;

②购买不到同类型电源开关时,可将变形簧片小心弄平,用细砂布将触点磨好。

【总结建议】

随着使用时间的增长,UPS 内部零件会有所损耗,所以要对 UPS 进行定期的维护和检查。主要包括以下几个方面:UPS 的日常维护(包括机房环境维护,设备外部清洁;设备状态检查,数据测量计量;后台监控监测);UPS 定期维护(包括月检、季检:内部检查,告警分析;年检:内部清洁、参数效验);大修(包括 4~5 年一次修理;风扇、电容等更换,设备重新调校整定);电池保养(电池的充放电激活;电池状态检查、监控)。

做好后期维护工作,保证 UPS 有一个合适的工作环境,这样才能为负载提供安全、可靠的动力。

## 十、某医院机房内的 UPS 在停电时逆变器不工作

【事件描述】

某医院机房内的 UPS 在市电正常时能够正常进行工作,当停电时,逆变器停止工作导致负载断电,给医院造成了巨大损失。

【原因分析】

初步怀疑是铅酸蓄电池电压太低导致,打开机盖,将其取出充电,但用上一段时间后故障依旧,故怀疑是充电回路故障。对充电回路中的三端可调稳压模块进行检查,其输入电压正常,但输出端电压不正常,重复调整均无反应。故判断是稳压模块发生了故障。

【解决方案】

更换稳压模块,重新启动 UPS,拆掉蓄电池,将充电电压调至正常标准,故障即可排除。

【总结建议】

UPS 的维护对于保障其正常功能来说至关重要。除了 UPS,对于电池的维护

同样也十分重要。在实际应用中,根据不同的使用情况,在设计阶段针对负载提供合理的 UPS 配置。保障后期 UPS 有良好的使用状态,提高 UPS 内部元器件和铅酸电池的使用寿命,减少其故障率,保证 UPS 能够长期为负载提供高效可靠的动力源。

## 十一、某医院信息中心机房温度过高,致使综合信息系统服务器宕机

【事件描述】

某日,某院门诊人员上班登录医院综合信息系统,发现医院综合信息系统无法使用,网络也不通。门诊医护人员将此情况上报给信息中心,信息中心运维人员通过查看运维系统日志发现,综合信息系统服务器异常。于是,运维人员进入机房查看情况。发现机房温度过高,机房内通风系统异常,致使机房网络设备温度过高,导致综合信息系统服务器宕机。

【原因分析】

信息中心管理人员分析原因:①机房的通风系统是否良好,机房备用电风扇通风是否工作良好;②服务器是否故障,重启服务器,发现无法启动。

【解决方案】

查看机房电源是否工作正常,若发现是由于温度太高,接线板空开跳电,联系空调维护公司工程师,启动紧急预案。

【总结建议】

①应完善信息中心机房巡查制度,信息中心值班人员需每天进入机房对设备进行巡检,并做好相关记录;②应对机房重要设施进行周期检查,确保机房设施运行良好;③应完善人员管理制度,对疏于管理的人员进行惩罚。

## 十二、某医院因电力公司供电换闸,导致 UPS 异常停机

【事件描述】

某院机房供电系统于 2003 年安装,配有两台某品牌 20 kV UPS。UPS 工作模式采用双机并机模式。UPS 输入断路器 100 A,输出保护断路器 40 A,输出两个断路器输出端并联,形成并机系统对机房设备供电。2004 年某天,因电力公司供电换闸,供电出现闪断,导致 UPS 并机系统异常停机。

【原因分析】

信息中心运维工程师检查发现 UPS 输出断路器其中一个跳闸,并没有过流现象。分析可能由于电厂在换闸过程中,瞬间停电及恢复供电情况下,UPS 并机系

统出现异常情况,造成两个 UPS 之间产生大电流环流现象,引起两路 UPS 保护停机。

【解决方案】

①将 UPS 重新开机,恢复供电;

②在 UPS 并机系统中,当两台 UPS 并联时,两台 UPS 的输出电压和相位不会完全相等,由于差值的存在,两台 UPS 为负载电流的同时,它们之间还会产生环流。这个环流在某种状态下异常增加时,系统一般会退出并机系统的一台,但在某种极端情况下,会引起 UPS 双机保护停机。

【总结建议】

随着现在机房设备双电源配置的增多,建议在设计机房 UPS 配电系统时,考虑使用双母线系统,两台 UPS 单机运行,减少 UPS 之间的影响,增加机房供电系统的可靠性。

## 十三、某医院信息化建设中综合布线不规范,导致后期维护困难

【事件描述】

某院从 2000 年开始了信息化建设,医院中心机房经历了多次变革,在信息化建设开始时由于缺乏经验,前期建设未进行很好的规划。例如,综合布线很不规范,没有对传输线路进行标识,也未将综合布线的情况形成可供日后维护的文档。

2014 年的某日,信息中心运维人员在日常检查时突然发现所有电脑都无法连接到数据库。向院领导汇报,院领导要求立即执行应急预案。信息中心运维人员立即对中心机房服务器进行检查,但未发现异常。随即检查信息中心机房的所有线缆,由于线缆太多,工作人员排查了两个小时,最后终于发现其中一根线缆损坏,并立即进行检修。检修完毕之后,尝试连接数据库服务器,一切恢复正常。

【原因分析】

在中心机房建设开始,网线质量就存在很大问题,导致之后几年在使用时经常会出现断网或网络异常等现象。随着信息化的发展,各科室都增加了大量的电脑设备,网线越拉越多,交换机也随之增加,但每次新增网线的时候都没有做好标识,给之后的工作带来了巨大隐患。

【解决方案】

医院信息化中心机房在改造建设前应把服务器、交换机等按序摆放到各个机柜,贴上标签;网线也全部分类,做上标记,老旧破损、质量有问题的网线全部更换。以后每增加任何网络设备都要做好标识。

**【总结建议】**

建议将各种网络设备介质分类制定成维护文档，为以后的工作带来方便。除此之外，还要求维护人员在进行常维护过程中落实好操作流程。

# 参考文献

[1] 冯文国.高校IDC机房升级改造及智能化管理的设计与实现[J].科技资讯,2015(6)：137-138

[2] 赖丽萍.绿色智能机房的需求与发展研究[J].电子设计工程,2012(19)：45-47

[3] 任昱衡,曾莹.制造业电子商务信息系统安全建设探讨[J].现代商贸工业,2010(8)：265-266

[4] 赵勇.中心机房一体化改造设想[J].广播电视信息,2015(11)：95-97

[5] 郭玉林,洪琪福,赖鑫,等.KVM集成加油站各系统的探索与应用[J].北京石油管理干部学院学报,2013(3)：45-50

（李上养　单红伟）

# 第九章　数据安全

医院数据是医院的核心资产,它记载了患者的病历档案、病案记录、住院记录、身份、体检等信息,也记载了医生的诊断报告、医嘱、处方、会诊等信息,同时还有医院的运营数据、资产数据等信息,是开展医疗工作、运营管理的工具、抓手和依据,因此医院数据至关重要。

医院数据犹如水,从医生工作站、护士工作站等终端产生,形成字节、字段、表格、数据库等数据,最终汇聚成数据的海洋,有着产生、采集、处理、加工、传输和存储等过程。整个过程中,每个环节都有可能受到污染或泄露。为了确保数据的质量和安全,我们需要在数据流动的每个环节——采集、存储、传输、删除、备份与恢复——做好相应的身份鉴别、访问控制、系统审计、权限控制、日志记录、传输加密、对关键特殊字段的加密存储和安全管理制度等必要的安全机制,保障数据的安全,以防止数据被泄漏、篡改、丢失和破坏。

数据安全和数据中心安全不是同一个概念,数据中心安全在本书各个章节都有涉及,本章重点介绍数据安全。

## 第一节　概　　述

### 一、数据采集及其安全保障

数据采集,一般是指从终端设备中采集、录入或产生信息的过程。在医疗卫生行业,特指从相关医疗设备终端或人工终端采集相关医疗信息的过程。数据采集的重要性非常明显,它是计算机与外部物理世界衔接的纽带,是实现医院数字化的基础。

（一）医疗行业数据采集的特点

医疗行业的数据采集有它的特殊性,有人工的方式,也有设备自动采集的方式。医院数据采集的地方比较多,如:人工挂号处、人工收费处、自动挂号缴费机、医生工作站、护士工作站、移动查房设备、监护仪、LIS检查设备、影像设备等,各种类型终端都有。

医院信息系统是医院内部的系统,具备一定的封闭性,每个终端设备又都是医疗软件系统的一部分,不可能摆脱软件的范围进行数据采集。没有软件系统终端采集的数据无法进入系统和后台数据库。这就要求在开发医疗应用系统的时候，严格遵循相关的卫生信息交换标准，如 HL7 等。

数据采集的安全一样需要考虑如何确保数据的完整性。数据库中的数据是从外界获取的，因为各种情况可能会导致输入无效或错误的信息。确保输入的数据符合规定，成为数据库系统特别是多用户的关系数据库系统关心的首要问题。

为了保证数据的完整性和质量，要求在前端的数据采集阶段尽可能按照系统标准要求，采集系统所需要一定数量的字段，保证数据的完整性。

（二）医院数据采集安全方案

在医疗卫生行业，数据采集的安全性十分重要。譬如在医院的终端，会涉及较多的人工操作，难免会出现人工失误，造成数据输入的差错，因此建议多采取一些机器或设备采集的手段，这样既能方便患者，也能保证数据采集的完整性和安全性。如利用居民的二代身份证、市民卡、医疗保健卡等可识别的证件，让系统直接读取其中的信息，避免人工输入出现差错；利用自动化设备，如自助缴费机等，减少人工输入环节；还可以在实验室系统中加入一维码或二维码作为标识，避免人工识别出错。

在医院数据采集环节中，患者身份识别问题关系到是否能够真正实现患者在不同医疗机构就诊信息的共享，可以考虑在区域医疗平台上做患者主索引平台，将区域内的患者身份信息整理统一，这样能够在最大程度上确保身份信息采集的准确性，为相关数据统计分析提供强有力的支撑。

另外，随着移动设备的发展，很多相关移动终端设备会考虑允许接入医院内网，以满足医院移动应用的需求，这时候也必须考虑相关安全措施。例如采用相关桌面管理软件来控制非法移动终端设备的接入。

## 二、数据存储及其安全保障

（一）数据存储的定义

数据存储是数据流在加工过程中产生的文件或加工过程中需要的信息，以某种格式记录在计算机内部或外部存储介质上。

1. 数据的类型

在医疗卫生行业，数据的类型一般可分为三种：结构化数据、非结构化数据和半结构化数据。结构化数据即行数据，存储在数据库里，可以用二维表结构来逻辑表达实现的数据。非结构化数据包括所有格式的办公文档、文本、图片、各类报表、图像和音频视频信息等等。所谓半结构化数据，就是介于完全结构化数据（如关系型数据库、面向对象数据库中的数据）和完全无结构的数据（如声音、图像文件等）之间的数据，HTML 文档就属于半结构化数据，它一般是自描述的，数据的结构和内容混在一起,没有明显的区分。

在医疗卫生行业,一般的应用软件,如 HIS、LIS 等都是基于数据库的,都属于结构化数据;而 PACS、病理系统、监控系统等所生成的都是图片、视频等文件,属于非结构化数据;某些厂商的 EMR(电子病历系统)、医院网站系统等,会采用 HTML 等半结构化数据的方式。

2. 数据的常用存储方式

根据医疗行业应用的特点,现有的一般医院数据的存储有三种常见方式:DAS、NAS 和 SAN。

DAS(Direct Attached Storage)就是直接附加存储。DAS 存储方式与我们普通的 PC 存储架构一样,外部存储设备都是直接挂接在服务器内部总线上,数据存储设备是整个服务器结构的一部分。这种存储方式现在医疗卫生行业已不常使用。

NAS(Network Attached Storage)就是网络附加存储。NAS 方式采用独立于服务器,单独为网络数据存储而开发的一种文件服务器来连接所存储设备,自形成一个网络。NAS 内置了与网络连接所需要的协议,因此使整个系统的管理和设置较为简单。存储设备位置非常灵活,管理容易且成本低。这种存储方式目前广泛应用于医院的 PACS 系统、科室级文件存储、视频监控系统、手术视频存储等领域。

SAN(Storage Area Network)就是存储区域网络。SAN 存储方式创造了存储的网络化。FC-SAN 的支撑技术是光纤通道(Fiber Channel)技术,极大提升了存储的性能,当然 SAN 也可以使用 IP 通道进行部署。FC-SAN 的优势:部署容易;更高的存储带宽,存储性能明显提高。由于 SAN 采用了网络结构,扩展能力更强,是目前医疗卫生行业应用最广泛的存储方式,尤其是在数据库类型的应用中。

3. 数据存储的另一种方式

根据医疗业务的特点,有时候也可把数据存储分为:在线存储、近线存储、脱机存储和站外保护。不同的存储方式提供不同的获取便利性、安全性和成本开销等级。在大多数场景中,四种存储方式被混合使用,以达到最有效的存储策略。

在线存储(Online storage):有时也称为二级存储。这种存储方式提供最好的数据获取便利性,高性能磁盘阵列是其中最典型的代表之一。这种存储方式的好处是读写非常方便迅捷。

近线存储(Near-line storage):有时也称为三级存储。比起在线存储,近线存储提供的数据获取便利性相对差一些,但是价格要便宜些。大容量磁盘阵列或自动磁带库是其中的典型代表。近线存储由于相对读取速度相对较慢,主要用于归档较不常用的数据。

脱机存储(Offline storage):这种存储方式指的是每次在读写数据时,必须人为地将存储介质放入存储系统。脱机存储用于永久或长期保存数据,而又不需要介质当前在线或连接到存储系统上。脱机存储的介质通常可以方便携带或转运,如磁带和移动硬盘。

异站保护(Off-site vault):为了防止灾难或其他可能影响到整个站点的问题,许多人选择将重要的数据发送到其他站点来作为灾难恢复计划的一部分。这种存储方式保证即使站内数据丢失,其他站点仍有数据副本。

4. 数据存储介质

常见存储介质类型有:硬盘、磁带、光盘。

硬盘因为读取速度快、容量发展快,在医疗卫生行业为最常用。再加上可以使用 RAID(独立磁盘冗余阵列)方式,不必中断服务器或系统,就可以自动重建某个出现故障的磁盘上的数据,安全性得到一定的保障。为保障设备的可靠性,建议硬盘做 RAID 以 RAID5+1 或 RAID 6 为主,部分核心数据例如操作系统或缓存硬盘,建议做 RAID 0 为主。

磁盘和光盘价格比较低廉,容量较大,适合于异地保存,但读取速度比较慢,效率不高,适合作为对时间要求不高的异地数据备份选择。

(二)医疗行业数据存储的特点和要求

在医疗卫生行业,数据存储至关重要,因为保存在其中的数据都是医疗信息,与患者、医院、医疗主管部门息息相关。

医疗卫生行业的数据存在着增长快、数量大、读取速度要求高的特点,根据不同的应用,又有着各自不同的要求。举例如下:

1. 医院的 HIS 应用系统安全存储的要求

HIS 系统数据库的数据量不大,一般小于 2TB,但其必须不间断运行,而且数据要求不能丢失,同时又具有并发访问人数多、查询量比写入量高的特点,因此易导致设备性能低,系统响应慢。

HIS 应用系统对存储的性能要求高,能够满足高并发的要求,同时 HIS 对存储的高可用有要求,要求设备足够稳定。因此,在选择 HIS 应用系统的存储并考虑安全数据存储时,需考虑高性能存储。

基于高性能的要求,可以在存储设备中考虑数据分层存储方案。数据分层存储可以充分利用 SSD 的读写速度,带来高性能体验,同时配合 FC/SAS 磁盘,带给客户最大限度的灵活性。数据分级存储方案,可以根据不同应用数据的重要程度及性能要求,将不同应用系统的数据分别存储在不同类型的存储介质上,提升整体性能,降低 TCO。

其他一些应用软件系统,如 LIS、EMR 等,都和 HIS 类似。

**2. 医院的 PACS 应用系统安全存储的要求**

医学影像系统(PACS)系统的特点:PACS 系统是基于数据库和文件系统的,既有结构化数据也有非结构化数据;数据库数据量不大,但影像文件量大,一般年增长量在 10 TB 以上;系统要求的并发访问低,吞吐能力要求高;同样要求数据不能丢失。

PACS 的数据增长量大,文件数量大,长期数据管理难度大,数据备份和恢复起来比较困难。因此,在选择 PACS 应用系统的存储并考虑安全数据存储时,在考虑性能的同时更要考虑高容量的要求,同时需要兼顾到备份方便性,可以考虑扩展式存储或分级存储方案。

从概念上来看,scale-out 存储和传统的纵向扩展(scale-up)方式不同。在 scale-up 系统中,网络存储由单一的形式因素所限制,而在 scale-out 系统中,可以在需要时添加和配置新的硬件。Scale-out 方式最主要的优势是节省成本,还可以更有效地利用硬件资源。

也可以考虑分级存储的方案。分级存储方案可以考虑为放射科、临床医生等提供 1 年内的在线影像资料查阅设置在线存储;2～3 年内的近线影像资料查阅设置近线存储;同时考虑近线归档,医疗影像独立存储,提供有效管理数据增长和法规遵从,集中综合查询功能;最后要设置离线存储和备份系统,存储系统的存储容量应大于全院 10 年的影像总量,为长期的数据存储做好安置工作。

其他的一些应用,如病理系统等数据量增长比较快的应用和 PACS 类似,可以参考其要求。

**(三)医院数据的归档**

目前,医疗卫生行业的电子病历对归档有特别高的要求,归档的电子病历应当被锁定而不允许被篡改,以便为产生医疗纠纷时提供公平的佐证。

文件级归档是当中的一种解决方法,是指采用专用电子病历的虚拟打印技术,将患者在院期间的所有病历资料,深度加密 PDF 文件(各种需要患者及其家属签字的病历文书,一律扫描后转换成 PDF),将 PDF 文件按 ID 号集中贮存在电子病历归档服务器中,同时生成病历索引数据库(患者姓名、入院诊断、出院诊断、手术名称等内容),以 XML 格式存储。

由于采用文件级的归档,生成的 PDF 文件与电子病历系统各自相互独立,容易导致数据不一致的状况,所以,归档后的病历需采用口令控制、硬件密钥等安全技术,对归档病历实行控制,严格修改、打印病历等相关操作,病历索引数据库允许医生进行检索操作。

## 三、数据传输及其安全保障

数据传输是指数据从一个地方传送到另一个地方的通信过程。在医院,数据从终端到数据中心,常常都是在内网进行的,相关传输过程比较封闭,传输中的安全问题较少。在区域公共卫生领域,数据会要求从公网进行异地传输,必须要考虑进行相关安全措施保障。

(一)医疗行业数据传输的安全保障技术

区域医疗平台、社区医院、远程会诊等涉及远程数据传输环节,需要采用一些专用的数据加密技术来保障数据的安全。应用系统对数据传输过程中的安全性需求在技术上最后都归纳为以下四个方面:

1. 提供用户身份合法性验证机制

身份认证(Authentication)是分布式部署的信息系统最先遇到的安全问题。用一个简单的例子来说明,当用户 B 接收到一封来自用户 A 的重要文件,那么用户 B 首先需要确认的是该文件的确是由用户 A 本人发出的,而不是第三者以用户 A 的名义发出的。如果不能保证这一点,那么即使能够确认文件本身的数据完整性和保密性,也没有任何意义。

在分布式部署的信息系统中,用户的交互常常不是面对面的,所以,提供一个可靠的身份认证过程将是研究所有安全措施的前提条件。传统的用户名+密码的身份认证方式在安全性方面存在各种缺陷,应用系统需要采用其他更为有效的身份验证机制。

2. 保证敏感数据通过公用网络传输时的保密性

保密性(Confidentiality)需求是指应用系统需要能够确保敏感数据只被特定的用户查看。用户 A 需要保证所发出的文件的内容只有用户 B 才能查看。很多时候,用户 A 通过公共网络,例如以电子邮件的形式将文件发给用户 B,此时保证文件的内容不被第三者查看变得特别重要。

3. 保证数据完整性

保证数据完整性(Integrity)就是确认我们所接收到的来自某一用户的数据是完整的和没有被篡改的。用户 B 除了需要确认该文件的确是由用户 A 发出的以外,还需要确认这封文件在传输过程中没有被有意或无意地篡改,即用户 B 接收到的文件和用户 A 发出的文件是完全一致的。

4. 提供不可否认性支持

安全的信息系统常常要求实现用户在系统中的行为的不可否认性(Non-Repudiation)。当用户 A 发出该文件之后,用户 A 将再不能否认曾经发出该文件这一事实。在需要用户对自己在系统中的行为承担责任的场合,不可否认性显得尤为重要。

(二)VPN 安全保障

为实现传输安全目标,医疗卫生行业目前最常用的方式除了铺设专网之外,一般会在公网中配备专业的 VPN 设备来进行安全保障。

VPN 一般指虚拟专用网络。虚拟专用网络的功能是：在公用网络上建立专用网络，进行加密通讯。VPN 有多种分类方式，常见的有如下几类：

1. VPN 分类

①按 VPN 的协议分类：VPN 的隧道协议主要有三种，PPTP、L2TP 和 IPSec。PPTP 和 L2TP 协议工作在 OSI 模型的第二层，又称为二层隧道协议；IPSec 是第三层隧道协议。

②按所用的设备类型进行分类：网络设备提供商针对不同客户的需求，开发出不同的 VPN 网络设备，主要为交换机、路由器和防火墙。

路由器式 VPN：路由器式 VPN 部署较容易，只要在路由器上添加 VPN 服务即可；

交换机式 VPN：主要应用于连接用户较少的 VPN 网络；

防火墙式 VPN：防火墙式 VPN 是最常见的一种 VPN 的实现方式，许多厂商都提供这种配置类型。

2. VPN 的实现方法

VPN 的实现有很多种方法，常用的有以下四种：

①VPN 服务器：在大型局域网中，可以通过在网络中心搭建 VPN 服务器的方法实现 VPN。

②软件 VPN：可以通过专用的软件实现 VPN。

③硬件 VPN：可以通过专用的硬件实现 VPN。

④集成 VPN：某些硬件设备，如路由器、防火墙等，都含有 VPN 功能，但是一般拥有 VPN 功能的硬件设备通常都比没有这一功能的要贵。

作为医疗卫生行业传输安全基本的保障，VPN 是基本的保障，也是目前比较有效的手段。

另外，目前医疗主管部门或医联体对医院数据的传输安全也提出了一定的要求，如要求签订保密协议、部署前置机或进行网闸隔离等来进行安全保障。

## 四、数据删除及其安全保障

数据具有一定的生命周期，需要在完成它的使命后被删除。

### （一）医疗行业数据删除的特点和要求

医院数据是比较敏感的数据，在完成其生命周期后，必须要进行彻底删除，以防止被非法恢复获取。

目前在医疗卫生行业内主流的数据销毁技术主要有数据删除、物理销毁等。

"删除（delete）"是删除数据最便捷的方法，如熟悉的右键删除。它实际上并没有真正地将数据从硬盘上删除,只是将文件的索引删除而已。这种方法是最不安全的,只能欺骗普通使用者。现在有很多专门进行数据恢复的软件,普通用户即可从网上下载软件进行数据恢复操作。

与此类似,"磁盘格式化(format)"也不能彻底消除硬盘上的数据。格式化仅仅是为操作系统创建一个全新的空的文件索引,将所有的扇区标记为"未使用"的状态,让操作系统认为硬盘上没有文件。其实,格式化后的硬盘数据也是能够恢复的,也就意味着数据的不安全。

从法规来看,当数据被加密且无法读取时,数据就应该算是被销毁了。国外的HIPAA(Health Insurance Portability and Accountability,医疗电子交换法案)就规定如果以电子版的形式存储患者病历,需要保证只有特定人员能够浏览病历。底线是如果你将患者病历存储到一台计算机里,未来必须将计算机扔掉来保证数据销毁。计算机硬盘中的数据必须被抹去而不仅仅是删除掉,数据需要被销毁。这时候不是法规对数据销毁有多少监管要求,全面理解法规解释的唯一方法就是采用数据销毁技术来保障医院数据删除的安全。

具体的数据销毁方式有:

1. 覆写法

由于磁带是可以重复使用的,当前面的数据被后面一笔数据覆写过去时,就算可以透过软件进行数据还原,随着被覆写次数的增多,非结构性数据被复原,需要解读的时间也越久,企业就可以评估数据被复原的风险是否能够承担。其中,低程度的就是将磁带或磁盘完全覆写;高程度的则需符合美国国防部 DoD 5220-22-M 保安认证程序,结合数种清除与覆写程序,让硬盘每一个空间都被重复清除与覆写。

2. 消磁法

磁盘或是磁带等储存媒体,都是磁性技术,若能破坏其磁性结构,既有的数据便不复存在。汰旧的储存媒体中的档案数据,或者是依法必须销毁的数据等,不论是磁盘或磁带,首先都是先进行消磁的动作,让储存于媒体上的资料能做到完全消失。

3. 捣碎法/剪碎法

破坏实体的储存媒体,让数据无法被系统读出,也是确保数据机密性与安全性的方法之一。采用实体捣碎的方式,让数据储存媒体残骸无法被有心人士利用。

4. 焚毁法

几乎每一个需要汰换的储存媒体最终都会面临藉由焚毁让数据真正化为灰烬,永久不复存在。这个过程中,信息主管被要求必须亲临现场监督旧数据焚毁状况与进度,落实数据保全的最后一步。

有心人士若从弃置储存介质取得数据,对医疗机构来说都是风险。引进合乎最大效益的数据销毁方式,对多数医疗行业信息中心来说是必须慎重面对的。

目前国内的医疗卫生行业对数据的删除重视程度不够,相关主管部门也没有提出具体相关的要求。但随着未来医疗卫生行业对患者隐私、数据泄密的要求越来越高,数据的安全删除必将有更严格的规章制度、更规范的手段保障。

（二）医院数据的脱敏

随着大数据时代的到来,医疗卫生行业会逐渐涉及医疗数据的交易,而这时候就需要通过专业的数据脱敏软件对数据进行脱敏处理。

数据脱敏是指对某些敏感信息通过脱敏规则进行数据的变形,实现敏感隐私数据的可靠保护。这样就可以在开发、测试和其他非生产环境以及外包环境中安全地使用脱敏后的真实数据集。

对用于测试的生产数据要进行脱敏处理,严格防止敏感数据泄露。通过完善和制定生产数据使用管理制度,明确生产数据中敏感信息数据字典规范和生产数据申请、提取、安全预处理、使用、清理销毁等环节的处理流程,根据生产数据中敏感信息数据的相关信息采购符合业务情况的脱敏工具,并明确在生产数据使用过程中所涉及部门的职责分工,提高生产数据使用管理规范化和制度化水平,防范生产数据泄露等安全隐患,完善信息风险管理体系。

脱敏的步骤如下:

1. 定义敏感信息

敏感数据分类和分级是成功实施数据保护的第一步,分类依据主要包括数据的用途、价值、保存时间、泄露破坏影响、法律法规对数据保护的要求、访问维护和修改数据人员等。在敏感信息内容梳理中要和业务部门、开发测试部门、安全管理部门协调工作,共同确定敏感信息范围,包括但不限于账号、卡号、磁道信息、户名、身份证号码、地址、电话号码等信息,同时还要明确数据使用部门、管理部门、监管部门、风险管理部门职责。

2. 理清敏感信息开发测试使用场景

分析生产数据使用流程和敏感数据使用的各种场景。场景主要分为三类:一类是在开发测试时不必使用敏感生产数据,例如开发部门单元测试;一类是开发测试时必须使用脱敏的敏感数据,例如业务系统集成测试;一类是开发测试时必须使用不脱敏的敏感数据。

3. 确定业务系统中敏感数据关联关系

本阶段是落实脱敏工作比较关键的部分,在这个阶段要对脱敏数据的各种使用场景下的关联性进行分析,确认敏感数据脱敏后能保证系统开发测试的数据可用性,并明确敏感信息字段名称、字段类型、字段长度、赋值规范等内容。

### 4. 数据脱敏

本阶段制订不同类型数据脱敏变形方案,例如针对客户编号、金额、客户名称、证件号码等进行加密、变形或置换等,对于工作单位名称、营业执照、客户信息等其他敏感信息置换为无意义信息等。整个脱敏基本流程包括制作提取方案,相关操作人员进行数据提取工作,根据不同信息类型进行实际的数据脱敏工作,完成后进行数据的交接登记,并确保生产数据安全传输途径。

目前,行业内已经有比较专业的数据脱敏解决方案,可以比较方便地进行各个阶段的医疗行业数据脱敏操作,保障数据的敏感需要。

## 五、备份与恢复的安全保障

备份是为应付文件、数据丢失或损坏等可能出现的意外情况,将电子计算机存储设备中的数据复制到硬盘磁带等大容量存储设备中。数据备份指的是用户将数据包括文件、数据库、应用程序等贮存起来,用于数据恢复时使用。医疗卫生行业对数据备份同样有比较高的要求。

### (一) 数据备份方式

#### 1. 传统备份方式

常见的传统数据备份方式有:LAN 备份、LAN Free 备份和 SAN Server-Free 备份三种。LAN 备份针对所有存储类型都可以使用,LAN Free 备份和 SAN Server-Free 备份只能针对 SAN 架构的存储。

①基于 LAN 的数据备份方式:传统备份的数据备份方式需要在每台主机上安装磁带机备份本机系统,采用 LAN 备份策略,在数据量不是很大时可采用集中备份。一台中央备份服务器将会安装在 LAN 中,然后将应用服务器和工作站配置为备份服务器的客户端。中央备份服务器接受运行在客户机上的备份代理程序的请求,将数据通过 LAN 传递到它所管理的、与其连接的本地磁带机资源上。这一方式提供了一种集中的、易于管理的备份方案,并通过在网络中共享磁带机资源提高了效率。

②LAN-Free 数据备份方式:由于数据通过 LAN 传播,当需要备份的数据量较大、备份时间窗口紧张时,网络容易发生堵塞。在 SAN 环境下,可采用存储网络的 LAN-Free 备份,需要备份的服务器通过 SAN 连接到磁带机上,在 LAN-Free 备份客户端软件的触发下,读取需要备份的数据,通过 SAN 备份到共享的磁带机。这种独立网络不仅可以使 LAN 流量得以转移,而且它的运转所需的 CPU 资源低于 LAN 方式,这是因为光纤通道连接不需要经过服务器的 TCP/IP 栈,而且某些层的错误检查可以由光纤通道内部的硬件完成。在许多解决方案中需要一台主机来管理共享的存储设备以及用于查找和恢复数据的备份数据库。

③SAN Server-Free 数据备份方式：SAN Server-Free 对需要占用备份主机的 CPU 资源，如果备份过程能够在 SAN 内部完成，而大量数据流无需流过服务器，则可以极大降低备份操作对生产系统的影响。SAN Server-Free 备份就是这样的技术。

目前主流的备份软件，如 IBM Tivoli 、Veritas、EMC Networker，均支持上述三种数据备份方式。三种数据备份方式中，LAN 备份数据量最小，对服务器资源占用最多，成本最低；LAN free 备份数据量大一些，对服务器资源占用小一些，成本高一些；SAN Server-free 备份方案能够在短时间备份大量数据，对服务器资源占用最少，但成本最高。医疗行业用户可根据实际情况选择适合自己的备份方式。

2. 新一代数据备份方式

随着技术的发展，近几年涌现出了一些最新的数据备份方式，以下介绍几个在医疗卫生行业日益常见比较重要的数据备份解决方案。

①CDP 持续数据保护：CDP(Continuous Data Protection，持续数据保护)技术是对传统数据备份技术的一次革命性的重大突破。传统的数据备份解决方案专注在对数据的周期性备份上，因此一直伴随有备份窗口、数据一致性以及对生产系统的影响等问题。现在，CDP 为用户提供了新的数据保护手段，系统管理者无需关注数据的备份过程(因为 CDP 系统会不断监测关键数据的变化，从而不断地自动实现数据的保护)，而且当灾难发生后，仅仅简单地选择需要恢复到的时间点即可实现数据的快速恢复。

无论是基础的定时备份，还是高级的 CDP 实时备份，任何的备份目的都是一个，那就是恢复数据。现在通过 CDP 实时备份技术，可以实现到秒级或任意 I/O 的细颗粒度抓捕效果，将备份窗口已经降至可以实现的最小值，数据丢失的间隔误差随着备份技术的这种改进也达到秒级。与此同时，数据恢复的重要性以及存在的风险日益凸显。

对于 CDP 持续数据保护和传统备份，有人曾经形象地把传统备份软件比喻成照相机，就是在按快门的时候才会产生照片。而 CDP 软件则是录像机，就是从打开开始，就会不停地工作，不会错过任何时间出现的任何图像。

传统的备份技术一般为手动备份或定时备份，备份效果有限。对于数据量不断变化增长的用户来说，每一份数据的丢失都会造成利益的损失。持续数据保护就是连续捕捉数据的变化，然后将这些变化后的数据独立进行保存，而且该方法可以实现过去任意一个时间点的数据恢复。CDP 系统可能基于 IO、块、文件或应用，并且为数量无限的可变恢复点提供精细的可恢复对象。

所有的 CDP 解决方案都应当具备以下几个基本的特性：数据的改变受到连续的捕获和跟踪；所有的数据改变都存储在一个与主存储地点不同的独立地点中；恢

复点目标是任意的，而且不需要在实际恢复之前事先定义。所以 CDP 可以提供更快的数据检索、更强的数据保护和更高的业务连续性能力，而与传统的备份解决方案相比，CDP 的总体成本和复杂性都要低。

CDP 方案非常适合于医疗卫生行业的应用，既能最大程度地保障数据零丢失，同时又能很方便快捷地进行备份管理、备份恢复，具备极大的实用意义。

②容灾：远程容灾作为一种新的概念，目前已经被国内的大多数行业所接受，特别是在金融、电信等信息密集型企业，包括医疗卫生行业，实施远程数据保护的工作已经被提上了日程。

所谓数据容灾，就是指建立一个异地的数据灾备系统，该系统是本地关键应用数据的一个可用复制。在本地数据及整个应用系统出现灾难时，系统至少在异地保存有一份可用的关键业务的数据。该数据可以是与本地生产数据的完全实时复制，也可以比本地数据略作延迟，但一定是可用的。采用的主要技术是数据备份和数据复制技术。

广义上说灾难大致包括三种类型：不可预测的自然灾害（地震、台风、水灾、雷电、火灾等）；基础设施的损坏（CPU、硬盘损坏、建筑物倒塌、电源中断等）；操作失误（误操作、人为蓄意破坏等）。总之，对于一个数据中心而言，一切引起系统非正常停机的事件都称之为灾难。

真正的容灾必须满足三个要素：首先是系统中的部件、数据都具有冗余性，即一个系统发生故障，另一个系统能够保持数据传送的顺畅；其次，具有长距离性，因为灾害总是在一定范围内发生，因而充分长的距离才能够保证数据不会被一个灾害全部破坏；第三，容灾系统要追求快速的数据恢复。以上也称为容灾的"3R"（Redundance、Remote、Replication）。

从对系统的保护程度来分，可以将容灾系统分为：数据级容灾、应用级容灾和业务级容灾。

- 数据级容灾是指通过建立异地容灾中心，做数据的远程备份，在灾难发生之后要确保原有的数据不会丢失或者遭到破坏，但在数据级容灾这个级别，发生灾难时应用是会中断的。在数据级容灾方式下，所建立的异地容灾中心可以简单地把它理解成一个远程的数据备份中心。数据级容灾的恢复时间比较长，但是相比其他容灾级别来讲它的费用比较低，而且构建实施也相对简单。

- 应用级容灾是在数据级容灾的基础之上，在备份站点同样构建一套相同的应用系统，通过同步或异步复制技术，可以保证关键应用在允许的时间范围内恢复运行，尽可能减少灾难带来的损失，让用户基本感受不到灾难的发生，这样就使系统所提供的服务是完整、可靠和安全的。应用级容灾生产中心和异地灾备中心之间的数据传输是采用广域网传输方式，同时应用级容灾系统需要通过更多的软件来实现,可以使多种应用在灾难发生时可以进行快速切换,确保业务的连续性。

• 业务级容灾是全业务的灾备,除了必要的 IT 相关技术,还要求具备全部的基础设施。其大部分内容是非 IT 系统(如电话、办公地点等),当大灾难发生后,原有的办公场所都会受到破坏,除了数据和应用的恢复,更需要一个备份的工作场所能够正常的开展业务。

这几年,容灾在医疗卫生行业也逐渐得到了推广应用,建立了众多的备用数据中心以应对灾难的发生。

③存储虚拟化:存储虚拟化(Storage Virtualization)是一种贯穿于整个 IT 环境、用于简化本来可能会相对复杂的底层基础架构的技术。存储虚拟化的思想是将资源的逻辑映像与物理存储分开,从而为系统和管理员提供一幅简化、无缝的资源虚拟视图。存储虚拟化是一种新的数据存储备份解决方案。

存储虚拟化的实现层面可分为三层,即主机及操作系统层、存储网络层和存储设备层。可以在某个层面单独实现,也可以在多个层面共同实现。

①基于主机和操作系统的虚拟存储:典型的实现是依赖于主机上的逻辑卷管理软件,针对分配主机的逻辑卷(即物理磁盘或 LUN),逻辑卷管理软件可以实现进一步的虚拟化,对多个逻辑卷进行统一管理、配置,屏蔽了上层应用对物理磁盘的管理。在逻辑卷管理器的管理下,可以灵活地实现对存储的管理。

②基于存储设备的虚拟存储:基于存储设备的虚拟存储的方法依赖于提供相关功能的存储控制器,它可以对所管理的存储提供虚拟化。将具有虚拟化功能的存储控制器和相应的存储设备接入到 SAN 网络中,由存储控制器统一对服务器提供存储空间。有些虚拟控制器可以管理多厂商的存储系统,有些虚拟控制器则只能管理单个厂商的存储系统。

③基于存储网络的虚拟存储:基于存储网络的虚拟存储是依赖于在存储网络中添加相应的虚拟化设备而实现的、对存储网络中存储设备的虚拟化。存储网络虚拟化设备可以是特有的虚拟化设备,也可以是在网络交换机上安装虚拟化软件来实现。在 SAN 网络交换机上实现存储虚拟化是在 SAN 交换机上加入具有虚拟化的模块,来控制存储的分配和管理。特有的存储虚拟化设备是指在 SAN 中加入虚拟化设备,而所有存储的资源管理和分配是由这个特有的虚拟化设备实现的。

对于用户来说,虚拟化的存储资源就像是一个巨大的"存储池",用户不会看到具体的磁盘、磁带,也不必关心自己的数据经过哪一条路径通往哪一个具体的存储设备。

在医疗卫生行业,存储虚拟化技术也是比较新的一种技术,可以很方便地提升整个数据中心存储的性能,同时可以保障数据的备份和灵活迁移,方便整个数据中心存储的扩展升级。

(二)医疗行业对数据备份的特点和方案

灾难备份与恢复行业国家标准《信息系统灾难恢复规范》将信息系统的灾难恢

复能力划分为 6 级,明确了 RTO/RPO 与灾难恢复能力等级的关系,在最高级(第6 级)中要求 RPO=0,RTO 在分钟级内(如图 5-1、表 9-1 所示)。

《信息系统灾难恢复规范》 GB/T 20988—2007

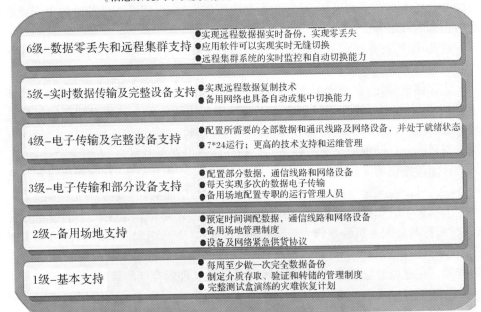

图 9-1 信息系统灾难恢复规范

表 9-1 信息系统灾难恢复各等级对应的 RTO/RPO 范围

| 灾难恢复能力等级 | RTO | RPO |
| --- | --- | --- |
| 1 | 2 天以上 | 1 天至 7 天 |
| 2 | 24 小时以上 | 1 天至 7 天 |
| 3 | 12 小时以上 | 数小时至 1 天 |
| 4 | 数小时至 2 天 | 数小时至 1 天 |
| 5 | 数小时至 2 天 | 0 至 30 分钟 |
| 6 | 数分钟 | 0 |

在有关省一级的《医院等级评审》中也提出了要求:"有 3 年以上仪器的检测原始数据备份"、"信息系统运行稳定、安全,具有防灾备份系统,应用系统后台主机设备容灾机制完善,具有数据系统灾难快速恢复机制,实现远程备份"。

医疗卫生行业的应用和其他行业相比有其特殊性。例如医院,其业务是 7×24 小时运行的,对应用的高可用性要求非常高,必须实时在线;同时数据又关乎病人的诊疗信息和费用信息,是不能丢失的,所以必须要做好相对应的数据备份容灾保护工作。核心的应用,如医院的 HIS、LIS、PACS、EMR 等,都必须要有备份措施,而且备份的等级要求最高;非核心的业务系统,如 OA 等,也需要有相应的数据备份,备份等级可以根据自己的要求制定。

传统的备份软件可以满足医疗卫生行业最基本的备份要求,如要求较高可以考虑新一代更好的解决方案,如 CDP、存储虚拟化等相配合的解决方案。

（三）虚拟机的备份

虚拟化技术在近两年的医疗卫生行业发展较快,很多用户都采用虚拟机技术来解决 IT 基础设施所面临的一些问题,如硬件过度浪费、扩展难等,但对于医疗卫生行业来说,保证业务的稳定性才是最重要的,所以虚拟机的备份是一个必须要考虑的环节。

不管是服务器虚拟化,还是桌面虚拟化,虚拟机都是以文件方式存在的,它的备份有其独有的特点,即数据重复率比较高。如果不采用带消重技术的备份技术,一来会影响备份的效率,二来会浪费非常多的备份介质。

对于虚拟机来说,其与传统物理机的备份还是有很大差别的,并不能将传统物理机的备份方式生搬硬套地搬迁到虚拟机备份中。传统的备份方式我们应该尽量避免,除非他们支持和执行使用基于(API)的虚拟环境中的管理备份,如用于数据保护的 VMware vStorage API 的备份。

虚拟机备份最好能同时满足以下一些要求:

1. 可以随时验证备份数据的可恢复性。

2. 能够利用当前生产或测试环境中的可用资源,自动完成恢复的验证过程,即时虚拟机恢复。可以在备份环境的存储设备上、从压缩和去重后的备份文件直接运行虚拟机。如果虚拟机发生故障,可以在短短数分钟内在任何主机上重新启动它。

3. 即时文件级恢复(Instant File-Level Recovery)。利用相关技术,可以从相同映像级的备份快速恢复整个虚拟机或单个文件。即时文件级恢复功能使您能够在数秒内利用备份和副本将单个文件恢复到最新状态或任意时间点的状态,并支持任意的操作系统或文件系统。

4. 接近连续的数据保护。利用相关技术每隔几分钟采集一次更改并更新虚拟机映像。如果虚拟机停止运行,可以切换到可立即运行的副本,这样就可以提供类似 CDP 的高性能方案,并获得接近连续的数据保护能力。

# 第二节　典型案例

## 一、某医院自助系统提升终端数据采集效率

### 【案例描述】

某县中医院,病床位 750 张,日门诊量 2 000 人次。医院一直以来全部采用人工挂号收费的方式,平时窗口数为 5 个,在门诊收费高峰期时患者排队时间较长。挂号收费员工工作量大,比较辛苦,而且每个月会有一定比例的操作误差,造成患者相关信息录入错误或费用差错。

医院挂号收费窗口较少、员工数量有限、人工方式容易造成操作误差、医院过多依赖于传统的人工方式,是目前该医院的困难所在。

### 【分析与处置】

在学习兄弟医院的经验后,该院上线了自助服务系统,在门诊大厅内配置了一定数量的自助挂号缴费系统,可支持患者自费、医保卡自助挂号收费。系统上线一周后,每天通过自助系统挂号收费最高达到 350 人次,有效减轻了挂号收费窗口的工作负担,同时因为是系统自动采集信息,保障了终端信息收集的准确性。

### 【总结建议】

在医院的管理中,引入创新的解决方案和产品,能够大大改善医院流程,提升终端效率,提升客户的体验。

## 二、某医院 SSD 改善存储 IOPS

### 【案例描述】

苏北某人民医院,病床位 1 500 张,日门诊量 3 000 人。2014 年 6 月某个周一,终端挂号收费系统突然出现严重延迟现象,HIS 系统反应很慢,一个按键操作要等待将近 10 秒才有反应,造成门诊大厅出现严重的排队现象。

该医院于 2012 年上线了新的大型 HIS 系统,这 2 年来业务增长迅速,门诊量增速很快。本次事件发生后,几乎每周都会出现 1~2 次系统缓慢事件,严重影响医院的正常运营,前来就诊的患者也怨声载道。

### 【分析与处置】

经过详细的系统诊断,排除了服务器、网络的问题,后初步锁定为存储系统 IOPS 较低,已不能够满足现有业务系统的要求。

HIS 系统存储系统使用的是国际品牌中端存储系统,已经使用将近 4 年时间,

当初购买时缓存配置略低,现在基本处于满负荷状态,这就容易造成存储读写数据缓慢,导致整个 HIS 系统反应缓慢,影响终端和患者体验。

如何提升存储的 IOPS 短板成为亟待解决的问题。在和厂商、集成商几轮沟通后,考虑在存储上增加 5 块 100 G 的 SSD 硬盘,做 RAID 组后可用容量为 300 G 以上,作为这台存储的缓存使用。这样就将原来只有 32 G 缓存的存储系统,一下子提升到将近 400 G 缓存,提升了近 10 倍。再结合该品牌存储专有的数据分层技术,将经常用到的热点数据移到 SSD 硬盘上来,不经常使用的数据移到普通硬盘中去,大大提升了数据的命中率。

【总结建议】

医院付出了比较小的代价,大幅度提升了存储 IOPS 性能,在增加 SSD 硬盘后,实际测试 IOPS 值比改造前提升了将近 25 倍。存储的性能提升后,HIS 系统的短板补上了,整个性能得到了保障,终端用户和患者的体验非常满意。

## 三、某卫生局 VPN 加强传输安全管理

【案例描述】

苏北某县卫生局,2013 年上线了区域医疗平台,业务应用有 HIS、PACS、LIS 等,覆盖了县城及十几个乡镇 70 几家卫生院和社区医院。整个区域医疗平台采用的是中央集中式的架构,所有卫生院和社区医院作为系统的终端进行连接。区域平台覆盖整个县,终端数量多、距离远,因此铺设专网的成本过高,只能考虑借用公网。在第一期区域平台建设中,终端连接数据中心平台时,采用的是比较简单的软件连接方式,手段比较简陋。

因为使用的是公网,而且连接方式只有最简单的软件连接方式,整个传输过程中没有相应的安全保障措施,容易发生数据泄密可能。

【分析与处置】

该县卫生局信息中心考虑到了可能的数据传输隐患,在第二期区域平台建设中,在卫生局数据中心和每个终端都增加了硬件的 VPN 虚拟专用网络硬件设备,在公用网络上建立专用网络,进行加密通讯。这样在每次连接时,卫生院和社区医院终端都需要进行身份合法性验证,同时对所传输的数据进行三层协议加密,非专用设备无法进行读取和操作。在二期建设完成后,整个区域医疗平台的数据传输安全得到了大幅度的提升,符合了国家和省厅的安全要求。

【总结建议】

传输安全是在应用使用公网时必须要考虑的,使用专业化的传输安全设备可以有效保护数据在公网传输时的安全。

## 四、某医院使用脱敏解决方案,保证测试数据的安全

【案例描述】

某人民医院,病床位 2 000 张,日门诊量 3 000 人。随着这几年医院业务的快速增长,医院信息化建设也得到了长足发展,尤其是应用系统的增加越来越多。每上一个应用软件系统,都需要安排相应的测试工作,准备相应的测试数据。之前做测试的时候,测试数据是从 HIS 或其他系统中直接复制出来的裸数据,工程师可以直接看到所有的数据,患者和医院的隐私没有得到保护。

保护测试数据的隐私安全手段方法比较多。医院信息中心一开始采用了最简单的方式,直接将用户名及相关敏感字段删除或用统一字符替代掉,后来又采用编写简单的函数进行脱敏。经过一段时间后,感觉效率低下,占用了大量人力和时间,另外还导致数据大量失真,虽然私密数据漂白了,但仿真度太低,影响测试效果,而且还发现不同应用系统和不同的环境对样例数据都有不一样的需求。

在综合考虑医院信息化对数据安全的要求后,需要选择一个更高效的数据脱敏解决方案来应对现在和未来的发展。

【分析与处置】

医院信息中心借鉴了金融行业相关单位的经验,在考察国内外多家数据脱敏公司的产品后,选用了性价比较高的国内成熟厂商解决方案。

脱敏解决方案可以提供简单的数据脱敏部署,集合了数据抽取、私密数据漂白、测试数据管理、数据装载等功能于一体,具有流程化、自动化和作业复用等特点,方便软件开发商使用。可以实现数据发现,能够扫描并定位企业当中的敏感数据;能够发现表与表之间的关联关系;可支持多种数据平台的数据抽取;支持异构平台的高速数据装载。可以实现敏感数据漂白,同时在脱敏时保持数据的关联关系;提供高仿真度的伪数据;不可逆算法,保证数据安全。还可以做到数据管理,支持数据压缩;支持数据漂白前后比对功能。

【总结建议】

使用了脱敏解决方案后,医院信息中心实现了:

①让各种非生产环节的数据使用规范化、流程化,提升了数据安全环节的合规水平。

②为企业和用户提供了有效的信息安全保障,防止了信息泄密。

③提高了测试数据准备的效率,有利于缩短项目周期,释放了底层工程师的劳动力。

④提供高仿真度的测试数据,提高了测试效果,缩短了项目周期。

## 五、某医院建设容灾系统,保障数据中心安全

【案例描述】

某人民医院,病床位 2 000 张,日门诊量 3 000 人。医院信息化建设起步较早,建设了完善的信息应用系统,已建设完备的机房、数据中心及众多的应用系统。为保障数据中心和系统的安全,这几年也做了相应的数据备份措施,这样一旦发生数据丢失故障,可以进行数据恢复操作,保障应用在几个小时之内可以恢复正常。

随着医院对信息化的依赖程度越来越高,以及行业要求的愈加严格,几个小时的恢复时间对医院来说已经不能满足需求,医院需要一种更好的数据中心保护解决方案。随着业务的快速发展,医院现有南、北两个院区,在考虑数据中心保护的同时也必须考虑如何保障两个院区能同时工作、互为备份。

【分析与处置】

综合了兄弟单位及区域内其他单位的经验,医院信息中心运用存储虚拟化技术来实现容灾数据中心,保障应用安全防护。存储虚拟化技术可以做到:

①本地存储双活:虚拟化存储设备通过镜像虚拟卷提供给应用系统访问,而在后端,镜像虚拟卷将数据写入两台独立的存储系统中,存储虚拟化系统可以在提供可接入存储设备可访问同时,从而轻松达到数据本地保护的目标。

②存储系统利旧:设备在提供存储访问功能的同时,还可以方便地对容量进行横向扩展,这样,如果某台设备容量出现空间不足的状况时,能通过本身具有构造虚拟卷,将多台存储系统的空间组成一个卷给应用使用,达到资源的更合理分配和优化。

③存储虚拟化设备与虚拟化平台的集成:设备可提供本地融合和分布式融合,该功能可以支持一个数据中心内或横跨多个数据中心的协同工作,使得技术工程师可以不受地域的限制,在实现基础的虚拟化数据中心之后,后期可以发展为新一代的云数据中心。

根据存储虚拟化的原理,信息中心采用了医院存储虚拟化技术来改造数据中心,确保当单个系统或整个数据中心出现故障时,尽可能高地降低数据丢失量(即RPO=0),尽可能快地复原业务系统(RTO 接近零),大大提升了数据中心的整体服务水平。

【总结建议】

在实际项目建设完成后,实施存储虚拟化给医院带来了非常多的益处:

①成功建设了应用层的容灾数据中心。利用虚拟化设备支持不同品牌和类型存储设备提供的物理 volume 支持镜像,这样,在后台设备发生问题时既能够有一

份完备的数据,也能够不让终端应用受到停机困扰,保障了医院的应用正常运行。

②存储数据优化。在异构品牌类型存储设备和不同性能硬盘之间,数据可以任意迁移,这样我们可以将访问量较大的热点数据从性能较低的 SATA 硬盘转移到性能卓越的闪存盘上,或者转移到整体能力更强的存储设备上去,从而提升整体应用的性能。

③存储系统性能大幅提升。医院 7 年前购置的存储设备已经老化,在存储虚拟化设备上特别配置了上百 G 的缓存,这样就极大提升了老存储性能,整体性能也得到了提高,也把老设备加以利用了起来,不至于造成浪费。

# 第三节 不良事件及其处置、分析

## 一、容灾软件无法正常启动,导致容灾失效

【事件描述】

某市级医院虚拟化平台启用虚拟化容灾平台软件 SRM,前期规划将 SRM 软件与 Vcenter 服务器安装在同一虚拟机上,安装正常运行,后来由于虚拟化管理中心 Vcenter 出故障,同时导致容灾软件 SRM 机制失败,故需要重新安装 Vcenter。紧接着重新准备一台虚拟机配置更新 SRM 软件,在重新配置 SRM 软件时出现了以下三种情况:一是 SRM 软件安装后服务无法启动(手动启动时提示有其他附属服务未启动),经检查,附属服务均启动;二是 SRM 软件在安装进程到了最后一步后显示安装失败(显示 SRM 所需要的所有 Windows Services 未运行),经检查,所需 Windows 服务是启动的;三是软件安装成功,在进行 SRM 软件配置的过程中添加底层存储系统,显示延迟过长无法添加。

【原因分析】

首先根据以上情况的报错提示,检查安装 SRM 软件所需要的服务是否正常启动,其次查看是否因为软件包安装过程或安装结束后出现所需服务异常停止等现象,发现均属于正常运行状态;再次检查是否因为软件本身版本兼容性的敏感性,通过官网兼容性检查均属于正常;另外检查是否应为所需的安装组件 Vcenter、SQL server 等是否运行异常,发现这些组件运行均正常;是否因为安装 SRM 软件的虚拟机是通过克隆出来本身系统有问题,通过排错均排除。

以上常规的排错均梳理过后,几乎到了无可奈何的地步,在排错的过程中也请了其他厂商人员协助,均无果。在这样的情况下,工作人员无意中发现 SRM 连接数据库的 ODBC 不定时地出现异常,初步推断是数据库连接异常导致的。

【解决方案】

经过排查发现,原来连接数据库的 ODBC 采用的集成服务器账号的方式进行数据库连接是有问题的,ODBC 连接改为基于数据库账号连接后重新安装配置 SRM 均正常。

【总结建议】

①虚拟化平台规划过程中,一定要将管理平台联动性强的软件分开安装,切勿出现多个鸡蛋放在一个篮子里面的问题。

②遇到问题排错过程中,一定要根据实际环境进行排错,通过划分区间、逐一排查、关系联动等方法进行排错,冷静检查。

## 二、网卡设置导致应用传输缓慢

【事件描述】

某县人民医院 PACS 系统在使用时碰到了两个问题:PACS 设备上传图片时速度非常慢,2M 大小的图片需要上传 10 秒;PACS 服务器经常会无故重启。

【原因分析】

PACS 设备上传图片比较慢,首先怀疑是网络传输速率太慢所致,使用一个 22 G 的大文件复制到 PACS 服务器上,发现速度大约为 40 M～50 M/秒,速度基本正常,又检查了网卡的速率设置,发现也是选择的速率最大的选项,由此排除是网络传输问题。接着怀疑怀疑是 PACS 服务器系统问题,经过沟通,在原服务器上安装 Windows 系统测试,发现速度反而更慢了,也排除了系统原因。

使用一台普通 PC 机安装 2003 系统,安装 PACS 软件,从 PACS 设备测试,发现速度正常,因此将问题点定位到 PACS 服务器上。

经过排查发现,PACS 设备在上传图片时,总是会有 10 秒的连接过程,实际开始传输时,速度是比较快的,于是怀疑是网卡设置问题,是否在两台设备连接时需要进行某些验证导致。

打开网卡的 TCP/IP 4 高级选项里的 wins,将启用 LMHOSTS 查找前的勾去掉,并且将网卡的 flow control 和 large send offload 关闭,再次测试设备上传,发现速度正常。

【解决方案】

将网卡设置进行了优化,将可能会导致网卡速率变慢的选项重新配置后,发现速度恢复正常,并且这种配置一定要是双向的,PACS 设备的控制电脑和 PACS 服务器都要进行配置,否则都可能会影响速度。

【总结建议】

PACS 软件运行时由于有大量的图片上传,因此可能导致一些跟网络有关的问题,所以在使用时,一定要保证网络带宽的大小,还需要确保相关网卡设置正确,否则使用效果可能受到影响。

## 三、磁盘数据丢失导致虚拟机无法打开

【事件描述】

某医院一个重要的虚拟机无法开机,提示找不到磁盘文件,由于虚拟机中有重要的数据文件,工程师以最快速度赶到现场。

经过简单测试,发现开机时提示找不到磁盘文件,编辑虚拟机设置时发现磁盘文件大小变为了 0。通过 SSH 连接到主机,查找虚拟机的磁盘文件,发现虚拟机的 vmdk 文件丢失,只有一个 flat. vmdk 文件还在。

【原因分析】

用户磁盘描述文件丢失,磁盘数据文件还在,但是上层虚拟机只能识别描述文件,导致虚拟机无法开机,需要恢复用户的 vmdk 文件。

【解决方案】

创建一个虚拟机磁盘描述文件:

①确定平面(数据)文件的字节大小。

使用 ls 命令:ls -l vmdisk0-flat. vmdk

—rw——————1 root root 107374182400 Oct 11 12：30 vmdisk0-flat. vmdk

②创建一个新的空白虚拟磁盘作为基准,与原磁盘大小一样,供后面的步骤修改。

vmkfstools -c 107374182400 -a lsilogic -d thin temp. vmdk

注:这一步对于确保正确的磁盘架构至关重要。

③以原虚拟磁盘的名字重命名新创建磁盘的描述文件(也称为头文件)。

mv -n temp. vmdk 目标. vmdk

④修改重命名的描述文件内容,以引用原平面(数据)文件。

sed -i's/temp-flat. vmdk/目标-flat. vmdk/g' 目标. vmdk

⑤移除新创建磁盘的临时平面(数据)文件。

rm temp-flat. vmdk

【总结建议】

vmdk 文件是磁盘文件,但是准确地说是磁盘描述文件,flat. vmdk 文件才是

真实的数据文件,但是此文件一般都是隐藏的,平时无法看到,因此可以根据 flat.vmdk 文件的大小、属性重建 vmdk 文件,让虚拟机重新识别到 vmdk 文件,因此可以继续开机使用。

## 四、备份软件无法启动导致备份无法进行

### 【事件描述】

某医院虚拟化平台的两台机架式 IBM 服务器,安装 VMware vSphere 5.1 虚拟化系统,备份系统采用的是 VMware VDP 备份软件进行备份。有一天系统管理员查看虚拟机备份情况时发现 VC 无法连接到 VDP 备份模块,重启 VDP 后核心服务无法启动。

### 【原因分析】

①由于 VDP 使用的是 Avamar 的内核,所以使用 Avamar 的命令查看系统服务时发现其中一个关键服务 dpnctl 服务没有启动;

②查找 VMware KB 发现 KB:2044806 描述的核心服务由于 HostLicense 服务不能验证 SSO 用户,导致备份服务器停止。

### 【解决方案】

①使用 SSH 连接到 VDP 服务器,修改 vcenterconfiginfo. cfg 文件,重新配置 VDP 连接服务;

②重启启动 VDP 服务器后,VC 可以正常连接 VDP 模块,VDP 系统进行完整性检查;

③测试虚拟服务器备份时,可以正常进行备份。

### 【总结建议】

通过与用户管理员沟通得知,此前由于电力故障导致机房设备意外断电,当时只检查了核心应用,未对备份系统进行检查。所以建议每天对备份系统进行巡检,查看备份执行情况及结果。

## 五、存储数据同步导致系统缓慢

### 【事件描述】

某医院使用 VMware vSphere 搭建一套虚拟化平台配置 3 台 IBM X3850 机架式服务器,使用 VMware vSphere 5.5 虚拟化系统,配置了两台 EMC 存储,其中一台 VNX5300 作为主存储,一台 VNX5100 存储作为备份存储,之间使用 EMC MirrorView 将两台存储作同步镜像。信息科管理员接到各科室电话,医生站、各个病区反映 HIS 系统变慢,处理一个病人 HIS 系统都会死机,特别是刚上班及下

午 3 点钟左右。

【原因分析】

①检查 HIS 系统服务器 CPU、内存、磁盘及网络使用率,发现 CPU、内存、磁盘及网络使用率都比较低;

②检查 HIS 服务器光纤链接,检查结果所有链路均正常;

③检查存储系统,未发现错误警告。在检查存储系统日志时发现,在 5 月 27 号时,存储系统将 MirrorView 同步断开。检查存储 MirrorView 链路时发现两条同步链。

【解决方案】

将故障光纤进行调换,以保证 MirrorView 通信,故障排除。

通过与用户进行沟通得知,之前连接两个机房的光纤被老鼠咬断,将断裂处重新熔接后导致通光率受到影响,从而引起 MirrorView 同步延时过高问题,进而影响存储性能。

【总结建议】

在数据中心出现问题时,需要从多方面去查找问题,有时候需要考虑到物理连接等最基本的可能。

## 六、存储硬盘损坏导致 IO 模块报警

【事件描述】

某县医院 EMC 存储出现大量硬盘损坏情况,I/O 模块故障告警,所有链路都是单链路。

【原因分析】

经过分析发现,机房长期无人看守,设备没有连接到内网进行管理,设备出现故障不能及时发现;造成单链路的原因是前期实施时操作人员的误操作导致单边链路没有识别到。

【解决方案】

经过和用户沟通,为了保证数据安全,将重要数据进行备份,备份结束后安排业务相对空闲的时间段对存储硬盘、I/O 模块以及单边链路的连接线进行更改。

机房安排巡视人员,定期到机房查看设备运行状态,将管理口连接到内网中,不定期地通过内网管理界面登录设备,查看设备健康状态,以便及时发现问题。

【总结建议】

存储硬盘的损坏是比较常见的问题;需要及时迅速解决,以免造成更大严重后果。

## 七、存储系统版本不识别，导致电池告警

【事件描述】

某市人民医院 EMC 存储电池故障告警，更换后电池状态灯显示正常，但是系统中仍然存储电池告警信息。

【原因分析】

经过分析发现，存储系统版本不识别新更换的电池。

【解决方案】

经过和用户沟通，将控制器重启，重新识别新电池。

【总结建议】

老存储更换新电池后，由于老系统版本 BUG，一般都会出现电池不能被识别的问题。可以将单控制器重启，重启后便可识别新更换的电池。

## 八、某医院网站系统被 sql 注入，致使用户信息泄露

【事件描述】

一日，某医院网站后台日志显示，大量用户发现账号异常登陆且个人信息被恶意修改，账号被盗用，用户登录账号密码信息被公布在互联网上或被公开售卖，用户其他网站登录账号密码受到撞库攻击影响，用户收到大量骚扰电话或广告短信。

【原因分析】

①因医院网站存在漏洞被攻击者利用，获取网站权限从而获取所有用户信息。
②利用 sql 注入等数据库攻击手段获取用户数据。

【解决方案】

暂停网站业务，对数据库进行物理隔离，增加用户身份短信验证，通知用户修改密码和个人信息。

【总结建议】

①合理设置 Web 服务器目录的权限，禁止文件上传目录的脚本执行权限。
②在操作系统中安装 Web 防护软件。
③自行或授权相关人员进行渗透测试，检测是否存在其他安全隐患。
④增加异地登陆的相关验证，加强对异地登陆用户敏感操作的限制，如修改密码等。
⑤管理员应经常查看网站管理系统中用户登录信息记录，查看是否暴发性出现大量用户异地登陆行为。

⑥管理员应经常查看数据库及网站后台日志,是否有大量查询用户信息的操作。

⑦在发现小故障时,要尽快处理,不要抱侥幸心理,以免故障扩大到难以挽回的程度。

⑧硬件出现故障时,尤其是存储,在没有数据备份的情况下,不要轻易重启或插拔部件。

## 九、修改药品基本属性,导致相关业务数据及财务数据出错

【事件描述】

某医院药品库管在系统内修改了部分药品的基本属性——包装数量后,发现系统内药品相关业务数据及财务数据出现了问题。

【原因分析】

药品管理人员发现系统药品库存相关数据出现异常,告知信息中心,信息中心调查后发现是药品信息维护人员修改了药品基本属性所致。

【解决方案】

信息中心工程师人工修正药品业务数据。

【总结建议】

①与药品信息管理人员建立沟通机制,商定对药品的部分关键基本属性的调整,要及时沟通协商调整方案,防止出现影响已有数据的状况;

②在系统流程里设置提醒,告知系统使用者,对于有风险的系统操作行为要与信息部门及时沟通;

③对于有重大风险的参数改动,在系统层面使用技术手段禁止修改。

# 参考文献

[1] 王英强,王红刚,王振铎等. 浅论数据库系统的完整性与安全性[J]. 电脑知识与技术,
  2013(17):3924-3925

[2] 车永茂,吴丽娟. 电子病历归档系统的探究[J]. 江苏卫生事业管理,2010(3):81-82

[3] 朱飞舟. 基于B/S结构的公安综合信息系统研究与实现[D]. 上海:同济大学,2007

[4] 孟扬. 涉密数据销毁现状分析与研究[J]. 科技创新导报,2009(8):217

[5] 李聪. 服务器、网络、存储虚拟化技术在数据中心的应用研究[D]. 天津:天津大学,2009

（芮海军　缪姝妹）

# 第十章　终端管理及安全

## 第一节　概　　述

建设信息安全保障体系,必须合理规划,以使用者身份认证作为基础、信息安全保密作为核心、网络边界防护和终端安全管理为辅助,构建全面有序的安全整体,搭建一个有效的信息化建设安全保障平台。

### 一、终端安全管理

#### （一）终端安全管理

确保安全机制的合理性,确保终端的运行环境安全。其包括安全策略管理、用户登录计算机的身份认证、终端接入检查、网络进程访问控制、终端出网许可、防病毒软件监测、系统补丁管理、安全操作管理等涉及主机安全管理、策略合规性管理的功能体系。

#### （二）终端运维管理

监控远程终端的运行状态,监管内网的信息资产,在终端维护过程中给予管理员便捷的帮助。其包括运行监控、远程管理、资产管理、远程帮助、软件分发等终端运行维护管理方面的功能体系。

#### （三）用户行为管理

对终端用户信息的带出行为进行规范,避免部门敏感信息的泄出。其包括打印机泄密防护、存储介质泄密防护、网络失泄密防护、外设接口泄密防护等敏感信息失泄密防护方面的功能体系。

#### （四）数据安全管理

从多方位多层级实施对用户数据的安全管理。其包括:用户桌面安全保险箱,实现了终端用户对个人、小组等需要防护的数据的主动加密要求;安全文档管理,该功能从底层实现了企业对某类型的敏感数据的强制加密要求;可信移动存储介质管理,该功能帮助企业实现移动介质数据的防护,实现了"外来 U 盘数据进不来,内部 U 盘数据出不去的效果"。

（五）终端接入管理

采用终端接入认证和非法主机扫描达到对接入网络的客户端进行准入认证的目的，认证方通过连接网络，能够对通过非法方式接入网络的主机使用扫描工具发现并报警。

（六）终端系统管理与审计

集中统计、报警日志，以及响应知识库的管理、主机状态日志、系统角色和权限、显示和分析各种受监控的用户行为日志、用户的管理，提供系统正常运行的相关配置参数。

## 二、终端安全保障体系框架

医院的信息安全保障体系包含的具体内容是多方位、多角度的，能够消除网络信息系统存在的根本性安全隐患。

大体上说，当前医院的信息安全隐患可以总结为以下几方面：①各类业务系统可靠性和稳定性；②外网对于内网的攻击行为和病毒破坏行为；③众多信息设备的使用、维护和管理问题，包括非法计算机、打印机和其他信息基础设施的违规使用，和违规使用软件和硬件的行为；④在内部机密材料、知识产权等有价值的信息的传输、存储和使用过程中，常常受到信息泄露、数据遗失和信息破坏等因素的危害，特别是涉密信息遭到泄露的危害性最大。

从分层安全防护方面分析，终端安全、网络层安全、软件层安全以及部分涉密系统和数据都有着众多的联系，一般有以下几方面原因：

（一）终端安全的重要性

1. 医院内部终端安全已不可忽视。变化多端的攻击方式、漫游用户和众多需要保护的平台以及对更多信息进行加密的需求日益增加，使终端安全成为提供安全的关键控制因素。

2. 在端点有更多的环境背景用于安全活动，其重要性日益增强。在端点，应用程序、数据、行为和系统健康的可见性可用于作出更精确的决策和更完备的事先防御。在终端，能够采用各类机制（如软件黑白名单）阻挡非法程序执行，但在网络层，则需要数据包解码。数据包有上千种格式，因此数据包解码变得极为复杂，同时恶意代码也能够利用合法通信协议进行传输，在网络层阻拦变得十分困难。

（二）网络安全的重要性

1. 网络层是最关键的。虽然程序黑白名单等技术完善了终端的安全性，但是系统和设备种类以及相互业务联系紧密，不能保证每一台主机安全措施百分百执行且见效，如端点安全防护的某个薄弱环节就可能成为攻击者的入口。所以一个健全的制度对于网络上所有事务的相互连接是十分必要的。网络层可以帮助阻止进入服务器、网络设备、主机和其他设备的入站的恶意行为,同时提供一个极好的活动监管基础,从而改善我们对整体环境的意识。

2.在网络层利用防火墙和入侵检测系统等标准的网络安全设备,能够及时发现网络入侵危害并阻隔非法访问。通过采用入侵检测系统、网络流量分析以及网络行为分析工具、记录管理和安全信息与事件管理(SIME)系统等更全面的系统实行的网络活动监控,将丰富端点保护设备更广泛的威胁检测能力。通过网络层的防御、监控,能够发现大规模的危害,同时能够发现这些离散的主机安全事件是如何相互关联的。例如,某个利用安全漏洞的攻击来自何处? 它是一个内部的危害,还是来自另一个国家更高级别的攻击? 它是怎么通过网络层安全控制的? 回答这些问题的唯一的途径是查看网络本身,特别是查看网络层安全事件以及网络流信息,并通过网络控制积极阻止攻击。

3.在网络层中,网络级的攻击和嗅探更容易被发现。通过网络监控,非常容易获取非法数据包以及进行网络嗅探的攻击者。在终端运行的、对网络有危害性以及间谍类回拨软件都将在网络层被监测出来。

4.在网络层能够解决无法部署代理程序的设备或被关闭代理的系统的安全问题。终端安全依赖的是代理程序,然而并非所有的终端程序都能够通过代理程序来控制,如打印机、网络设备等使用非常规系统的设备;其次,代理程序能够被人为或被恶意软件关闭,这些系统都面临着高网络攻击和嗅探。通过在网络出入口部署安全措施,能够有效阻止网络攻击和嗅探。

5.网络层安全方案比终端安全方案更加容易实施。通过网络解决方案,能够比终端更为方便地在网络的出入口实行安全措施,而不用在每台终端实施安全措施。

(三)终端安全保障体系

终端安全和网络层安全同样关键,任何一个薄弱部分都可能被攻击者利用,从而大大降低系统的安全性。针对这些复杂和不同技术手段的信息安全危害,要构建一套完备的终端安全保障体系,这是一项系统工程,应当从源头入手。总的来说,有如下几个方面:

1.身份认证体系。身份是信息交换的基础,身份泛指一切参与系统的实体,例如人。

2.计算机、设备、应用程序以及系统号等。只有明确了信息在存储、使用和传输过程中的实体,信息安全才能够得到保障。

3.统一的安全管理平台。必须对所有信息终端进行管理。据统计,超过85%的安全危害来自网络内部,因此构建一套能够对信息系统中的所有计算机、输出端口、存储设备、网络和应用程序以及其他设备进行有效地集中管理的体系是十分必要的:通过终端集中管理,有效控制网络中存在的安全风险。

4. 完善网络边界防护。信息网络往往会同公共的互联网进行一定程度的逻辑分离,在内部信息网络和互联网之间存在一个网络边界。必须构建完备的网络边界防护体系,促使内部网络既可以与外部网络进行交互,同时也可以阻止从外网发起的、对内部网络的攻击等安全危害。

5. 规范的终端安全保密体系。信息的保密性是一个大型信息应用体系不可或缺的需求,因此必须构建符合规范的信息安全保密体系,这个体系不单单仅提供完善的技术。

终端安全管理体系的建立主要集中在技术性系统的建立上,同时也应该建立相应的管理制度,方能使终端安全管理系统得以有效执行。

其中的五个体系是一个完整的终端安全保障体系的子体系,它们不是独立的,必须进行统一的规划和建设,并且需要进行紧密的联动,才能达到最大的效果,发挥终端安全保障体系的最大作用。

(四)用户身份认证体系

身份在信息系统中是最基础的。身份是指参与信息活动的所有实体,如使用者,计算机、存储设备、系统号等。身份认证是信息系统安全运行的基础,如果身份无法确定,授权和控制便无从谈起。为了进行身份确认,应当建立一套身份认证体系,对使用信息系统的每个用户和计算机设备的身份进行确认,然后对用户和计算机进行授权和控制。

建立信息安全的身份认证系统的技术主要涵盖如下几方面:①用户身份必须是全系统唯一的和可确认的;②用户身份必须是可管理的,包括注册、变更和注销等管理操作,并能够实时地告知相关的应用信息系统;③用户身份认证技术必须是高强度的,可以抵抗常见的用户口令破解和用户身份冒充等攻击;④用户身份认证系统必须是开放和易于集成的,可以集成到其他应用系统中,作为一个基础的统一认证体系。

(五)终端安全保密体系

终端安全保密体系是指对网络中有价值的终端数据进行保密和保护的安全体系。常见的信息系统中,各种机密文档分布在网络终端设备中,具有很大的分散性和不确定性,因此,终端安全保障的建设显得特别复杂。医院的当前安全保密体系面临如下问题:

1. 保密信息的分散性和不确定性。保密信息可能存在于信息网络的一台终端,也可能保存在服务器上,或者所有终端都保存有一些保密信息。

2. 信息泄露的多样性。信息可以被内部人员通过外设拷贝、打印等方式获得并泄露出去;同时也可以被网络外的入侵者通过网络窃取到,或通过移动存储设备、局域网、外联网络或打印等多种渠道泄露出去。所以必须针对内部网络的外设进行关闭管理。对非法外联等网络连接，通过边界访问控制来进行，防止信息外泄。

3. 信息泄密的地点是复杂的。可能是服务器，更可能是分布在各个地方的接入信息网络的终端计算机，泄密地点可能是单位，也可能是非单位的任意地方。

4. 信息泄密人的身份是复杂的。信息的泄露，可能是内部工作人员未遵循管理规定，私自拷贝等泄露，也可能来自外部人员的非法入侵，这些都会造成失密泄密。

单单通过终端部署安全策略或者单单通过网络节点部署安全策略都不足以满足上述复杂的需求，现在普遍采取终端和网络节点配合部署安全策略的方式来进行信息保密，"分布式控制、集中式管理"就成为信息安全保密产品的选择。

终端安全保密体系建设的核心在于数据的安全，包括数据存储的安全性、传输的安全性和使用的安全性，实现对数据使用者、使用环境、使用时间和使用范围的有效控制。一个完整有效的信息安全保密体系的建设，是一个复杂工程，它与管理制度、技术手段和应用习惯都息息相关。加装安全策略的终端，会在一定程度上限制使用者，在没有形成习惯之前，会造成一定的不方便，因此，非常有必要建立并落实信息安全保密系统的使用制度。如果问题出在管理方面，使系统出现薄弱环节，则再好的保密技术也无济于事，这也是当今信息系统普遍存在的问题。

终端安全保密体系的建设是整个终端安全保障体系建设的核心，它与身份认证体系、终端安全管理体系和网络边界防护体系紧密相关。随着信息化程度的日益提高，终端安全保密体系建设的重要性和迫切性将愈加明显，必将成为整个信息安全保障体系建设不可缺失的一环。

（六）终端安全管理体系

终端安全管理体系是由于网络规模扩大和系统应用增多而出现的。网络已经成为一个单位工作的主要载体和环境，对员工的管理和授权也体现在网络中。所以，终端安全管理体系是单位管理制度在信息网络中的体现，它和单位的管理制度是一致的。

终端安全管理的范围主要有以下几个方面：

1. 资源授权管理。主要是指计算机的分配，以及计算机的外设、网络、各种应用程序及服务等管理。对于一个复杂的单位，并非所有资源都对所有人开放，所以必须建立资源管理的授权措施，经过授权才可以使用相关资源，如通过电子钥匙来使用指定的计算机终端，通过身份认证来使用信息系统的相应权限的服务。

2. 资源的集中监控。可以对网络中所有资源进行监控，实时监控终端状况，随时查询资源状态，从而有效掌握安全情况。

3. 资源使用审计。资源的审计是作为日后事件追查的重要依据。如文件的拷入拷出审计，以及其他设备操作事件审计等。通过资源审计，可以在追查责任时有据可查。

终端安全管理体系是整个终端安全保障体系的重要辅助部分，所有的终端安全保障体系都将其涵盖在内。

## 三、终端的安全管理制度

在信息化的发展过程中，信息化管理制度建设是其重要的保障。信息化不能一步到位、一"化"就灵。信息化为我们提供了科学、便捷、智能化的管理工具和方法，但信息化不是万能的，还应该根据制度去保障、去规范使用者的操作行为。换句话说，要用严格的制度去约束人的行为，杜绝随意地对设备和资源进行保管、维护。使用制度建立经费投入和保障机制，建立科学的评价与反馈机制来保障信息系统的应用，这是信息化建设和推广的关键。

（一）管理制度的完善

信息化管理制度是使信息系统正常运行和促使应用部门正规化文件发布的规章制度，涉及计算机系统的使用、计算机机房的管理、计算机网络管理、信息系统的使用和推广等。它通过规章化和内部法律化形式，建立信息系统稳定、有效运行的运行机制。加强制度建设和科学规范的管理是信息系统能够正常运转和有效应用及推广的保证。

（二）终端防护能力制度的完善

以安全策略为导向，围绕"保护—检测—响应"的循环模式检测终端用户的安全策略合规性行为。从终端安全管理、终端运行维护、用户行为管理、数据安全管理、终端接入管理等五个方面多层次地保障企业内网计算机用户的安全。按照企业的规章制度、行业规定、计算机的风险等级和业务相关性原则，为不同类型的计算机用户制定不同的等级防护策略，以便形成统一的安全策略管理。根据计算机用户的监测日志进行全面统一的日志审计，生成企业风险管理的数据报表。按照"应急响应—知识查询—问题排除—知识库修复"的操作流程不断丰富应急响应知识库，为全面管理计算机用户提供理论支撑和实践经验。

（三）分权分级管理制度的完善

避免因集中权限而增加系统管理危害，建议采用分权的管理员管理模式。管理员可划分为：系统管理员、系统操作员、系统审计员和安全官，各级别管理员权限可根据单位的实际情况进行自定义。同时，为了增强系统数据的安全性，对管理员的管理范围进行划分,即:一个系统允许有多个系统操作员,每个操作员的管理权限都不一样的。基于角色的分级分权管理,使不同角色的管理员权限分离,各司其职,提高系统的安全性。

（四）需要灵活安全策略时的制度完善

对终端用户的安全策略进行统一管理,按照不同的用户状态实行不同的安全策略。策略的灵活管理满足了在线用户、离线用户和笔记本出差用户的使用,在最大限度范围内确保了终端用户的安全。

（五）终端安全风险量化制度的完善

按照保密规定的"等级防护"指导方针,将终端系统的告警事件划分为不同级别的风险等级。根据告警事件的统计结果,生成不同等级风险的数据报表,实现风险的量化管理。

（六）系统报表制度的完善

依据计算机用户所产生的日志信息,形成多种类型的统计报表。根据多个事件类型的查询条件形成交叉的统计报表。支持日志信息的关联查询,形成数据的关联报表。根据数据关联的查询结果,能够查找出关键数据的变化轨迹。支持多样化的日志查询条件和过滤条件,为管理人员进行详细的日志分析提供便捷。支持策略统计分析,提供灵活详细的统计报表,可输出为 EXCEL、WORD、HTML 等多种格式的分析报表以及根据统计数据生成柱状图和饼图。

（七）系统应急响应制度的完善

遵循"保护—监测—响应"循环的工作方式,动态调整安全防护策略,更新应急响应知识库,为管理人员应急响应提供完善的技术参考方案。

# 第二节　典型案例

## 一、某医院 WEB 服务器安全项目

【案例描述】

某医院病人向医院反映,在医院网站挂号查询信息时网页显示很慢,有的时候页面无法显示。

【分析与处置】

分析过程中发现,该网站服务器存在高危漏洞,攻击者有可能利用漏洞执行命

令,使计算机下载并执行了蠕虫病毒,被植入的病毒持续对网络中其他计算机进行攻击,对整个网络安全造成危害。

由于该医院开启了服务器高危服务端口(135),攻击者利用该端口存在的 RPC 漏洞进行攻击,使受害者计算机自动下载并运行该蠕虫病毒,进而传播给内网中的其他计算机。

处置方法:

①关闭内网和外网的连接,进入电脑安全模式进行逐个排查;

②使用 Blaster 蠕虫专门查杀工具对问题主机进行查杀,对问题主机存在的可疑文件、进程、用户进行排查,删除存在问题的项目;

③安装漏洞补丁,关闭 135 端口,安装防火墙和杀毒软件;

④对整个内网清理运行一段时间,如果没有发现异常,再与外网进行连接,恢复正常服务。

【总结建议】

①经常对网络进行漏洞扫描,发现漏洞及时更新漏洞补丁。

②经常使用杀毒软件对电脑进行安全扫描。

③经常查看防火墙日志,排查整个网络的安全状况。

## 二、某医院数据防泄漏项目

【案例描述】

一日,网上某论坛公布了某医院的患者数据,给该医院造成了极大的负面社会影响。

【分析与处置】

经比对排查,发现是 HIS 数据库数据泄漏,但是经过查询医院服务器防护系统日志,并没有发现有黑客攻击迹象,网络日志记录也表明并没有信息泄漏。经信息中心工作人员回忆,某日曾丢失工作用 U 盘一个,曾经在 U 盘中存储过相关数据,但是 U 盘丢失时数据已经被删除,不应存在泄漏的可能。

经过日期比对,发现泄漏的数据与曾经存储在 U 盘中的数据一致,故而断定,应当是该 U 盘中剩余信息被恢复而导致数据泄漏。U 盘中存储的信息并非删除就可以彻底消失。对于刚刚删除的数据,使用数据恢复软件恢复的可能性达 90% 以上。该信息中心工作人员使用的 U 盘中,虽然显示已经删除了数据,但是在存储设备中只是标记了存储区域数据处于删除状态,可以被写入。当没有写入新数据的时候还是处于可以轻而易举恢复的状态。

提供剩余信息保护手段,使用软件或者硬件加密等方案,将存储设备进行反复数据读写、覆盖,直至达到一定次数,使有效数据彻底抹除、无法恢复。对不再使用的硬盘等存储介质,如确定需要销毁,则应进行粉碎化物理方法进行销毁。

【总结建议】

医院应当针对剩余信息保护发布明文规定。使用存储设备,尤其是移动存储设备,须遵守"专人专用,严防死守"的原则,不可在外使用,以防止数据泄露。

## 三、某医院数据防篡改项目

【案例描述】

一日,网上某论坛公布了某医院的统方数据,给医院造成了极大的负面社会影响。

【分析与处置】

医院排查发现部分统方数据被篡改。该医院及时补救,安装了防统方系统。一个月以后,在非法统方人员再次进行数据窃取时,成功将其抓获。

经过调查,统方人员通过非法渠道,获取到医院信息管理系统数据库的 IP 地址、端口号和用户名密码等配置信息,通过使用自行开发的应用程序,利用医院内部网络连接到 HIS 数据库,窃取统方数据,同时对医生开具的统方数据进行了篡改。

处置方法:

①增加防统方系统。对其合法应用进行操作授权,对非法应用及操作进行直接拒绝,并且在统方操作的第一时间通过防统方软件进行屏幕播报和短信通知,提醒管理人员统方数据正面临风险。

②增加网络身份信息认证。医院内部网络不能随便开放给任何人,只有经过授权、拥有身份认证信息的人员可以访问。

【总结建议】

由于用户数据库系统的账户口令在很大情况下都已经被非法获取,故而很多黑客或者有非法意图的人员,利用一些监管或者安全漏洞,任意窃取、篡改数据,给患者造成了很严重的精神损失和物理创伤,许多病人可能会因此导致病情延误,甚至出现生命危险;同时给医院造成不可估量的负面影响。

要对业务数据进行安全防护,应当使用专门的安全软件,要求可以对操作者进行跟踪访问,能对安全事件进行提前发现、预判、响应,能对事件发生时间进行分析,在事件发生的第一时间报警处理。

## 四、某医院安全审计项目

【案例描述】

一日,某医院孕妇信息库泄露,不法分子将孕妇的资料制成了"泄密光盘",4万条包括孕妇姓名、出生日期(婴儿)、户口性质(流动、暂住、常住)、家庭住址、联系电话、就诊医院及预产期的信息以每条0.3元的价格进行销售。更令人咂舌的是,这些信息还每月"滚动更新",累计达到了10万条。

【分析与处置】

很多乳品厂商会通过固定的渠道从医院套取孕妇的个人信息来达到赚钱的目的,甚至某些医院的个别工作人员已经和一些个人医疗信息的"收购贩子"形成了秘密而固定的"销售渠道"。因而数据的泄漏,并非一定是黑客盗取,也有可能是内部人员窃取。在当前对医疗行业提供的网络安全技术解决方案中,仍以防火墙(FW)防病毒(AV)为主流选择,但是这些传统的安全技术手段只能阻挡部分从外部到内部的攻击,对来自内部的信息窃取完全无能为力,这就导致了"泄密门"事件一次次发生,引发重要数据的丢失、破坏,不仅严重影响到医院的形象及正常运营,还直接威胁到患者的隐私和生命安全。

处置方法:

①加强内部管理。在提高医务人员保护患者个人信息及医疗信息意识的同时,制定符合本单位实际情况的管理制度。

②重点保护核心业务系统。

③进行统一的安全管理、全面、高效保障网络及信息安全。增加一套完善的安全审计系统,进行数据访问审计、数据变更审计、用户操作审计、违规访问行为审计、恶意攻击审计等。

【总结建议】

医院内部应当杜绝滥用过高权限、滥用合法权,重视和执行对医务人员的信息安全知识、法规、标准的宣传、培训、考核,规定和实行医院信息系统安全的相关制度;医院应当更新网络安全观念,修复网络设计存在的缺陷;应当对医院信息管理系统使用有效的安全监督机制、审查机制、验收机制进行安全审计。

## 五、某医院数据防丢失项目

【案例描述】

某医院信息系统管理人员采用扩容硬盘的方式完成存储容量的扩充。由于没用进行RAID的配置而直接插盘使用,导致使用过程中因硬盘的故障,造成数据丢失。

【分析与处置】

RAID 技术是通过不同的算法将硬盘的数据进行冗余,保证出现硬盘故障时数据的安全性。由于医院信息系统管理人员将扩充的硬盘直接使用,并没有进行 RAID 的保护,也就意味着数据没有进行任何的冗余配置,在发生硬盘故障时导致了数据的丢失。

处置方法:

①对于在用并且没有进行 RAID 配置的服务器,可以通过增加硬盘并配置 RAID 保护数据;

②对重要的业务数据进行数据备份,将数据备份至其他存储空间。

【总结建议】

医院在新采购的服务器上线时,须确保对服务器配置的硬盘实现多 RAID 的保护,对于配置了单块硬盘的服务器,建议增加硬盘后使用。对医院现有的服务器进行排查,确保对在用的服务器硬盘实现 RAID 保护。最后建立完善的数据备份和存储机制,在服务器故障时确保数据不丢失。

## 六、某医院数据备份项目

【案例描述】

某医院信息中心采用磁盘阵列柜来构建专门的存储服务器,具有投入低、性能高的特点,运行多年来系统稳定正常。期间曾更换多块故障硬盘,简单方便,保护了数据安全,为服务器主机系统提供了稳定合适的存储;同时因为磁盘阵列所具备的数据灾备功能强大,多次避免硬盘出错损坏导致的数据丢失。

【分析与处置】

该磁盘阵列所在的阵列柜已经运行多年,存在设备老化等问题。一旦核心设备出现故障,将严重影响到信息管理中心核心业务系统的正常工作,且暂时还没有一个对所有业务系统提供备份功能的数据保护方案。另外,由于各个系统建设时期不同,出现了多种备份方式、多种备份策略共存的情况,这对于统一管理、统一维护带来了诸多不便。

医院信息管理系统核心业务具备很高的实时性要求,必须为医生、病人、护士提供 7×24 不间断的服务。而且系统需要有严格的安全生产保障,要求具备非常高的系统可靠性和可用性,要求至少符合四级主机安全建设标准。

主要存在的问题:

①数据保护不全面,没有覆盖所有重要业务系统:缺乏完善集中的备份管理平台,只有个别核心业务系统纳入到了备份管理体系中。

②缺乏统一的主机系统灾难快速恢复解决方案:现有系统缺乏统一的主机灾

难快速恢复解决方案。技术上体现为本地数据保护技术恢复能力弱,恢复数据的时间窗口长。

③管理维护效率及成本:系统建设采用单独规划、独立建设模式,主机、存储等资源各不共享,且分散管理,缺少统一管理和维护的手段,管理和维护越来越复杂,维护成本日渐增高。

④存储资源利用率低:采用各业务系统单独规划、独立建设的模式,存储资源无法共享,资源和投资无法得到充分的利用。

⑤缺乏完善的数据可恢复性验证测试环境:缺乏完善的数据恢复验证测试环境,无法提供数据和系统恢复的验证测试。

针对上述的各种问题,制定新的解决方案,该方案具有以下特点:

①集中的备份服务平台,为业务系统提供了统一的备份服务,所有重要系统都将采用 LAN-FREE 方式备份数据,最大程度减少备份对生产的影响。今后新增的生产系统也能够快速纳入到集中备份管理平台中。

②集中、统一提供备份服务,备份策略的定制、备份业务的调度完全由备份管理服务器集中控制。

③备份系统管理、维护简单,提供直观的管理维护界面,备份策略/备份任务的定制、设备配置完全通过软件向导实现,备份脚本无需人工编制和维护。

④磁带库驱动器能够实现动态共享,可以充分发挥现有驱动器的备份性能,保护了磁带库设备的投资。

【总结建议】

①快速系统恢复:数据备份/恢复软件必须具备"一键"恢复系统的功能,减少数据恢复的复杂度和时间。

②自动化集中管理整个备份过程:提供定时的自动备份,并利用磁带库等技术进行自动换带。在自动备份过程中,还要有日志记录功能,并在出现异常情况时自动报警。

③可扩展性:可扩展性不仅包括容量的扩展,还包括功能的扩展。

④投资保护:采用扩展性和伸缩性强的体系结构,既能保护现有投资,又能满足以后系统的扩充和应用或者数据的扩展要求。

# 第三节　不良事件及其处置、分析

## 一、某病区台式机开机无显示

【事件描述】

某病区台式机在更换一根新内存条后出现开机无显示,但机器不报警。

【原因分析】

工作人员经测试,当 DIMM1 上不插内存时,即使 DIMM2、DIMM3 都插上内存,开机也是无显示;当 DIMM1 插上内存时,不管 DIMM2、DIMM3 上是否插有内存,开机正常。检查发现是由于此机型集成的显卡使用的显存是共享物理内存的,而显存所要求的物理内存是要从插在 DIMM1 上内存中取得,当 DIMM1 上没有插内存时,集成显卡无法从物理内存中取得显存,故用户开机时无显示。

【解决方案】

工作人员将该内存插在 DIMM1 上,计算机顺利恢复正常工作。

【总结建议】

加强运维人员自身的业务水平。

## 二、某病区一台式机不定期地自动重启

【事件描述】

某病区一台式机在使用过程中不定期地自动重启。

【原因分析】

首先排除电源问题,机器能启动说明电源供电正常;而后自动重启,这时启动过程走到主板部分,所以怀疑是主板问题,或是部件散热不好导致。

【解决方案】

工作人员随后进行机箱除尘,而 CPU 风扇是除尘重点。除尘结束后,计算机顺利恢复正常工作。

【总结建议】

培训病区工作人员简单的除尘工作。定期安排信息处工作人员进行计算机除尘工作。

## 三、某病区一台式机在开机时系统不能正常运行

【事件描述】

某病区一台式机在早上开机时不能正常运行。

【原因分析】

工作人员检查发现可能是因为医生下班时直接按开关机键,导致非法关机后系统不能正常运行。

【解决方案】

用安全模式启动电脑后正常退出,再用正常模式重启电脑,故障排除。

【总结建议】

安全模式是一种故障修复模式,用安全模式启动电脑会修复系统中的故障。如果用安全模式无法修复电脑故障时,可以用"最后一次正确的配置"启动电脑。

## 四、某病区一台式机删除文件后系统无法正常启动

【事件描述】

某病区一台式机在删除文件后无法正常启动。

【原因分析】

工作人员检查发现可能是因为医生误删除系统文件,导致系统无法正常启动。

【解决方案】

用安全模式启动电脑,故障依旧。用 Ghost 备份的文件还原 C 盘,重启电脑,故障排除。

【总结建议】

使用 Ghost 软件对系统进行备份后,当电脑出现问题时能够快速还原系统,效率非常高。

## 五、某病区一台式机电脑启动时出现错误提示

【事件描述】

某病区一台式机电脑启动时出现错误提示"Keyboard Error or No Keyboard Present",导致无法进入系统。

【原因分析】

工作人员检查发现错误提示"Keyboard Error or No Keyboard Present",即键盘无法使用,此故障可能是由于键盘错误引起的。

【解决方案】

检查键盘接头是否接触良好。如果接头松动,重新插紧后再开机测试即可。检查键盘连接线是否有断线,如果是此问题,更换键盘即可。

【总结建议】

在维修计算机故障时,一定要先仔细观察故障现象,同时要了解故障发生前的电脑使用情况,这样才能帮助维修者快速准确地找到故障原因并及时排除故障。

## 六、病区一台式机安装两个杀毒软件后，电脑无法正常启动

【事件描述】

某病区一台式机安装两个杀毒软件后无法正常启动。

【原因分析】

在电脑中安装了两个杀毒软件后系统无法正常启动，这可能是由于系统文件被损坏、杀毒软件冲突或者感染病毒这几方面原因引起的。

【解决方案】

进入安全模式，将其中一个杀毒软件卸载。如果故障依旧，在安全模式下查杀病毒。如果没有病毒，可能是系统文件损坏，重装操作系统即可。

【总结建议】

一般电脑上只能安装一个杀毒软件，如果安装两个杀毒软件就可能导致系统文件损坏而无法正常启动电脑。

## 七、病区一台式机医生私自安装软件后不断重启

【事件描述】

某病区一台式机在医生私自安装软件后出现错误提示并不断重启。

【原因分析】

在电脑上安装了一个新的软件后，电脑出现错误提示并不断重启。此故障可能是由于软件与系统不兼容或软件本身有问题引起的。

【解决方案】

进入安全模式，将新安装的软件卸载，故障消失。

【总结建议】

建议降低病区计算机用户权限，并设立管理员密码，杜绝私自安装软件的情况发生。

## 八、某病区一台式机开机后键盘鼠标不能用，死机

【事件描述】

某病区一台式机开机后出现鼠标乱跳、键盘不能使用以及死机故障现象。

【原因分析】

电脑开机后出现鼠标乱跳、键盘不能使用且死机故障现象，有可能是病毒引

起的。

【解决方案】

用安全模式启动电脑检查,发现该电脑中没有安装杀毒软件。用杀毒软件 U 盘启动电脑,查杀病毒,查杀完毕后故障排除。

【总结建议】

电脑上网后出现不正常的死机故障,一般都是病毒引起的,因此建议定期检查各病区计算机安装杀毒软件情况,减少病毒感染现象。

## 九、IE 浏览器提示"发生内部错误"故障

【事件描述】

IE 浏览器提示"发生内部错误"故障。在使用 IE 浏览器浏览网页时,出现"该程序执行了非法操作,即将关闭……"的提示对话框。

【原因分析】

IE 浏览器出现提示"发生内部错误"故障,一般都是由于内存资源占用过多、IE 安全级别设置与浏览的网站不匹配、IE 浏览器与其他软件有冲突以及浏览网站本身含有错误代码等原因引起的。

【解决方案】

关闭过多的 IE 浏览器窗口,一般在运行占大量内存的应用程序时,建议打开的 IE 浏览器窗口数量不要超过 5 个。降低 IE 浏览器安全级别,在 IE 浏览器的"工具"菜单中单击"Internet 选项",在弹出的"Internet 选项"对话框中选择"安全"选项卡,单击"默认级别"按钮,并将 IE 浏览器升级到最新版本。

【总结建议】

建议定期检查各病区计算机 IE 浏览器版本情况,并将 IE 浏览器升级到最新版本。

## 十、某病区一台式机某些 Word 文档无法打开

【事件描述】

某病区一台式机某些 Word 文档无法打开。

【原因分析】

Word 文档无法打开,此故障可能是 Word 文档损坏或是与 Office 软件不兼容引起的。

【解决方案】

新建 Word 文档并打开,然后单击"office 按钮"—"打开",在"打开"对话框中选中损坏文档,然后单击"打击"按钮右边的小箭头,在弹出的菜单中选择"打开并修复"命令,将 Word 文档另存一个文件,然后关闭,再次打开文档,故障排除。

【总结建议】

Office 2003/2007 及以上版本都带有文件修复功能,因此当文件被损坏时,可以使用此功能将文件恢复。

## 十一、某病区反映电脑一运行 Word 就出现报错

【事件描述】

某病区反映电脑一运行 Word 就出现"Microsoft Office Word 遇到问题需要关闭。我们对此引起的不便表示抱歉"的提示,严重影响使用。

【原因分析】

这种情况通常是由于 Normal 模板异常损坏引起的。

【解决方案】

关闭所有 Word 文档,复制这条命令:%appdata%\microsoft\templates,依次点击"开始"—"运行",粘贴上面的命令并确定,在打开的目录下找到 Normal. dot 并将其删除,然后重新运行 Word 即可。

【总结建议】

建议用户使用 Office 软件时尽量不要打开很多文档,并做到及时保存的良好习惯。

## 十二、某病区条码打印机打印过程中红灯亮

【事件描述】

某病区条码打印机打印过程中出现红灯亮的现象。

【原因分析】

这种情况通常是打印机的感应器没感应到纸或没感应到碳带,需让机器重新测纸。

【解决方案】

先把打印机电源关掉,按住打印机上的 PAUSE 键,然后开机,等打印机出纸后再松开手,看打印机是否有回缩的动作。如果没有,再重复按上面的方法试几

次,直到打印机出现回缩动作为止。

【总结建议】

建议定期培训工作人员打印机操作流程。

## 十三、某病区条码打印机打印不清晰

【事件描述】

某病区条码打印机打印不清晰。

【原因分析】

这种情况通常是打印机的碳带快用完了,或纸张受潮引起的。

【解决方案】

先把打印机电源关掉,打开舱盖,更换碳带和标签纸。

【总结建议】

建议定期培训病区工作人员条码打印机碳带和标签纸的安装流程。

## 十四、某病区反映打印机打印时发出异响

【事件描述】

某病区反映打开打印机时,打印机发出"嘎、嘎"等异响,无法联机打印。

【原因分析】

因为灰尘积在打印头移动的轴上,和润滑油混在一起,越积越多,形成较大阻力。当打开打印机时,拖动打印头移动的电机过载,打印机发出"嘎、嘎"异响,无法联机打印。

【解决方案】

关掉电源,用软纸把轴擦干净,再滴上缝纫机油后,反复移动打印头,把脏东西都洗出擦净,最后在干净的轴上滴上机油,手移动打印头使分布均匀,开机即可正常工作。

【总结建议】

这与使用环境和日常的维护有着很大的关系,如果使用的环境差、灰尘多,就会较易出现该故障。建议定期安排人员除尘。

## 十五、打印时突然出现无故停止打印、报警等情况

【事件描述】

在打印时突然出现无故停止打印、报警或打印错位、错乱等情况。

【原因分析】

经检测,发现是打印头温度过高导致。

【解决方案】

等打印头冷却到一定温度之后继续进行打印工作。

【总结建议】

这种无故停止打印的现象常见于大批量、高密度连续打印的情况下。

## 十六、打印时突然打印机自动暂停打印

【事件描述】

在打印时突然打印机自动暂停打印,而且此时红色缺纸指示灯发亮光,同时蜂鸣器也发出代表报警信号的声音。

【原因分析】

经检测,发现是打印纸用完了。

【解决方案】

安装好打印纸后并按联机键就可以继续刚才中断的打印工作。

【总结建议】

定期安排人员培训病区常见的故障处理方法。

## 十七、打印时打印机打印不畅

【事件描述】

某门诊诊室反映打印机打印不畅。

【原因分析】

经检测发现,如果一些已打印完但未及时收好而堆积在一起的打印纸被卷入打印机的走纸机构,会造成阻塞现象,或者色带在打印过程中运转不畅而发生阻塞现象。针头的污垢过多、轴套中有异物等原因也会造成字车运行受阻,打印机此时就会检测出错误而强行使打印机处于停机状态。

【解决方案】

发生此类故障时可在关机后用手移动针头,看是否有阻力较大或阻力不均匀的感觉,即时紧时松的感觉,如果有就说明应该清洗针头导轴并应适当加注一些润滑油。

【总结建议】

信息处定期安排人员培训病区常见的故障处理方法。

## 十八、打印机打印出来的作业字迹不清晰

【事件描述】

某门诊诊室反映打印出来的作业字迹不清晰。

【原因分析】

打印机的工作过程中能听见正常的打印声音,说明打印机工作正常,但打印出来的字迹却不清晰。多数情况下是打印色带的问题,比如打印色带没有安装好或者是因为色带用得太久导致其已经完全失效等情况,均会造成此类故障。

【解决方案】

更换打印机色带,问题解决。

【总结建议】

定期安排人员培训病区常见的故障处理方法。

## 十九、打印机报英文错误

【事件描述】

某病区反映 brother 打印机报英文错误:DUST on drum。

【原因分析】

经信息处工作人员检测发现,此英文提示该打印机硒鼓上有污渍或硒鼓损坏。

【解决方案】

清洁打印机硒鼓,问题解决。

【总结建议】

定期安排人员培训病区常见的故障处理方法。

## 二十、打印机打印有重影

【事件描述】

某病区反映 brother 打印机打印有重影。

【原因分析】

经检测发现此打印机粉盒是后期加过粉的,加完粉后出现轻微或者很重的重影问题。

【解决方案】

更换打印机新粉盒,问题解决。

【总结建议】

建议每次加粉,清洁余粉并全面清洁粉盒,有条件尽量使用全新粉盒。

## 二十一、打印机没反应且绿灯常亮,无任何报错

【事件描述】

某病区反映打印任务已发送,brother 打印机没反应且绿灯常亮,无任何报错。

【原因分析】

经信息处工作人员检测发现可能是计算机感染病毒,导致打印服务无法启用。

【解决方案】

全面杀毒,重装打印机驱动,重启打印服务,问题解决。

【总结建议】

建议降低病区计算机用户权限,设立管理员密码,并严禁使用 U 盘,杜绝私自安装软件的情况发生。

## 二十二、打印机 status 和 paper 指示灯常亮红灯且不能打印

【事件描述】

某病区反映 brother 打印机 status 和 paper 指示灯常亮红灯且不能打印。

【原因分析】

经检测发现 status 和 paper 指示灯常亮是打印机卡纸,当出现卡纸时,操作面板上指示灯会发亮,并向主机发出一个报警信号。

【解决方案】

打开打印机主后盖,若有纸则取出纸片,合上后盖。若没有纸,则打开前盖把硒鼓粉盒取出,有纸则取出并装回硒鼓粉盒合上前盖,问题解决。

【总结建议】

如果经常卡纸就可能是取纸辘磨损或弹簧松脱,不能将纸送入机器。取纸辘磨损一时无法更换时,可用缠绕橡皮筋的办法进行应急处理。此外,盛纸盘安装不正、纸张质量不好(过薄、过厚、受潮),也都可能造成卡纸或不能取纸的故障。

## 二十三、某医院计算机终端感染病毒,致使终端工作异常

【事件描述】

某医院多名医生向信息科反映,一段时期内计算机运行速度缓慢,出现正常文

件夹被隐藏或丢失,应用程序无法正常使用,光驱被弹出,杀毒软件或安全防护软件被强制退出等现象,影响日常办公。

**【原因分析】**

部分医生为了工作方便,使用安全性能不确定的存储介质并进行数据交换。

**【解决方案】**

安装杀毒软件或安全防护软件,并将病毒库升级至最新。

**【总结建议】**

经常检查系统文件和进程,发现异常及时处理;不使用未知来源的任何存储介质。

# 参考文献

[1] 贺继勇.信息安全保障体系探讨[J].消费电子,2012(7):1-3

[2] 统一终端安全管理系统.http://www.docin.com/p-1112170258.html

[3] 信息安全保障体系分析与研究.http://www.docin.com/p-346939070.html

[4] 王志海,童新海.信息安全保障体系分析与研究[A].第6届中国信息安全发展趋势与战略高层研讨会[C],2006

（王文明）

# 第三篇
## 安全管理篇

# 第十一章 医院信息安全管理制度

## 第一节 概 述

"三分技术、七分管理",医院信息化安全的风险防范应在"管理"上多做文章,安全制度的制定和实施是实现安全目标的重要手段。管理医院信息系统的相关人员应当结合医院的实际情况,全面了解、掌握医院信息系统安全中的风险环节和因素,制定严格、缜密的安全管理制度,从而确保医院业务的连续性,最大限度地避免和减少医院的损失。

### 一、医院信息安全管理制度的定义和意义

#### (一)信息安全管理制度的定义

信息安全管理制度是整体或在特定范围内建立信息安全方针和目标,以及完成这些目标所用方法的体系。它是直接管理活动的结果,表示成方针、原则、目标、方法、过程、核查表等要素的集合。具体地说是为了保护单位乃至区域信息系统对数据信息进行采集、加工、存储、传输、检索等处理的正常运行,促进信息系统的应用和发展制定的规则,涉及保障计算机、网络及配套设备、设施的安全,运行环境的安全,数据的安全。

信息安全制度化管理有以下作用:首先是能够使信息安全管理人员的优秀思路和方法普及成为企业其他员工遵从的具体管理行为,构成一个规范的、标准的行为体系;其次是可以发挥企业的整体特长,使企业上下可以更完美地配合,能够减少因为企业中的人员特点和水平的差异,导致信息安全管理产生不平衡;最后是为企业人员水平的发挥打造一个公正的平台,不会由于规则的不同、标准的不同,对员工价值的判定产生较大的误差。

信息安全管理制度是建设和保障信息安全管理体系的标准,其要求通过明确信息安全管理制度的范围、制定信息安全政策、明确相关的责任等方式方法建设和完善制度;制度一旦确定,单位应遵照制度所列的条例进行操作,保证制度运行的有效性;单位应建设并维持一种条例化的信息安全管理制度,其中应详述被保护的对象、安全管理的办法、需要保护的程度等。

（二）建立医院信息安全管理制度的意义

1. 保障正常医院信息化运行的需要。医院信息系统作为医院正常运行的基本保障系统，与医院的经营管理和各项医疗活动密切相关，其涉及医疗活动的每一个环节。如果由于缺乏相应的安全管理制度，导致医疗事故或安全问题，都将会给医院的正常医疗活动造成无法估计的损失。所以建立医院信息安全管理制度具有重要意义。

2. 保障患者权益的需要。尊重和保护患者隐私，保证患者的医疗数据和信息安全是医院应尽的责任和义务。由于信息安全管理制度的不健全，导致患者隐私泄漏或医疗资料信息丢失，不仅是对患者权益的侵害，同时也会为医院带来难以处置的法律风险和后果。从保障患者权益的角度高度认识和加强医院信息安全管理制度的建设，是医院运行和发展的客观要求。

3. 保障医疗数据安全的需要。随着医院信息化规模的不断扩大，广大医护人员对信息系统的依赖程度日益提高，由此产生的医疗信息正以几何级递增。确保这些海量医疗数据的安全，已成为医院能否正常运行和保证患者安全的关键所在。存贮于医院信息系统中的海量医疗数据，不仅是患者治疗的科学依据，也是医院发展的宝贵资源，如不形成相关的数据安全管理制度加以妥善保护、确保安全，必将给医院带来难以估量的损失和后果。

4. 保障财务管理安全的需要。在医院信息系统中，存储着与经营相关的所有财务收入数据，如由于缺乏相应的安全管理制度导致财务数据丢失，必然对医院经济收入造成损失。特别是与经营活动密切相关的收费和物价系统，如若发生系统瘫痪或数据丢失等安全问题，不仅会严重影响正常的医疗工作秩序，而且会造成财务管理的混乱。

## 二、医院信息安全管理制度现状

（一）国外医院信息安全管理制度现状

从当前的国际情况来看，各国政府渐渐认识到信息化安全对国家利益的重要性，所以都在为本国的信息安全持续努力。某些国家因为信息化建设起步早、涉及面广，已经发生多次不良的安全事件，这促使其逐渐重视安全的建设，完善安全措施。国际上对信息化的安全技术非常重视，投入相关的力量从事研究，制定相关的安全法律，同时研制了诸多的加密方法及加密工具，研制相关抗干扰技术、防火墙技术和杀毒技术，从而保障和提升信息化的安全，并已经有了一定的成果。但由于人们的认识能力和实践水平不够，信息系统中客观存在着一些不足。这些不足限制了系统的正常运行，存在大量的隐患。诸如"千年虫"问题，与其说是为信息产业带来了近万亿美元的利润，还不如说是给相关的用户造成了近万亿美元的巨额损失。目前,美国已经将信息安全与未来的作战方式直接联系起来,每年拨出数十亿美元用于加强国防信息安全的建设。其他发达国家也不甘落后,积极着手"信息战"的建设,打造自己的信息安全防护体系。

当前,国外对信息化安全方面的研究大部分还局限于安全体系标准、安全评估标准、安全制度的制定,较少有围绕管理的角度,针对医院特定的信息系统安全风险和风险规避制度的研究。

(二)国内医院信息安全管理制度现状

目前,我国针对医院信息安全制度的研究和制定仍处于初始阶段,并且更为偏向于从技术方面研究信息安全制度,而从管理角度对医院信息安全风险规避制度进行深入系统的研究成果尚未见报道。目前,鲜有有关医院信息安全风险及风险规避制度的研究,即使有,也较片面,大多局限于从一家医院中筛选少数几类风险,同时提出为数不多的几个风险规避制度,并没有形成全面、系统的系统安全风险集和风险规避管理制度规范标准。目前,有关其他行业信息安全风险方面的研究比较多,从侧面反映了医院根据其特殊性探寻合适的安全风险规避管理制度的必要性。但其他行业在信息安全方面的研究只能作为借鉴和参考,不能全部生搬硬套。

所以,建立一套系统、科学、高效的医院信息系统安全风险规避管理制度标准规范,包括安全组织、管理制度、管理手段、操作规范、教育和培训制度等方面,对保证医院信息系统安全、平稳、高效地运行起着至关重要的作用,这将成为医院管理人员和信息管理人员更好地实现医院信息安全管理的重要参考依据。

# 三、我国医院信息安全管理制度存在的问题

(一)医疗卫生行业信息安全制度不完善导致的隐患

1. 信息安全制度不明确

医院的信息化工作有着其特殊性,对医院信息安全提出了相较于其他行业更高的需求。而信息安全建设是一项极为错综复杂的系统工程,有些企业部门仅仅关注各类安全产品的购买,却缺乏一些信息安全中、长期的规划,没能依据自身的信息安全目标设计适合医院实际情况的安全管理制度;抑或没能随着信息安全涌现出的新问题,及时更新自身的信息安全制度。这些问题的出现,使医院信息安全产品无法得到合理的配置和恰当的完善,无法使其作用完全发挥出来。

2. 以各类病毒、黑客攻击等为典型的安全事故不时发生

病毒广泛传播、系统自身漏洞、被黑客攻击等种种问题,已经直接影响到医院的正常运营。当前,诸多信息安全事故都是由薄弱的用户终端和不良的网络使用行为造成的。用户的终端不及时更新补丁和升级病毒库的现象经常存在;私设代理服务器、私自浏览外部网络、使用禁用软件等现象也常常发生。"失控"的用户终

端一旦接入网络,就相当于给潜在的安全问题打开了大门,使安全问题在更广阔的范围内迅速弥漫。确保用户终端的安全、阻挡安全隐患侵入网络,对用户的网络使用习惯进行有效的规范,是系统安全运行的重要保证,也是当前安全管理亟待解决的问题。

3. 安全孤岛现象严重

当前在建设医疗卫生机构信息化安全过程中,网络、应用系统防护上即使采用了防火墙等安全软件和硬件冗余等安全措施,安全产品也无法达到互联互通,安全数据不能深入挖掘,安全防护的效果不佳,重复建设,导致一定程度上的安全孤岛现象。此外,安全产品配置不合理,各个系统安装了多种安全产品,但在系统的边界区域存在安全的盲点,没能形成纵深的安全保护。

4. 信息安全意识不强,安全制度不健全

从诸多安全的案例分析来看,许多医院不是没有制定安全管理制度,就是制定后无法很好地落实。医院员工对信息知识尤其是信息安全知识和意识的淡薄,为医院信息化埋下很大隐患,加强对员工安全意识和能力的继续教育刻不容缓。

(二)医疗卫生机构信息安全制度不完善的行为分析

随着人们信息安全的意识不断加强,当前医院信息安全制度也暴露出许多问题,信息系统的问题也越来越多,发生的几率越来越频繁,具体如下:

1. 安全措施不足,有明显安全隐患

据悉,许多医院的安全防范意识淡薄,即使使用了内、外网的物理隔离,但仅仅简单安装了杀毒工具和防火墙,仍具有着明显的安全隐患。例如,无法确保所有终端都使用杀毒软件,无法确保所有终端的杀毒软件的病毒库都得到了版本更新等等。

2. 安全设备各自为战,不能构成体系

有些医院虽然经过大量的投入后初步拥有了一些安全方法,如安装杀毒软件、安装管理桌面、设置防火墙、上网管理等,但这些方法的实施均是由于碰到某一问题时针对该类问题提出的解决措施,无法构成全面的安全体系。

3. 信息安全制度不灵活存在漏洞

安全制度是为了解决潜在或已发生的安全问题的,而安全问题最大的特征就是不断变化。病毒、木马不断更新、演变、升级,黑客攻击或入侵行为也是常常发生,同时行为的内容完全由攻击者决定,包括交换机上静态的 ACL、防火墙静态的防攻击和访问控制、杀毒软件病毒库得不到及时更新等等。这些隐患都大大限制了安全措施的有效性。当安全问题发生时,这些静态的安全方法将不能有效提供安全防护。

## 四、医院信息安全管理的具体制度

### （一）医院信息系统安全风险规避管理制度

根据各种类型的系统安全风险设置适合的、可用性强的管理制度是十分必要的,能够保障医院信息系统安全风险规避管理有法可依、有章可循,培养系统的使用人员和相关的管理人员,使系统安全风险规避管理成为一种习惯。对于不遵守制度的人员,根据情节轻重给予相应的经济处罚或行政处分,情节特别严重的可提起法律诉讼,对举报违规行为的人员给予一定的奖励。院内员工都有义务和责任抵制任何相关信息安全的违规现象和行为。

#### 1. 中心机房安全管理制度

系统中心机房属机密重地,需要做到严密谨慎的管理,确保机房安全。一般需建立以下几点安全管理制度:①无关人员未经允许不得进入机房,非现职持证人员不得上机房操作;机房每天(含节假日)需专人巡检,监控系统安全运行;一旦发现机房中的设备有被窃迹象或别的可疑情况,应及时向负责人汇报,故障消除后,做好机房日志记录。②机房应由专人负责管理,严格按照信息系统管理条例执行。进入机房须穿鞋套或拖鞋,自觉保持机房内干净和整洁。③机房负责人须每天查阅 24 小时值班日志和设备运行状况,对不良事件或相关故障应即刻分析原因,快速解决问题。④确保服务器持续稳定运行,不允许肆意在服务器用电线路上加载其他用电设备,严防服务器断电。⑤对服务器参数进行改变或修改必须经过相关领导的审批,管理人员应严格记录相关修改日志。⑥实行有效的病毒感染防范措施,避免感染网络病毒的情况发生。⑦制定网络信息存储和管理制度,多种措施做好数据备份工作。⑧机房内严禁烟火,并备有防火、防盗、防破坏等安全设施。

#### 2. 信息系统使用人员安全管理制度

医院信息系统安全不良事件往往在子系统上发生,所以建立子系统使用人员安全管理制度十分必要,以最大限度地避免子系统使用人员造成系统的安全隐患。常常需考虑以下几个方面:①自觉爱护各类相关设备,同时依照标准操作定期保养,定期进行病毒查杀。②一旦系统出现一些不明原因的问题,如经常死机、声响异常等,系统外设出现问题或输出的图像、数据等出现异常时,及时关闭并报请信息部门维修。③不擅自登录到他人的系统上进行相关操作,不将设备用于处理私人事务,不擅自安装未经许可软件、外接设备,不随意增加、删除操作系统中的文档和文件,不私自安装操作系统等,不拷备或下载医院有明确保护规定的资源。④安全存储、妥善保管输入系统的信息,防止遗失或被盗取,未经允许不将信息带走或提供、泄露给他人。⑤在工作结束后,对所有重要文件和信息都及时进行相关备份。⑥定期整理、删除电脑中的没用文件。⑦按正常流程方法打开或关闭系统。

⑧不通过直接关闭电源来关闭系统。⑨相关人员在离职前到信息部门办理注销手续,信息部门对其过往所使用的系统设备进行安全检查。

3. 网络安全管理制度

网络是对系统造成安全威胁的较大风险源之一,所以需做好网络安全的管理,并制定相应的规定制度,发生或可能发生的安全问题需及时向信息中心汇报,必要时执行应急措施加以安全保护。一般需从以下几个方面考虑:①系统网络安全管理参考我国公安部颁布的《计算机信息网络国际联网安全保护管理办法》条例进行。信息中心与各部门子网和下属子系统相互配合,一起做好网络的安全运维工作。②医院信息中心网络管理人员负责对全院系统的主干网络的安全进行管理、检查,各科室负责子网或联网子系统。各部门、科室可选出一名负责人分管科室的网络安全的协查,并与信息中心签署《网络接入部门安全督查责任书》,定期检查记录负责部门网络日常安全状况。③医院系统主干网络一旦发生安全不良事件,信息中心应及时向主管部门报告并积极实施应对措施;如果医院局域网出现不良隐患,发现者应及时告知信息中心网络管理人员,管理员再将情况向上级领导汇报。④任何人员未经授权,不得使院内使用的系统与外网相连接,如个别部门确因工作需要,在科室内上外网,必须经过信息中心审批并办理相关手续,发起相关申请并经分管领导批准,实施内外网隔离等安全措施后方可使用。假如硬件条件无法实现物理隔离,则至少通过划分虚拟局域网的办法实行逻辑隔离。信息中心以外带有存储设备驱动器或接口的系统不得擅自接入院内局域网,如由于工作需要而保留接入的科室,必须按流程经审批后由专人执行。任何部门或个人不得通过联网系统进行危害医院网络的活动,包括局域网服务器、子系统及广域网的活动。在非故意情况下导致 IE 被篡改,应即刻告知信息中心相关人员进行还原,不得恶意篡改 IE。不利用医院名义进行任何网上的违规行为。不在医院系统网络上恶意传播、种植病毒。⑤所有需要在网上发布的医院相关信息,必须先由部门责任人或上级领导审核批准,方可发布。医院内进行的建设和施工,不得损害或危及网络的安全。对因基建施工、后勤维修或用途改变,确需对网络设备或线路挪动或更改时,事先告知信息中心,并由信息中心和上级领导审核批准研制出方案后方可实施。信息中心与医院相关部门定期对上外网的电脑进行监控或清查。

4. 病毒防范安全管理制度

系统受到病毒侵入后有可能致使整个系统迅速瘫痪,威胁性极大,所以需尽量防止病毒的侵犯。病毒往往是能够采用事先制定的合理适用的杀毒方案,以预防为主来杜绝的,事后处理只是作为辅助手段。病毒防范一般应从以下几个方面考虑:①医院所有的子系统,应由信息中心统一安装由权威部门认证的安全防范软件,使用正版的杀毒软件,并由信息中心统一定期实行杀毒软件版本的更新升级。

②敏感日期前或有新病毒种类信息发布时应做好杀毒软件或防火墙的升级或更新。各部门、科室应具备较强的病毒防范意识,定期对系统进行病毒查杀,一旦发现系统遭到病毒侵犯,立刻将被病毒侵犯的子系统与网络进行隔离,避免病毒的传播,同时立刻告知信息中心,协助配合其做好病毒的查杀工作。③在各设备上使用通过网络、磁盘、光盘等途径获得的文件或应用前,应进行严格的病毒查杀,经过信息中心负责人及相关安全人员确认后方可安装使用。不接入来历不明的光盘、移动硬盘、U 盘等外接设备,对外接设备使用前应先进行病毒查杀。⑤经网络接收的信息或文件应先经过病毒检测确认无毒后使用。

5. 安全管理登记应答制度

为保证系统安全,做好安全登记管理并汇总、编制目录、归档保管是必要的,可以保证管理人员在安全检测、检查过程中有证可循。如信息系统文档资料登记,机房设备登记,系统设备借(还)登记,系统常规维护及故障维护后的内部维护登记,系统外单位修复时的外部单位维护登记,网络系统的硬件接入设备登记,系统设置更改登记,系统需保留存储设备驱动器及接口时的登记,程序安全、文件和数据拷贝登记。

为保证所发生的安全事件在最短的时间内解决,将系统安全损失降到最低,针对不同的设备、不同的情况给出信息中心人员应答安全故障或咨询的时限是很重要的,以加强信息中心人员快速解决安全问题的意识,提高办事效率。

一般信息中心安全管理人员须保证 24 小时通讯畅通,一旦发生故障,争取在最短的时间内解决。当班时间内和下班、节假日给出不同的安全应答时限。所有已登记的安全故障在规定的时间内给予答复并告之故障排除所需的大致时间及方法。一般系统发生损坏或故障,先由科室在规定时间内送修,需外送修复时,经登记后先领用备用系统代替,保证在规定时间内修复。对于电话咨询者,争取当时解决疑问,即使无法当时解决,做好电话登记后交由相关责任人以电话回复或上门解决。

6. 安全管理考核制度

安全管理考核制度是采用定期检查或不定期抽查等方法发现系统安全隐患并加以优化的有效管理制度,视情节轻重对使系统安全导致隐患的相关责任人给予一定的经济惩罚或行政处分,如果无法明确责任人则对整个科室进行一定的处罚;对举报违规行为的人员给予一定的奖励。安全管理考核机制应从以下几个方面考虑:

①电脑设备、网络设备及外接输出设备等硬件的使用与维护。考核可实行每月定期检查或不定期抽查的方式。具体可以进行如下考核:检查各科室是否做到设备的防尘、防潮等日常维护,如未做到则其令整改。检查子系统使用人员是否由于没有按要求操作导致设备损坏,是否因疏忽导致硬件设备被盗,是否擅自拆卸、

更换、增添硬件设备，是否擅自迁移、插拔院内系统配备的网线及网络设备。

②系统操作行为。系统软件、应用软件考核可实行定期检查或不定期抽查，信息反馈等方法。具体可进行如下考核：检查子系统使用人员是否擅自增加、删除系统的自带文件，私自更改系统各类系统配置，私自修改操作系统以及应用软件的配置参数，是否私自在系统上安装、运行与工作不相关的软件或文件，是否由于未经允许拷贝、安装软件导致系统受到病毒感染等。

③系统操作质量、数据质量考核可采用信息反馈，报表查询等方式。具体可以进行如下考核：检查是否有挂号人员挂错科室或专家，收费人员错收费用的现象。检查药房库存管理系统操作人员是否及时保持药品实需库存数据的平衡，以免影响门诊划价、住院记账。检查各病区、手术室或医技部门是否及时记账，是否导致费用错收、漏收的情况。检查操作护士工作站的护理人员对在院、出院、转科病人记账时是否遵医嘱严格审核；医保系统操作员在医保患者出院前是否及时办理其申报审批手续，是否由于记账数据的错误，造成病人无法及时结账。检查患者入院基本信息是否录入正确，以免影响患者在院治疗。

④系统维护考核可使用每月定期检查或不定期抽查、信息反馈等方式。具体可以进行如下考核：检查信息中心值班人员是否擅自离岗或者解决问题态度消极甚至推诿不处理。检查信息中心工作人员是否向他人泄露医院信息、数据、相关资料等关键信息。

（二）医院信息系统安全风险规避管理应急制度

为加强医院应对突发性安全问题的水平，迅速排查系统安全威胁，使其导致的损害降到最低，确保门诊、住院、管理工作流程的顺利进行，保障患者正常就医秩序，信息中心应制定相关的应急预案，并定期去各个科室进行相应的演练。应急预案包括软硬件、服务器、网络等方面在受到破坏或故障时应采取的应急措施。应急预案需进行定期培训，并在科室张贴，使应急人员容易看到并方便执行。系统安全风险规避管理应急预案应从常规处理预案和紧急处理预案两个方面考虑，根据安全不良事件的轻重缓急合理地使用。

1. 系统安全故障的常规处理制度

系统在出现常见的安全问题时，遵照一般的方法忙而不乱地迅速解决，常常应从服务器、硬件、软件、网络攻击、数据等几个方面考虑安全问题的一般的解决方法。一旦出现安全不良事件，部门发现人员需迅速向科室负责人和信息中心或总值班室汇报并请求帮助。信息中心得到信息安全问题汇报后应先进行记录，在进行安全问题排查后可先实行电话指导或远程协助，在电话指导或远程协助无法解决问题时，应迅速到现场进行解决。如果现场仍无法解决，立即与系统相关公司取得联系，获取相应有效的技术支持。所有问题在处理完成后需进行登记工作。在系统故障期间,相关科室采取应急方式进行数据录入,如果系统恢复,迅速完成对重要数据的补录。问题解决后,信息中心应尽快组织相关讨论会,分析故障的原因,制定相应的应对措施,并适时上报上级领导。

2. 服务器故障的应急处理制度

系统服务器发生安全故障,应及时做好数据库的备份工作,可采取重新启动服务器操作系统的方式。排除病毒原因后,可考虑重新安装服务器操作系统,并及时与各技术支持人员联系,并记录《服务器运行日志》。当主服务器中某台服务器发生安全故障时,将所有资源迁移到另一台备用服务器上,在资源迁移后立即进行检测,查看服务器日志、数据库日志,迅速查明原因,给出解决方案并予以执行;如在短时间内无法找到原因并解决故障,则寻求专业技术支持。如果由配件问题导致,则联系相关的服务公司,尽快商定相关维修事宜。系统恢复正常后将原服务器上的数据恢复。群集系统发生安全故障导致虚拟服务、磁盘阵列等资源无法访问时,先启动单台服务器,在单台服务器运行正常情况下,尝试恢复群集系统;如无法恢复,则在医院业务较少的时段启动紧急处理预案,并联系相关公司人员指导恢复,迅速完成恢复方案的制定并开始执行。病毒服务器发生安全故障,如果故障短时间内能恢复的,则恢复后使用;短时间内无法恢复的,先以兼容机替代工作。

3. 硬件故障的应急处理制度

如果硬件设备突然断电或发生损坏,应及时通知信息中心相关管理人员,信息中心立即查明故障原因。如果确定是硬件严重损坏或信息中心不能在短时间内维修使用,迅速调取备用设备;如果没有备用设备,则快速联系相关供应商借用或购买相关型号的设备进行更换。之后,在维保范围内的,联系供应商进行维修;不在维保范围内、但需更换配件的,则告知厂家配件的名称、型号等有关信息,待信息中心得到配件后再进行维修更换;如需外部送修的,则送到指定维修点。医院所有服务器电源必须接入 UPS 电源,以确保在停电状态下医院服务器能够持续不间断运行;如 UPS 电源出现故障,服务器可由手工方法临时接入市电运行。

4. 软件故障的应急处理制度

如系统软件出现问题,使用人员可以通过尝试重启系统进行恢复,同时信息中心做好软件镜像系统的快速备份,确保在最短的时间内恢复系统的运行。如无法即刻解决,应立即使用应急系统或者手工录入的方式。在核心业务软件出现安全问题时,应尽快进行现场恢复或重新安装,如短时间内无法恢复正常运行,可使用备用机,待恢复正常后送还借用部门。在操作系统发生安全故障导致系统无法现场恢复时,先更换备用机,在报修人员确定该设备内无重要文件后,进行重装或镜像恢复。

5. 网络故障的应急处理制度

如果由于病毒侵入导致网络瘫痪,应迅速断开一切外部连接,排查瘫痪原因,查杀相应病毒。先恢复业务系统的正常运行并彻底杀除病毒,再逐步开放外部连接。当遇到病毒报警或察觉到可能有病毒出现时,迅速排查该病毒的相关信息并及时进行消除,如为最新的未知病毒,则立即删除可疑感染文件,终止可疑进程或者在组策略中禁用,直到安全后进行相应记录。当某设备受到病毒侵入时应立即关闭电脑,等待信息中心人员通知后再开机。当监测到服务器或者其他系统遭受黑客攻击时,应迅速找到攻击源,立即锁定攻击源的 IP 地址并切断攻击,必要时断开服务器以保证数据安全;如果攻击源来自于外网,则迅速断开外网,等建立安全的防御体系后再接入外网,攻击解除后完成相关记录。

6. 数据故障的应急处理制度

如果服务器数据出现异常,应立刻停止相关操作并查明原因,同时对实时数据通过备份保留。存储系统连接丢失、物理损坏致使数据不能存储或数据丢失时,先使用最近的有效备份,在服务器本地磁盘建立数据服务,并协调各部门补录差异数据,如排除硬件、病毒方面的原因,可考虑重新安装数据库服务软件,待存储系统恢复后建立正常的数据服务。

## 五、医院信息安全管理制度的落实

### (一)医院信息安全相关管理制度落实措施

再好的管理制度,没有具体的执行,也是一纸空文,因此医院信息安全管理制度的落实是信息安全工作的关键,应设立或明确信息安全领导机构,明确主管领导,落实责任部门。建立岗位和人员管理制度,根据职责分工,分别设置安全管理机构和岗位,明确每个岗位的职责与任务,落实安全管理责任制。建立安全教育和培训制度,对信息系统运维人员、管理人员、使用人员等定期进行培训和考核,提高相关人员的安全意识和操作水平。

信息安全管理制度落实工作要突出重点、分级负责、分类指导、分步实施,按照谁主管谁负责、谁运营谁负责的要求,明确主管部门以及信息系统建设、运行、维护、使用单位和个人的安全责任,分别落实等级保护措施。

1. 医院信息安全管理制度落实前的技术分析

在开展信息安全管理制度落实工作之前,应通过开展信息系统安全技术现状分析,查找信息系统安全技术建设整改需要解决的问题,明确信息系统安全技术建设的需求。可采取对照检查、风险评估、等级测评等方法,了解掌握信息系统现状,分析信息系统的安全状况,明确信息系统安全技术建设整改需求,为信息安全管理制度提供依据。了解掌握信息系统的数量和等级、所处的网络区域以及信息系统所承载的业务应用情况,分析信息系统的边界、构成和相互关联情况,分析网络结构、内部区域、区域边界以及软、硬件资源等,从而分析判断目前所采取的安全技术措施与信息安全标准要求之间的差距,分析系统已发生的事件或事故,分析安全技术方面存在的问题,形成信息安全制度的需求。可以在满足信息系统安全等级保护基本要求基础上,结合医疗卫生行业特点,提出特殊安全需求。

安全需求分析工作完成后,将信息系统的安全管理需求与安全技术需求综合形成安全需求报告。组织专家对安全需求进行评审论证,形成评审论证意见。

2. 环境和资产安全管理制度的落实

明确环境(包括主机房、辅机房、办公环境等)安全管理的责任部门或责任人,加强对人员出入、来访人员的控制,对有关物理访问、物品进出和环境安全等方面作出规定。对重要区域设置门禁控制手段,或使用视频监控等措施。明确资产(包括介质、设备、设施、数据和信息等)安全管理的责任部门或责任人,对资产进行分类、标识,编制与信息系统相关的软件资产、硬件资产等资产清单。

3. 系统建设管理制度的落实

制定系统建设相关的管理制度,明确系统定级备案、方案设计、产品采购使用、软件开发、工程实施、验收交付、等级测评、安全服务等内容的管理责任部门、具体管理内容和控制方法,并按照管理制度落实各项管理措施。

4. 集中安全管理制度的落实

第三级以上信息系统应按照统一的安全策略、安全管理要求,统一管理信息系统的安全运行,进行安全机制的配置与管理,对设备安全配置、恶意代码、补丁升级、安全审计等进行管理,对与安全有关的信息进行汇集与分析,对安全机制进行集中管理。

5. 安全自查与调整制度的落实

制定安全检查制度,明确检查的内容、方式、要求等,检查各项制度、措施的落实情况,并不断完善。定期对信息系统安全状况进行自查,第三级信息系统每年自查一次,第四级信息系统每半年自查一次。经自查,信息系统安全状况未达到安全保护等级要求的,应当进一步开展整改。信息系统安全管理建设整改工作完成后,安全管理方面的等级测评与安全技术方面的测评工作一并进行。信息系统安全管理建设整改工作完成后,安全技术方面的等级测评与安全管理方面的测评工作一并进行等级测评。

6. 事件处置与应急响应制度的落实

制定信息安全事件分级应急处置预案,明确应急处置策略,落实应急指挥部门、执行部门和技术支撑部门,建立应急协调机制。落实安全事件报告制度,第三级以上信息系统发生较大、重大、特别重大安全事件时,运营使用单位按照相应预案开展应急处置,并及时向受理备案的公安机关报告。组织应急技术支撑力量和专家队伍,按照应急预案定期组织开展应急演练。

（二）医院信息安全风险规避管理机制

医院信息安全风险规避管理机制一般包括以下几个方面：一是确定医院信息系统安全风险规避管理人员的情况，包括其组织架构、人员设置、人员分工和人员培训等方面的情况；二是明确医院信息系统安全当前存在的隐患，然后进行风险规避方法的有效选择，确立相关的管理制度和应急预案；三是明确医院信息系统安全风险规避管理当前存在的问题，并使用相应的优化方案。

医院信息系统安全建设是一个持续改进的过程。对于信息系统而言，没有绝对的安全，只有相对的安全。只有从技术手段与管理手段等层面上，不断改进技术手段、完善相关制度，才能切实做好网络安全工作，从而推动医院信息化建设更上一层楼。

# 第二节　典型案例

## 一、制定相关信息安全管理制度保护患者个人隐私

【案例描述】

包括病历信息在内的海量级数据信息的保密关系到医院的信誉。某大型医院在信息安全方面进行了整顿，制定了相关数据的制度，并严格按照制度执行。根据制度，在对亲属信息、社会保障信息、既往病史、医嘱、检验申请单及检验结果等属于绝对的个人隐私和敏感信息的阅读、复制、打印时设置了相应的权限，并记录使用日志，有效避免了相关事故的发生，保障了医院的信息安全。

【分析与处置】

医院加强对信息安全的重视，制定完备的信息安全管理制度，建立 Web 应用防火墙的部署制度，抵御外部利用技术漏洞的数据盗用、窃取、篡改行为，建立数据库审计设备的部署制度，从技术上监督医疗机构管理制度的落实情况，阻止患者信息、诊疗信息、费用信息的外泄，形成了一个比较全面的信息安全体制。

【总结建议】

通过对医院信息系统的"业务层面、技术层面、管理层面"的安全需求分析，制定相关的信息安全管理制度，防止来自医院内外的信息窃取；对医院相关核心业务增设数据库审计设备管理制度，通过对网络中海量、无序的数据进行处理、关联分析，实时监控内部人员的越权、违规操作，防止患者信息及医院经营、财务、科研等敏感数据的外泄，构筑安全防线，保护院方的核心利益。

## 二、制定"防统方"制度,实时阻断非法"统方"违纪、违法行为

【案例描述】

医院信息科、药剂科、开发商是提供"统方"的重要来源。江苏省某三甲医院对信息安全很重视,制定了相关"防统方"的制度,对应用数据库操作监控审计,对于来自 HIS 系统、EMR 系统等业务系统的所有数据库操作行为保留操作痕迹,在追究法律责任或医疗纠纷时提供回溯性认定;对维护人员的远程数据库操作制定相关规范制度,实时阻断正在发生的非法"统方"违纪、违法行为,使工作人员从技术上远离"统方"禁区。

【分析与处置】

对医院相关核心业务系统制定相关的管理制度,通过相关制度的执行能够做到一旦出现违规"统方"事件,系统能够准确描述何人、何时、何地、以何种方式进行违规统方,并提供操作过程回放,供相关人员分析。系统既满足了医院信息建设中的合规性审计要求,又可以对越权操作、违规操作实时监控并追根溯源,实现了"防统方"手段从制度约束到技术限制的跨越,使工作人员从技术上远离"统方"禁区。

【总结建议】

安全不仅是技术问题,更多的是管理问题,人的因素才是关键。利益的驱使、法律意识的淡薄,导致部分人员利用职务之便,铤而走险,监守自盗,为自己及他人谋利益。所以相关数据库管理制度的部署,一方面给这些不法之徒树立了警示碑,另一方面从技术上对违规操作加大了监管力度。一旦发现疑似违规操作,自动告警,为及时制止违法、违规行为赢得了时间。

# 第三节 不良事件及其处置、分析

## 一、某妇幼保健院缺乏人员管理制度,导致母婴信息泄露

【事件描述】

2008 年,南方某妇幼保健院,由于该院对母婴信息没有相关的管理制度,内部人员肆意把系统上存储的母婴信息,一共 4 万多条制成了一个光盘公开出售,这个光盘上的每条信息 3 毛钱,一张光盘卖 1.2 万元,造成了非常恶劣的社会影响。这是内部人员监守自盗,破坏了它的安全性,导致信息泄露。

【原因分析】

如上的案例中就是因为人员的违规行为导致了信息的泄露,一是由于该系统

在技术措施上并没有针对此类违规行为建立控制制度;二是该单位对接触系统敏感数据的人员并没有有效的审查制度,如背景审查制度和信用审查等制度,同时也未对此类人员的行为进行合法的约束。

【解决方案】

系统的安全性是通过技术措施和管理制度共同保障的,所谓"三分技术,七分管理",管理制度有时甚至比技术措施显得更重要。安全管理中对人员的管理可谓又是一个关键点,只有对接触系统重要权限或敏感数据的人员完善相关制度,系统才可能是安全的。

【总结建议】

此类违规行为的发生也和该单位的管理制度缺失有关,组织应该以正式制度的方式明确人员的可接受行为和不可接受行为,确保每个岗位的人员都清楚什么是不可接受的行为,以及对这些行为的惩戒措施。

## 二、系统权限制度漏洞导致统方信息泄露

【事件描述】

2011年福州某三甲医院,每隔一个月左右就会发现统方的痕迹,有人在数据库上进行大处方查询,各种药品每月的实际处方量都被外面的人员掌握。

2011年9月份的一天,职守的人员发现又有人在医院内部获取信息,医院通过软件定位找到了异常端口,派保安把窃取信息的人员当场抓获。警方审讯得知,这些人不在本地住,每个月来一趟,到各个医院跑一圈,把需要的信息都拿到,拿到之后高价卖掉。

【原因分析】

警方发现,实际上这伙人入侵的系统并不只是这一家,同时这些人也不是普通的和业务无关的人员。这些人都是以前的公司雇员,可能是 HIS 公司或者是相关的人员。他们掌握数据库的密码,也掌握数据库结构,这说明该医院对相关离职人员的管理制度不到位,所以发生了这样的安全事件。

【解决方案】

这个案例也说明,该医院在对系统开发人员的权限管理制度方面出现了问题,对于外包给软件公司开发的软件,在完成上线后就应该及时修改或禁用外包公司人员的系统管理及数据库管理的账号口令,关闭所有的远程管理方式,确保只有内部人员完全掌握系统的管理权限,并在受限的范围内使用。

【总结建议】

避免此类事件的发生就要求系统的建设人员在规划系统建设时将系统各个阶

段的安全制度制定完善,如上线前进行恶意代码及后门的检测、上线后禁用第三方的运维管理账号、仅授权受限的管理权限账户等,才能保证系统的安全性不被破坏。

## 三、数据丢失导致门诊和住院的挂号收费无法进行

【事件描述】

某医院门诊和住院的挂号收费无法进行。

【原因分析】

原因为某驻场公司现场维护人员未经审批,擅自使用错误的 SQL 语句操作数据库,导致数据丢失。

【解决方案】

手工更新财务人员票据信息。下午 4 点左右出现问题,一小时后开始恢复,到次日凌晨处理完毕。

【总结建议】

①明确人为原因引起的信息系统故障相关责任人的处罚制度。

②健全数据库操作的审批流程,从制度和流程上杜绝此类事件再次发生。

## 四、婴儿出生日期清洗出错导致婴儿年龄计算有误

【事件描述】

某医院病人投诉婴儿年龄显示错误。

【原因分析】

信息中心工程师排查问题后发现,在进行 HIS 患者基本信息清洗过程中,将婴儿出生日期清洗错误,导致婴儿年龄计算有误。

【解决方案】

由于事先将患者信息进行了备份,从备份数据中将这部分婴儿信息进行恢复,修正了其出生日期,确保其年龄计算正确。

【总结建议】

①建立完善的数据操作制度,其中包括事先应制定完善的数据操作方案并严格检验,确保方案正确、无差错。

②建立数据备份机制以及应急处理措施,确保一旦发生问题能够及时补救,将损失降到最低。

# 参考文献

［1］陈晓光.适合电子政务的信息安全管理体系研究与实践［D］.北京:北京邮电大学,2008

［2］顾海华,张刚.医院信息安全建设［J］.中国数字医学,2007(7):50-53

［3］祝敬萍.医院信息系统安全风险规避管理策略研究［D］.武汉:华中科技大学,2008

［4］医院信息科规章管理制度.百度文库.http://wenku.baidu.com/view/53e96b7a01f69e
31433294ff.html

［5］公安部关于印送《关于开展信息安全等级保护安全建设整改工作的指导意见》的函.中
国法律信息网.http://www.lijingao.com/cacnew/200911/295048004.htm

［6］赵金泉.浅谈医院信息安全建设［J］.网络安全技术与应用,2014(9):217-218

（单涛　唐凯）

# 第十二章　信息安全岗位人员管理

## 第一节　概　　述

近几年,我国医疗卫生行业信息化发展迅猛,医院信息化程度日渐加深,医院信息系统上线数量不断增加。在给患者服务和医院管理等方面提供极大便利的同时,医疗卫生行业对信息系统的依赖程度也越来越深。医院医疗工作的正常运行依托于医院信息系统安全稳定的运行,一旦发生网络瘫痪或病人信息泄露,将会给病人带来巨大的灾难以及给医院带来难以弥补的损失,因此,医疗行业信息系统的安全管理至关重要。信息系统的技术只是基础,具有有效的管理措施才是关键,人是安全管理的主体,只有做好人员的制度化的安全管理,才能确保医疗卫生行业信息系统持久、稳定、可靠、安全的运行。

### 一、医疗卫生行业信息中心人员安全类岗位划分

医院信息中心的管理手段与管理对象多与现代计算机技术、通信与网络技术有关,是基于现代化信息技术的信息管理部门。随着医院管理模式及医疗模式的创新发展,医院信息中心的作用和功能已逐步凸显。从宏观的角度来看,医院信息中心的基本功能及任务是:充分利用现代信息技术支撑医院发展,全面收集、加工、分析有关数据,积极主动地向医务人员、患者、政府部门提供及时、有效、准确的信息和服务,引领医院的发展。在实际工作中,根据不同的需求,医院信息中心在安全管理方面划分如下几类岗位:

（一）网络安全管理员

负责网络管理规章制度的建立;负责接入医院内网计算机 IP 地址的申请、分配、登记与管理工作;负责全网的管理和监测,杜绝利用网络从事与自身工作无关的一切活动;负责网络安全和保密工作,密切关注计算机病毒发展动态,提出切实可行的预防措施,谨防外带磁盘和网络上的病毒侵袭。对服务器进行定期的查毒、杀毒,对系统漏洞打安全补丁,采取有效措施防止网络破坏和攻击;通过网络运行的监视,网络参数的调整,保持全网的安全、稳定运行。

（二）数据库安全管理员

负责医院所有数据库的日常监控与维护,参与相关项目数据库架构的设计并

做好相应数据库资料的收集与保存，每天记录数据库的运行日志以及定期对数据库进行备份；根据不同的岗位授予各数据库维护人员不同的使用权限；定期检查数据库的使用情况，其中包括数据库的 CPU、内存、IO 以及存储容量等情况；负责各个数据库数据的保密与安全工作。

（三）中心机房及硬件设备安全管理员

负责中心机房的管理，安全检查，机房内的卫生，保持机房内部的清洁整齐，调节机房内的温湿度，使其工作温度保持在 21～26℃，湿度低于 70％；每日负责监控网络交换机、物理服务器、UPS 不间断电源等设备的运行，发现问题妥善解决，及时记录。

（四）应用系统实施和维护安全管理员

负责医院各应用系统设备的上架、实施与维护安全管理。其中，对于机架式物理服务器而言，管理员需要记录该设备所在位置以及服务器的性能配置等信息，定期对设备进行安全巡检维护并做好相应的记录；对于虚拟服务器而言，管理员需要对虚拟机资源的分配与安全进行管理。此外，无论是对机架式物理服务器还是对虚拟服务器，应用系统实施和维护安全管理员都应满足：能够判断各类应用故障，若出现系统宕机，能保障系统及时恢复；负责应用系统内的各种设置、配备、调整，包括对各种工作流的设置、工作组的配备；负责调整应用系统技术参数，优化系统性能。

## 二、中心机房的人员安全管理

医院中心机房作为医院信息系统的核心，要严格控制其工作环境：将机房内的环境温度设置于 22～25℃左右，相对湿度为 40％～70％，无尘，机房应配备专业环境动力监控系统，采用两路市电供电系统，配有不间断电源延续，并安装有避雷、抗磁干扰、放静电等装置，对于异常的情况及时发现并通过短信、电子邮件以及电话等多种方式通知到机房管理员。进机房要遵守规则、注意事项，具体措施如下：

1. 设定专门人员管理中心机房，设定机房门禁权限。

2. 院外人员如需要进入机房，需要与信息中心机房管理负责人员提前预约，在进入机房前需要登记相关信息并将有效证件交予机房管理员。机房管理员以及相关项目负责人需要全程参与并陪同院外人员在中心机房中的一切工作。

3. 进入机房前必须穿防静电鞋套，进入机房人员应自觉维护机房内整洁，未经得机房管理人员批准不得进入机房。

4. 进入机房后实施人员不得擅自动用机房内任何设备。

5. 中心机房内相关实施工作完成后，机房管理员需要与项目负责人一起查看并确认项目实施情况以及机房内的设备是否正常运行。

6. 中心机房的所有管理制度需张贴告示,明确奖惩措施,对中心机房内一切不良行为加以约束和杜绝,引导工作人员的安全正规操作。

## 三、服务器的人员安全管理

服务器是医院所有信息系统的基础及核心,它保证了医院各个信息系统安全稳定的运行。服务器安全管理不仅在于软硬件的管理,包括对内存的监控、磁盘空间的监控,更需要关注的是服务器的权限集中控制,具体措施如下:

1. 必须对服务器进行有效的监控与管理,包括设备巡查记录、服务器运行情况记录和用户的监控记录等。此外,需要能够记录每天运维人员登录服务器后的所有操作。

2. 保证服务器全天 24 小时不间断安全稳定地工作,不允许在服务器用电线路上随意加载其他用电设备,防止服务器因为线路过载而发生故障。

3. 未经相关领导批准,服务器管理员不得对服务器参数进行调整或更改。一旦发生参数的修改或调整,管理人员应严格填写服务器配置更改工作日志。

4. 采取存取控制,将权限分级(普通用户、特殊用途用户、管理员、超级用户),对不同的人分配不同等级的安全用户身份;用户进入服务器和网络系统时采用身份验证,包括输入用户名和口令,从而限制对系统的恶意使用。

## 四、医疗信息数据的人员安全管理

医疗行业作为特殊且重要的行业,信息数据具有非常的重要性。它不仅包含了患者就诊的相关数据,还包含了医院运营的数据。目前随着科学技术的发展,计算机的硬件与软件的可靠性都得到了较大的提高,包括采用性能较高的磁盘阵列等硬件设备来提高系统的冗余容错能力。然而,尽管这些前沿的技术改善了系统运行的可靠性,但仍然无法保证信息系统的万无一失。

首先,建立定期数据库备份机制。病人数据是医院的核心价值,对于人为的恶意破坏性操作、网络病毒的攻击或者意料之外的操作失误等原因所引起的系统故障,定期进行数据库备份是保证系统安全的重要及不可缺少的措施之一。

其次,建立访问控制。访问数据库至少需三层验证,访问控制需要确定该用户是否是数据库的登陆账户,该用户是否存在于该数据库中,该用户是否被授予相应的数据库表权限,另外还需要定期修改数据库的密码。

再次,建立数据库入侵防御检测系统。该系统具有审计、监测与漏洞评估功能。通过入侵检测系统,我们能够及时发现"是谁改变了数据"和"这些数据是什么时候被改变的"等问题;此外,还可以通过该系统发现数据库的安全空白地带,强化数据库管理员的安全意识以及加强数据库安全群组的鉴别。

最后,建立数据调取审批流程。院内其他临床科室需要进行相关数据调取时,须履行信息中心规定的相应申请审批流程,待相关领导审批后方可调取数据。

医疗信息数据是一笔很大的"财富",只有通过这些手段与制度化的安全管理,才能最大程度地保护医院的医疗信息数据。

## 五、网络系统的人员安全管理

医院所有业务系统中的数据是都是靠网络来传输的,网络好比人体的神经系统,医院信息系统运行的基本条件就是网络的正常运行,所以对交换机等网络设备的维护非常重要。网络系统责任人要对路由器、交换机、光模块等设备进行定期检查,查看各设备状态是否存在异常,各种插头是否松动,注意除垢、防水等。对于需要内外网对接的外部系统要通过网闸等安全设备进行隔离并防护。要针对上述检查做出相应的报表。

医院信息中心网络管理人员负责全院网络的安全管理与督查。各个科室根据实际情况可选择一名人员负责网络安全检查,并与信息中心签署《网络接入科室安全检查责任书》,该人员需要定期督查弱电机房内网络设备运行情况。一旦医院业务系统发生重大网络安全事件,信息中心需要立刻实施应急预案并及时向医院上级汇报;当医院内网发生安全事件时,发现者需要向信息中心网络管理员报告,管理员在确认事件后立刻向上级领导报告。医院内任何个人和科室不得将医院内网上运行的系统与外部互联网相连通,如因特殊工作原因确实需内外网相连通,须由相应的科室提交申请报告并由分管院领导审批,由信息中心网络管理员采用网闸等安全措施后方可使用。如果医院硬件条件达不到物理隔离的效果,则需要在医院内利用划分虚拟局域网的方式进行逻辑隔离。信息中心以外的所有科室未经信息中心进行安全审核的系统不得随意接入院内局域网,如确实因为工作原因需要的科室,必须履行信息中心的规定制度,在科室提交申请报告并由信息中心领导审批后由网络管理员进行操作。医院内任何人或科室,不能发生危害医院内部网络的行为,包括内网服务器以及业务系统等活动。不盗用网址,不利用医院名义进行任何非法的网上操作。不在医院内部网络上恶意导入计算机病毒和通过黑客行为恶意散布、传播不良信息等行为。不使用非法版权软件。

任何科室不得在医院内网上发布医院相关财务以及科研机密等信息。所有科室或个人需征得部门负责人及上级分管院领导同意后方可在网上发布信息,各信息发布人需严格保守个人信息机密。医院内从事房屋管道等维修和建设时,需确保医院内的网络安全不受威胁。如果发生因后勤维修或基建施工需对网络设备或线路进行改动时,需要事先征得信息中心相关负责人的同意。信息中心需要定期与医院相关职能部门对全院员工访问外网的记录进行审阅核查,任何人不得在外网上进行与工作无关的一切操作。

## 六、人员录用与离职的安全管理

在人员录用方面：应由专门的部门、专门的负责人负责授权录用。人员录用过程需严格规范，不仅要对被录用人的身份、专业资格和专业资质等进行审查，还要对其所具有的技能进行严格的考核。应签署保密协议。对于关键性岗位的人选应从内部人员中选拔从事，并签署相应的岗位安全协议。

在人员离岗方面：对于即将离岗人员需规范其离职流程，及时取消离职人员的一切权限，包括服务器访问权限、门禁权限等。应及时取回离职人员各种身份证件、房屋钥匙以及医院提供的相关软硬件设备等。对人员调离手续要严格办理及把控，对于一些处于较关键岗位的人员，须其承诺离岗后的保密职责以及签署离岗后相关保密协议之后方可离岗。

## 七、员工意识的安全教育和培训制度

信息中心对于全院人员进行信息系统岗位技能培训以及信息安全意识教育有着义不容辞的责任与义务；对违反信息安全所采取的惩罚措施及安全责任进行规定并对全院人员进行书面告知，对任何违反信息安全规定和策略的人员进行不同程度的惩罚；应定期进行信息安全培训并以书面形式通告，做到针对医院不同岗位制定不同的信息安全培训计划，其中尤其需要对员工进行信息安全基础知识以及岗位操作规则进行培训和指导，并将对应的培训情况和结果进行记录并保存。

信息中心在组织全院培训和指导后，需针对各科室或部门形成动态评价机制。各科室或部门需要根据自身的实际情况与信息中心的培训指导相结合，对信息中心提出的各项培训或要求提出更加合理的意见或建议。

此外，信息中心应定期对各个关键岗位的人员进行安全认知及技能的考核，安全考核一般从以下几个方面进行：

1. 医院各个科室的计算机与打印机等设备的使用与保管。可采用定期检查或不定期抽查的考核方式，具体考核内容如下：检查各科室是否做到防尘、防潮等日常管理；检查设备使用人员是否存在因动作粗暴或操作违规而造成设备损坏的情况，是否存在因为责任心不强、管理不善造成的硬件设备被盗的情况，是否存在私自拆卸、更换硬件设备，私自插拔、更换科室计算机网线等违规行为。

2. 医院各个科室的信息系统、应用软件的使用和规范。可采用定期检查或不定期抽查的考核方式，具体考核内容如下：检查科室系统使用人员是否存在私自删除计算机桌面快捷方式的行为，是否存在私自更改医院各业务系统配置的行为，是否存在私自更改操作系统参数，在计算机上安装、运行游戏或其他与工作无关的软件的行为,是否存在由于私自随意安装未知来源的软件导致网络系统感染病毒事件的违规行为。

3. 医院相关科室人员系统操作的质量、数据质量的考核。具体考核内容如下:检查门急诊挂号员是否存在私自随意更改费别,造成漏费等情况;检查门急诊收费员是否存在随意改号实现病人未经过挂号而能直接收费的行为;检查是否存在收费员错收费用以及挂号员挂错科室的操作错误的行为;检查药房管理员是否及时保持药品实时库存信息的准确,以免影响门诊划价,住院记账以及药物发放;检查医技科室记账是否及时,是否有漏费的操作;检查各病区的护士在执行医嘱时能否认真对医嘱进行审核;检查医保病人出院前是否及时办理了其医审批手续,以免造成记帐错误,影响病人结帐出院。

4. 信息中心应联合医院医务处对病案录入以定期的检查或不定期抽查的方式进行考核。具体考核内容包括病案系统操作员是否存在漏录或录错病案等粗心的行为,是否存在因漏录或者录错而导致出院患者病历与病案首页中内容不一致等情况。

5. 对信息系统安全事件的维护考核可采用每月定期检查或不定期抽查等考核方式,具体考核内容如下:检查信息中心值班人员是否能够及时响应临床的系统问题,是否存在值班人员私自离岗的行为。检查信息中心相关岗位工作人员是否存在未经允许向外界透露医院隐私数据、资料以及服务器密码等重要机密信息的违规违法行为。

## 八、院外人员访问管理制度

1. 外部人员在访问医院重要区域前应前先提出书面申请,由相关领导批准后由指定的专人全程陪同进行监督,并做好相应的登记备案工作。

2. 外部人员能够允许访问的区域,信息中心应该将其区域内的所有信息系统、硬件设备等使用规范进行书面的规定并让其访问人员按照规章制度安全执行。

总之,对于医疗卫生行业信息系统而言,没有百分之百的安全,只有掌握好技术并充分利用好这些先进的技术,对医院发生的安全事件进行重点建设,加强医院所有工作人员的安全意识,加强全院的网络管理,以确保整个医院的网络、信息系统安全有效的运行。医院信息系统的安全管理并不是一成不变的,而是不断发展的动态的运行机制,其中包含了技术层面以及管理层面等诸多要素。如何能够保证医院信息系统高效、稳定、安全地运行,是医院信息化工作管理者需要思考的核心要素。在医院日常的工作中只有员工协同发展,以高标准、严要求的态度来要求自己,才能使医院信息系统得以健康有序安全地发展。

# 第二节　典型案例

## 一、某医院建立机房服务器人员管理制度，保障信息系统安全运行

【案例描述】

在实际工作中根据反馈，某医院 HIS 系统越来越慢，并且出现错误，提示客户端无法连接。经过数据库日志分析，数据库正常，但服务器整体运行速度还是很慢。

经过分析该医院采用虚拟机作为数据库服务器，并且自从开机以来超过半年没有重新启动过，检查操作系统日志，提示"两份 RSM 数据库都不一致：使用数据库文件重新构造"。因此重启服务器并启动虚拟机，系统恢复正常运行。

【分析与处置】

该院建立了一套服务器巡检制度，保障医院信息系统安全运行。具体方案如下：

1. 按管理制度做好例行事务巡查

①日常例行事务巡查：机房运行状况的查看，包括机器运行情况、供电情况、温度、湿度等。服务器资源使用情况查看，包括服务器的 CPU、内存、SWAP、I/O 等情况查看。数据备份情况查看，备份包括逻辑备份、物理备份等，根据备份策略查看备份是否成功，并检查备份磁盘空间情况。应用服务器运行情况查看，主要查看应用服务器日志、应用程序运行状态。农保医保对账、农保医保明细长传、银行接口对账、运营商接口对账、各类日报表数据。数据库归档日志空间查看，尽量保证归档空间使用率在 40％以下。

②周例行事务：数据库基本情况查看，主要包括表空间、监听日志等。数据库性能检测，主要包括 AWR 性能报告、ADDM 自动诊断建议报告，并将性能检测报告提供给数据库服务器供应商、软件开发商做针对性处理。操作系统日志查看，主要包括系统日志、安全日志、应用程序日志。

③月例行事务：进行各类月报数据核对。根据实际情况对应用服务器重启。根据实际情况对应用程序重启。

④定期事务：按照管理制度组织人员定期进行应急演练，建议每季度一次。定期对信息机房中的 UPS 等设备进行充放电测试。

2. 做好应急系统的建设

建设一套应急备用系统，该系统应该具有运行门急诊业务所需要的一切资源，包括服务器等硬件，以及后台数据库、应用程序、中间件等。

【总结建议】

在建立了信息机房与设备的巡检机制后,按照日、周、月等例行检查事务进行执行,能够及时发现信息机房以及机房内部设备的问题并做有效的处理,防患于未然。

## 二、某医院建立电子病历权限人员管理制度,有效保障患者隐私信息

【案例描述】

病人信息在计算机网络中的高度共享给医护人员带来了工作上的便捷和高效,但是也给医院在患者隐私保护、医护人员职责权限管理等方面带来了挑战,在医院信息化管理规则制度中,必须为信息保密、起始定义、流通边界制定专门的制度进行管理和监督,并对医护权限进行管理分类。

电子病历作为医院综合信息系统的组成部分,其使用已成为一种趋势。由于电子病历中病人数据的保密性和敏感性,实施严格的访问控制是非常必要的。良好的授权和存取控制设计,是电子化病历系统应用在大型医疗机构中所不可或缺的一环。规范有效的对电子病历权限管理,对于提高医疗工作效益、利用有限医疗资源、改善医疗服务、保障医疗质量和医疗安全、完善医院管理具有重要的意义。电子病历的权限安全管理是电子病历在医院能否有效使用和推广的重要保障,因此需要在安全模型、体系架构、相关安全规范和人员培训四个层次上落实电子病历的访问控制和信息安全的管理。

【分析与处置】

① 患者信息分类:保密信息、一般信息,其中,保密信息指反映患者隐私并要求加以保护的信息;一般信息指患者在医院日常活动中产生的不需要任何特别处理或特殊保护的信息。

② 电子病历中患者信息调阅用户分类:一般用户、特殊用户,其中,一般用户指参与该患者诊疗过程的用户;特殊用户指上级医生、质控员、业务主管部门等也需要调阅患者信息的用户。

③ 电子病历访问权限角色分类:在医院中,用户数量比较多,但用户的职位是比较固定的,同时职位对应的权限也是比较固定的。需要将职位抽象为角色,使角色对应权限、用户对应角色,具体包括:工作人员、医生、护士、药剂师、挂号员、内科医生、外科医生、妇科医生、医务科科长、护理部主任、药房主任、院长等。将角色进行分类,包括:内科医生、外科医生、妇科医生、护士、药剂师、挂号员等;院长、医务科科长、内科主任、外科主任、妇科主任、总护士长、药房主任等。这两类角色是不同的,普通角色能有限访问电子病历,而管理角色除了拥有普通角色的权利外,还

能对普通用户的权限做出更改。

④ 电子病历权限分类:各业务权限是根据业务服务与管理人员在特定医疗应用场景下执行的特定业务职能来划分的,一个用户在不同的应用场景下拥有不同的权限。一般情况下,用户与权限存在一定的关系。如临床医生承担医嘱开立、病历文书、手术麻醉、健康体检等业务职能;医技医生承担检查、检验治疗等职能;护士承担护理评估、患者生命体征测量、医嘱核对执行等职能等。这些用户、角色和权限都必须在电子病历系统中根据需要进行相应的定义、赋值和管理。

⑤ 电子病历身份认证和权限管理系统功能的建立和实施,具体包括:基本业务模块、计算机数据库管理模块、信息查询模块、身份认证模块。

⑥ 全院性电子病历保密信息的保密措施规范:建立院级制度《全院信息保密管理规范》,明确相关人员在信息保密和患者隐私信息保护中所承担的职责。

⑦ 培训:为了真正让全院员工尤其是医护、医技、IT、管理人员对患者信息安全和操作权限有深刻的理解,医院通过公布 SOP 标准、网上课程培训考核、集中培训等多种形式对全院职工开展全院性和个性化的培训。

【总结建议】

电子病历系统中包含病人的敏感信息,从安全方面的考虑,建立有效的医院信息平台计算环境,包括用户身份识别、访问控制、系统安全审计、信息保密和完整性等策略。在建立安全机制并构建电子病历权限访问控制机制和平台后,加之规范有效的管理医院电子病历权限,从根本上确保了医院内部各类人员沟通和信息管理的有效、便捷和安全,确保了信息安全和患者隐私保护。

## 三、某医院建立终端人员安全管理制度,降低系统安全隐患

【案例描述】

医院内网是与公网物理隔离的,信息无法直接传递到外界,只有靠移动存储设备等进行数据交互,这也带来了安全隐患——病毒的入侵。

同时,内网的快速发展,原有的平面型规划导致了较多的问题,内网结构无深度,设备浮于表面,很难有效集中管理网上的设备。如要求对内网中某一设备进行管理,只有到设备所在地进行直接操作,使网络维护人员感到极为不便。

【分析与处置】

安装桌面安全管理系统,可解决以上两个问题,防止病毒在内网扩散,远程管理设备。

通过桌面安全管理系统,统一设置内网安全策略,如禁止非授权外界设备接入内网、禁止外界数据通过 USB 口、对内网所有设备实施监控等,保证了内网设备的

可靠性与数据的安全性。

需要进行内外网交互的数据,必须通过桌面安全管理系统认证过的存储设备进行拷贝,同时对接入的存储设备进行扫描查毒,如有异常情况,立即踢出网络,停止数据交互。该方式有效保证了病毒不能进入系统,内网安全得到保护。

接入内网的电脑必须都在桌面安全管理系统上注册,否则视为非法设备。

【总结建议】

医疗信息化发展了10多年,其中有部分问题一直无法解决,医疗信息化需要更新,吸取外界同行的先进技术,加速医疗信息化发展。现有了较多新技术的引进,可很好地解决这些难题,使信息化更好地为医疗服务。

桌面安全管理系统并不能代替杀毒软件、防火墙等,而是另外一种安全保障。

## 四、某医院建设数据库防统方人员安全管理制度,保障数据安全

【案例描述】

为制止非法商业统方行为,上自国家卫计委、下至具体医院,出台了一系列的政策及管理方法:加强医院信息系统、高值耗材统计功能管理;如发现医院工作人员有商业统方行为,解除聘用合同,并上报至检察机关;对计算机网络信息严格授权、加密,控制终端信息采集范围;当医院有部门需要进行正常统方的行为时需要向医院纪检部门申报,待批准后,方可由信息部门进行统计等。这些措施不可谓不严格,也不可谓不明确,但在医院实行信息化建设管理的背景下,仍不能完全堵住商业统方的渠道。因此,医院需要采用更科学的方法来杜绝非法统方的行为。

【分析与处置】

医院目前采取了搭建防统方服务器、安装防统方软件的措施以及相应的管理规定来实现对商业统方的监管工作,具体措施如下:

①从记录每个人的操作行为角度着手,对操作进行记录,分析操作行为,判定统方行为。

②在安装防统方软件之后,需要将医院的药品信息及医院的职工信息导入软件中,以便在记录用户的操作行为时,将相关的药品信息及职工信息翻译成通俗易懂的语言,并在防统方软件中,对数据库中与防统方相关的关键表信息进行设置。

③在安装防统方软件之后,还需要对医院的电脑 IP 地址及物理 MAC 地址进行绑定,记录下每个 IP 对应的电脑,并将这些数据导入到防统方软件中,系统在发现商业统方行为时,查到进行操作的电脑,进一步查到进行统方的个人,实现对商业统方行为的及时追责。

④防统方软件处于初始状态时,所有对医生、药品金额、药品数量、时间范围、科室等相关的一个或多个元素进行操作的行为均被判断成疑似统方行为,需要系统管理人员对这些语句进行维护,将其中的非统方行为设置成安全级别,从而减少系统对统方行为的误判,提高系统的准确率。

⑤防统方软件支持短信告警功能,如有对数据库的商业统方危险行为或使用数据库导出工具等危险操作时,均会向预先设置好的纪检部门、医院领导及信息中心的手机发送告警短信,确保第一时间抓获商业统方者。

【总结建议】

通过防统方系统的建设以及规范化的管理,如今医院药房、科室、信息中心中任何一个能进入信息系统的终端都无法进行统方。

传统的防统方方法,在信息化管理的环境下,不能将任何非法统方的行为与具体的操作人员相联系,无法抓住非法统方的具体个人,任何具有操作权限的操作人员都能进行统方,但无法认定这种操作是非法统方。通过防统方系统的建设,现在可以将非法统方的行为与具体的操作人员相联系,抓住非法统方的具体个人。此外,作为行风建设的具体主管者及对商业统方行为的主要监管部门,纪检监察部门拥有了强有力的工具和手段来行使其管理监察职能。

## 五、某医院加强网络人员安全管理制度,保障医院网络安全

【案例描述】

人们对医疗信息化寄予无线美好的憧憬,医院信息化的发展也确实给医患双方带来了很多好处。然而,在医院信息化过程中也慢慢出现了一些负面影响:信息安全意识差,导致黑客攻击事件与数据丢失案例频发;很多终端管理产品急于求成,令很多使用者抱怨连连,等等。伴随医院信息化落地,诸多的现实问题纷纷涌现出来,表现最为突出的就是信息安全问题。医院信息从纸质变成电子信息后,的确方便了信息管理,但同时也给黑客以可乘之机。信息中潜在的利益吸引了众多的黑客,如此频发的信息安全事故引人深思。

【分析与处置】

黑客入侵信息过程,一般要经过网络接入、权限获取、信息检索、文件下载几个步骤。做好网络安全、信息安全的防范,就要在以上几个环节上做好相应的安全保护工作。

现在医院的内部办公网络基本已经进行了物理隔离,而普通的犯罪分子不具备从外部突破防火墙,攻入医院内部网络的技术能力和条件,因此就出现了犯罪分子利用医院内部的公用计算机使用的端口,绕过医院网络安全的防火墙,从内部入侵到医院的网络中的情况。

①要保障内网的系统安全,就必须确保无病毒、无系统漏洞。杀毒软件必不可少,购买正版杀毒软件,确保中心所有的电脑都安装并及时更新病毒库,有计划地定期进行病毒扫描。安装桌面安全准入管理系统,实现安全补丁自动升级、安全补丁信息自动更新、计算机补丁漏洞自动扫描、补丁文件自动下载及分发,并完成客户端补丁自动静默安装。

②避免各种非法的联入及联出,做好中断准入管理,以保证内网的安全。医院的网络管理中,使用准入管理系统,这样当犯罪分子的电脑接入医院内网时,就会因没有准入程序的安全认证而无法访问网络里的任何资源。要确保网络内重要信息的安全性,防止信息非法外流。

③网络内重要信息的保护。要做好文件加密和权限分配,实现防患于未然,使非法接入的终端无法访问敏感信息和重要文件。同时也要对重要信息的使用情况进行实时监控,及时阻止危害信息安全的行为发生,并可以根据相关的操作审计,对危害信息安全的中断或操作者予以发现、监视和制止。

④加强对信息输出的保护和监管。对文件复印、打印、刻录、邮件发送、通讯工具传递,特别是对 U 盘等外界存储设备的使用限制和实施监督,可以确保即使非法操作者通过种种技术手段,检索到相关信息,也无法将信息通过各种途径传递出去,同时又可避免因使用非法的外接设备而导致的病毒传播。

【总结建议】

通过规范制度化的网络管理可以大大避免医疗信息安全事故发生的概率,但并不能百分之百地确保医疗信息安全事故不再发生,这还需要医院加强自身对于医院信息化安全的管理。此外,还要更好地规范医院医生、护士等人的计算机使用行为,只有这样才能最大限度地避免出现医疗信息安全事故。

## 六、某医院建立人员安全管理制度,提高信息中心人员工作效率

【案例描述】

国内医疗信息化起步较晚,信息化工作发展速度缓慢,原因是多重的:首先是院领导往往重视设备、总务,认为设备可以直接产生经济效益,而水电关系到日常运转,对信息化的重视只停留在语言上;二是临床部门不理解信息工作的特殊性和专业性,把信息技术人员当作普通勤杂工,一旦出现故障就抱怨颇多;三是信息人员的表达缺少通俗性和艺术性;四是缺少有效的沟通机制和制度保障;五是缺少良好的团队建设。正是因为这些原因导致信息工作相对难做,使得信息化工作显得被动。因此,有效的管理机制就特别重要。

某医院信息中心 2006 年开展运维托管,人员全部由公司统一管理,员工有一种强烈的失落感,造成了心理的落差。

【分析与处置】

在这样的变革下,靠事业留人是不够的,所以,在管理上需要更深入地介入到员工的生活与思想中,给予关心、引导。了解和掌握职工的思想动态,凝聚人心,创造温馨的科室氛围。

①帮助职工树立终身学习观念,不断提高职工的工作水平和创新能力。偶尔看书学习培训是可以做到的,但是要让每一个员工都有终身学习的理念是不容易的,况且信息中心承担着医院整个信息网络的运转,人手少,系统多,工作量大,长期的加班加点,人也就容易疲劳,再要他们每天坚持学习,的确是比较困难。但是,科室职工组织利用一点点的空闲时间,在科内准备好各类的书籍,大家有空可以翻阅,积少成多,汇川成流。

②组织职工参与民主管理,听取每个工作人员的意见。建议是发挥本科人员的工作积极性和主动性的重要手段,让每一个科内人员愿意说真话,这是体现主人翁意识的第一步,认为自己的管理意识通过自己的表达,在民主的氛围中得以体现,主人翁的意识得到彰显。

③维护职工的合法权益。

④组织职工开展有益身心健康的文娱体育活动,丰富业务文化生活。

【总结建议】

①领导重视、管理在前,班子重视和持久的支持是信息化发展的基础和保证,领导对信息中心人员信任、支持和理解,充分调动技术人员的工作积极性,是形成良性循环的关键。

②尊重员工、关心贴心,让员工们愿意为信息化全身心地付出。

③言路畅通,让员工们心情舒畅。在信息化团队建设中,倾听技术人员的心声,倾听他们对信息化建设的诉求,让他们的理想能够在日常工作中得以体现,是对他们精神上最大的激励。

④科室创新理念和服务意识的长期培养。在团队的培养上,注重对员工的理念培养,引导员工有一个向上的工作状态,讲奉献,求务实,有创意,在信息化建设的过程中逐步提升自己。

## 七、某医院规范信息系统人员权限管理制度,有效控制运维风险

【案例描述】

目前很多医院的信息系统都由多个开发商开发,每个系统权限都在不同的系统中设置,而且同一个开发商,不同系统权限设置也不一样,不能在同一个平台进行统一管理分配,给维护人员管理工作带来很多困难,导致管理人员在修改 A 系

统权限时,容易忘记了 B 系统的权限。

很多医院管理不规范,人员离职或退休不经过信息中心或者没有按正规流程经过信息中心这一环节,导致信息中心维护人员没有修改或及时修改人员权限的信息。

信息中心权限维护人员管理不合理,例如 HIS 系统中权限维护分为系统权限、组权限、人员权限三级管理,部分维护人员为图方便、简单,只设置一个组权限,医院所有人员都放在同一个组里,这样更容易维护查找。但如果系统需要增加一个新功能,而该新功能又只是给部分人员使用,导致维护人员在权限分配时容易出错。

【分析与处置】

信息系统权限维护人员修改不合理的权限设置,建立多个不同的用户组,分配好权限,并把用户归入相应的组内。信息系统都有人员权限三级管理机制。第一级,为系统管理集,该管理级别设置了功能菜单的不可见,即除管理员外的所有操作员都没有该功能;第二级,根据用户的职务或者工作业务设置用户组权限级别,所有组内成员权限一致;第三级,用户级设置,由于此类人员较少,但工作业务变动较为频繁,该类用户需要根据每一个人进行权限设置。

规范医院人员流动管理,医院人员在人事变动时,相关职能部门将调动信息通知信息中心,使得信息中心及时备案及进行权限修改,例如权限调整、人员离职或退休(收回所有权限)、新增人员权限(增加人员信息、设置分配权限),同时做好权限调整记录。

将信息系统的权限设置集中管理,建立统一权限管理平台。该平台可以对电子病历、HIS 系统、PACS 系统、LIS 系统以及检验等所有信息系统进行权限分配工作,不需要登录到不同的信息系统进行操作,不同的人员具有不同的权限。

【总结建议】

规范管理信息系统人员权限首先满足了国家对于医院三级等保的合规性的要求,使医院顺利地通过 IT 审计;其次,能够有效减少核心信息资产的破坏和泄露风险;然后,有效控制运维风险,利于事后原因追查与界定责任;最后,通过它实现独立审计与三权分立,完善了 IT 内控机制。

## 八、某医院建立人员安全管理保障制度,保障医院业务安全运行

【案例描述】

俗话说"三分靠技术,七分靠管理"。随着医疗信息化的程度逐步加深,医院信息系统数量越来越多,随之带来的是硬件设备的增多以及维护人员的增加。医院

各业务系统想要安全稳定地运行,除了系统本身具有良好的健壮性外,更多的则是要依靠相关的安全保障制度才能有效保障医院所有业务系统安全稳定地持续运行。

【分析与处置】

医院各业务系统想要安全运行,首先要有一套信息系统安全运行保障制度。

①信息中心机房值班管理制度,包括以下相关记录:工作日志、机房巡检表、信息系统运行日志单、非正常运行报告、计算机网络与信息安全事故报告表、计算机网络与信息安全处理结果报告等。

②科室计算机使用管理规定,主要包括科室计算机使用管理制度、科室计算机使用要求、科室应急方案、计算机病毒管理制度及防范办法等。

③医院信息管理例行事务,包括每日例行事务、每周例行事务、每月例行事务、其他例行事务等。

④应急处理机制。

⑤监督检查机制,确保这些制度能够得到严格有效的执行,明确岗位职责和分工,责任到人。

【总结建议】

医院信息安全运行,一方面要依靠先进系统本身具有的先进技术,另一方面要依靠严格的规范和健全的制度来事先防范,防患于未然。从某种意义上来说,制度建设是医院信息系统安全运行和医院信息化建设成果的重要保障。

## 九、某医院建立人员安全应急管理制度,保障医院业务持续运行

【案例描述】

医院应急预案是一项系统工程,在医院的发展过程中可能需要统一规划,根据医院投入逐步建设,从最早的手工模式逐步发展为系统容灾模式。同时,不管采取什么方案,组织管理始终还是非常重要的内容。组织管理得好,即使是手工模式也可以使医院运行顺利,能把损失减少到最低。目前医院信息化依赖程度越来越高,已经到了医生离开电脑就无法看病、护士离开电脑就无法工作、财务离开电脑就无法收费的地步,医院应急系统建设的重要性可想而知。

【分析与处置】

首先医院需要建立一套完整的门、急诊应急收费信息系统,否则一旦医院服务器或者网络系统出现故障,整个医院收费系统立即出现瘫痪状态,医院就会出现混乱;其次根据实际情况建立不同的应急响应程序。具体如下:

第一种情况是:医院全面停电,且不知道需要多长时间恢复供电时,医院所有科室为病人做好解释工作,并准备实行手工操作为病人服务。当恢复供电后,所有

业务都在信息系统里面进行,有的科室需要将数据在恢复供电后输入信息系统中,保证医院业务正常运行以及财务数据准确。中西药房每天早上打印一份药品清单数据。

第二种情况是:医院应急服务器与 HIS 服务器都崩溃,与第一种情况类似,但药房里面手工划价可在电脑中查询相关药品信息,其他与第一种情况操作一样。信息中心每周五会将当前最新的药品信息资料传送到中西药房的电脑上。

第三种情况是:HIS 中心服务器崩溃或网络出现故障。

根据以上各种突发状况,制定相应的规范应急管理措施。其一,如果信息中心的技术人员在事发后在 1 个小时内可以解决问题,则不启用应急收费系统;各科室给病人做好解释工作,门诊、住院医生可以先为病人看病,待信息系统正常后把信息输入电脑,再按正常流程运行。

其二,如果经过 1 个小时抢修系统不能回复正常时,信息中心通知门诊办公室。此时启用应急收费系统。需要各科室做好如下工作:

①首先信息中心全力抢救中心服务器,加紧维修。当 HIS 中心服务器恢复运行后,信息中心把所有门诊收费的应急数据转移到 HIS 中心服务器,保证数据统一;把所有当天未收费的停机前的电子信息进行处理,力保数据一致性。

②由门诊办准备告示栏,告示病人准备启用应急收费系统,医保病人自费处理,系统正常后转医保结算。

③门诊收费处,启用应急收费系统,维护好发票号码,可以正常收费。待 HIS 中心服务器启动好后,应急服务器的数据会自动在晚上导入中心服务器,保证数据一致性。

【总结建议】

医疗行业是一种特殊而重要的行业,它要求业务系统 24 小时不间断运行,一旦信息系统出现问题而长时间不能恢复,将会造成重大且恶劣的影响。

建立医院门、急诊收费应急规章管理制度是必要的,一旦信息系统出现问题,将会在最短的时间内恢复医院的正常运转,继续为病人提供服务。

# 第三节 不良事件及其处置、分析

## 一、某医院机房人员安全管理不善,导致机房供电事故

【事件描述】

某医院信息科主机房 2012 年前的供电系统图显示,该系统于 2003 年投入使用。正常情况下,市电经 UPS 系统通过"应急切换柜"中的 UPS 输出开关接至"机房前置配电柜",供机房内各设备使用。另一路应急市电,直接接至"应急切换柜"

中的应急供电开关(正常为断开状态)。在"应急切换柜"里,两个空气开关均为三相开关。

2012年某日凌晨,该院发生全院性信息系统停顿。信息科技术人员赶到主机房后发现,机房所有设备均无电力供给。经检查后确认,UPS系统无任何输出,故障原因不明。"机房前置配电柜"内所有空气开关处于正常位置,无跳闸,可排除后端线路或设备故障。为尽早恢复全院信息系统运行,切断"应急切换柜"里UPS输出开关,闭合应急供电开关。这时意外发生,"机房前置配电柜"内所有开关跳闸,部分机房内设备打火烧毁。

【原因分析】

经维修确认,原UPS设备因自身故障,跳闸保护,切断了输出。而其输出切断后,机房内的电力零线与市电网之间断开。这也正是造成这次事故的重要因素。

常见的UPS系统有两种零线接入方式:隔离零线和共用零线。采用"隔离零线"方式的UPS系统,输入端和输出端之间的零线上有控制装置,一旦发生故障,系统在切断电源相线(火线)的同时,也会切断相应的零线。采用"共用零线"方式的UPS系统,不对零线做任何隔离,一旦发生故障,系统会切断所有相线,但保持零线通畅。

两种系统在使用上的最大不同在于应急切换开关。因为"隔离零线"系统在故障时会切断电力零线,所以"应急切换柜"中必须使用四刀开关(三相一零),否则在紧急时会造成后端设备,主要是双电源设备因无零线而致380V交流电压直接加载,引发大面积用电事故。医院这次事故即是由此引起。

【解决方案】

根据UPS设备的具体型号,安装与之相对应的"应急切换柜"。

【总结建议】

①在进行机房供电系统施工或设备更新时,一定要做好所有电力设备、电力线路、电力控制元件的标识工作,弄清所使用UPS设备的特性。

②必须保证每台机柜上的所有电源插座(PDU)都处于相同的交流电源相位。现在绝大部分服务器、交换机设备都配有双电源输入,为了保证这些设备的稳定运行,医院也往往会在服务器机柜内配备来自不同UPS的多路电源插座(PDU)。但如果这些位于同一机柜的多路PDU处于不同的交流相位,一旦发生电力零线断路,就会造成与之相连的服务器等用电设备被架在交流380V电压之上,造成重大事故。

③机房内所有设备尽量使用国际电源插头,禁止美标插头进机房、上机柜。美标插头常见于早年的原装进口设备,或现在经非正规渠道进口的设备中。因国标、美标插头的相线(火线)零线顺序相反,所以混用后供电系统一旦发生零线或地线故障,会给用电设备,特别是双电源设备造成严重损害。

## 二、某医院服务器人员安全管理不当,导致服务器系统瘫痪

【事件描述】

某社区医院由于对信息发展认识不足,让软件公司将所有的数据库及应用程序都安装在新买的两台服务器上。但没过多久,因为在管理上存在问题,整个局域网感染病毒,导致两台服务器也感染病毒,数据库服务器数据文件损坏,最终导致信息系统瘫痪。

【原因分析】

①医院的网络规划存在问题,没有对中心机房、业务区、行政区进行较好的划分,导致病毒扩散到整个局域网。

②医院在规划中缺少相关必要的设备,将所有的数据库及应用程序都装在同一个服务器上。

③没有制度管理,导致服务器在内网感染病毒,进而导致系统瘫痪。

【解决方案】

医院吸取这次教训,重新规划服务器、网络等设备,同时做好防病毒工作。

①服务器应按应用软件部署要求,提前做好规划。

②网络设备:做好网络划分,并做好常规网络设备的备份。

③对人员进行制度化管理。

④服务器和客户端安装防病毒软件,及时更新病毒库。

通过控制中心查看日志,监控哪些电脑染毒,以便做出相应的处理。

【总结建议】

医院信息化建设要注重及规划好服务器、客户端和网络设备等安全方案建设,加强制度化管理。

## 三、某医院网络人员安全管理不当,导致内网中断

【事件描述】

某日,一厅局内部网络中断,无法访问互联网。

【原因分析】

内部电脑中毒导致网络流量突发,造成链路拥堵。

【解决方案】

①把笔记本用console线接到核心交换机测试与互联网是否联通,发现核心交换机到互联网的网络是通的,并且没有发现丢包现象,说明核心交换机到出口网络

是正常的。继续测试。

②用 console 线连接到楼层接入交换机,在 console 控制台测试网络的连通性,发现网络也是正常的,也没有出现丢包现象。

③用网线接入楼层交换机,连接笔记本,由于这边的 IP 采用 DHCP 自动分配,按理说笔记本应该能分配到一个地址,但是笔记本根本无法获取 IP 地址,在手工指定了 IP 地址后 ping 所在 VLAN 的网关。由此判断问题出现在连接到该交换机的 PC 机,同时使用抓包软件抓包分析后,发现是重 ARP 所致。由于 PC 机众多,不清楚是哪几台电脑中毒,所以先把交换机所有的口 shutdown,然后再逐个重启,发现在 shutdown Ethernet1/0/32、Ethernet1/0/34、Ethernet1/0/37 口后,网络恢复正常。

④Shutdown 接入交换机端口 Ethernet1/0/32、Ethernet1/0/34、Ethernet1/0/37。

⑤测试跟踪,等待关掉端口之后,对应电脑不能上网的人打电话过来,找到相应的电脑彻底杀毒,到时候再开启相关的端口,即可彻底解决问题。

⑥制定医院终端电脑设备的使用规定,使用终端控制准入软件,禁止终端设备随意插入 U 盘、移动硬盘等设备。

【总结建议】

建议在厅局部署一套网络版杀毒软件,对所有的 PC 机进行定期的查杀,可避免类似问题的再次发生。

## 四、某医院网络安全管理不当,导致终端电脑感染病毒

【事件描述】

某医院上线电子病历系统过程中,病区护士反应反映打印机只打印出一张白纸,上面只带有一行字,内容是带 YYYY-MM-DD 格式的日期。问题开始是偶尔出现,用户没有在意,但随着时间推移,打印问题反映越来越频繁。

【原因分析】

由于电子病历系统正在上线,大量电子病历资料需要通过打印机输出,因此刚开始时,怀疑是电子病历系统不稳定所致。针对这一现象,电子病历系统开发公司对所有与打印相关的代码进行逐一排查,发现不是电子病历系统的原因。

信息科的工作陷入了困境,因为病区的打印机是各病区互联共享的,而且医生站和护士站电脑上也分别运行着 HIS、LIS、PACS 的门诊和病房版本的各种系统,有些团建开发商都不在本地,这就使得问题的排查变得更加复杂。幸运的是,其他软件近期都极少更新,突然出问题的可能性很小,于是再次进行排查。

通过到数个病区走访,重新听取操作使用人员陈述,发现该问题不仅在大量打

印时会出现，而且在打印机空闲时也会出现。

由于出问题的打印机是网络共享打印机，怀疑连接该打印机的计算机可能存在问题。通过监控打印机任务，最终发现发出打印任务的计算机。

【解决方案】

杀毒软件扫描，发现这台计算机中了"维金"病毒，杀毒后问题得到解决。对全院电脑进行病毒扫描，发现数台计算机感染该病毒。逐一处理，问题解决。

【总结建议】

①加强与用户的沟通。开始发现问题时，未与用户仔细沟通，简单地认为问题系电子病历不稳定所致，最终发现造成问题的原因是计算机中病毒。因此，遇见此类问题，须充分沟通，以准确确定问题发生的时间、范围和诱因等。

②遇见问题应通过搜索引擎搜索，查看同行的经验，加快问题的解决速度。

③规范计算机管理，严防计算机病毒。

## 五、某医院网络人员安全管理不善，导致网站无法正常访问

【事件描述】

一日，某卫生局下属单位网站首页被恶意篡改，网站无法正常访问。该网站服务器采用 Win2003 操作系统，IIS6.0 信息服务。由于该网站建设比较早，采用的是 SQL2000 数据库＋ASP 语言开发机构，且缺少必要的防护措施，被攻击成功的可能性较高。

【原因分析】

登录服务器，发现网站首页文件"index. asp"被修改，扫描检查服务器，未发现有操作系统级的漏洞和弱口令，查看 IIS 日志文件"ex120423. log"，发现是黑客利用 ASP 漏洞＋SQL 注入的入侵方法进行攻击。

【解决方案】

检查整个网站的代码，查看被篡改的代码，恢复被恶意篡改的文件。

修改 ASP 代码，打上该漏洞补丁。过滤或转译用户提交数据中的 HTML 代码、限制用户提交数据的长度，增加对"＜、＞、（、）、'、;"等特殊字符和诸如"script"、"alert"、"expression"、"select"、"and"、"or"等 SQL、Script 关键字的过滤功能，或进行转译，在提交数据的页面脚本中增加一些防止 SQL 注入的过滤代码，以防止出错信息暴露。可以通过脚本中的正则表达式的匹配，来限制客户端允许或禁止输入的字符类型。

修改网站使用的 SQL 数据库的账号权限，保留必须使用的权限，去除多余的权限，特别是"System Administrator"权限。

【总结建议】

政府网站信息系统会面临很大的安全压力,往往会成为不法分子、黑客意图破坏和谐社会、炫耀技术的舞台。因此需要对网站信息系统,尤其是面向公众提供Web服务的信息系统进行彻底的安全检查,并根据检查结果制订整改方案,多方配合及时整改,同时做好应急对策,以应对突发事件,从而确保信息系统的安全平稳运行。首先在网站开发阶段,尽可能使用成熟稳定的开发语言,如"PHP"、"JSP"、".NET"等。其次使用安全防护的软硬产品,建立有效的网络抗攻击和入侵深层防护体系、漏洞防护体系和网络网络放病毒体系等基础防护体系。在此基础上通过对各个系统定时升级,达到所用系统安全漏洞风险的最低化。还要经常性地对网站进行巡查,对发现的不正常代码文件、异常篡改的数据等问题第一时间做出处理,并及时做好网站数据及日志的安全备份工作。同时还须加强管理员口令的管理。在有条件的情况下,还要不定时地组织网站被攻击后瘫痪的演习演练,提高处理此类突发事件的响应速度和效率。

## 六、某医院终端设备人员管理不善,导致病区电脑运行缓慢

【事件描述】

某医院初期反映信息科电脑维修、系统重装的工作量日渐增多,报修的主要原因是系统反应很慢,部分办公软件使用异常,时常重新启动;后来报修数量增多,运维组工作量负荷加大,影响到工作积极性。起初认为是电脑陈旧引起的,而且部分科室反复维修,其他科室反映强烈,有部分同事要求更换新电脑。但批量换新电脑需要资金额巨大,且没有相应的预算,实施非常困难,一度对整体工作带来巨大影响。

【原因分析】

针对此情况,信息科经过典型工作站分析及用户使用访谈,发现问题电脑虽然陈旧,但可以使用,硬件基本正常。维修过程中发现客户端中存在各种各样的电子书和单机游戏,且大部分问题现象是死机,故判断为大批量中病毒。医院采用内外网隔开,通过网络感染病毒的机会不多,经过仔细排查发现,病毒是通过U盘或是移动硬盘带入。

中间有很多环节可以避免问题的发生。维修人员如早发现病毒并开展排查,病毒就能得到很快控制;再者是对下面终端的监控力度不够,没有好的监控设备和手段,也不容易监控到,询问时,终端操作人员也推诿不知。

【解决方案】

针对这样的现状,部署安装桌面管理软件及杀毒软件,实时监控全院客户端及服务器。具体流程如下:

①部署 USB 及移动设置禁用,并布置至全院客户端,防止未经授权文件进入内网。

②部署全院客户端定时监控,为后续故障分析提供数据支撑。

③部署行为监控,提供系统操作痕迹保留、文件删除保护等功能,保证系统可还原、可追溯,为信息安全提供支撑,为数据提供保障。

④布署全院级杀毒软件,建立定时杀毒机制,实时推送更新病毒库,保证客户端及时防护,并定时分析防护周报,定位问题电脑,精确维护。

⑤建立定期巡查制度,定期组织硬件维护人员巡查病区电脑,查看是否有违规使用行为。

【总结建议】

本案例突出了一个问题,即医院网络维护。在内外网隔离的基础上,外部存储的接入防控也是信息科运维工作的重中之重。传统的修改注册表禁用 USB 存储的手段已经无法解决日益复杂的接入,通过引用内网防护软件,切实解决了该方面的问题,为医院信息安全提供了保障。

另外,内网防控软件也不能解决所有风险问题,必须配合防杀毒软件加以辅助,才可以建构安全可靠的内网环境。

# 参考文献

[1] 党光.校园网络中心机房规划管理研究[J].信息系统工程,2010,01(1):51-52

[2] 杨丽静,倪明.医院信息安全及对策[J].医院管理论坛,2008,25(12):59-61

[3] 孟一清.浅谈医院信息安全管理[J].中国卫生产业,2011,8(12):168

[4] 朱刘松,孙瑛.医院网络安全问题及对策[J].中国医疗前沿,2012,7(15):84-85

[5] 陈晓云.浅谈医院信息系统的网络建设及安全管理[J].中华医学图书情报杂志,2010,19(2):57-60

[6] 蔡雨蒙.医疗卫生行业信息安全等级保护探讨[J].医学信息学杂志,2014,(9):12-15

[7] 邱家富.医院信息系统的安全管理[J].江苏卫生事业管理,2013,(1):118-119

[8] 陈翔,洪嘉铭,柯尊彬.论医院综合信息支持[J].国际医药卫生导报,2004,(17):54-55

[9] 刘琳.医院局域网规划与管理[C],2002

[10] 朱献.高校中心机房的安全管理[J].电脑编程技巧与维护,2009,(4):85-88

[11] 祝敬萍.医院信息系统安全风险规避管策略研究[D],武汉:华中科技大学,2008

[12] 郭辉,陈晓辉.企业信息系统安全运行与管理[J].中国信息界,2012,(9):41-43

[13] 赵金泉.浅谈医院信息安全建设[J].网络安全技术与应用,2014,(9):217-218.

(蔡雨蒙)

# 第十三章　系统建设管理

## 第一节　概　　述

信息系统建设者应充分认识到医院信息系统的复杂性,在信息系统建设过程中与用户、业务管理者紧密沟通、交流,设计出更为合理及高效的工作流程;不能仅仅看到软件是否满足了当前需求,还应考虑其可扩展、可持续发展的能力;管理者还应真正认识到医院信息化的深层意义,把医院信息化建设看作医院的整体工作,积极发动各部门参与协作,杜绝闭门造车。信息系统的建设任务十分艰巨,只有从医疗服务、医疗管理、医学科研、业务流程、新技术应用等多角度设计系统的功能,才能真正建设好适合医院运行的信息系统。

### 一、系统交付前的建设管理

信息系统的建设管理,其最终目的是为了让信息系统的整个生命周期都能在系统管理者的有效控制之下,按照预定的成本保质保量地完成并最终顺利交付用户使用的同时,还能够使得信息系统安全得到有效的保障。

科学的任务需求分析和实施管理计划是系统建设得以成功的重要保障。因此,信息系统建设工作开展之前,制定有效的实施与管理计划,建立用户和建设方的有效沟通机制是必不可少的,也是避免出现系统管理危机的有效方法。

医院信息系统涵盖了医疗服务、医疗管理、医学科研等多角度的功能,其安全建设管理主要围绕以下几个方面的内容:人员组织与管理、系统定级、系统方案设计、系统立项与采购、系统建设实施、系统测试验收以及系统的交付。医院信息系统的管理者应对信息系统的建设和改造、近期和远期的发展制订相应的工作计划,并应得到医院管理层的批准。

#### (一)系统建设组织及人员

以信息系统为单元成立系统建设工作小组,主要人员包括系统总负责人、技术负责人、软件开发工程师、美工、软件测试工程师、QA 工程师、技术支持工程师、实施工程师、配置管理工程师等。根据系统的实际要求,委派具有丰富系统管理经验和实施经验并直接负责过类似规模系统的人员担任系统的总负责人和技术负责人。由系统总负责人对系统全权负责,行使指挥、协调、管理的职能。组织结构如

图 13-1 所示,各岗位职责见表 13-1。

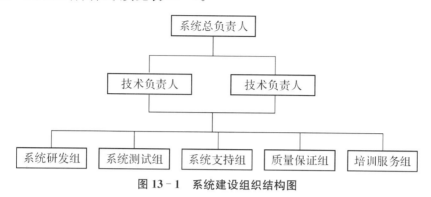

图 13-1　系统建设组织结构图

表 13-1　系统建设组织结构各岗位职责

| 岗位设置 | 岗位职责 |
|---|---|
| 系统总负责人 | 贯彻实施相关质量、方针和目标,对系统质量负全面领导责任<br>加强内外协调,全面负责实施组织,对实施工期负领导责任<br>负责本系统质量保证体系的建立及该系统的有效运行<br>组织编制质保实施细则,审定内部质量指标,定期组织项目质量检查 |
| 技术负责人 | 贯彻实施相关质量方针和目标,对系统质量负全面技术责任<br>主持编制系统的相关文件及实施方案,负责审核<br>主持设计文件会审,技术交底,对本系统的技术管理负全面责任<br>主持编制培训教材和培训工作<br>主持编制竣工验收文件 |
| 系统研发组 | 负责软件程序的设计与开发及相关文档编写 |
| 系统测试组 | 负责系统的安装与测试,软件的安装调试 |
| 质量保证组 | 负责系统实施过程中的质量管理和控制 |
| 系统支持组 | 负责系统的范围说明、进度计划、风险对策、配置管理计划的编制和管理 |
| 培训服务组 | 制订培训计划,准备培训教材、承担对用户培训讲课以及文档管理和后勤安排 |

**(二)系统定级**

国家对卫生行业信息系统的安全建设和防护非常重视,卫生部在 2011 年发布的《卫生行业信息安全等级保护工作的指导意见》卫办发〔2011〕85 号文件中明确提出了具体的指导意见:依据国家信息安全等级保护制度,遵循相关标准规范,全面开展信息安全等级保护定级备案、建设整改和等级测评的工作。

在医院进行系统建设前需要根据系统的功能性、时效性以及重要性来明确该信息系统的安全保护等级,此外,需要以书面的形式说明该系统确定为某保护等级的原因,并将此定级的结果交由相关部门审批。

（三）方案设计需求分析

1. 业务应用的需求:信息系统业务需求部门在需要新的业务应用系统时,应先分析该新业务将会产生的经济效益和社会效益,确定其重要性,然后以书面形式提出申请。

2. 系统安全建设的需求:在第一项的基础上,信息系统的安全管理部门应根据信息系统的安全状况和存在隐患的分析以及信息安全评估结果等,提出加强系统安全建设的具体需求,并以书面形式提出申请。安全需求的分析和说明包括(但不限于):医院对应部门的业务特点和需求;威胁、脆弱性和风险的说明;安全的要求和保护目标;安全设计方案的合理性与正确性的审核。

3. 系统规划的需求:在第二项的基础上,信息系统的管理者应根据信息系统安全建设规划的要求,提出当前应进行安全建设和安全改造的具体需求,并以书面形式提出申请。

（四）系统建设立项与采购

系统建设立项的前提包括:接到系统需求的书面申请,须经过主管领导的审批,或者经过管理层的讨论批准;对于规模较大或重要的系统,接到系统需求的书面申请,须组织有关部门负责人和有关安全技术专家进行可行性论证及项目安全性评价,在论证通过且确认项目安全性符合要求后由主管领导审批,或者经过管理层的讨论批准,才能正式立项。

在项目立项后,系统建设便到了招标采购阶段。项目供应商提供的系统应达到用户指定的具体功能,且符合医院信息部门制定的以下统一标准:

1. 可靠性

系统在正常的操作中不应该丢失数据,当用户正在使用系统工作时,系统不应宕机;系统应对外提供 $7 \times 24$ 小时的服务,年上线率能达到 $99.99\%$。

2. 安全性

用户的账户安全性需要在系统以及运行管理机制上予以保证,需要采用高可靠的、防篡改的密码加密算法;满足国家对系统安全建设方面的规定与要求。

3. 易用性

系统的管理/操作界面应友好、适用、易于掌握,对使用人员的培训时间保持在较短的时间内;系统应提供系统使用手册或操作视频来帮助用户熟悉系统的使用。

4. 备份及恢复

应提供积极有效的备份和恢复机制,保证系统的正常运行。

5. 可扩展性

系统应支持人员信息、基础信息以及属性信息灵活的改变和添加。

6. 系统集成性

实现与医院信息系统(HIS)数据的无缝对接,即系统之间数据的实时交换;实现与医院数据平台的数据交换,符合医院系统接入与数据交互标准;满足与区域信息化平台、其他临床信息系统(CIS)的实时数据交换,必须立足于全院角度,满足科室业务需求;提供独立于医技功能系统的通用接口和源代码(确保在医院方便部署),返回结果要有采用设备的资产号或标示,利用后期效益分析;提供业务系统的数据与医院交互表结构(如采样的病人医嘱项目表和返回结果表);提供可供调取的报告信息和数据结果信息(临床上需要的检验检查主索引);系统所需的专业硬件网络设备,需明确价格和后期维护成本,尽量用通用可扩展的设备,并考虑未来的发展。

7. 先进性

系统具有业界领先水平,具备一定的生存能力和可持续发展空间,支持集团化医院管理模式,采用云计算、大数据、物联网等前沿 IT 技术,无论是操作平台,还是软件功能,都有一定程度的超前性。

(五)系统建设实施

1. 项目启动

召开由医院领导、业务部门负责人、信息中心负责人及厂商相关人员参加的项目启动会,正式确立系统建设实施团队、实施周期、周报制度、例会制度等内容,确认与本系统相关的硬件、软件准备情况。确定系统负责人,负责系统建设管理、沟通协调等工作。

2. 进度管理

进度的控制主要是通过里程碑检查、项目阶段评审、项目状态检查、沟通管理等手段实现。在系统实施过程中,进度计划变更主要涉及以下两方面:第一是系统建设进度计划是现实的;第二是要有领导和规章制度来强调系统建设进度计划的重要性。为了保证进度计划,项目经理应该执行一系列的检查来帮助进度计划的变更。

### 3. 沟通管理

①沟通方式:正式书面(如项目章程、项目计划等);非正式书面(如工程师笔记、备忘录、会议纪要等);正式口头(如演讲、介绍等);非正式口头(如谈话、调研等)。

②沟通工具:项目进度周报、项目管理软件、研发进度汇报。

### 4. 开发实施计划

整体规划,分步实施。根据项目建设需求,结合医院未来 3~5 年的信息化整体规划,制订详细的项目实施计划,作为系统建设管理过程的依据。据此分步实施,最终实现系统全部功能。系统建设阶段要按照系统规划,系统需求调研、分析,系统设计,设计评审,系统开发,系统测试,系统安装部署,培训,试运行,交工验收这几个方面来指定合理的时间计划表。具体阶段的实施计划如表 13-2 所示。

表 13-2 系统开发实施计划表

| 流程阶段 | 主要工作 | 工作方式 | 工作目标 |
|---|---|---|---|
| 系统规划 | 根据已有资源,提出一个系统大致解决方案,用于用户交流时提供系统原型,供用户参考,为需求调研提供便利条件 | 查阅资料,分析行业背景,同时结合当前现有技术进行统一宏观规划 | 制订一份科学、实用、先进的系统规划方案 |
| 需求分析 | 和用户进行全面、有效的交流。编写详细的需求分析报告 | 面谈、笔录、演示、报表收集、求证等 | 全面、清晰地了解用户业务需求,掌握用户各角色的职能、工作流程,以及目前用户的业务运行现状,制定一份科学的需求分析报告 |
| 系统设计 | 根据需求分析报告,结合现有技术编写详细的系统设计方案 | 查阅、论证 | 在满足用户需求的情况下,最大限度地保证系统设计的可行性、先进性、可靠性。制订一份科学、高效的系统设计报告 |
| 设计评审 | 根据设计方案,组织核心成员进行评审,编写评审报告 | 讨论、分析、评估 | 主动、积极、客观地评审设计方案,与设计人员充分沟通,提交一份客观、理性的评估报告给主管领导 |
| 系统开发 | 根据系统设计报告进行系统的正式开发。搭建各类相应的开发平台,制定详细、科学的系统开发进度表,认真填写个人工作周报,按时、按质开发系统 | 主要为对内的设计、研发方式,同时注意与外部的信息交流与沟通 | 科学、系统地完成系统开发工作,保证系统的高效性、兼容性、可扩充性、健壮性,同时注意系统的界面友好性、易操作性 |

| 流程阶段 | 主要工作 | 工作方式 | 工作目标 |
|---|---|---|---|
| 系统测试 | 对开发完成的系统进行全面测试。主要包括物理测试和逻辑测试部分：其中物理测试包括软件环境、硬件环境、网络环境；逻辑测试包括功能测试、流程测试、数据极限操作等。详细书写测试报告 | 考虑到效率问题，主要采取内部测试，也可适当考虑外部用户测试 | 查找系统的各种显式和隐式错误，及时准确地记录系统运行时出现和隐含的各种错误，并及时反馈给系统开发人员。保证系统在各类最低环境要求下安全、可靠的运行 |
| 用户试用 | 在特定范围内搭建系统小型运行环境，安装系统相关软件，选择特定用户进行系统初步试运行，认真听取用户的反馈意见 | 主要采取对外方式，需要用户积极配合试用工作，积极反馈试用意见 | 通过实际用户的反馈意见，进一步完善系统，为下一步系统的正式部署做好准备 |
| 系统部署 | 根据需求分析报告，对最终系统进行全面、科学的系统部署，包括物理部署和逻辑部署，制订详细的系统部署方案，并以此搭建系统和相应运行环境，进行系统安装 | 主要采取对外方式，需要用户积极配合，在部署过程中还需和用户不断协商和交流 | 实现系统的科学部署和安装，最大限度发挥系统的运行效果；注意优化资源配置，减少不必要的浪费；同时避免后期维护的复杂性 |
| 培训 | 设计培训手册，制订培训计划，对实际用户进行培训 | 根据实际情况采取集中和分散相结合的培训方式。通用性强的子系统采取集中培训；相对独立、专业性强的子系统采取分散培训 | 使用户熟练掌握系统的各项功能和使用技巧，保证用户能独立、便捷地完成系统的各项操作，同时还应使用户具备一定的故障(一般性操作故障)排除能力 |
| 试运行验收 | 配合用户做好系统最终的评估验收工作，验收合格后与用户签订相应验收合格文件，同时确认系统完成，交付使用 | 主要为对外的配合、协调工作 | 保证系统顺利验收，正式交付用户使用 |

5. 风险管理与控制

信息系统建设过程中的风险主要来自于以下三个方面：

①技术风险。包括信息系统的顶层设计、技术架构、系统规模以及实施方的技术能力和经验。

②管理风险。管理风险主要来自于项目成员的组织有效性，项目时间计划、资源的计划确定性和可控性，以及项目质量监控的力度和立场。

③系统风险。系统在这里指的是由信息化相关要素组成的有动态联系的有机体系。

为了在系统建设中最大程度地降低风险发生的概率,在系统规划阶段便要咨询并重视第三方比较专业的建议。在系统建设过程中,积极地引入第三方对项目进行监理,一旦在系统建设中出现新的需求,建议采用需求管理工具,对不同层次的客户需求进行有效管理,保证需求的完备性;对有变更的需求进行动态管理,保证需求的可溯性;对需求之间的依赖关系以及需求和其他工件之间的关联关系进行管理,以准确判断出变更影响的范围,避免有缺陷的变更。在信息系统的评估阶段,重视第三方的验收评估建议。通过引入较为专业的第三方监理,为信息系统建设管理进行全流程的保驾护航,降低系统建设风险。重视系统前期的计划进度和项目成本预算,强化过程中的项目进度的监控和成本的控制;重视系统前期的需求分析和目标量化,强化过程的质量测试和阶段性评估控制;重视基础设施建设以及自身的技术培训,同时选择态度积极、具有技术优势和丰富经验的开发商合作,以降低技术风险;重视自身的规范化管理,同时与开发方以及第三方专家组成高效的管理小组,对系统建设实施有效的控制,以减少管理风险;重视组织架构及管理制度的建设,为信息系统的顺利上线提供良好的支撑环境。

6. 系统建设质量控制管理

在系统建设质量控制过程中,需要采用专业的测试技术和方法,由测试组专门负责完成。测试活动应以恰当的顺序来进行,进行得太早可能会造成大量时间上的浪费,因为需要在它之前进行的测试还没有完成;如果太晚,后面的测试工作又会被耽误。一般采用的测试方法及其顺序为:功能测试、模块测试、系统测试、用户测试。

具体的系统质量控制措施包含以下几个方面:①成立专门项目组织机构;②遵循标准进行软件开发,加强管理协调工作;③开发全过程采用先进技术手段保证软件质量;④分阶段组织技术评审,堵住质量漏洞;⑤加强软件测试工作;⑥重视软件变更控制;⑦做好质量跟踪记录工作。

(六)系统测试验收

系统建设工作组对开发实施过程进行经验和教训总结,作为将来其他系统实施的历史参考资料。与用户部门一起对已经运行的系统进行评审验收,并对验收中发现的问题制定改进措施。

根据信息系统的规模大小,可制定以下几个级别的测试验收要求:

1. 功能和性能测试要求:应明确对信息系统建设项目进行功能及性能测试,保证系统的可用性;进行必要的安全性测试;应指定项目测试验收负责人。

2. 安全性测试要求:在第一项的基础上,应明确信息系统建设项目的安全建设需要,进行安全测试验收,并规定安全测试验收负责人;测试验收前,应制定测试和验收标准,并在验收前对系统进行测试;管理者应确保新系统的验收要求和标准被清晰定义并文档化。对安全系统的测试至少包括:对组成系统的所有部件进行安全性测试,对系统进行集成性安全测试,对业务应用进行安全测试等。

3. 进一步的验收要求:性能和计算机容量的要求、错误恢复和重启程序,以及应急计划的制订、测试和日常的操作程序,以达到规定的标准等。

（七）系统交付

1. 试运行

硬件及软件系统安装调试完成后,一般试运行期限设定为三个月。

2. 培训

制订相关培训计划,针对不同受众采用不同的培训方法,讲授相关内容,并提供如系统介绍、用户手册等材料。

3. 验收

试运行结束后按约定组织验收,要求供应商提供相关竣工验收资料,验收完成后相关资料由医院信息部门保管。

在系统的建设实施过程中产生的文档见表 13-3。

表 13-3 系统各阶段对应文档

| 编号 | 阶段 | 文档名称 | 介质 |
|---|---|---|---|
| 1 | 系统规划 | 系统方案报告 | 电子、纸质 |
| 2 | 需求分析 | 需求分析报告 | 电子、纸质 |
| 3 | 系统设计 | 概要设计文件 | 电子、纸质 |
| 4 | | 详细设计文件 | 电子、纸质 |
| 5 | 系统开发 | 开发进度月报 | 电子、纸质 |
| 6 | | 个人工作周报 | 电子、纸质 |
| 7 | 系统测试 | 测试计划 | 电子、纸质 |
| 8 | | 测试报告 | 电子、纸质 |
| 9 | 用户试用 | 系统试用报告 | 电子、纸质 |
| 10 | 系统部署 | 系统部署报告 | 电子、纸质 |
| 11 | 系统培训 | 培训计划 | 电子、纸质 |
| 12 | | 服务计划 | 电子、纸质 |
| 13 | | 用户手册 | 电子、纸质 |
| 14 | 验收 | 系统验收合格文件 | 电子、纸质 |
| 15 | 系统开发总结 | 系统开发总结报告 | 电子、纸质 |

4. 售后及技术支持服务

成立客户服务组,配备相应的服务工程师进行系统的维护、保障、用户培训、咨询等。

## 二、系统交付后质量持续改进管理

### (一)系统升级申请管理制度

因医院业务发展等原因提出新的需求或对原系统的不足提出更改,必须通过填写《系统需求新增/变更申请表》来反映需求,流程如图13-2所示。

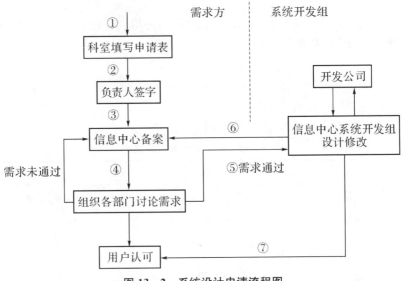

**图 13-2 系统设计申请流程图**

流程具体包含:①需求申请科室填写相关申请表。②经部门负责人和分管院长签字认可。护士工作站由护理部负责,医生站由医务处负责,药品管理由药剂科主任负责,挂号收费等财务方面由财务科负责,医保由医保部门负责,其他医技科室系统由各自科主任负责。③递交信息中心备案。④信息中心组织医务处、门诊部、护理部、质量管理办公室、业务需求科室等多部门负责人参加由信息化建设分管院长主持的信息化质量持续改进例会,根据需求的优先次序标准对备案的各需求进行讨论及评估。⑤对投票通过的需求,由信息中心系统开发组设计,并与系统维护商共同实现对应需求。⑥更改后在信息中心备案,安装新程序。⑦用户部门对该需求的完成进行确认,如果不满意,重新填写反馈表,并注明该功能原来没有修改好,再次提出需求。

（二）系统需求优先次序标准

对软件设计优先次序按下列规则判断,优先次序分为紧急、急和普通。

1. 重要性。对涉及医疗方面的需求,优先处理。

2. 紧迫性。对影响正常业务的需求,优先处理。

3. 成熟度。对大型软件设计,按医院总体发展的要求安排。

4. 临床风险。

5. 工作量。如能在一天时间内完成确实需要的功能,优先处理。

6. 实施效益。对当前没有软件的项目,需求科室按原来操作很浪费劳动力,可以优先处理。

7. 使用频率。

（三）标准化软件开发管理流程

软件的开发及管理流程应标准化定制,并严格按照标准进行环节质控,提高软件实施的质量和效率。开发管理流程可参考图 13－3。

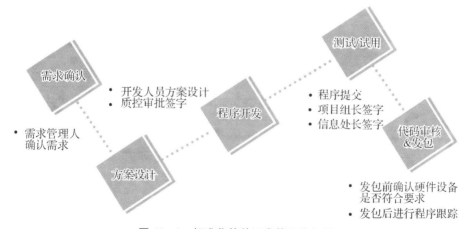

图 13－3　标准化软件开发管理流程图

注意事项:①开发、测试的系统必须与生产系统严格分开;②程序修改后,须在测试系统上进行调试,确认无误,经批准后方可投入生产应用;③修改、升级前后的程序版本须存档备查,并做好相应的文档记录;④修改、升级时须有应急补救方案,出现升级失败时能在最短时间内恢复系统正常运行,不对医院业务造成影响。

（四）系统升级发布方式及流程

1. 发布方式

方式一:目录共享方式。医院配备专门的文件共享服务器,由信息中心更新文件服务器上的程序,客户端用户只需重新登录应用程序即可实现程序自动更新。

方式二:通过数据库进行文件更新。由信息中心在数据库中上传最新的程序文件,客户端用户每登录一次应用程序,都会检测程序版本并自动更新。

方式三:Web 更新方式。B/S 架构的应用系统由信息中心将新程序上传至 Web 服务器,客户端就可以使用到最新的程序。

2. 发布流程

①开发小组内部测试;②需求部门试用;③信息中心主任审核;④专人进行发布;⑤医院内部办公自动化网站发布系统变更通知。

（五）系统代码管理

1. 源代码完整性保障

所有软件的开发设计文档以及软件的源代码文件均必须准确及时地存入指定的源代码管理服务器。系统运行所依赖的不可缺少的第三方软件、控件和其他库文件也必须及时加入源代码管理。源代码管理方法见 13 - 4。

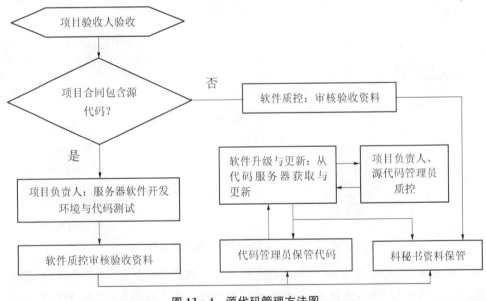

**图 13 - 4  源代码管理方法图**

2. 源代码的授权访问

在源代码管理工具中,根据不同的岗位授予不同的用户权限。要求连接源代码管理服务器时必须校验用户身份及其密码。在源代码管理服务器中要求区别对待不同用户的不同权限。

3. 代码版本管理

终端软件在发布时,应给出发布窗口,以便开发、测试以及项目负责人等人员参考。

4. 源代码复制和传播

源代码不能以任何介质的形式进行存储,都必须由指定的专人负责保管和维护。必须获得相应领导的授权才能借阅相关源代码,对于源代码的借阅与复制必须经过详细的登记与审核,其中包括记录借阅人、批准人、借阅时间、借阅目的、文件流向、文件版本或内容、归还时间等具体信息。

对于一些需要合作而分享源代码的项目,均需要和对方签订技术与源代码的保密协议,让对方了解并明确应当承担对源码保密的责任和义务。

（六）系统备案与测评

为了使信息系统在建设完成并交付后系统的稳定性、安全性、可靠性得到持续的保障与提升,医院信息部门应指定相应的人员根据系统的重要程度以及系统的时效性,针对该系统准备相应的系统定级的材料,在得到医院院办审核批准后将这些材料报相应的公安机关进行备案。

在完成对信息系统的备案后,医院应至少每年选择具有国家、省相关技术资质和安全资质的测评单位,对其信息系统进行一次等级测评。通过系统等级测评,可以及时有效地发现在系统的运行过程中哪些部分不满足等级保护标准要求并进行及时的整改。

# 第二节　典型案例

## 一、某医院应用单点登录整合系统资源,构建统一认证环境

【案例描述】

某医院经过多年的信息化建设,已经形成了一大批比较成熟的应用系统,其涉及的业务面覆盖了医院的大部分生产或业务,其中包括 HIS、门诊电子病历、住院电子病历等系统。由于历史的原因,各应用系统在开发的初期都是独立进行的,造成了彼此之间操作上的割裂和数据之间通信的割断。同一业务人员,为了得到一组数据往往要反复多次进入不同的系统,而每一个系统都需要用户输入用户名和口令才能登录,增加了工作人员使用信息系统的不方便性和操作的复杂性。尤其对于一些权限较高或是涉及业务较多的用户,如果每一个系统都需要他们进行口

令的验证,那么用户使用系统的不便性是可想而知的。因此经常会有一些用户将多个系统设置成同一口令或是将记不住的口令写在纸上、贴在桌子上,这样,应用系统的终端接入存在着极大的安全隐患,也会给发生重大事故后的责任追查带来困难。

医院应用集成可以在不同的层面上进行,例如在数据存储层面上的"数据大集中",在传输层面上的"通用数据交换平台",在应用层面上的"业务流程整合",以及用户界面上的"通用医院门户"等等。事实上,使用层面上的集成变得越来越重要,那就是"身份认证"的整合,也就是"单点登录"。

单点登录(Single Sign On),简称为 SSO,是目前比较流行的医院业务整合的解决方案之一。SSO 的定义是在多个应用系统中,用户只需要登录一次就可以访问所有相互信任的应用系统。

【分析与处置】

1. 建设方案

面对用户的重复登陆、系统管理员繁琐的账号管理工作和系统设置工作,SSO 系统提供了一整套解决方案,如图 13-5 所示。在异构的 IT 系统中实现集中和便捷的身份管理、单点登陆、权限管理和集中审计,以满足医院对信息系统使用的方便性和安全管理的需求。

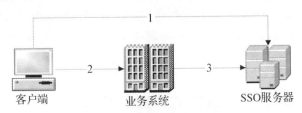

图 13-5　单点登录解决方案

说明:

①客户端登录 SSO 服务器,服务器确认用户合法有效后,生成业务系统访问票据;

②客户端发送票据和业务系统访问信息给业务系统;业务系统访问基本信息为用户 ID+角色 ID;

③业务系统接受到客户端访问请求后,到 SSO 服务器验证请求是否合法有效,若是合法有效请求,则打开业务系统功能。

2. 建设要求

由于医院的应用系统是经过长期建设成的,并都在运行着一些重要的业务,其中门诊、住院医生工作站一般涉及的系统如表 13-4 所示。在实施单点登录方案时需要对应用系统不做大的改动,不影响业务的正常运行。

表 13‑4　门诊医生工作站和住院医生工作站涉及的系统

| 门诊医生工作站 | 住院医生工作站 |
| --- | --- |
| 门诊电子病历<br>条码系统<br>护理管理系统<br>临床药物试验条码系统 | HIS 系统<br>住院电子病历系统<br>LIS 查询系统<br>心电系统<br>应急系统 |

3. 功能模块及部署方式

SSO 采用即插即用方式,通过系统配置工作,将医院内部的应用系统在 SSO 服务器上进行注册登记,并配置相关应用系统的一些信息以及系统上原有用户的账户、角色信息,配置完成后用户即可通过 SSO 服务器的一次认证,之后就可访问纳入到 SSO 中的所有有权访问的应用系统,无论是 B/S 结构的,还是 C/S 结构的系统。图 13‑6 所示为单点登录系统所涉及的模块分布。

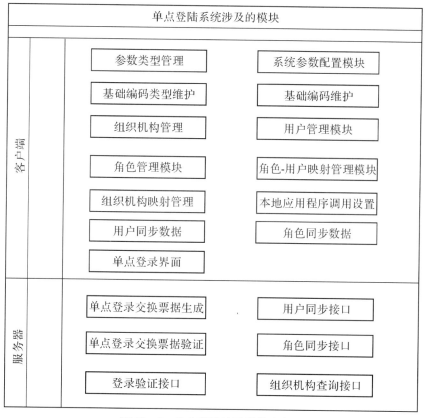

图 13‑6　单点登录涉及模块分布图

**4. 统一身份管理**

通过账号同步组件可以实现应用系统与单点登录系统之间的数据同步,在管理平台上对各系统中数据库的用户进行统一管理。各应用系统涉及的改造内容如表13-5所示。通过配置,即可实现数据同步。对于其他数据库,也可通过配置方式或是数据库同步代理方式实现账号同步。

表13-5　各应用系统涉及的改造内容

| 序号 | 改造内容 |
|---|---|
| 1 | 变更角色时需同步到单点登录系统 |
| 2 | 变更用户时需同步到单点登录系统 |
| 3 | 提供登录接口,在单点登录调用接口时,验证与单点登录系统的交换票据内容 |

**5. 访问资源授权**

医院的应用系统与SSO平台整合后,在SSO平台上还可对用户进行粗粒度授权,控制用户可以访问什么系统、不可以访问什么系统。其授权方式基于角色的授权模型,方便管理工作。单点登录一般涉及改造的系统名单如表13-6所示。

表13-6　单点登录涉及改造的系统

| 序号 | 系统名称 |
|---|---|
| 1 | 门诊电子病历系统 |
| 2 | 住院电子病历系统 |
| 3 | HIS系统 |
| 4 | 心电系统 |
| 5 | LIS系统 |
| 6 | 护理系统 |
| 7 | 合理用药系统 |
| 8 | 影像中心系统 |

某医院实施单点登录方案后,切换系统界面如图13-7所示。

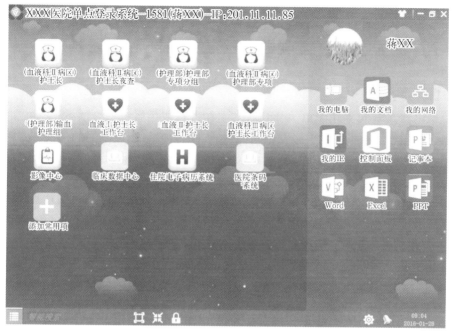

图 13-7 单点登录切换系统界面

6. 消息服务方案

随着医院信息化建设的发展，各个系统产生的数据越来越多，在各个系统中产生的数据需要及时地通知反馈给相关人员，例如 LIS 检查的结果，如果有重大数据偏移，需要及时通知给临床医生。在 HIS 系统中也存在相关的需求，如医生开立的紧急用药医嘱，需要在护士站及时处理。这类应用都需要消息服务的支持。图 13-8 为消息服务方案。

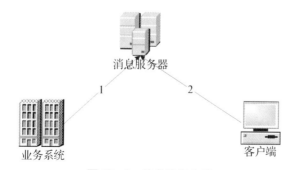

图 13-8 消息服务方案

说明：

①各业务系统将产生的消息传输给服务器，消息体中包含消息类型、消息内

容、可接收消息的范围等信息。

②客户端消息查询，客户端向消息服务器轮询本客户端可查看的消息信息，并在本客户端进行提示。在客户确定浏览过信息后，将此消息在本客户端消息列表中消除。

【总结建议】

单点登录看起来功能单一、明确，其实在进行应用系统整合的 SSO 集成时往往遇到应用系统个性化的登录认证功能（如不同客户端语言、不同的认证方式等），各子系统有不同的身份认证信任关系（如不同产品线下的子系统的单点登录、联邦单点登录等），还有其他应用系统延伸的需求（如统一用户管理、子系统许可服务管理等）。在这些因素影响下，在整合集成时，要根据具体情况统一考虑，往往要对应用系统进行一些改造，带有一定的侵入性，SSO 往往作为嵌入的组件，它的稳定性、可用性、易用性直接影响到应用系统的架构及功能，因此 SSO 集成是很重要的。

作为一个完善的 SSO 组件，应当是轻量级的、对应用系统侵入性小、可以灵活扩展的。要考虑应用系统的不同情况，有些应用系统运行多年，已经有比较成熟的登录认证模式，有些可能应用系统的逻辑中对认证逻辑耦合过紧，有些应用系统是不同语言写的，这样，在做单点登录集成时，需要考虑到不同的应用系统特点。在 SSO 集成时，按以往的工作，往往要召集各应用系统项目主要技术人员，开会研讨解决方案，有时要协调不同的 SSO 需求，综合考虑 SSO 集成方案。这样大包大揽的整合、异构系统异构解决（如插件）等方式，有时由于集成时出现一些问题，导致干扰了应用系统的正常运行，对应用系统改造耦合过紧，增加了实施的难度、维护的工作量。理想的 SSO 组件应当能够在应用系统中无缝集成，提供一个即插即用的 SSO 解决方案，对应用系统改造或影响非常小，甚至让用户感觉不到使用了单点登录组件，只需要进行简单的配置，即可拥有 SSO 应用功能。

## 二、某医院心电系统项目实现区域推广

【案例描述】

心电检查作为临床的一种常规检查，在医疗过程中的运用普遍，且对医生确认患者的疾病诊断有重要意义。为了提高心电检查效率，将病人送至心电图室采集心电图室变为在床边采集，目前已在各医院推广。某医院实施心电系统项目的组织架构，如图 13-9 所示。

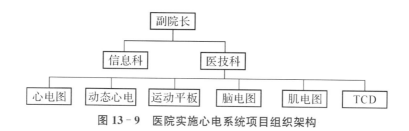

**图 13-9　医院实施心电系统项目组织架构**

【分析与处置】

1. 心电系统与其他系统接口

①需求描述：根据医院实际操作流程，为实现心电检查信息化及患者信息的全院统一，心电系统需要与医院 HIS 系统实现数据共享。针对医院检查流程，医生开立申请单后，对于门诊患者需要先收费再检查，而住院患者则先检查再收费。

心电检查时，需要从 HIS 获取患者基本检查信息；住院患者心电检查完成后，回传已采样状态给 HIS，HIS 需要对患者医嘱进行计费操作。相关流程如图 13-10 所示。

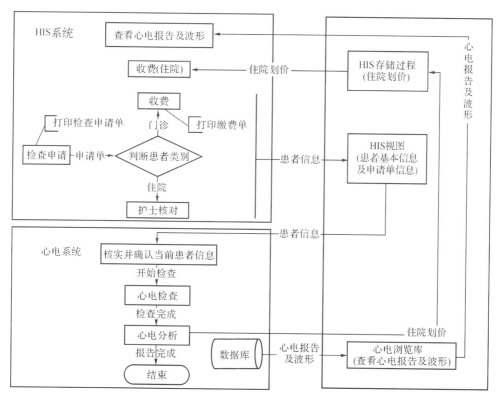

**图 13-10　心电系统接口视图**

②接口描述:按照图13-10所示的目前医院操作流程,对于门诊患者,心电检查时医生需要输入就诊卡号,通过Webservice获取相应的患者基本信息和心电检查的医嘱信息,如果没有开立申请单则获取不到患者相关信息,信息经确认后插入到心电系统数据库,然后开始心电检查。对于住院患者,在开立申请单后,通过Webservice调取心电检查医嘱信息,检查完成后将数据传到心电数据服务器,服务器将数据回传给HIS。心电图分析确认诊断完成后,医生通过心电系统客户端查看诊断报告及波形数据。

③HIS病人信息获取

HIS发送数据(方法一):HIS系统在门诊收费时和住院开单申请时,将病人申请心电图检查的信息通过心电系统提供的Webservice接口传送到心电系统中,再通过心电网络系统中对患者进行检查。

心电获取数据(方法二):心电系统获取的方式是由HIS提供数据获取接口方法。接口方法包括视图(一般提供1~3个月的数据)、Webservice、存储过程、Dll文件。

提供Webservice时需要提供Webservice的连接地址及获取的方法。在提供视图时需要提供数据库的类型(Sql、Oracle等)、IP地址、用户名、密码、数据库名、视图名称、用户的读取权限。读取结束后由心电图系统保存数据并检查。单条记录采用住院号,有电子申请单的可以采用申请单号。

④数据回写处理:在涉及HIS需要回写时,由HIS提供接口回写方法进行回写。在回写过程中如果HIS系统需要查看心电图图谱,可以提供网站查询,在网站链接中传入RepGuid(心电图检查的唯一号)即可调阅。

回写方法:Webservice方法、存储过程、动态库调用等方法。

2. 心电系统项目实施流程

①阶段划分:见表13-7。

**表13-7 项目实施阶段划分**

| 实施阶段 | 实施内容 | 阶段工作完成标志性文件 | 时间要求（工作日） | 本阶段收入确认比例 | 截至本阶段末累计确认 |
|---|---|---|---|---|---|
| 第一阶段 | 项目启动 | 项目启动确认单（签字） | 5 | 10% | 10% |
| 第二阶段 | 实施方案确认 | 实施计划确认单（签字） | 10 | 15% | 25% |
| 第三阶段 | 培训及全院上线 | 全院上线使用确认单(签字) | 30 | 60% | 85% |
| 第四阶段 | 系统终验 | 系统最终验收单 | 10 | 15% | 100% |

②心电系统实施各阶段活动说明

项目启动阶段:包括分析合同条款、签定合同、现场调研、制订粗略实施计划、召开项目启动会等活动。当准备条件符合入场条件时,下发入场通知,标志第一阶段结束。

实施方案确定阶段:包括制订实施方案、制订培训方案、制定实施计划表、人力投入分析、确认实施环境、召开用户项目启动会、需求反馈与意见分析、更新需求列表、更新工作量记录单等活动。确定好实施方案、实施计划后,签订项目启动确认单和实施计划确认单,标志第二阶段结束。

实施过程阶段:包括服务器安装、接口确认、联调测试、对科室用户培训、科室上线、科室指导、征集科室反馈意见单、需求反馈与确认、变更控制、定期召开例会、更新常见问题解答、更新个性化模块功能说明、系统升级讨论、更新升级记录汇总等活动。签署接口调试服务器安装确认单、用户培训确认单、全院上线使用确认单,标志第三阶段结束。

系统验收阶段:包括制订验收计划、验收风险评估、完成工作交接、项目验收、召开验收会、项目总结等活动。项目顺利验收并签署系统最终验收单,标志第四个阶段结束。

【总结建议】

目前,心电检查医生和专家已经逐渐习惯通过网络系统处理日常心电检查,能够高效采集患者心电数据并进行分析,打出报告。这样避免了病人在运送过程中可能存在的意外伤害,缩短了就诊的时间;提高了医疗效率和资源的利用率;加强了心电数据的管理和统计。

随着心电系统的不断建设,接入的数据也急剧增加,数据存储将会是心电诊断项目的首要问题,那么更多的实体机或者虚拟机用于心电数据的存储是必不可少的。建立心电数据中心对大量的心电数据进行有效的管理,将是未来心电数据发展的需要,也是我们关注的重点。

心电项目将区域内心电图数据进行数字化管理,实现了由管理型向公众服务型、由技术驱动型向业务需求驱动型、由单向封闭型向共享交互型、由内部评估型向公众评估型的转变,减轻了医生工作量,提高了心电报告的质量,得到了医护工作人员的肯定,改善了病人就医体验,更好地为病人服务,提高了患者满意度。同时,通过远程诊断,将优质心电医疗资源向基层延伸,提高基层医务人员的业务水平,一定程度上协助解决了医疗资源分布不均衡等问题。

## 三、某医院科室整合方案助力医院精细化管理

【案例描述】

随着医药卫生体制改革的不断深化和基本医疗保险制度的普及,医疗服务各

相关方对医院管理的要求越来越高,精细化管理成为必然趋势。在医院的医疗管理、财务管理、人力资源管理、后勤管理、物资供应管理等方面,信息技术均能有效解决涉及数据范围广、相互衔接性差的难点,提升管理效率和水平。信息技术的发展促进了医院管理模式的转变,也使得医院各级管理者对信息支持提出了更广泛、更精细、更个性化的需求。怎样把精细化管理在信息系统中体现出来,需要信息部门共同参与。

江苏某大型三甲医院在现有医疗机构成本核算和绩效考核的背景下,临床科室主任不仅关注医疗项目的开展,同时也更加重视科室的业务数据。精细化管理下科室主任可以及时了解科室内各个岗位人员工作状态、工作任务完成情况、科室收支情况等内容,做到各项工作了然于目。

该医院心血管内科原本为一个庞大的科室,科室下面包括冠脉病区、心脏介入中心病区、普通心脏病区、综合心脏病区、心血管病重症监护病房病区(CCU)、功能室、研究室、导管室几个单元。由于科室及人员的发展、细化,对以上各单元产生了信息化设计管理的要求并提出申请。

【分析与处置】

从内设机构调整、HIS系统功能变更以及其他业务系统做相应调整,三方面同时着手,适应心血管内科提出的信息化需求。

1. 首先,新增以下机构:心血管内科办公室、心血管内科实验室。

2. 其次,HIS系统中变更科室及病区:

①原"冠脉病区"更名为"心血管内科Ⅰ病区",系统中医生工作台及护士工作台名称相应改变,机构码不变;

②原"心脏介入中心病区"更名为"心血管内科Ⅱ病区",系统中医生工作台及护士工作台名称相应改变,机构码不变;

③原"普通心脏病区"更名为"心血管内科Ⅲ病区",系统中医生工作台及护士工作台名称相应改变,机构码不变;

④原"综合心脏病区"更名为"心血管内科Ⅳ病区",系统中医生工作台及护士工作台名称相应改变,机构码不变;

⑤原"心血管病重症监护病房病区(CCU)"更名为"心血管内科CCU病区",系统中医生工作台及护士工作台名称相应改变,机构码不变;

⑥原"心血管研究室"更名为"心血管内科研究室",机构码不变;

⑦原"导管室"更名为"心血管内科导管室",机构码不变。

3. 最后,其他业务系统作相应调整:

①住院电子病历系统中机构名称做相应变更;

②心电系统对执行科室的信息作相应调整。

【总结建议】

通过信息系统功能调整,支持科室整合方案,助力医院精细化管理。一是解决了科室内部系统繁杂、成本核算和绩效等采用传统人工方式计算分类,不够科学智能的难题;二是医护人员通过系统管理病人的方式与原来一样,既体现了科室的整体管理,又突出了科室内部的专科特色,充分体现了医生的价值;三是体现信息平台的整合作用。执行科室的变更涉及接口的配置,各专业系统支持部门的快捷配置,不仅能按照机构进行配置,还能按照项目进行配置,缩短了信息化方案实现的时间,为临床科室提供便利,体现了信息平台的功效作用。

# 第三节　不良事件及其处置、分析

## 一、某医院病人籍贯信息过长,导致电子病历系统不能正常接诊

【事件描述】

某医院 EMR 出现多个新入院病人信息无法看见,无法接诊新入院病人,导致医护人员无法书写病历记录。

【原因分析】

工作人员首先根据问题现象,查看电子病历与 HIS 系统的对接程序(Tomcat)服务是否处于停止状态。在发现对接服务正常启动的情况下,查看 Tomcat 日志,找到错误日志,定位到问题的原因——由于某个病人无法正常入院,而使后续积压的所有新入院病人在电子病历系统中看不见。在电子病历数据库中,查找该病人的基本信息,怀疑是否电话号码位数超出正常范围,或区、县等字数过长,或应当填写数字的字段填写了文字等现象所致,最终工作人员发现该病人籍贯为内蒙古,地址过长,超出了电子病历字段定义的位数。

【解决方案】

调整字段大小,将所有不能正常入院的病人逐一接诊进系统;并将数据库中"现住址"、"籍贯"、"联系地址"、"户口地址"等相关字段的大小相应调大,防止以后出现类似问题。

【总结建议】

在系统方案设计阶段应仔细考虑数据存储方式,合理建立数据表,从源头上杜绝因为数据字段过小导致正常医疗业务流程中断现象的发生。

## 二、数据溢出导致 PACS 系统报告发布程序不停退出

【事件描述】

PACS 点击报告发布，前台程序立刻退出，导致无法进行报告发布。

【原因分析】

经软件工程师查找错误日志，发现有数据溢出，经过进一步检查，发现问题是一收费员在录入病人基本信息时，将身份证号码写成 32000000000，系统判断病人年龄超过 999 岁，从而导致数据溢出。

【解决方案】

因无法排除收费员出错的可能性，将年龄与身份证号码的关联取消。

【总结建议】

在系统设计时应考虑到操作人员操作失误的概率，而不是直接把规则限定死。可在后期系统优化时增加相应的人性化提示，提高收费员工作效率，同时增强系统数据的准确性。

## 三、年龄计算程序规则不统一，导致检验报告单年龄错误

【事件描述】

某病人在某医院看病时，投诉门诊处方单上年龄与检验报告单上年龄不符。

【原因分析】

经查询前台存储过程发现，HIS 系统年龄按整年计算，而 LIS 系统中年龄是按精确到日计算，当病人在生日之前就诊时，HIS 会比 LIS 年龄多一年。

【解决方案】

修改 LIS 系统代码，保证年龄计算规则和 HIS 系统一致。

【总结建议】

将此类问题记录进"新系统实施需确定问题"目录中，确保将来医院新系统实施年龄始终保持一致。

## 四、医嘱开立时合理用药，提示窗口未正常弹出

【事件描述】

医嘱开立界面下，有配伍禁忌的药品不弹出合理用药提示窗口。

【原因分析】

信息科工程师分别在 HIS 正式库、测试库测试开立存在配伍禁忌的药品，发

现正式库没有弹窗而测试库有,立即转交 HIS 维护人员进行查看,并调出源代码跟踪,后发现是与合理用药的接口数据传输有误,导致了合理用药窗口未弹出。

【解决方案】

HIS 维护人员修改相关代码,并交由信息科工程师测试,分别通过门诊、住院医生站测试,确定功能已修改完善,存在配伍禁忌的医嘱有窗口提示,于是下发代码,医生检查后确认已有弹窗,问题得以解决。

【总结建议】

①系统上线前应有严格的测试流程,测试包括开发组测试、用户试用。在一定的期限内平稳运行后,才能正式上线使用。

②系统验收前,信息科相关负责人全面检查合理用药系统与 HIS 的接口文档,确认传值数据。

## 五、同步程序漏洞,导致新入院病人打开电子病历住院病程时报错

【事件描述】

某医院病区反映新入院病人打开电子病历住院病程时报错。

【原因分析】

负责电子病历的工程师查询病人信息,发现病人档案信息已经同步,但是病人的住院信息未能成功同步,转交问题给平台工程师进行查询,并调出源代码进行逐步跟踪,后发现电子病历的同步标志已经置为已同步状态,需要重新同步该条数据。

【解决方案】

立即通过 OA 申请数据变更流程并电话致电领导及时审批,审批后通知数据库管理员授权,数据库管理员核实修改语句并授权后,将平台中该条数据的同步标志置为未同步,电子病历系统通过接口重新同步后,病区打开病人住院病程正常。

通过平台和电子病历的数据库日志查询,发现了同步程序在同步中的一个问题,通过优化数据同步接口解决了此问题。

【总结建议】

①定期查看数据库日志,及时发现问题、解决问题。

②系统开发阶段加强代码审查,从源头上降低系统故障发生率。

## 六、信息录入格式有误,导致病人挂号信息无法显示在电子病历中

【事件描述】

某医院门诊医生反映病人挂号信息在电子病历中看不到。

【原因分析】

负责电子病历的工程师查询病人信息,发现电子病历中没有病人的档案,查询平台中间表,发现也没有该病人档案。通过查询平台传输报错日志,发现 HIS 上传平台时存在错误,通过对日志的分析,发现病人的手机号码字段的内容被错录为全角字符,长度超过了平台上字段长度的最大值,导致无法成功上传病人档案。

【解决方案】

立即通过 OA 申请数据变更流程并电话致电领导及时审批,审批后通知数据库管理员授权,数据库管理员核实修改语句并授权后将 HIS 中该条数据的电话号码修正为正确的半角字符,再将同步标志置为未同步,由平台通过接口重新同步后,病人信息显示正常。

【总结建议】

①病人档案维护人员平时维护时注意各项信息录入要符合标准。

②系统中对信息录入数据格式增加判断和限制。

## 七、HIS 归档日志空间用满,导致业务系统全部中断

【事件描述】

HIS 数据库发生宕机,相关的业务系统全部中断。

【原因分析】

登录服务器查询 Oracle 日志,发现数据库执行了一条 Update 语句,但更新的记录达到一百多万条,使得归档日志空间用满,数据库停止服务。

【解决方案】

通过命令把 Oracle 的归档日志目录使用空间扩大,数据库恢复正常。

【总结建议】

①完善数据库操作规范条例。

②生产数据库的运维、操作指定专人负责。

③纳入绩效考核。

## 八、网站代码漏洞触发用户名被修改

【事件描述】

某市卫生科教平台疑似遭受非法入侵,所有注册用户的用户名均被修改为统一名称,其他页面模块、功能正常。

【原因分析】

维护人员立即登录网站后台进行查看,发现用户注册模块和存放用户信息数据库表存有异常。网站立即临时下线,联系网站开发公司和第三方专业信息安全服务公司对网站进行全面安全检查,最终确认网站未遭受外部攻击,导致问题发生的原因是网站开发人员编写代码不够严谨,因而触发用户名的修改。

【解决方案】

要求开发公司立即进行修改并测试,确保问题解决后重新上线网站。

【总结建议】

①加强对网站开发公司开发人员的编程规范要求。

②增订《信息安全开发规范》。

③定期组织进行开发人员培训和考核。

## 九、未按标准配置中间件,导致网站页面敏感信息泄露

【事件描述】

某市卫生 12320 网站页面存在敏感信息泄露。

【原因分析】

网站维护人员接上级信息安全管理部门发函,指出 12320 网站某页面存在敏感信息泄露,立即联系网站开发和第三方信息安全服务公司对问题页面进行检测,确认为网站部分配置信息泄露,未造成用户、病案、资金等相关敏感信息泄露。造成泄露原因为网站开发公司配置中间件时未按安全基线标准进行配置。

【解决方案】

立即要求网站开发公司按安全基线标准重新配置中间件,问题得以解决。

【总结建议】

①要求网站开发公司定期对人员进行信息安全培训。

②制定信息安全基线标准,并对人员进行培训。

③定期组织进行开发人员培训和考核。

## 十、数据表空间被填满导致无法发药

【事件描述】

药事系统无法接收长期医嘱信息,导致无法发药。

【原因分析】

HIS 系统通过数据接口把长期医嘱发药信息发送给药事集成平台,平台始终

无法接收,影响发药业务正常运行。后经系统检查发现,药事集成平台的表空间已满,无法正常运行。

【解决方案】

扩大药事集成平台表空间。

【总结建议】

①药事集成平台维护人员合理规划维护表空间。

②建立系统关键参数自动告警机制。

## 十一、药事系统无法接收发药信息,影响发药业务

【事件描述】

药事系统无法接受发药信息,影响发药业务。

【原因分析】

HIS系统通过数据接口把长期医嘱发药信息发送给药事系统,药事系统接收数据过程中不断发生错误,最终导致接口无法运行,造成数据接收失败,影响发药业务。

【解决方案】

工程师手工接收数据。

【总结建议】

①建立完善的数据发送接收机制。

②建立数据交互备用通道。

## 十二、医生手误录入特殊字符,导致药事平台解析 HIS 信息出现错误

【案例描述】

HIS系统发送发药信息给药事集成平台,药事集成平台接收错误。

【原因分析】

药事集成平台接收 XML 格式的信息时发生错误,后经查看发现,为医生在系统内录入医嘱相关信息时手误录入了特殊字符,造成药事集成平台解析 XML 格式的信息时发生错误。

【解决方案】

通知医生废止该医嘱,然后系统工程师重新发送其余医嘱信息。

【总结建议】

在系统中可能意外录入特殊字符的地方增加校验提醒功能,防止医生无心录入特殊字符。

## 十三、药事系统相关功能开关被工程师关闭，系统行为被改变

【案例描述】

药事系统行为改变，部分功能被关闭。

【原因分析】

药事系统工程师在开发过程中修改了系统关键参数，而未告知其他工程师，其他维护人员仍然按照原有系统行为模式设计、开发、测试，在部署前发现了系统行为的改变，需要重新完成工作。

【解决方案】

按照修改后的参数配置，重新对维护、开发、测试和部署等方案进行了调整。

【总结建议】

完善信息部门系统调整机制，让相关系统维护人员及使用人员及时获知系统参数和行为的更改。

## 十四、银医通系统执行状态为"1"的医嘱未收费

【案例描述】

某医院收费处反映有银医通患者前去打印结算发票，发现有的医嘱查询不到，但是病人明确表示查询不到的项目已经做过了。

【原因分析】

在 HIS 数据库中对医嘱进行筛查，发现未收费的医嘱都是检验类医嘱，与负责检验的工程师及数据集成平台工程师沟通后发现检验系统在两个月前进行过升级，对医嘱的回写状态进行过修改，增加了"1"（执行中）状态。但是检验系统并没有在出报告后再次更新医嘱状态为"2"（执行结束）状态，银医通系统收费时并不包括"1"（执行中）这个状态，因此未能收费，收费处也查询不到医嘱。

检验系统程序发包没有经过标准的发包流程，其中测试有开发人员本人和第三方人员的参与，但测试报告未经领导和项目负责人审核，导致 BUG 没有被发现。同时平台开发组与银医通项目组沟通不畅。条码系统只对医嘱状态进行一次操作，即将医嘱状态置为"2"（记账），而平台提供了三个接口用于医技系统回写医嘱执行状态，LIS 在打印时进行医嘱回写时，调用了平台的接口"2"，将医嘱执行状态更新为"1"状态，而银医通在医嘱状态为"2"时才扣费，由于与银医通开发人员沟通不足，导致漏费。

【解决方案】

①申请将漏收费的 19 条医嘱的状态修改为"2"（执行结束），就诊模式修改为"01"，然后对医嘱进行补收费。

②修改银医通程序，增加对状态为"1"（执行中）医嘱的收费。

③申请修改收费处查询医嘱的配置 SQL，增加状态为"1"（执行中）的医嘱。

④平台工程师修改接口，取消状态为"1"的接口回写功能，切换到回写状态为"2"的接口。

【总结建议】

系统所有程序发包必须经过标准的发包流程，所有程序测试必须有测试报告和相关人员的签字确认。

## 十五、临时医嘱全部没有记账

【案例描述】

某医院住院药房反映临时医嘱全部没有记账。

【原因分析】

临时医嘱记账程序空跑不记账，怀疑与 SumAmount 程序冲突。

【解决方案】

将该任务计划手动停止运行后再重新启动。

【总结建议】

①调整 SumAmount 的运行时间，错开临时医嘱记账时间。

②申请新服务器用于单独跑 SumAmount 程序。

## 十六、部分病区重复记账，致药事系统在业务上重复发药

【案例描述】

某医院老年科部分病区重复记账致药事系统在业务上重复发药。

【原因分析】

该院 HIS 系统所有长期医嘱每天分四个批次进行记账，HIS 工程师排查问题后发现第四批次长期医嘱记账运行错误，停止运行后的重新启动导致老年科部分病区重复记账，并怀疑长期医嘱记账与出院带药记账冲突。

【解决方案】

药房停止重复记账病区的包药业务，后续用手工包药的方式临时处理。

【总结建议】

①优化长期医嘱记账程序,提高记账速度。

②将长期医嘱记账与出院带药记账的工作目录分开。

## 十七、ERP 系统升级导致部分功能故障

【事件描述】

ERP 系统升级,导致部分功能故障。

【原因分析】

ERP 系统升级方案考虑不周到,没有考虑回退流程,导致部分功能出现故障。

【解决方案】

修改 ERP 代码,重新发包部署。

【总结建议】

与 ERP 项目组共同讨论商定今后升级的相关制度和流程,将 ERP 系统的升级风险降到最低。

## 十八、Webservice 异常导致医师开立的医嘱无法保存

【事件描述】

某医院医师开立医嘱时,HIS 系统提示"无法保存"。

【原因分析】

经仔细排查发现是由于 HIS 在生成医嘱单时需要远程调用生成二维码的 Webservice,而当时该 Webservice 出现异常无法访问,导致 HIS 无法生成医嘱单进而报错。

【解决方案】

重启部署该 Wwebservice 服务器的 IIS 服务后,该 Webservice 恢复正常即可访问,HIS 的上述问题得到解决。

【总结建议】

HIS 生成二维码需要调用远程的 Webservice,具有潜在调用网络应用失败的风险,因此后来修改程序,改为从本地调用生成二维码的 Dll,从根本上解决了上述问题。

## 十九、程序修改导致临床日常运维数据统计错误

【案例描述】

某大型三甲医院全院临床日常运维数据统计错误。

【原因分析】

分院区开业后需将分院区临床日常运维数据的统计纳入到全院统计之中,因此修改了统计程序。由于期间信息中心和业务部门双方未能及时有效沟通明确需求,导致统计错误。

【解决方案】

经双方紧急沟通,明确业务需求后进行了程序修改,确保统计数据准确无误。

【总结建议】

强化既有的信息中心与业务部分的需求沟通反馈机制,并制定相应的规章制度,确保避免今后再次因需求调研沟通不清导致的系统问题。

## 二十、HIS 需求频繁变更,导致系统无法验收交付

【事件描述】

随着医院的业务发展和医院信息化建设的步伐加快,某院原有的 HIS 系统难以适应,而且系统维护几乎停止,因此制订了 HIS 系统改造计划,经过一年时间的开发,新的 HIS 系统上线。运行一个月后,医院财务科、护理部、防保科等科室就提出新系统无法满足他们的正常业务需要。于是医院简单搜集整理完需求文档后,将问题直接反馈给了开发商。开发商经过需求分析、简单沟通后便进行开发,一段时间后升级了系统,但是医院财务科、护理部、防保科等科室人员纷纷抱怨这些新增加的功能达不到他们的需求,不得不向医院领导和信息科反映。于是医院又向开发商提出修改意见,开发商收到这些修改意见后对程序进行了修改,如此反复,最后还是没有达到满意的效果。这不但大大增加了系统维护成本,也严重影响了相关业务的顺利开展。

【原因分析】

医院虽然上线了新 HIS 系统,但是新系统大部分是成型的系统,且是基于比较大型的医院的需求进行设计的,开发商在开发前没有完全调查清楚医院的实际情况,导致有些部门的业务需求没有得到满足。加上一些医护人员信息化意识落后,也导致开发商在调研需求时难以得到完整准确的信息,从而使得开发商开发的功能难以满足实际的业务需求。

在系统维护期,虽然没有新的需求,开发商也对需求进行了分析,但是一开始绝大部分情况下是信息科直接将需求提交给了程序员,程序员开发和修改程序时只能按照医院给的需求文档进行,但医院的需求文档只是文字叙述且不详细,也没有初步设计方案,这必然会导致程序员对需求理解出现偏差,因此开发出来的程序就不符合要求。这主要是由于医院信息科成立不久,其职责还不完善,功能没有得到真正的发挥,信息科人员尚不具备充分的医院医疗业务知识,且缺乏相应的软件

维护工程师,所以无法对提出的新需求进行分析、反馈、修改、补充和确认,更无法对确认后的需求进行初步设计,也无法和提出需求的人员进行当面交流。

【解决方案】

医院信息系统的良好运行有赖于完善的维护,而系统维护不能只靠开发商,必须充分发挥信息科人员的协调能力,让信息科真正成为医院和开发商之间的一道桥梁。后来,正是通过这道桥梁,使得 HIS 系统维护工作开展顺利,效果非常明显,原先一些部门提出的需求很快就能得到了满足,而且功能也得到了不断完善。例如信息科设计的传染病报卡系统不但大大促进了医院的传染病报卡业务,也得到了疾控中心的肯定;检验记账功能的完善,也避免了医院医疗费用的损失等。

【总结建议】

信息系统的维护和管理工作任务重、工作量大,且技术含量高,需要不断提高相应的技能。因此,一方面建议系统管理部门人员自身要不断加强学习,掌握相应的技能,另一方面医院也要想办法给这些人员提供相应的学习机会,加强与其他医院同行的交流,相互汲取经验。同时,还要逐步提高信息管理部门人员待遇向临床人员靠拢,充分发挥信息科人员的潜力,做好医院信息系统良好运维,从而为医院各项管理和业务工作的正常开展提供有效保障。

# 参考文献

[1] 柳纯录.信息系统项目管理师教程[M].清华大学出版社,北京:2005
[2] 许晓辉.医院信息系统的建设与管理[J].信息系统工程,2013(3):67
[3] 吴新跃.医院信息系统建设项目中的人力资源管理[J].中国医疗设备,2015,30(7):153-155
[4] 赖晓军,朱雪莲.项目管理在医院信息化建设中的应用[J].中国数字医学,2008,(12):61-63
[5] 钱崇强.医院信息系统升级风险管理[J].中国医院,2011,15(1):62-64
[6] 毕占岁.医院信息系统建设中的沟通管理[J].中国医疗设备,2013,28(9):102-103
[7] 杨洋,胡冰,李巧兰.通过建设管理体系构建医院信息安全的主动式防御[J].医学信息(上旬刊),2011,02:555-556
[8] 边俊.医院信息系统管理和维护再思考[J],2015,(8):172-173
[9] 谭杰.软件项目管理在图档管理信息系统开发中的应用研究[D],济南:山东科技大学,2006
[10] 季智林.浅谈信息化项目管理在工作中的运用[J].魅力中国,2009,(33):1
[11] 尚高峰.医院系统信息安全建设思路及模式研究[J].计算机安全,2014,(05)

（郭建军　黄忠秋）

# 第十四章  系统运维管理

## 第一节  概　　述

做好医院信息系统运维、保障持续稳定良好运行,是医院开展正常服务的基本要求。

系统的运维管理在一个信息系统生命周期中占据着最长的时间,系统运维环节中的风险需要高度关注。对于 IT 运维者来说,医院信息系统的运维与传统的 IT 系统的运维有着较大的区别,主要体现在:医院信息系统的运维是建立在整个系统平台上,范围大,涉及的层面多,运维的对象不仅仅局限于一个软件项目,也不像传统的软件项目一样有明确的维护周期。

目前,大部分医院的运维工作围绕着应用、网络、主机以及数据库这几个核心方向展开。医院信息部门通过设立对应的运维工程师对不同的技术领域进行维护,但是在此种情况下,不同的工程师只能精通自己负责领域的内容,这将给医院的运维工作造成潜在的不安全因素。通过安全管理统一平台的建设,便可大大改善当前医院运维工作被动的情况,能够为业务系统运维人员提供技术支撑,从而极大提高医院信息系统运维效率。

## 一、业务系统安全访问控制管理

### (一)业务系统安全访问控制管理的意义

访问控制策略通常会在信息系统运维阶段存在一些漏洞,如有意或无意地滥用用户权利,行使超越自身权利的行为;当用户不再使用该角色时,静态授权不能及时有效地进行调整;传统访问控制策略不能有效地针对用户不在工作地点、工作时间而登陆信息系统这样的情况进行限制。这些情况都属于访问控制策略上存在的漏洞,也正是这样的漏洞增加了医院信息系统及其所承载的数据的不安全性及不稳定性。因此,根据各个医院自身实际业务的需求与特点,改善信息系统运维阶段的系统访问控制措施就显得尤为必要。

### (二)业务系统访问控制实施策略

#### 1. 身份认证策略

对于医院业务系统中每个需要使用的用户,要根据其不同的权限,采用适当的身份认证技术以确保其用户权限的准确性。现阶段身份认证技术包括用户名/口令方式、动态口令以及 USB Key 认证等,这些认证技术可适用于不同角色、不同层次的用户。

2. 入网访问控制策略

整个网络访问中最基础的安全机制便是入网访问控制。它决定了哪些用户能够登录到哪些设备、哪些系统,控制着用户入网的时间和位置。用户的入网访问控制通常分为三步执行:用户名的识别与验证;用户口令的鉴别与验证;用户账户的默认权限检查。任意三个步骤中的一步没通过,用户便不能被允许进入网络。其中,默认用户权限检查须满足时间及空间等多个因素的约束规则,这样才能使得网络有效地控制用户入网的位置、时间以及限制用户入网的主机数量,有效地防止用户权限的冒用与滥用。

3. 操作权限控制策略

操作权限控制是一种安全保护措施,主要是针对网络中可能出现的非法操作而采用的。用户被网络管理员赋予一定的操作权限,网络管理员可以通过一定的设置,配置用户访问网络中的某些服务器或计算机,以及在这些服务器或计算机上操作哪些应用程序等。同时,网络管理员的这种权限设置也是一种动态的权限操作控制,因为不仅要根据信息系统用户的自身职责,同时也要遵循用户进行业务操作的时间及空间方面的具体要求来开展。

## 二、网络系统运维控制管理

### (一)加强医院网络运维控制管理的意义

管理网络的目的是通过对医院内计算机网络进行规划、设计、管理、监视及分析,从而合理地组织和利用网络系统资源,提供安全、可靠、有效和高质量的服务。网络管理是网络架构中不可缺少的组成部分,它能对网络性能水平起到决定性因素。院内所有信息系统均运行在良好的内网环境基础之上,良好的网络管理及稳定的内网环境是医院各项业务顺利开展的基础。

网络管理的好坏直接决定了业务系统的运行效果。随着医院内网的建设和完善,医院员工对网络服务质量的期望值也不断提高。网络的遍布与计算机的普及,使得医院所有业务系统对医院网络上的各种信息资源越发地依赖,这些数据资源的可用性、稳定性和访问速度将直接影响其日常的工作。网络中任何一台设备的故障,给院方带来的损失都是无法用钱来衡量的。因此,加强医院网络管理、保障医院信息系统良好运行,是医院网络管理人员的首要职责和任务。

医院网络的建设是一项知识密集型的系统工程,它的投资大、技术含量高、涉及范围广。网络管理得好比网络建设得好更为重要,网络管理是一项持久的工程,它直接关系到医院网络性能能否达到最优的效果。网络环境日益复杂、技术日趋密集,只有更加高效、科学地管理才能满足当前的网络环境。

（二）实施网络系统运维管理的措施

网络管理一般包括性能管理、配置管理、故障管理、安全管理、规划管理和资源管理。不同医院的网络环境、技术与管理手段等多方面都存在着较大的差异。但是网络管理的目的是一致的，那便是通过加强网络的管理，最大化发挥网络效益，保障网络的安全稳定运行。具体体现在以下几个方面：

1. 严格网络设备的配置管理

路由器、交换机等设备的管理配置是网络管理员需要掌握的最基本的技能，对医院整体网络组成部分及其各部分体系结构、功能特点和相互关系要做到熟练掌握。根据医院业务环境要求 24 小时持续稳定工作的特殊性，信息流量在不同时间段内不平衡，各种网络参数必须根据时间以及信息流量的大小和负荷做好合理的修改与配置。认真负责地把握整个网络中的资源与配置，根据实际业务场景分配网络资源及其活动，掌握不同网络之间的联系，保持医院网络的安全运行。

2. 强化网络性能的管理

想要保障网络正常运行，强化网络正常运行过程中网络性能的管理是一个非常重要的手段。做好网络的性能管理，需要从以下几个方面着手：首先是收集网络运行性能数据，根据这些参数掌握全网的工作负荷、传输延时和响应时间等。其次是根据本院网络服务和工作特性建立网络日常运行的归档档案，为下一步进行性能管理打好坚实的基础。最后是根据日常的工作合理设定医院网络中各项性能参数指标，做好关键点的预警监测、丢失预警和管理门限设置等工作。为了确保网络的安全高效运行，需要对网络指标进行定期的监测。

3. 做好故障的及时设置与管理

网络管理人员要有较强的网络故障分析和处理的能力。一旦发生网络故障，首先要做的是跟踪故障发生点，果断采取相应措施来恢复业务运行，此外需立即向有关领导报告该事件，在事件处理完毕后做好故障的记录，便于后期的总结学习，吸取教训防患于未然。

4. 落实网络的安全管理措施

根据医院实际情况制定相应的网络安全防护措施，认真做好网络的传输安全以及物理安全，预防并阻止一切对网络中的数据进行未经授权的泄漏、转移、修改和破坏等违规事件发生。

# 三、主机设备运维控制管理

（一）加强主机运维控制管理的意义

信息技术及互联网技术飞速发展，各行各业越来越重视应用系统中业务资源的安全。医疗行业作为一个特殊且非常重要的行业，为了保证医院各业务系统正常运行,不同岗位的人员仅限于开展自己职责范围内的工作,需要对业务系统功能提供权限管理,不同岗位的员工分配不同的权限。权限管理最基本的思想是让不同岗位的不同用户在不同系统中完成各自的工作,查看职责及权限范围内的信息。

在医院所有业务系统中存在很多位于不同层级和不同地方的工作人员,为了让这些工作人员执行各自职责内的工作,业务系统中需要建立主机管理以及权限管理控制模块,为每个不同的工作人员分配不同系统的主机权限,以控制不同权限工作人员分别在不同的业务系统中操作和访问的资源。因此,主机管理与权限控制模块不仅能给业务管理人员赋予一定范围内的查看及操作权限,也能对不同地方不同岗位的特殊数据资源访问进行严格的控制。

（二）实施主机运维控制管理的原则

1. 高扩展性的运维协议,充分满足运维人员需要

能够实现并满足对多种运维协议和运维客户端的支持,具体包括字符协议、图形协议、文件传输协议、HTTP(S)应用、数据库访问和 Pcanywhere、Radmin 等常用运维客户端。

2. 多资源的访问方式,充分适应不同人员的使用习惯

能够支持多种目标资源访问方式,包括页面 Web 访问、页面调用本地客户端访问、命令或图形菜单访问和客户端直连访问,系统界面友好,能够满足不同用户的使用要求习惯。

3. 较为细致的访问授权,有效控制运维阶段风险

能够根据不同用户、用户组、访问主机、系统账号、访问方式等内容设置细粒度访问策略,同时支持指令、时间以及 IP 黑白名单。通过统一的集中的访问控制和细粒度的命令级授权策略,确保“权限最小化原则”,有效规避运维操作风险。

4. 严格的用户实名制审计策略,有效获取安全事件证据

以用户的身份信息为基础,完整、真实地记录用户的每一步操作行为;能够实时监控和支持仿真回放;能够支持在监控过程中手工切断高危操作。

5. 满足合规性要求,顺利通过 IT 审计

当前许多单位都面临多种合规性要求,比如政府等行政事业单位或者国有企业需要遵循国家信息系统等级保护的合规性要求。

6. 加强访问控制与审计策略,降低医院核心资产与数据泄露风险

对大部分的医院来说,重要的核心业务系统一般存放在较少数的几个关键硬件设备上,这便需要对这些关键业务系统加强访问控制与审计策略,从而起到有效地减少核心信息资产遭到的破坏和数据泄漏的风险。

7. 高效控制系统运维操作风险,及时溯源安全事件问题

医院信息中心服务器管理员通常拥有系统的最高权限,因此这些服务器管理

人员也承担着较高的风险,如误操作等。由于所要访问的目标系统本身并不能对不同人员使用同一个账号进行区分操作,所以目标系统也就不能识别系统登录人员的真正身份。这时便需要利用服务器账号授权的访问控制策略与实名制审计策略,才能达到大大降低运维操作风险的效果。通过该策略还能够有效地区分不同系统登录人员的真实身份,便于事后查明原因与界定责任。

8. 实现独立审计与三权分立,大幅降低运维操作风险

从专业的内部质量控制角度来看,医院业务系统的使用权、管理权与监督权必须三权分立。在三权分立的规则上开展内控与审计策略的实施,能够大幅度地降低运维操作风险,完善业务系统的内部质量控制机制。

## 四、数据库运维控制管理

### (一)对数据库管理员的任命

数据库管理员(英文简称 DBA)的任命应该有着明确的时间周期,不同的数据库管理员应该有着不同的权限,数据库的权限应该相对分散,不集中在某一个人的手中。

从数据安全的角度来看,应该对每个数据库系统分别设立数据库管理员和数据库审计员两种角色,这两种角色分别由不同的人员担任。在多套数据库系统的复杂环境下,数据库管理员和数据库审计员岗位可以由多人担任。

数据库管理员、审计员的任期根据不同数据库系统的复杂程度和安全性要求而具体决定,一般最长不超过三年,到达任期时间后通过考核便可以续任。

数据库管理员、审计员必须与医院签订数据保密协议。

### (二)对数据库管理员账号的授权与审批

数据库管理员、审计员的账户授权由业务系统维护人填写《数据库系统账户授权审批表》,经部门相关领导批准方可授权。在数据库管理员、审计员人员信息发生变更后,必须第一时间更改或收回账户权限设置。

### (三)对普通数据库用户的授权与审批

对于医院内其他普通数据库用户的授权由权限使用人填写《数据库系统账户授权审批表》,经相关领导批准后,方可由数据库管理员进行维护授权。在医院以外的相关人员需要使用医院内部业务系统数据库时,须先填写《外部人员数据库系统账户授权审批表》,由信息中心领导批准后,方可由数据库管理员按照信息中心规定的权限与时限维护授权专门的账号。

其中,《外部人员数据库系统账户授权审批表》应包括申请者姓名、身份证号、工作单位、院方负责人、数据库系统名称和版本、主机号、账户名称、账户类别、授予权限、账号和权限授予期限等具体信息。

明令禁止医院信息中心工作人员将自己的账号权限私自提供给外部人员使用。

（四）对数据库密码的检查与安全性要求

数据库账号的密码长度至少设置为 8 位，密码中必须包含字符、数字、符号这三种中的两种以上进行组合设置；对于密码，不建议用户使用与账户名称中相同的字符或用管理员的姓名、生日和电话号码等其他容易猜测的字符组合。

数据库权限的密码必须定期更改，建议至少每季度更改一次，更改完的新密码不得与更改前旧的密码相同，对于密码应设置相应的密码安全规则。

所有业务系统中所涉及的用户账号、密码等权限都明确禁止告知其他无关人员。

必须根据国家信息安全等级保护的要求对数据库系统的口令策略进行调整、设置和完善，这样才能确保密码符合安全性要求。

（五）对数据库管理员账号与密码的管理

系统安装时默认的管理员账户不建议被用作数据库管理员账户，应按照批准的账户名、权限和时间有效期予以授权。对于系统安装时默认的管理员账户和具有特殊权限账户的密码必须更改，必须关闭一切数据库中不使用的账号。

数据库管理员密码长度必须至少设置为 8 位，满足密码的复杂性要求。此外，必须定期更改密码，一旦发现数据库有异常情况时应立即更改数据库管理员密码，每次更改的新密码不得与更改前的旧密码相同。

明确禁止把数据库管理员的账户和密码私自告知其他无关人员。

（六）对数据库数据的备份管理

根据不同业务系统制定其数据库系统的备份策略，定期对所有数据库系统进行备份。

尽可能高效地进行备份与恢复是数据库备份策略制定的目标。此外，若数据库备份需要和操作系统层面的备份结合，采用物理备份与逻辑备份相结合是比较合适的方式。

需要对数据库备份权限的设置加以严格的控制。

通过检查备份软件的监控记录以及备份的日志文件，确定数据库自动备份是否顺利完成。如果需要对数据库进行脱机备份，在备份前要确定备份是在数据库服务停止之后才能开始，备份的内容是否齐全。运行在归档模式下的数据库，首先要注意查看归档日志的清除情况，以免归档日志占满数据库磁盘空间；其次也需要注意数据库归档日志文件的保存，以备数据库恢复时使用。

（七）对数据库的定期检查

数据库管理员应每日检查数据库系统安全配置，查看其配置是否符合数据库安全配置要求。

为了能够及时有效地发现现有数据库系统存在的问题,在日常数据库维护与管理中,数据库管理员要对数据库开展定期的健康检查。检查内容主要包括以下几个方面:

①操作系统环境:操作系统的版本、磁盘容量、内存使用率以及服务器性能。

②数据库环境:数据库有无最新的补丁版本、是否存在僵尸进程、数据库节点数。

③日志记录:db2diag.log 报错、db2inst1.nfy 报错、是否有需要处理的 DUMP 文件。

④数据库健康状况:表空间的利用率和状态、容器利用率和状态、排序溢出、是否需要收集统计信息、是否需要数据重组、活动日志和日志所在文件系统利用率、死锁发生率、锁升级发生率、锁等待的百分比、编目 Cache 命中率、包 Cache 命中率、监视堆利用率、数据库堆利用率、数据库缓冲池命中率。

⑤数据库维护内容:最近一次的统计信息收集、表数据重组、绑定包以及数据库备份的时间。

⑥数据库基本信息记录:数据库的 CPU、内存使用以及数据库的环境变量。

(八)对数据库维护与应急处理的记录

对数据库系统维护和应急处理做好每一次的记录,方便后面的总结与学习。

在数据库系统进行安装、配置更改、账号变更、表空间变更、数据库备份等操作后及时进行记录的维护,方便后期问题的查阅。

对每一次的数据异常和数据库故障的时间、现象、应急处理方法及结果作详细的记录。

## 五、统一安全监控中心应用

(一)建立统一安全监控中心的意义

随着现代医院各项业务的迅速发展、运营管理需求的不断增加以及外部监管要求的不断加强,第三方的信息系统数量和系统用户数量不断增加,网络规模迅速扩大。面对医院当前数量越发增加的业务系统、网络设备、服务器、数据库及安全设备等,医院业务系统越来越复杂,维护系统的工作内容和复杂度也随之大幅度提高,医院信息中心对信息系统的运维质量的要求也越发提高,现有情况下维护方式的局限性就越发凸显。临床业务部门也会经常面临这样的问题:信息系统一旦出现状况时不能及时有效地找到相关的维护人员;信息部门需要多长时间让系统恢复正常使用,是否能够在急诊患者大规模"情绪爆发"之前及时恢复系统;信息部门的运维人员能否告知当前存在的问题处于什么状态。以上都是现代化医院亟需解决的问题,是医院分管院长和信息部门主管必须重视的问题。

总之,随着信息化的发展及医院内部用户的不断增加,一方面,信息系统运维人员的工作负担大幅增加,工作效率无法得到提高。另外一方面,对信息系统提出的安全性要求越发变高。当前的运维方式在某种程度上来看是存在安全隐患的,从而在实质上是降低了业务系统的安全性。同时,医院现有监控手段过于分散,无法提前预警;系统运维的工作占用了大量的人力资源和时间;各业务系统之间独立的运行,缺乏相互关联和系统整体性;缺乏一个统一的运维管理平台对现有业务系统进行问题集中的告警、问题处理。面对医院日益庞大的 IT 规模,信息部门在日常的网络管理和运行维护中面临许多问题和挑战。因此,医院信息中心急需一个统一的信息运维系统,能够实现对业务系统集中的、实时的、智能化的运行监控管理,并且作为临床业务部门与信息部门之间紧密关联的平台,使信息中心负责人能够清楚地看到医院内信息系统运维全貌和各服务流程的问题。此外,还可以建立较为完善的知识库系统,帮助信息中心内部系统维护人员间进行知识的共享,为信息中心业务系统维护人员提供技术支撑,从而大大提高医院信息系统运维效率,为当前医院业务的快速发展提供坚实、稳定、安全的后盾。

（二）统一安全监控中心建设的目标

1. 建设信息综合运维管理平台,实现对主机设备、存储设备、网络设备、安全设备等信息基础设备的综合监控。全面了解医院设备的运行状态,及时发现信息系统基础硬件设备的运行瓶颈和故障。

2. 满足对医院所有业务系统的可用情况、响应情况的监控,确保各信息化业务的可靠运行。

3. 通过对信息系统基础设备的配置信息管理以及配置项关系管理,建立一个以应用系统为单位的业务关系模型,利用该模型可实现对业务系统发生异常时的信息故障定位以及影响的范围预警。

4. 结合不同信息手段对医院信息中心运维人员提供预警提醒,将系统运维方式由传统的"事后补救"转变为较为先进的"事先预防"。

5. 集中展现模块:采用 B/S 架构,以 Web 方式访问,集成网络监控、系统监控和业务管理等众多数据,通过多种方式实时展现医院业务系统运行状况。

## 六、统一安全管理系统功能

（一）安全管理存在的问题

随着对信息安全需求的不断增长,系统运维人员逐渐发现他们很难独自去面对各种专业类型的安全产品,日常的系统维护、配置更改都面临着巨大的差异和对信息专业技能近乎苛刻的要求。因此,基于医院现有的各类安全措施,建设上层安全管理运维平台的需求开始愈发地清晰和强烈。现阶段医院信息系统安全管理存在以下几个方面的问题：

1. 无法精准地辨别现有系统中的各类风险。现有的安全设备或安全软件是一种针对具体安全问题的技术手段，其并不能从信息资产价值、信息安全投资回报率等方面针对信息安全风险管理提出有效的全局性建议。已有的安全风险评估需要人工进行资产和威胁的识别，结合发现的漏洞进行人工计算，需要耗费专业人员的人力，对专业人员技术要求高且投入巨大。

2. 无法有效分析信息系统各设备和软件的运行或检测数据。各网络系统设备、安全系统设备及关键应用系统安全设备每天产生海量的日志数据，但目前尚未有合适的方法对其进行有效分析，藉此展现风险状态和预测风险趋势，协助制定新的安全策略。

3. 缺乏完备的安全体系，孤立的安全措施难以从根本上解决问题。以往的安全设备是针对某种特定威胁的，例如防病毒系统针对病毒暴发，防火墙可以有效防范外部攻击。但随着信息安全事件的不断复杂化，孤立的安全措施很难应对彼此牵连的综合性安全问题，更不能从根本上解决这些问题。

4. 安全设备的投入导致工作量剧增，技术人员面临大量重复的手工操作。安全设备的投入增加了维护的工作量——防火墙、入侵监测系统、防病毒系统等安全设备每天产生数百到数万条事件——汇总、过滤、分析这些事件需要大量的人力，而目前这些重复的工作只能由专业的人员进行人工处理。

5. 对信息安全事件的响应速度无法达到业务连续性的要求。对于医院来说，业务连续性非常重要，安全保障的目的就是保障主要业务的持续性和信息化的深入发展，业务系统的停顿往往意味着巨大的损失。现有的安全措施很难保证在发生安全事故后能快速地响应和恢复；真正的预警会湮没在大量的安全事件日志中，独立分布的安全设备难以进行统一的指挥和协调，安全设备和组织之间也很难进行有效配合；同时也缺乏一套能够对应急响应进行有效支撑的安全响应系统。

（二）安全管理统一平台建设主要功能

1. 综合展示

通过综合展示界面，能够快速地导航到各个功能。用户能够通过仪表板从不同的方面进行一体化安全管控，可以在一个屏幕中看到不同安全域的资产信息、实时安全事件曲线、统计图，以及网络整体运行态势、待处理告警信息等。用户可以自定义仪表板，按需设计仪表板显示的内容和布局，可以为不同角色的用户建立不同维度的仪表板。

2. 网络运行监控

系统能够对全网的网络设备、安全设备、服务器等进行实时的监控，能够及时发现网络中的设备故障，并对故障进行定位和告警响应，确保医院重要业务系统的连续性。此外,系统还能够展示出医院的网络拓扑图,并实时地动态展示拓扑图中节点的运行状态。

### 3. 脆弱性管理

系统支持将各种品牌的第三方漏洞扫描、应用扫描和漏洞信息整合到一起,形成漏洞信息库,并根据漏洞信息计算医院业务的脆弱性。此外,系统还能够对新发现的漏洞信息进行预警通告。

### 4. 安全预警与风险管理

系统可以遵循《GB-T 20984—2007 信息安全技术信息安全风险评估规范》标准的要求对用户业务信息系统进行风险评估与分析,结合资产及业务的价值、脆弱性和威胁信息,计算资产或业务的风险等级,并进行预警和展示。系统还能对重要的、具有严重威胁的事件或漏洞信息进行预警。

### 5. 态势分析

针对系统收集到的海量安全事件,系统借助地址熵分析、三元组分析、热点验证分析等数据挖掘技术,帮助系统管理员从宏观层面把握整个医院信息安全情况,对信息系统中的重大威胁进行识别、定位、预测和跟踪。

在医院业务系统生命周期的各个阶段,运维周期时间是最久的。由于运维对象是全部的医院业务系统,涉及的信息技术多种多样,其中安全风险问题尤其突出,在系统运维阶段发现的各种情况都会对医院信息系统的稳定性和安全性产生很大的威胁。所以,如何有效地控制运维环节的风险,对医院业务系统的运维工作具有较大的意义。

# 第二节　典型案例

## 一、某医院使用服务器虚拟化技术降低费用

【案例描述】

某县医院承担着全县 150 多万居民的医疗服务任务,业务繁忙,传统人工手写记录的方式效率低下,该院想通过信息技术建设医院信息服务系统,建设 HIS 系统、LIS 系统、电子病历、影像中心来提高效率,更好地服务人民群众。

由于医院信息化建设资金短缺,如果按照大型医院的模式去建立一套传统的信息系统,资金花费巨大,因此充分运用服务器虚拟化技术,实现资源整合,降低建设成本。

【分析与处置】

医院卫生信息系统建设涉及面广、工程量大,需要配置的服务器数量很多,并

且每个系统都需要配备数据库服务器和应用服务器;同时,为了安全和稳定,还需要配置备份服务器。因此,配置一套完整的信息系统需要的服务器数量很多。

与此同时,要维护好这么多设备,对于机房空间、电力系统、空调来说也是一个巨大的压力,后续运行、管理维护也是一笔不小的费用。

使用虚拟化技术,有效地节省了信息化建设的投入,实现了服务器的统一集中管理,通过管理平台,清晰地看到各个服务器的运行状态,如有故障,可以及时发现、处理。虚拟化技术可以灵活分配服务器的资源,当业务需求增加或减少时,可以调整服务器的 CPU、内存、硬盘,杜绝资源冗余浪费。

分析业务需求所需要的计算量,购置 5 台服务器,安装虚拟机管理软件,划分为 15 台虚拟机(10 台业务应用,5 台备份冗余)。

在实际应用中,通过虚拟机统一管理平台,监测各个虚拟服务器的状态,CPU使用率、内存压力,根据业务压力及时调整,充分利用好物理服务器的资源。

当服务器发生故障或需要升级时,可自动将该物理机上的虚拟服务器迁移到其他服务器上,实现双机热备。

【总结建议】

对于信息化建设预算较低的小型医院来说,充分运用服务器虚拟化技术,可以有效降低信息化建设的成本,同时方便信息技术能力较为薄弱的医院进行管理,对于机房空间、电力供应、空调系统的要求较低,并且可以充分利用物理服务器资源,节省信息化建设费用。

## 二、某医院改造机房电源保障安全供电

【案例描述】

某医院在信息建设方面相当重视,拥有完善的信息系统支撑医院业务运作,为保障信息系统的高可用性,在服务器、网络、存储方面花费了巨大的精力。

然而,设备电源的稳定工作是信息系统正常运作的根本前提,一旦电源供应出现问题,所有设备都有可能处于断电停机的状态,因此对医院供电系统进行改造,从源头提高信息系统的可用性。

【分析与处置】

该医院现有机房中只配有一台 UPS 主机来为机房设备供电。如果该 UPS 主机出现问题,有可能导致整个机房瘫痪。该机房配备两路供电线路,一路为 UPS供电线路,一路为市电供电线路,当市电出现中断时,若同时发生 UPS 主机损坏,会造成机房运作瘫痪。

为了达到机房设备的高可用性,将机房电源环境改造为双机冗余,无论是市电

的输入还是 UPS 的输出都实现双冗余,保障机房的正常运作。

改造机房供电线路,为每个机柜都配备完全独立的两条供电线路,接入单独的 UPS 配电箱。为了防止雷击,配备单独的防雷系统。同时增加一路市电输入,分别为两台 UPS 主机供电。

增加一台 UPS 主机,与原来的 UPS 主机一起接入电池组,然后将它们的输出接入两套单独的供电线路进行供电。

【总结建议】

很多医院在服务器、网络、存储方面投入了巨大的花费,而在系统正常运行根本前提的电源方面却不够重视。通过配备双路 UPS 供电,可以保障系统能够应对停电等突发情况,提高整个系统的可用性,保障医院业务系统正常运作。

## 三、某医院搭建桌面操作系统部署平台提高信息人员工作效率

【案例描述】

随着信息化的不断加速,某医院对于信息技术的需求越来越大,最近需要购置 200 台电脑以替换各科室的老旧电脑,然而每台计算机还要安装医院的业务系统、专用软件,如何做到将这 200 台电脑统一管理呢?这对于信息中心的工作人员来说是个难题,因为如果人工操作来安装 200 个电脑,不仅浪费时间精力,还容易出现失误。

为此,最好使用一个统一部署操作系统的平台,保证每台电脑使用统一的操作系统和软件,这样有利于后期维护。

【分析与处置】

为了将 200 台电脑统一安装相同的系统、软件,需要搭建一个部署操作系统的平台。以前安装操作系统,通常利用光盘,安装速度慢不说,安装完之后还要继续花费时间安装各种硬件驱动、专用软件。为了实现操作系统部署的批量化和标准化,搭建一个操作系统快速部署平台,使这些电脑能够自动安装相同版本的操作系统以及应用软件。

使用 WDS(Windows Deployment Services,Windows 部署服务)和 MDT(Microsoft Deployment Toolkit,微软部署工具),在医院内部网络搭建快速部署平台。

在 MDT 中进行配置,确定网络共享的路径、名称等内容。

导入相关操作系统镜像、驱动程序、补丁和相关业务软件,生成定制的 win 映像,将该文件导入 WDS 服务启动镜像。

将需要安装操作系统的电脑从网卡启动,通过 DHCP 获得 IP 地址,选择相应

的任务进行安装。

【总结建议】

使用快速部署平台,可以统一客户电脑的操作系统版本、业务软件版本,方便后期统一管理,节省了信息中心在桌面部署方面浪费的时间和精力。

## 四、某医院改造数据库备份系统保障业务系统数据不丢失

【案例描述】

某三甲医院信息中心建有较为完备的统一存储备份系统,包括双机热备系统,基本实现了数据的集中存储和管理。核心系统 HIS 运行在一台 HP 小型机上,该系统挂载的光纤磁盘阵列已连续运行 6 年,设备老化问题日益突出。对于实时性要求很高的业务系统来说,需要有高可用性作为保障。

为了提高系统运行的可靠性,避免发生突发事故,如磁盘阵列损坏导致业务数据丢失,通过改造核心业务备份系统,确保在发生重大故障或灾难时灾备系统能够及时恢复数据,保障核心业务系统连续不间断地运行。

【分析与处置】

对于目前现有的备份系统来说,数据丢失颗粒大,在上一次备份和下一次备份之间发生的数据丢失是无法找回的,且在发生数据损失需要恢复数据的时候,现有系统的恢复流程较为繁琐,需要花费的事件也很长,耽误业务系统的连续运作。为此需要建立持续数据保护的容灾备份系统。

采用旁路方式部署数据容灾网关,保证不改变现有存储网络。容灾网关提供 FC 和 IP 接口,本地的信息中心通过 FC 接口连接到光纤交换机,后期可以通过 IP 接口建立异地容灾备份网络。

容灾网关提供持续快照技术,保证数据连续备份,解决了传统备份方案的窗口期丢失问题。无论是人工错误、黑客入侵,还是硬件损坏、数据丢失,都可以无缝恢复,并且恢复时间很短。

【总结建议】

在现有系统基础上,改造数据备份网络,实现在本地进行核心数据的实时备份,即使出现故障,仍然可以保证数据的安全,保障核心业务系统 $7 \times 24$ 小时不间断运行。

## 五、某医院建设门诊应急系统,保证业务系统不间断运行

【案例描述】

随着信息技术在医院业务系统的不断深入,HIS 系统在医院的作用也越来

大,如果 HIS 系统瘫痪,对于整个医院业务系统来说是无法想象的,倘若回到手工处理时代,根本无法处理这么大规模患者的挂号、就诊、检查、收费等信息。因此必须保障 HIS 系统正常运作,对于非正常停机零容忍。然而意外总是有可能发生,为此,有必要建设应急系统。

【分析与处置】

为了保障信息系统正常运作,首先要在硬件上保障设备的稳定运行,因此需要配备双机热备、UPS 电源。

其次,需要注意医院网络的建设,采取多个层次的措施来满足高度安全需求,例如核心交换机之间运行 VRRP 热备协议,做好内外网物理隔离等。

再次,建立完善的应急响应机制,对突发事故能够做到及时可靠处理,对于内部人员的网络行为严格管理,最大程度减少 HIS 系统发生故障的几率。

同时,建立应急服务器,保证即使发生灾难性事故导致一线服务器瘫痪时,仍然能够保证医院核心业务的顺利进行,它具有运行门诊业务的一切资源,包括硬件、软件与数据。

最后,设立专职管理人员,在发生突发事件、一线系统不能提供服务时,及时启用应急门诊系统,该数据库不能下载病人历史门诊号。等到故障解除后,门诊应急管理员将应急数据上传到主数据库中,同时对门诊收费金额逐一核对,确保无误。

【总结建议】

门诊应急系统保留了病人就诊所需要的基础数据,可以保障在核心业务系统发生重大故障而不能正常运作的时候,维持医院核心业务系统的顺利运作,保证患者能够及时就诊。

## 六、某医院扩展 HIS 系统数据库字段长度,保证业务系统稳定运行

【案例描述】

某医院 HIS 系统建成后已稳定运行 5 年,医院内各部门一致好评。随着医院业务的飞速发展,每日接待患者的数量飞速增长,导致 HIS 系统的收费流水号到达极限,需要进行扩位,以满足系统需求。

【分析与处置】

HIS 系统的收费流水号一直为 10 位,随着医院业务量的迅速增长,收费流水号已经出现溢出,需要扩展流水号到 16 位,其中保证业务的顺利进行。

升级流水号需要将核心数据库内流水号字段的宽度设置为 16 位,其中需要注意的是对 5 年历史数据的处理,这是难点,也是重点,既要保证业务的顺利进行,同时需要考虑数据库的承受能力。

升级流水号涉及其他系统,因此在升级之前要跟其他软件系统做好充分的沟通,保证新流水号能够正常使用,不会出现不兼容的现象。升级完之后有可能出现不稳定的现象,包括第三方的系统,因此需要一段时间的持续维护,确保系统稳定工作。

【总结建议】

医院信息系统功能复杂,涉及多个系统之间的数据交换,其中最有价值的就是数据,在系统设计之初就应该充分考虑未来业务增长后对系统带来的影响,尽可能地设计为可增长、可扩展的模式。另外,在对核心数据库进行操作的时候,一定要注意做好备份工作,并在测试服务器上进行充分测试,确认没有问题之后再在生产服务器上上线。一切工作都以医院数据的安全为首要前提。某医院严格遵循了这些要求,因此新流水号扩容上线顺利进行。

## 七、某医院建设检验结果微信公众号推送系统,提高病人就诊效率

【案例描述】

很多患者在医院做了检查之后,报告结果通常要等待一段时间之后才能得到,因为这段时间内需要仪器作出检查判断,并且需要医生的分析确认。很多患者堵在检查室门口不断询问检查结果有没有出来,时间一长导致部分患者情绪激动,影响就诊体验,也影响医院秩序。

某医院利用微信平台,配合供应商建设检查结果推送通知系统,患者只需要扫描二维码就可以实时查看检查结果的状态,一旦结果出来了,系统会第一时间推送到患者微信上,方便患者领取,提高了患者的就诊体验,也提升了医院的竞争力。

【分析与处置】

微信作为当代中国最大的移动通信软件,横跨安卓、苹果系统,市场占有率极高,基本上每个人的手机上都安装有微信。通过微信公众平台,医院可以向关注的人发送信息,将此与医院检查单结合起来就可以实现检查结果的实时推送,方便患者安排时间自助领取报告结果,提高就诊体验。

与供应商合作,申请腾讯公司微信公众平台账号,购置推送平台服务器,通过微信验证。使用 JavaEE 平台建立检查结果推送系统,定时查询医院 HIS 系统,一旦检查结果出来,使用微信通知患者。

患者在做检查的时候使用手机微信扫描二维码,关注公众号后,推送平台可以获得该患者的手机号,在 HIS 系统中做查询后就可以判断是不是正在做检查的患者,如果是,那么加入推送系统。

【总结建议】

某医院通过建立检查结果推送系统,利用少量的资金解决了患者在就诊过程

中的一个痛点,节省了患者大量的时间,也提高了医院的竞争力。在移动互联网时代,医院可以打开思路,多想想如何利用移动互联网提高患者的就诊体验,提高医院的业务效率。

## 八、某医院建立数据库容灾系统,保障数据库系统的高可用性

【案例描述】

某医院十分重视业务系统的安全性,医院业务的正常运行离不开 HIS 系统,一旦核心数据库发生故障后果将不堪设想,因此建立高性能、高可靠性的数据库容灾系统极为重要。

【分析与处置】

随着信息系统在医院的逐渐深入,HIS 系统极大地提高了医院业务系统的工作效率,业务的迅速增长让背后的数据库系统存储的数据容量不断增加,因此建一个高可靠的数据库容灾系统是十分必要的。医院核心数据库系统要求 $7 \times 24$ 小时不间断的运行,并且要有高可靠、成熟的数据库容灾系统,在生产数据库出现故障的时候可以在很短的时间内切换备份数据库系统,保障业务的连续稳定运行。

构建两个完全一样的集群系统 A、B,其中 A 为生产数据库系统,B 为容灾系统,每个集群系统由高性能服务器、SAN 存储器构成,其中数据库选择 Oracle11G 企业版。

数据库系统和灾备系统利用 OGG(Oracle Golden Gate)软件构成数据库的灾备系统,其中灾备模式设置为双向复制方式。

构建 Oracle 数据库的 RAC 集群,通过使用缓冲区融合技术,多个数据库实例可以共用一个数据库,实现并行处理模式。

在硬件方面可以选择 PC 平台代替传统的小型机,不仅能提供类似于小型机的性能和可靠性,成本也会大幅降低,方便后期扩展服务器实现性能提升。

【总结建议】

某医院通过利用 OGG 技术构建了核心数据库异地灾备系统,使用 PC 架构代替传统小型机,降低了应用成本,同时增加了灵活性,方便后期对系统硬件进行扩容,提升性能。灾备系统是保障核心业务系统可靠性的重要基础,有了可靠稳定的灾备系统,医院业务系统才能真正称得上是安全稳定。

## 九、某医院建设局域网文件传输控制系统,保证内网信息安全

【案例描述】

某医院为了信息安全的考虑,在医院网络建立之初就对内网和外网进行了物

理隔离,同时部署了统一桌面管理软件,内网的数据文档无法拷贝出去,并且对可移动存储设备进行认证,防止发生医院数据外泄的安全隐患。建立一台公用 FTP服务器,需要向外网拷贝数据时统一上传到服务器上,再从外网下载文件,实现数据的单向传输。

**【分析与处置】**

为了保证医院内网的安全,需要对可移动存储设备进行管理,否则员工极有可能使用感染了病毒的 U 盘传输文件,导致内网电脑相互感染病毒,引发安全隐患。然而如果禁止使用 U 盘进行文件传输又会带来工作不便的困扰,降低工作效率,因此最好通过建立文件单向传输系统,数据只能由内部流向外部,而不能由外部流向内部,确保医院内部网络的安全。

使用一台网闸设备,配合核心交换机实现数据的单向传输,另外在医院外网配置 FTP 服务器,为医院各个科室分配账号。当需要向外界传输资料时,首先上传到服务器上,然后在外网通过登录 FTP 服务器下载,实现数据的单向传输。

同时部署安全审计系统,对向外界传输数据的设备进行详细记录,方便在事后出现机密文件外泄时能够追究到责任人,保障医院核心数据的安全。

**【总结建议】**

对 FTP 服务器要经常做好杀毒工作,定期删除过期文件,尤其要注意 FTP 账号的弱密码问题,防止被黑客暴力破解,密码要定期更换。除此之外,组织专人对 FTP 服务器的日志定期查看,一旦发生入侵事件,第一时间响应,保障医院系统的安全稳定。

## 十、某医院优化网络拓扑结构,保证内网的健壮性

**【案例描述】**

某三甲医院在十年前就开始医院信息化系统的建设,由于开始规划时没有这么复杂的业务应用,因此网络拓扑结构十分简单,就只有两层——核心层和接入层,所有的数据交互都发生在核心层上。近几年医院业务系统飞速发展,随着 HIS系统、LIS 系统数据交互量的急剧增加,经常会引起核心交换机宕机,严重影响医院业务的顺利进行。

为此医院对现有网络拓扑结构进行调整,重新规划网络结构,将两层网络升级为三层网络,支撑医院业务系统的稳定运行。

**【分析与处置】**

购置三层交换机作为新的核心交换机,主干网使用 SC 万兆接口,LIS、HIS 等核心业务系统接入 LC 千兆接口,原有的两层交换机作为热备冗余。

在每栋大楼配置汇聚层交换机,直接与核心交换机交换数据,另一头连接大楼内每一层的接入交换机。通过这种方式中断客户端与核心交换机的直接连接。

使用 VLAN 对内外网进行子网划分,方便后期实现负载均衡、带宽资源合理分配,避免局域网内的泛洪攻击。

将外来网络如医保系统等专用网络引入 DMZ 区域,避免内网直接与外网通信,保障了内网的安全稳定。

【总结建议】

某医院通过升级网络架构,将原本简单的两层网络升级为具有可扩展性的三层网络,提升了医院信息网络的安全与稳定。

网络的规划要眼光长远,不仅要考虑现在是否能满足要求,还要考虑未来是否具有可扩展性,用最小的成本满足业务的需要。

## 十一、某医院内网安全管理措施的强化保证网络安全运行

【案例描述】

医院的业务系统对网络的依赖性越来越高,内网安全问题对用户的工作效率的影响愈加明显,内部网络的安全性显得尤为重要,一些内部的无察觉甚至故意的操作往往造成对网络运营的破坏及重要资料的外露,造成明显经济损失。只有发现问题、明确问题,才能应对和解决问题。

某中医院的网络实际应用环境存在着一些问题:流量分布不均衡,有的交换机端口负载过重。最大流量端口和最小流量端口之间相差几十倍;广播和组播包的数量超出了正常情况,导致无效带宽的使用过大;丢包率很高。

【分析与处置】

对该医院网络应用的调查结果,发现有以下一些问题:

1. IP 地址采用 DHCP 方式,在没有对 IP 地址统一管理的情况下(如 IP 和 MAC 的绑定),会存在 IP 地址盗用和混用的问题。从而存在 IP 冲突的危险。尤其是前一段时间发生过盗用服务器 IP 造成服务器无法正常连接的恶性事件,更突显了对 IP 地址规划和管理的迫切性。

2. 网络设备的 IP 地址有冲突现象存在,在进行网络诊断过程中发现核心交换的 VLAN1 的 IP 与未知的某个设备有冲突。核心交换 IP 冲突直接会影响交换机的性能。

信息管理部门通过对网络中应用的动态分析和跟踪,能够及时判断潜在的威胁及现有问题,这就要求我们能够制定相应的安全策略,并通过技术手段将这些策略落实到每个用户终端上。通过与客户端安全助理配合,能够针对不同部门、不同

用户应用不同的安全策略,如防火墙策略、应用程序策略、数据安全策略等。策略的实现不需要普通职员的参与,能够自动地提升每个用户桌面的安全强度,从而达到内网安全强度整体提升的目的。

根据该医院目前碰到的网络及终端安全问题,建议从终端管理、接入控制管理以及网络环境监控三个方面部署运营保障系统以保证网络的安全运行。

【总结建议】

通过一系列的管控措施可以解决目前该医院网络环境应用复杂和混乱的局面,减轻网管人员的工作压力。通过推行策略化、标准化的管理,确保业务终端工作正常,大大降低因内网安全隐患带来的对业务的影响和安全威胁。

## 十二、某医院实施安全网关系统,保证网络安全运行

【案例描述】

某医院业务网络与外部办公网络互联的边界主要依靠目前部署的一台百兆级别的防火墙来进行隔离。由于防火墙使用已久,设备老化严重。此外,由于业务网络与外部办公网络之间主干线路升级为千兆,乃至万兆骨干网络环境,目前的防火墙已经无法满足当前的网络安全需求。

同时考虑到该医院需要与省新型农村合作医疗、医保专网进行互联,满足全省范围内进行医保和新农合的结算。建议在该医院业务网、外部办公网、新农合、医保专网网络互联边界部署一台千兆级别的防火墙,既可满足外部办公网络与业务网络之间的隔离,又能与新农合、医保、卫生系统等专网进行互联和隔离。

虽然在该医院业务网络与医保专网、外部办公网络之间部署了防火墙设备,利用防火墙技术,经过仔细的配置,通常能够在业务网络与医保、外部办公网之间提供安全的网络保护,降低网络安全风险,但是入侵者可寻找防火墙背后可能敞开的后门,或者出现入侵者也可能就在防火墙内的情况。

为了满足卫生系统专网的远程接入,医院远程办公、相关关联分支机构的接入等需求,应考虑在保证这些功能实现的同时,如何保护远程访问过程中数据传输的安全。

【分析与处置】

该医院网络可以划分为 Internet 边界和数据中心网络边界,内部网络边界、服务器区边界,按照安全对策分析,需要分别在 Internet 边界部署高性能 UTM 安全网关,通过 UTM 安全网关的访问控制策略严格限制 Internet 对内部网络系统的访问。

通过分析,同时在本方案中充分考虑了设备的高可用性,在 Internet 与该医院

外网之间部署了一台 UTM 安全网关。考虑到该医院外网的应用较多,为了确保每个应用系统独立运行的安全,采用 UTM 安全网关将该区域进行了逻辑划分,共分为 3 个逻辑区域,分别为:办公内网区、服务器区、数据中心区,各个区域之间的访问必须符合 UTM 安全网关的控制策略,由此也就确保了每个应用系统的相对独立性,从而避免网络风险的扩大化。

【总结建议】

医院信息网安全体系的建设应遵循国家相关信息安全保障体系建设的总体原则,按照"统一规划、统一标准、适度超前;重点部门推进、分步实施;互联互通、资源共享、数据保密;以实际安全需求为导向、以应用促发展"的原则进行网络安全建设。通过实施此安全网关系统,更好地提升医院网络的安全性与健壮性。

# 第三节　不良事件及其处置、分析

## 一、某医院内网电脑中病毒,导致网络瘫痪

【事件描述】

某医院是三甲医院,日接诊人数达 2 000 人,医院信息系统应用较为广泛,为方便内部员工共享信息,建设有内部网站。某日,内网发生网络中断,无法顺利访问医院内网资源。

【原因分析】

在硬件没有任何改动的情况下出现这种现象,很大概率是内部电脑中病毒,导致网络流量突发,造成链路拥堵,无法正常提供服务,从而表现出无法访问网络的现象。

【解决方案】

①由于内网瘫痪,无法通过网页直接访问核心交换机的管理界面,此时可以使用连接线通过 console 接口连接到核心交换机,发现核心交换机到内网服务器的通信是通的,没有丢包现象,说明核心交换机到医院内网服务器的链路是通的,继续测试。

②通过 console 接口连接到该科室在楼层的交换机,打开控制台来测试网络的连通性,发现网络也是正常的,没有丢包现象。

③使用网线连接到该交换机,发现不能通过 DHCP 服务正常获得 IP 地址,手工配置 IP 地址、网关、掩码,然后 ping 该 VLAN 的网关地址,不能 ping 通,全部不可达。

④初步判断交换机配置正确,硬件没有问题,那么问题应该是在内部电脑上。通过抓包软件 wireshark 抓包分析后,发现是受到 ARP 欺骗攻击,但是重复 ARP

太多,无法确定攻击的根源。解决方法是将该交换机的所有端口都关闭,然后再逐个重启。最后发现在关闭以太网端口2之后,网络恢复正常。

⑤找到该端口连接的内部电脑,安装杀毒软件进行彻底杀毒,再次开启以太网端口2,网络恢复正常。

【总结建议】

建议在医院内部员工电脑上安装杀毒软件,对所有电脑定期杀毒,排除隐患;同时登记所有电脑的 MAC 地址,在交换机 ARP 表内做静态映射,避免此类问题再次发生。

## 二、某医院存储控制器故障,导致业务系统运行缓慢

【事件描述】

某医院是三级甲等医院,为提高医院工作效率,更好地服务患者,该院通过外包建立了医院信息系统,包括 HIS 系统和电子病历系统等。某日,医院门诊、住院部、放射科室向信息中心报告 HIS 系统运行缓慢,门诊收费、医生开立医嘱、病例查询等操作花费的时间相比之前要多很多。

【原因分析】

①医院信息中心的工作人员通知 HIS 系统的开发厂商,检查源代码是否有设计缺陷、数据库服务器的配置是否正确,经过仔细查询,发现没有问题。

②配合网络工程师对医院内部网络结构进行排查优化,使用 wireshark 抓包分析,并没有发现广播风暴或者是 ARP 欺骗攻击,判断网络工作正常。

③对运行 HIS 的服务器进行排查,通过多种测试软件测试分析,初步判断问题根源出现在磁盘 IO 上。在机房发现两个镜像存储是不同型号,一个是旧型号,一个是最近购买的新型号,很有可能是新存储掉线后导致应用负载在旧存储上,出现系统运行速度缓慢。

【解决方案】

①联系配置数据镜像服务的公司远程协助检查,确认新存储掉线,查看系统日志后发现是某日停电,恰好 UPS 发生故障,导致新存储上的一个控制器烧毁。HIS 服务器无法通过光纤访问该新存储,继续使用旧存储,引起系统运行缓慢。

②更换新存储的控制器,配置冗余光纤线路,提高新存储的读写优先级。

③更换已使用多年的 UPS 电源,防止再次发生断电事故损坏设备。

④选择在晚上业务不繁忙的时段对新旧存储进行数据同步镜像。

【总结建议】

建议配置 SAN 交换,设置冗余线路,避免设备宕机导致服务受到影响,同时设

立完善的机房管理规章制度,定期巡查机房设备运行状态,及时做好记录,定期更换具有使用隐患的设备。

## 三、暴雨导致某医院业务系统中断

【事件描述】

某医院所在地区发生特大暴雨,导致医院机房系统严重进水,被迫停电,医院HIS系统、LIS系统、影像系统、电子病历系统停止工作,影响医院病人的就诊与治疗,医院业务中断。

【原因分析】

通过仔细排查,发现该医院机房中心给排水系统存在设计缺陷,一旦进水量增大,非常容易发生积水拥堵的现象,导致雨水漫入服务器设备,硬件发生故障。

该机房所在楼层是普通办公楼,并没有按照国家标准做针对机房的独立设计,下水管道、排水系统以及整个机房的密封性都不达标,给排水系统不能应对暴雨的特殊情况。

【解决方案】

立即启动应急系统,启用备用设备,首先保障业务的顺利进行,尽一切可能减少患者的财产损失。

严格按照国家标准,重新设计机房,增加给排水设备,建立漏水监测系统和报警系统,一旦遇到故障,第一时间通知专业人员进行处理,保证机房能够应对此类突发事件。

设立机房管理规章制度,安排专业人员进行值班,定期对相关设备进行安全隐患排查,确保没有安全隐患。

【总结建议】

在信息时代,医院信息系统的正常运行对于保障医院业务顺利运作至关重要,因此一定要配备一套应急备用系统,以便在发生突发事故的时候能够保障医院基本业务的顺利运作。机房选址对于后期管理来说也是至关重要,一定要按照标准来进行规范建设与管理,防震、防风、防水、防火、防雷是机房选择建筑的基本条件。

## 四、某医院数据库服务器发生死锁,导致挂号异常

【事件描述】

某三甲医院现有HIS系统、挂号系统、电子病历系统,由于之前的挂号系统设计老旧,与现有的HIS系统存在诸多不兼容的问题,为此医院准备更换新的挂号系统。新挂号系统正常使用一个月后,多次出现挂号失败的情况,经排查发现是服

务器端软件死锁的情况。

【原因分析】

服务器端的软件发生死锁最有可能的原因是服务端程序设计有缺陷,对于多用户访问没有设计到位,导致资源抢占发生死锁;再者有可能是服务器数据库系统版本太旧,效率低下。

【解决方案】

①联系新的挂号系统外包公司,排查服务软件逻辑漏洞,确保对多用户访问做正确设计。

②升级现有服务器数据库软件版本,提高兼容性和工作效率。

【总结建议】

针对外包服务提供的软件,一定要求进行充分测试,包括白盒测试和黑盒测试,以确保应用系统中不存在明显逻辑漏洞;对于医院业务系统中运行的软件系统,应当及时更新到主流稳定版本,获得更好的性能、更多的支持服务。

## 五、某医院服务器故障,导致 PACS 系统不能提供服务

【事件描述】

某医院放射科发现 PACS 系统无法正常登录,致电给信息中心工作人员,工程师登入 PACS 服务器查看数据库后发现 Oracle 数据库服务器进程已经死锁,无法查看具体信息,于是重启服务器,导致数据库的优化操作被中断,重新启动之后发现数据不一致,需要进行数据回滚。

【原因分析】

经过详细调查,发现 PACS 系统服务器所使用的存储器的一路电源发生了故障,只有一路电源工作,因此服务器自动关闭了缓存,数据传输速度严重下降。

查看系统日志后发现每日凌晨 Oracle 数据库执行优化操作,由于需要重新组织数据和索引页,所以需要大量的数据 I/O 操作,由于关闭了缓存,存储器传输速度很慢,从凌晨到发现问题时依旧在做优化操作,因此导致 PACS 系统不能正常运行。

【解决方案】

通知 PACS 系统供应商,配合工程师重新加载相关数据库。等到 Oracle 数据库完成自动恢复数据一致性后,重启 PACS 服务器,恢复正常。

【总结建议】

对于软件系统出现的故障,有时需要及时排查硬件系统。平时应当及时检查

硬件系统是否正常运行,避免硬件设备的故障导致软件不能正常运行,影响医院业务系统的可用性。

## 六、某医院数据库连接池占满,导致 HIS 系统工作异常

【事件描述】

某医院 HIS 系统已稳定工作数年,近日在更新 Oracle 数据库后发现 HIS 系统工作异常,会偶尔出现客户端无法连接的情况。经过排查发现是系统连接池连接被占满,无法再接入,需要重启数据库服务器。

【原因分析】

出现连接池被连接占满的错误,通常是由于软件设计方面存在缺陷,通过联系厂家工程师和 Oracle 数据库工程师一起排查,终于发现问题出在数据库连接数上。由于医院业务增长较快,客户端数量飞速增长,并且经常在同一时间段上线使用,系统瞬间受理的连接数激增,导致连接池被连接占满,产生错误。

由于 Oracle 数据库的新版本通常存在一些漏洞,任何 BUG 都有可能让数据库直接宕机,因此最好在生产环境中使用稳定版本。

【解决方案】

①提高 Oracle 最大连接数,更改系统的默认设置,将连接数设置为最大值。

②对 HIS 系统做好集群化,数据库服务器进行热备冗余,当主数据库服务器宕机时可立即启用备用机。

③控制客户端访问 HIS 系统的进程量,减少系统连接数的浪费。

④定期重启 Oracle 数据库,彻底释放数据库资源。

【总结建议】

对于医院信息系统来说,安全稳定胜过一切,因此核心的数据库软件最好使用经过考验的稳定版本,而不是具有一些新功能的新版本,因为新版本的软件存在 BUG 的可能性更大,需要实践的检验。

## 七、某医院核心层网络设备故障,导致系统业务中断

【事件描述】

某三级甲等医院的核心交换机已使用多年,为了保障业务系统的稳定运行,医院更换了一台新的核心交换机。启用后的第二天,发现医院网络故障,内网业务无法联通,医院网站无法访问,然而同一局域网的电脑可以互相访问,使用 ping 检测核心交换机发现无法联通。信息中心工作人员登录到核心交换机后发现 CPU 使用率高达 99%,ARP 进程占用了其中 90% 的资源。

【原因分析】

同网段网络可以互相访问,而跨网段访问异常,并且核心交换机无法 ping 通,出现这样的状况,最有可能出现问题的就是核心交换机。CPU 占用率在正常情况下不应该超过 50%,ARP 进程占用如此多的资源,很有可能是核心交换机软件有 BUG,导致系统资源被占用,无法处理正常数据,出现跨网段访问异常。

【解决方案】

最简单最直接的方法就是重启设备,这种软件 BUG 通常能通过重置系统状态得到短暂的恢复,同时联系核心交换机厂商,配合工程师做好问题的排查,确保问题能够得到迅速解决。

本案例最终发现是核心交换机软件有严重缺陷,在特定情况下会触发这一 BUG,导致 CPU 占用率过高。修复漏洞后恢复正常。

【总结建议】

对于核心网络设备的采购一定要注意,安全、稳定、可靠是追求的第一要素,因此最好选择那些成熟、可靠、久经考验的产品。另外,软件出现 BUG 是无法避免的,但是平常应该做好漏洞的修补工作,关注好所使用产品的漏洞公告,及时修复缺陷,才能保障核心设备的正常运作。

## 八、某医院 SQL 拼接错误,导致数据库事务超时回滚

【事件描述】

某二级医院 LIS 系统数据库为 SQL Server2000,信息系统使用 C♯ 开发,通过编写 SQL 语句利用 ADO. NET 进行数据库存取,在存储过程中用对象的方式进行编译并放入共享池中,省去了解析的过程,提高了执行效率。每天晚上医院需要对当天产生的费用数据进行统一汇总、统计,在这期间会涉及很多表的查询操作,之前的设计是将所有的 SQL 语句进行拼接一次提交,由于需要处理的信息庞大,每次数据库执行都要耗费大量时间,造成执行的超时。

【原因分析】

数据库执行时间会经过 ADO. NET 判断,一旦超过其设定的阈值就会给客户端发送超时信息,断开服务器的连接,造成正在执行的事物开始回滚,由于数据库采取了事务模型,频繁的执行一半后回滚很容易造成数据库的阻塞,影响业务的正常操作。

【解决方案】

对拼接的 SQL 语句进行拆分,单条提交,并用事务功能保证数据的原子性。

拆分成单条语句提交后,数据库每执行一条语句就将执行结果返回到客户端,客户端对返回的数据进行处理后再提交下一条 SQL 语句。拆分 SQL 语句的方法能够很好地解决超时问题,然而对网络的要求比较高,如果客户端工作不稳定或网络延迟大,很容易出现新的问题。

【总结建议】

在开发医院业务系统的时候,如果网络性能稳定,建议使用 ADO. NET 事务进行数据库存取;如果网络环境较差,可以使用 SQL 存储过程。不管用哪种方式,都应该尽量避免使用 SQL 语句拼接的方式进行数据库访问操作。

## 九、某医院内网速度慢,导致数据库发生异常

【事件描述】

某三甲医院使用 Oracle 数据库作为 HIS 系统的后台数据库。某日医院门诊科室报告说无法登录,使用管理员账号登录数据库之后发现是由于长时间未释放 TX 锁,将该进程杀掉之后恢复正常。查询日志信息后发现是一台自助查询服务机在执行 update 操作,此程序经常莫名其妙卡死,多次出现 update 操作长时间未释放 TX 锁,导致 HIS 系统无法正常运行。

【原因分析】

出现这种状况有较多可能的原因,有可能是程序存在 BUG,Oracle 数据库服务器存在隐藏 BUG,也有可能是终端系统环境的问题。

【解决方案】

首先可以尝试重新安装客户端程序,如果问题依旧存在,可以尝试重新安装 Oracle 客户端。经过上述步骤仍然不能解决问题的话就有可能是系统终端的问题了,可以通过重装系统彻底解决。

【总结建议】

网络问题有可能导致数据库的操作出现问题,比如 TX 锁长时间未释放导致其他系统的进程一直在等待,从而表现出 HIS 系统无法正常使用的现象。在医院信息系统建设过程中,网络质量问题不容忽视,好的硬件才能保障医院核心业务系统安全稳定地运行。

## 十、某医院数据库服务器内存资源不足,导致 HIS 业务中断

【事件描述】

某二级医院在 5 年前建立 HIS 系统,一直工作稳定。某日出现 HIS 系统无法

登录的状况,信息中心的工作人员立刻开始排查,经过检查发现有一块硬盘损坏,立即更换。过后问题依旧存在,登录到 Oracle 数据库服务器检查,发现有很多锁导致程序运行非常缓慢,不久系统报告内存资源不足。

【原因分析】

某医院购置的服务器已连续不间断工作 5 年,硬盘发生损坏是正常现象,然而有很多锁导致待执行的语句一直在排队,系统运行速度慢,很有可能是访问量大增,面对这么多的连接,服务器内存不够。

还有可能是运行的业务系统存在缺陷,比如忘记释放已经创建的事务,导致内存泄漏等。

【解决方案】

①首先保障业务的顺利运行,最简单的方法是重启数据库服务器,释放已经占用的资源。

②联系 HIS 系统供应商,排查系统是否存在隐含的不释放事务连接的缺陷,确保系统资源不被浪费。

③评估医院当前的业务量,适当增加服务器内存,提高硬件配置。

【总结建议】

服务器硬件资源是有限的,面对快速增长的医院业务,需要在建设初期做好规划,确保硬件能够保障一段时期内医院业务的正常运转,同时避免资源的浪费。另外,服务在上线前也要进行充分的压力测试,确保心里有数。医院内使用的 HIS 系统也要进行充分的测试,避免系统中存在潜在的漏洞和缺陷,防止发生泄漏内存的问题。

## 十一、杀毒软件拦截,导致大输液工作台查询不到单据

【事件描述】

某医院一日大输液工作台查询不到单据。

【原因分析】

重新部署了新的大输液程序,但是运行失败。检查后发现新的大输液程序在连接数据库时被服务器上的金山网镖拦截了连接请求,导致程序未能运行,数据未正确生成。

【解决方案】

将新的程序添加到金山网镖的白名单列表中,然后手动运行新的大输液程序,生成数据。之后由于已经部署了安全管理系统,卸载了记账服务器上的金山网镖软件。

【总结建议】

规范服务器部署相关流程，对于有杀毒软件运行的服务器，在部署新系统、新程序时应考虑是否会受其影响。

在服务器上部署安全管理系统，更高效便捷地管理服务器，保障系统安全。

## 十二、磁盘空间不足，导致报表不能及时生成

【事件描述】

某医院报表系统的当月报表未及时生成。

【原因分析】

在月初查看报表时发现没有当月数据，查看数据库后发现是因为磁盘空间不足导致数据库计划执行的存储过程不能成功执行，没有获取到相应数据，从而导致报表缺少数据不能生成。

【解决方案】

删除多余的日志文件，重新启动存储过程，在存储过程执行完后报表成功生成。

【总结建议】

定期清理数据库系统的过期日志并每日观察磁盘空间使用情况；扩充磁盘空间，保证一定冗余量。

# 参考文献

[1] 赵峰,曹文杰. 医院信息系统访问控制策略设计分析[J]. 计算机技术与发展,2016,(6): 144-147

[2] 李华才,刘长桥,刘晓日. 强化医院网络管理,提高网络运行质量[J]. 医学信息:医学与计算机应用,2001,(11):724-725

[3] 张彦丽. 信息系统安全等级保护管理系统中权限管理的设计与实现[D]. 西安:西安理工大学,2012

[4] 魏锦茂. 合规性管理在水电厂IT治理中的应用及其效果[J]. 计算机安全,2008,(4):90-92

[5] 张小亮,朱一新,王文明等. 医院网络与系统监控管理平台建设应用探讨[J]. 中国数字医学,2014,(10):82-84

[6] 周铁. 电力行业安全事件处理系统的设计与实现[D]. 成都:电子科技大学,2014

[7] 趋势科技. 以"信息安全进化论"为核心,打造无疆界数字安全世界[J]. 微电脑世界,2012,(12):83-84.

（吴振东　何伟）

# 第十五章　隐私保护

## 第一节　概　　述

人们在就医、诊断、治疗的过程中产生了大量的医疗数据,而这些数据对患者来说是十分重要和敏感的。随着患者及其家属对医疗及其隐私保护的重视程度日渐提升,医疗卫生行业的隐私保护已成为社会关注的重点话题之一。

由于某些医疗检验检查的特殊性,医护人员在工作过程中不可避免地会涉及病人的许多隐私方面的信息。如果这些信息在处置过程中被不合理使用或不慎泄露,其后果将是严重甚至不可逆的。各种数据显示,患者隐私权和因隐私利益产生的医疗纠纷案件逐年增多。如何在合理利用这些医疗数据的同时最大限度地保护患者隐私、防止患者隐私被侵犯,已成为医院信息安全保障的重要内容。

### 一、患者隐私保护的内容和意义

（一）患者隐私保护的内容

虽然医疗数据电子化和医疗信息发展的时间不长,但是患者的隐私保护理念自提出起至今已有千年的历史。结合整个行医就医的流程内容来看,患者在医疗机构接受医疗服务时,因诊疗过程需要而被医疗机构或医务人员合法获悉的数据,即为患者信息。而需要被保护的隐私内容,常隐含在这些患者的信息之内。这些数据往往包含患者不愿被他人知悉的个人情况,具体到所患疾病的各种历史,如既往病史、家族史、生活不良习惯等。而这些数据的采集对就诊流程是不可回避的,数据的完整和真实性始终与诊断的成功密不可分。患者隐私保护的含义就是通过行为规范、个人约束、技术限制或法律手段等多种途径,防止以上患者信息即患者隐私信息被泄露、扩散或不合理的利用。

（二）维护患者隐私的意义

通过剖析患者隐私的内容不难发现,维护患者隐私的意义在于保障患者的基本信息不被无约束地利用,维护患者的基本权益。患者隐私信息归根到底属于公民个人基本隐私的一部分,保护个人医疗信息是维护个人人格尊严和自由的体现。对患者信息的维护是对人的最基本的尊重。医疗信息不同于一般信息,其与个人的身体或心理状况密切相关,会涉及个人极其隐秘的生活关系,属于高度敏感性的信息。对这些信息的不当处理可能会给患者甚至患者的家庭带来极为不利的负面影响,诸如名誉毁损、社会地位降低、备受歧视等,这必然会使作为医疗信息主体的患者的尊严得到伤害。患者的就诊医疗基本信息对其在社会中关系的维护至关重要,所以保护个人医疗信息的隐私便意味着维持个人正常的生活。维护患者隐私信息也是一个医生的基本职责,在患者就医的过程中,接诊医生有责任规范使用患者的个人信息。强调患者隐私保护的执行有助于医生了解自己除了治病救人之外被其忽视的其他本职内容;此外要让患者信任医务人员并完整陈述自身的病情,以便提供与疾病诊疗相关的信息,医务人员才能作出最适宜的诊断和治疗,最终起到防病治病的效果。如果不能确保来院就诊患者的医疗信息隐私,这对患者病情的治疗以及维持良好的医患关系来说都是不利的。

公共利益的维护同样得益于保护个人医疗信息隐私的实施,促进医学繁荣进步。如果不能充分保障个人的医疗信息隐私,个人则可能因此拒绝透露完整全面的必要个人信息,或拒绝接受必要的检验,从而不利于正常治疗的开展,这不仅会影响正常的医患关系,对患者个人本身不利,更重要的是会严重影响到公共利益,阻碍医学的进步。

## 二、国内外患者隐私保护的现状

### (一)我国患者隐私保护的现状

较之西方发达国家,我国的患者隐私保护起步很晚,但在最近的几年间,公民对于隐私保护问题的关注已经越来越密切。严峻的形势也促进了近些年来我国隐私保护立法的形成和修正。但理性地看,我国的隐私保护立法健全程度还非常浅薄。遍寻我国现阶段所有与之相关的法令,覆盖患者隐私相关权益保护的法律规定少之又少,而且并没有形成较为完整的法律法规保护体系。规章制度间的盲区还显而易见,更多的条例保障依赖于民众道德、公民素质甚至自我约束和规范的层面。这些法律内容的空白对于患者隐私的保护形成了巨大的障碍。

上述背景的形成原因在于历史上我国的医疗体系架构中对于患者隐私权的保护意识一向不太重视。传统思维方式中也鲜有提及隐私权益保护的信息。此外,公民对于自身权益和义务意识的匮乏,乃至社会大环境中患者隐私保护问题的解决方式始终"简单粗暴"等原因,造成了如今"难立法"和没必要立法的观念已然扎根民众心中。另外,学术层面中我国对于公民,甚至患者隐私权利相关的理论研究起步较晚,众多概念问题至今尚未明晰,学科中尚未组建一套完整和成熟的理论框架。现有的零星学术研究一来运用前景和方向不够明确,二来与现有的临床运用层面距离尚远。目前,我国的宪法中简略提及了保障及保护公民隐私权利的内容,但是并没有单独对如何保障隐私权的措施进行法律规定,更没有把隐私权作为公民的一项基本权利。在民法、刑法、诉讼法等法律中也都间接性地提及了关于公民隐私的法律法规,但在这些法律保障中关于公共医疗卫生层面的内容并未涉及。我国卫生行业的法律法规和章程对患者隐私保护的范围较小,法律效应也比较低,大都将侵害隐私作为侵害名誉权来保护,没有专门针对患者的隐私权益进行保护的法案。

患者隐私保护是一个涉及社会面甚广、纵跨多个学术领域的复杂问题。除了上述法律法规层面的因素造成目前我国患者隐私保护工作整体开展缓慢外,还有如下其他层面的因素:

### 1. 患者隐私保护技术应用水平整体较低

目前技术层面上针对患者隐私保护、防止恶意侵犯取得了不小的进展,如前文所叙述的面向原始数据的隐私保护技术、基于访问控制的隐私保护技术、电子签名技术以及数据加密技术等,一定程度上满足了当前患者隐私保护的需求。但与此同时,窃取、盗用、篡改患者医疗信息、侵犯患者隐私的技术也在不断提升;而现有技术仍然存在不完善的地方,如防火墙技术存在的漏洞使医院系统遭到未经授权的第三方攻击的情形时有发生,导致患者隐私被侵犯和泄露。计算机感染病毒是技术漏洞中最常见的。黑客是网络中最常见的发动攻击者,这群人未经得任何授权和允许便利用网络中的漏洞侵入、攻击、获取甚至篡改医院的患者诊疗信息,这将对患者的身心健康、医院的正常运转甚至整个社会造成恶劣的影响。此外,相比于发达国家,我国现阶段医疗信息化的整体发展水平仍然相对较落后,且全国各地区发展很不均衡,很多地方此类隐私保护技术的应用较少,应用水平较为落后,应用效果不甚理想。因此患者隐私保护战的攻防形势仍然十分严峻。

### 2. 患者隐私保护相关配套设施不完善

我国有着13亿人口,卫生资源相对集中和紧张,医院硬件设施条件仍然难以较好地保护患者隐私。较多医院的门诊大楼中,很多病人及其家属都挤在一间诊室,医生对患者病情问诊或者在对患者进行身体检查的时候,其他的患者都可以听到及看到。护士对病人进行一些护理的时候,在没有任何遮挡物遮挡的情况下,会无形中给患者的心理造成较大的压力和伤害。虽然目前很多医院的就诊及住院环境已经有所提高,但离满足患者对个人隐私保护的需求还相差较远。

### 3. 人员缺乏患者隐私保护相关技能

医护工作者们的工作内容繁琐,终日处于高强度的工作状态,休息时间少,面对的人群复杂。在这样的背景下,保障工作质量和治疗效果被很多人选择放在首要位置,而对关乎隐私保护层面需要的技能和知识缺乏相应的重视。诸多案例显示,其根源与医护工作者缺乏一定的患者隐私保护意识存在着一定的关系。尊重就诊病人的人格,实行医疗保护策略,为病人保守医疗信息,不泄露患者隐私已变成医护人员必须要遵守的职业道德。

安全管理意识的缺失也是引发医疗数据外泄的重要原因,它表明医疗机构对于数据的重要性不够明确。对于那些未经授权私自公开或者泄露病人信息的行为,国家的法律法规并没有明确的规定该如何进行处罚措施,因此大多数医疗信息机构都亟需加强对患者的隐私信息保护意识。

医疗机构管理体系的健全与否,关乎每一位医护工作者的隐私保护意识提升能否加强。医疗数据的保管应该是全院的,而不再限于医院和医生。随着互联网的快速发展,未来将会有越来越多的实体参与到医疗业务过程中,而医疗数据的管理机制尚未成熟,急需加强。在美国健康保险可携带法案(HIPAA)机构发布的十大医保数据泄露事件中,有9件事故是由于管理不善造成的,譬如纽约医疗与医院集团下属北部布朗克斯医疗网络,由于货车司机的疏忽导致将近 20 年的病人、员工和供货商的所有重要信息丢失。

4. 患者资料保管存在缺口

随着医疗信息化的高速发展,多个应用系统支撑医疗信息化建设,但是这同时也暴露了患者资料的保管过程中存在的缺口。很多医院都先后采用了易于查询、方便共享、更加快捷的电子病历系统,但由于缺乏完整、安全、规范的电子病历传输标准,再加上医院本身的技术实力水平有限,通过接口就会引发一些安全隐患事件,从而导致病人信息的丢失,影响患者隐私信息的安全。

目前很多医院都上了自助报告机,会把患者的检验检查报告公开放在指定场所,由患者或其家属自行领取,且在领取时缺少对领取人员身份的有效审核,导致患者有关的隐私信息泄露。而病案管理人员一旦因为工作的大意,造成病案的损坏或丢失,对病案复印申请人的核查不严格,都会导致患者隐私信息的泄露。

5. 其他社会因素

抛开医疗体系以内的因素,社会环境中已然有诸多条件制约隐私保护实施的发展脚步。许多利益相关方受金钱的诱惑,通过公开贩卖被泄露的个人信息,寻求暴利。

中国人的传统思想中以家庭为本位,家庭虽庞大但是生活空间却很狭小,个人秘密很容易变成公开秘密。病人的就诊信息不是其独有的,往往是在家庭中共享的,而病人也凝聚着一个家庭整体力量来对抗疾病。受到中国传统思想的影响,周围人员对疾病信息的获取被看作是一种关怀的欣慰,这在无意间也造成对患者相关隐私的侵犯。

(二)国外患者隐私保护的现状

西方发达资本主义国家早就已经建立相对完善的法律法规政策并十分重视患者的隐私保护。美国是隐私权及患者隐私保护的起源地,也是隐私权立法最早的国家,目前无论是理论研究还是司法保护都已非常完善。在 1890 年的时候美国学者就首先提出了"隐私权"的概念,他们将隐私权的概念设定为"不受别人干预的权利",保障的就是个人不可侵犯的人格。

1996 年美国政府颁布了《健康保险可携性及责任性法案》(简称 HIPAA),以加强电子病历在遵守隐私保护和信息安全方面的监管。HIPAA 对于电子病历利益相关者的义务、权限和法律责任等内容作出了严格的界定。HIPAA 的焦点就是要对电子医疗服务事务建立全国性的标准,以允许在提供安全措施保护患者医疗信息隐私的同时更加有效地加快医疗信息的流通。HIPAA 要求健康计划和特定健康服务提供者在进行一切诊疗、护理业务之外的活动中使用或披露个人信息必须首先获取个人同意,并采取积极有效的措施保障患者医疗信息的安全。其主要内容有以下四个方面:第一,该规则适用于"受调整实体",也就是说,任何在通常的商业过程中提供或支付医疗保险的主体,也间接适用于任何从受调整实体处获得受保护的健康信息者。对于受调整实体,该规则建立了概括的禁止规范,以防止他们使用或披露受保护的医疗信息,并用明确的概念对比将"使用"和"披露"区别开来,"使用"(use)指在特定的医疗系统领域内所进行的正当资料运用行为,"披露"(disclosure)则是向医疗系统领域以外的个人或机构提供资料。第二,在该规则以外目的的使用或披露医疗信息必须获得信息主体的授权。取得授权的医疗机构必须很清楚明确地说明个人资料中哪些部分会被披露以及资料披露的对象为何方机构或个人。规则也规定了一些不需授权的例外情形。第三,医疗信息主体的信息接近权。信息接近权的内容包括阅读与获得病历信息的复印件,了解其信息披露的所有方式、目的和时间,要求增减信息。第四,医疗相关组织机构内应设立专门的隐私权办公室。其具体职责包括监管机构内所有的有关隐私权保护的活动;接受与建立信息隐私相关的申诉渠道;对员工进行定期隐私权保护培训,培养训练员工的隐私权保护意识;不断更新医疗信息防护机制与程序,以应对信息技术发展带来的信息安全威胁。

2003 年 8 月美国政府又出台了《个人可识别健康信息的隐私标准》。另外美国不同的州也分别制定了保护公民隐私权的法律,如《个人隐私法》。美国在法律法规中直接将公民隐私权以及患者隐私权作为一种独立的权利加以明确与规定,明确了当事人的隐私权益一旦受到侵害的时候便可以直接向法院提起诉讼,这种方式对公民的权益起到了直接的保护。

欧盟成员国早期便对数据交换过程中安全和隐私保障问题给予了高度关注,目前正在着手组织建立能够覆盖全欧盟范围内的数字患者隐私保护体系。此外,亚洲区域的韩国在其国家的第二个卫生信息系统 10 年规划(2011—2020)中,也将通过完善司法制度与制定标准化等手段来加强患者隐私保护。

## 三、我国患者隐私保护对策

当前社会,网络攻击、网络诈骗以及数据窃取等信息安全问题日趋严重,患者面临着个人隐私被侵犯、隐私信息遭到泄露的巨大风险，导致其日常生活受到严重困扰，甚至会造成患者的社会名誉受损，给患者带来严重伤害；与此同时，随着法制的提高，人们对自己权益重视度不断提升，患者的个人隐私信息保护意识也不断增强，患者隐私信息被侵犯、隐私信息遭到泄露引发的社会影响也呈上升趋势。由于隐私权纠纷而引发出了很多的诉讼，案件也越来越复杂，因此亟待加强对患者隐私的保护力度。为加强对我国的患者隐私权的保护力度，可以从法律层面、管理层面和技术层面采取相应措施：

（一）法律层面

我国需要加强对患者隐私权的宪法保护，这不仅具有现实环境的必要性，还具备切实可实施性。我国目前行使的宪法条例中并没有明确规定公民具有隐私权，这在一定程度上减弱了对隐私权的保护，但是可以通过宪法解释将患者隐私权归纳到宪法的保护范围之中，从而加强对患者隐私权的保护力度，进一步减少社会中侵犯患者隐私权的行为。保护患者的隐私就代表着对患者的尊重以及对患者人格的尊重，将隐私权放入宪法是患者隐私权受到保护的前提与基础。可以借鉴并采用美国对患者隐私权宪法的保护模式，将隐私权解释到宪法当中，让公民、患者对自身的隐私权可以进行直接的保护。

从法律法规上确认我国公民隐私权的权利以及它所包含的种类，尤其需要明确医院的行为责任和患者隐私权的主体，此外还需要多参考国外法律法规的经验，让患者能得到更好的就诊措施。宪法是一个国家的根本法，它的核心目的就是为了保护本国公民的基本权利。患者隐私权作为公民的一项基本权利，应该被纳入到宪法的保护范围中，从根源上实现对患者隐私权的保护。伴随着社会发展，人们对权利的保护需求也是随之高涨，将公民的隐私权上升到宪法层面，也是顺应了当下时代快速发展的要求。患者属于公民中的一项特殊人群，它的隐私权应该得到相应的法律保护。虽然我国现行宪法并没有对公民隐私权作出相关明确规定，但是对于基本权利的保护，不是只有宪法规定了的权利才可以得到保护和重视。患者的隐私权应该得到更加全面的安全保护，不仅是宪法，还有基本的法律法规，都应该对患者的隐私权进行规定。

适当扩大患者隐私权侵权主体范围。患者隐私信息具有一定的特殊性，其与平常的普通隐私内容不一样，只有具有一定权限的人才能够接触到这些患者的隐私信息，而成为侵犯患者隐私权的主体恰恰可能是这群人。研究患者隐私权的学者认为，能够侵犯患者隐私权的主体主要是医护工作者等一些从事医疗行业相关的一线人员，这些人员组成了侵犯患者隐私权的主体。此外，除了医护工作者外，还存在着一些其他身份的人员也可能侵犯患者的隐私权的主体，比如医院的行政后勤人员等，他们都可以接触到患者隐私信息。在信息化的时代，单个单元的信息或者个别的信息都是不值一提的，但是一旦得到大量且全面的信息，经过计算汇总便能够产生震撼的效果,这些数据便具有了很高的利用价值与经济价值。这些隐私信息一旦被不法分子泄露,便会对病人、医院乃至社会产生难以预料和难以控制的危害后果。将这些涉及患者隐私的人员都列在潜在的侵犯患者隐私权的主体并加以严密管理,防止患者隐私泄露是非常有必要的。

适当扩大患者身体隐私保护范围。隐私权的主要内容包括自己的决定权和信息的控制权。自己决定权主要指自己的隐私能够隐藏,不受外界特别是权利的干涉,自身的空间与活动都受到保护。在患者进入医疗机构就医的同时,不论是医生检查诊断的阶段还是治疗阶段以及后续的住院观察和康复护理,患者都是全面暴露在医务人员面前。一方面处于对疾病的恐惧,另一方面因为不了解医学专业知识,在检查的过程中医务人员要求患者脱衣检查,患者都会配合。但是在这种情况下医务人员借检查之名强迫患者,对患者的隐私部位进行窥视触摸,这就是超出了正常的检查程序,这就是对患者侵害隐私的表现。患者在手术治疗的时候,未经过患者同意对患者进行拍照摄像,并且允许无关人员在一旁围观,这种直接的窥视行为也是侵害患者的隐私权。《侵权责任法》明确了侵犯隐私权这一民事权益,应按照本法承担相应侵权的责任。所以,医护人员的非法刺探触摸对患者进行侵权的行为要按照第二条规定由医护人员承担侵权责任。第六十二条的规定是泄露未经同意公开的医务人员是正常的医疗过错行为。在患者的身体隐私的保护上,不仅仅是一种表现形式,保护的范围应该扩大到医疗机构及它的医务人员刺探、窥视等行为超过诊疗目的打探患者隐私等一些侵权方式。

明确侵权的责任范围与界限的划分、要能够明确侵犯患者隐私权的赔偿范围,需要对患者隐私权的宪法保护进行补充和完善。在大部分患者隐私权的侵权案件中,是通过非法侵入、收集和利用等方式,大多数体现在电视对诊疗行为的直播、临床教学、病例等医疗档案管理以及信息网络条件下患者隐私权的侵犯。医护工作者在上述的行为中,对其患者隐私信息进行泄露,不仅造成对患者隐私全侵害的结果,同时还对患者造成心理和精神的双重损害,医护工作者要承担相应的损害责任。

(二)管理层面

患者隐私保护的管理制度是宏观层面患者隐私保护相关的法律法规在社会事务中的具体体现,具有较强的可操作性和执行性,强化并提高医疗人员的隐私保护意识,规范相关人员的医疗行为,确保患者隐私得到有效保护,同时其又为信息技术实现指明了方向,并通过一系列的规范、约束有力确保各类患者隐私保护技术能够得到切实、有效、安全、正确的应用。因此管理层面属于承上启下的重要中间层,在落实各项法律法规、指导具体技术应用的过程中起着重要而积极的作用。具体来说,管理层面可从如下方面实现患者隐私保护的重要目标:

1. 制定合理管理制度,规范医疗人员行为

通过制度强化医院对患者隐私权的保护。医院可根据国家关于患者隐私保护

的相关法律法规以及各级政府出台的相关政策文件,同时结合本地区、本医院的实际情况制定细致规范、有效可行的关于患者隐私保护管理制度。通过管理制度对医院各个部门以及所属人员进行约束教育,对涉及到患者隐私方面的工作,如病历管理、医务人员诊疗、实习生实习管理等方面的工作需以明文细项的形式详细明确地制定出患者隐私保护内容以及范围,确保患者隐私保护能够有效执行。为加强管理制度的有效落实,需建立相应的隐私保护巡查和反馈制度,通过安排巡查人员对患者权益的问题进行书面、电话、口头等明查暗访,及时获取相关的信息上报医院有关部门,将处理意见及时反馈给患者和医疗人员,在尊重患者隐私权益的同时及时纠正医疗人员的不恰当行为。通过管理制度的建立和执行,有效增强医务工作者的法律意识,提高医务工作者的职业道德修养。医院必须在平时的工作中需不断加强患者隐私保护方面的法律法规的学习与宣传,明确医患双方的权利和义务,特别是有关保护患者隐私权的规定,重点提高医疗人员的法律素质,使他们在工作中依法行医、依法办事。合格的医疗人员不但精通临床业务,掌握现代化的医疗技术,同时还需具有良好的职业道德修养。因此医院通过制定相关制度,加强对单位职工的思想教育,使广大医疗人员树立高尚的职业道德,切实保护患者隐私。

2. 制定信息技术应用管理制度,提高技术应用可靠性和安全性

随着信息技术的飞速发展,患者隐私保护的技术应用层出不穷,先进信息技术的应用有效保障了患者隐私权益。然而信息技术也是一把"双刃剑",即如果信息技术的应用不恰当,或是滥用、错用甚至被不法分子恶意使用,不但不能起到有效保护患者隐私权益的正面积极作用,反而会严重损害和侵犯患者隐私权益。近些年,国内外有过多起因为信息技术使用不当,或是不法分子应用信息技术导致患者隐私泄露、隐私权受侵犯的事件,这对患者的身心造成了极大的伤害,严重影响了社会安定和谐,因此必须通过严格的管理制度将相关患者隐私保护法律的精神落实到实处,规范、监督信息技术的正当、恰当的使用,防止因信息技术使用原因导致患者隐私权受侵犯的恶意事件发生。应从如下三方面制定针对信息技术应用的管理制度:首先,制定技术层面的患者隐私保护管理制度。这主要是将医院宏观的、业务层面的管理措施转化为技术层面的具体实现方法,并以管理制度的形式固化确保技术应用能够得到医院各部门支持,让信息技术的应用有据可循。其次,制定信息技术应用准则和应用的规章制度,规范应用行为,避免不规范的应用行为造成的不良后果。并通过制定标准规范的应用管理制度,提高信息技术应用效率和质量,加强患者隐私保护力度。最后,针对信息技术滥用或非法使用导致患者隐私权益受侵犯的非法行为制定相关的管理制度,为受到侵犯的患者提供各类援助支持并对这些非法行为进行惩戒,从另一方面切实保护患者隐私权益。

3. 提高医疗人员自律意识

医疗人员作为为患者提供诊疗服务的主体,其责任和地位是十分重要的,因此

在患者隐私保护体系中发挥重要作用。通过相关管理制度的建立和落实,能够促使医疗人员正确看待患者隐私保护这一重要问题,提高医疗人员在患者隐私保护方面的自律意识。管理制度主要从如下三个方面落实:首先,医疗人员从思想上树立起真正重视患者隐私权益的价值观,增强保护患者隐私权的主动性,时刻牢记医学誓言"行医之事所见所闻,永当保密,决不泄露",未得到患者同意的情况下不向他人泄露患者的隐私医疗信息,恪守为患者保守医疗秘密的承诺。其次,提高医疗人员法律意识,主动学习相关法律法规。近些年来,随着患者法律保护意识日渐增强,日益重视自身权益,一旦医疗人员侵犯了患者的权利,不论是否有心为之,都可能引起医疗纠纷,恶化医患关系。因此必须严格要求医护人员必须自觉遵守相关的管理制度,不断强化法律意识,学习法律知识,把加强工作责任心、严格执行操作规程提高到法律的高度来认识,把保护患者隐私权益作为准则来遵守。最后落实人性化服务,有效保护患者隐私权益。医疗事业是一份爱心事业,只有始终坚持患者利益至上,以人为本,以病人为中心,才能真正诊释医疗事业的"爱心、耐心、细心、责任心"。这要求每一个医生在诊疗过程中,"想病人所想,急病人所急",努力做到为患者生理、心理、环境和生活等多个层面提供人性化服务,在患者享受到充分有效的医疗服务、身心得到恢复的同时,其隐私权能得到尊重和保护,让患者能够切身体会到自身权益受到保护、自身人格受到尊重。例如,在诊疗中尽量减少或避免患者隐私部位的暴露;采集病史时严肃认真,使患者高度信任、积极配合;不在公共场所讨论涉及患者隐私的医疗问题,不在患者面前分析病例或讨论不利于患者康复的疾病研究进展;安置床头卡之前详细解释安放的意义,对可能造成患者精神伤害的疾病、病理、生理上的缺陷、有损个人名誉的疾病、患者不愿他人知道的隐情进行诸如二维码加密显示等技术处理,有效保护这些隐私信息不被泄露。

4. 加强宣教管理力度,增强患者自我保护意识

要实现对患者隐私权的有效保护,必须加大宣传、加强教育,通过制定宣教管理制度,采用多种宣教措施途径让患者将隐私权保护观念根植于心。首先要让广大人民群众充分了解患者隐私权的内涵,保护的内容、方式以及隐私权被侵犯后可以采取的救济手段;其次要帮助患者培养争取的隐私保护意识,即为了便于医生针对疾病做出准确诊断,患者应积极主动配合,说明与自己有关的各种情况,包括自己的相关隐私,但同时患者作为医疗合同中的平等主体,也应该享有自己的正当权利,包括隐私权,具有鉴别医务人员是否越权侵犯自身隐私权益的能力,对医务人员超越职权的干涉、侵害自己隐私的行为要进行坚决抵制,对严重侵害自己隐私权并造成一定后果的行为,要运用法律武器来维护自己的合法权益,捍卫自己的人格尊严。当然也必须让患者树立正确的隐私权保护观,学会处理隐私权与其它权利的关系,正当使用隐私保护权保护自身隐私,不滥用隐私权。同时要不断提高公德意识,促使全民形成在医院等公共场所里尊重别人隐私的道德氛围,提倡"尊重患

者隐私就等于尊重自己隐私"的理念,推动和促进医患双方共同努力构建良好的患者隐私保护环境,合理、有效地保护患者权利,建立和谐医患关系。

（三）技术层面

患者隐私保护一方面需要依靠于国家的法律法规与政策制度,另外一方面也要依靠各类信息化技术的落实与实现。当前随着信息技术的发展与突破,越来越多的信息技术被应用到患者隐私保护领域,有效保护了患者隐私不被侵犯和泄露。针对当前我国医疗信息化发展较为落后、各地发展水平不均衡、患者隐私保护技术应用水平参差不齐的现状,建议采取如下措施:①紧跟世界先进水平,加快我国医疗信息化水平建设,加大对隐私保护理论与技术应用的研究力度,特别是在理论创新方面应有所突破,积极提高我国在患者隐私保护方面的理论与技术应用的水平,缩短我国与发达国家间的差距。②针对落后地区技术应用水平差的现状,加大对其扶持力度,积极缩短与其他先进地区的差距,尽量降低经济先进地区与经济落后地区之间的技术鸿沟,整体提升我国患者隐私保护技术的水平。下面就其中应用较为广泛的几类技术作详细的阐述。

1. 面向原始数据的隐私保护技术

在当前信息化社会中,医疗数据交互日益频繁,数据共享度日益提高,而患者有时为了能够得到更加全面、细致、公正和客观的诊疗结果,必须要将自己的医疗数据提供给第三方。但某些情况下,患者处于自身隐私保护的考虑,避免因提供高精度的原始数据而泄露自身隐私,如个人基本信息、身体状况等。这种情况下,必须对原始数据进行匿名或隐藏处理(如通过对数据的泛化和隐藏等操作来保护隐私),产生新的消费数据集合。

匿名化的三个重要原则:防止身份泄露的匿名原则;防止属性泄露的匿名原则;防止推理泄露的匿名原则。通过处理后的集合有如下特点:相比原数据集,其数据的特异性下降,不再具有明显的、能够准确定位的个人隐私信息,但同时又保持了原始数据的分布特质,即不影响第三方利用此数据作出正确的诊疗结果。上述的技术处理对个体隐私信息的保护实现了有效的加强。匿名化技术的核心是在保证统计性质的同时对原始的数据进行隐藏,同时在发布的数据中加入随机化的干扰数据,将得到的数据进行分组,利用每一组统计得到的信息来代替一些原始数据,为保护真实性而不发布某些特定数据的技术。

匿名化技术的具体实现主要有如下几种:①泛化技术,泛化技术分为全域泛化、局部泛化和聚类泛化。泛化技术就是将准标识符属性值用更不确切的值进行替换,如将随机化的干扰数据发布到原始数据中去,在保证统计性质的同时对原始的数据进行隐藏,将得到的数据记录进行分组,利用每一组得到的统计信息来代替某些原始数据,为保护真实性而不发布某些特定数据。泛化后的数据虽然牺牲了部分数据精确度,但是在一定程度上保持了基本的语义信息。与全域泛化和局部泛化方法相比较,聚类泛化的方法可以将数据的质量向上提高:各个类的元组相似性越好,则泛化标识等过程中的信息损失越小,数据发布质量越高。②替换技术。如将患者信息中敏感但替换后不影响本次特定分析的信息利用假信息进行替换覆盖,如用假名替换患者姓名、假地址替换患者家庭住址等。③加密技术。将患者信息进行加密,包括传输和存储,利用这种技术能够防止黑客等恶意入侵窃取患者隐私信息。

常见隐私保护模型主要有:①K-Anonymity 模型。K-Anonymity 模型提出的是一种针对链接攻击造成身份泄漏的基本思想,其原理是通过将个体与元组两者之间的数据对应关系切断来达到隐私保护的目的。② L-Diversity 模型。L-Diversity模型是依据防止同质和背景知识攻击造成属性泄露的基本思想提出的,其原理是依靠为每个数据集增加多样性约束来实现切断敏感属性值与个体之间的关联。此外,还有递归(c,l)-Diversity 和熵 L-Diversity 两种定义方式能够解决敏感属性值频率过高而引起的泄露问题。

数据匿名化的目标主要是指在保证数据可用性的基础上,通过适当损失一些属性值所特有的信息——即隐私数据脱敏来提高数据的安全性。所以对原始数据集的匿名化一定会造成部分信息的损失,我们需要在数据的可用性和数据的安全性这对矛盾中找到两者间的折中平衡。目前数据匿名化的研究工作是尽量设计更高效的匿名保护模型,及在此模型的基础上设计出更好的、更加合理的匿名化算法。

2. 基于访问控制的隐私保护技术

其技术旨在满足个人在获得及时医疗服务前提下,通过限制不同用户对不同信息资源获取的权利来防止滥用资源,让不同的数据可以在不同的范围内被合法地使用,能够最大程度地保护患者隐私信息的安全。数据访问控制的授权基于不同用户的不同身份,主要包括:强制访问控制(MAC)、自主访问控制(DAC)、基于角色的访问控制(RBAC)以及基于访问目的的访问控制。强制访问控制技术方针是在不同的用户安全等级下来控制敏感数据的流动与开放程度,而自主访问控制方针则是由不同的系统管理员根据实际情况对访问请求进行自主的授权,此方针人工干预性较强。随着医疗信息系统的不断发展,医疗业务的复杂度日益提高,目前前两者方式已经不能满足患者隐私保护的需求。基于角色的访问控制指的是由角色对访问请求进行自主授权,角色指的是具有相同性质的一系列用户的集合。该技术主要有两个模型原型:①策略重组模型。通过对数据访问策略进行组合与重建,使角色有权限控制用户对隐私数据的访问;或者为了使用户在特殊场景下能动态访问隐私数据,可考虑建立能访问到隐私数据的一个特殊角色。②用户身份加密。基于多个角色的用户身份认证的加密与解密隐私数据访问模型,实现对医疗数据外包服务的隐私访问控制;或基于角色集成的隐私访问控制模型对分布系统隐私数据的访问控制。由隐私数据访问目的驱动的基于访问目的的访问控制,可通过一系列的隐私数据访问控制策略满足在开放环境、动态应用场景以及突发紧急情况下对隐私数据的泄露控制合理访问。基于访问目的的访问控制能够满足：①患者对隐私数据共享的需求；②医疗机构的隐私访问策略需要与患者的需求紧密的融合；③隐私数据访问的特定访问目的（purpose）。

访问控制是对医疗行业信息资源、数据进行保护的重要措施之一，它能够切实较好地保护患者的隐私不被恶意侵犯和泄露。访问控制可以从三个方面来控制医疗信息数据的访问：哪个用户能访问系统、能够访问系统的何种医疗信息数据以及以什么样的方式来访问这些资源。访问控制的实现技术较为复杂，现阶段主要包括用户口令、登录控制和资源授权策略等，如果这些控制方式需要联合使用，能够灵活随意调整的难度系数大，不利于系统管理者对控制策略的管理。针对上述的问题，规则引擎作为一种有效解决方案正得到越来越多的人关注：将访问控制的控制策略从应用代码中剥离出，不再与其他的业务逻辑混杂在一起，集中封装成应用程序的一个组件。规则引擎作为单独的组件嵌入到应用程序中，实现了将业务决策与应用程序代码两个功能组件相分离，这大大地提高了管理人员访问控制管理的便捷性和管理效率。因此该种医疗信息隐私保护技术将在今后的访问控制中得到越来越广泛的研究与应用。

3. 电子签名技术

电子签名是现代认证技术的泛称。美国《统一电子交易法》规定，"电子签名"泛指"与电子记录相联的或在逻辑上相联的电子声音、符号或程序，而该电子声音、符号或程序是某人为签署电子记录的目的而签订或采用的"；我国《电子签名法》对电子签名的定义为："是指数据电文中以电子形式所含、所附用于识别签名人身份并标明签名人认可其中内容的数据"。

电子病历包括了患者基本信息、个人的疾病史信息以及相关的诊疗措施和过程，是患者重要的医疗就诊记录，具有高度的隐私性、机密性和法律效应，这决定了医院电子病历系统必须有完整的信息安全保障体系。而电子病历潜在的安全风险主要体现在信息的采集、存储、传输及应用四个阶段。系统登陆者身份验证被盗用、互联网及局域网受到黑客攻击导致信息被盗取或篡改、管理制度不健全、操作权限未设定、责任界定不明晰等，都可能使电子病历信息泄露，由此对电子病历信息的安全性和可靠性提出了较高的要求。电子病历的安全需求主要包括：①机密性；②完整性；③有效性；④不可否认性。电子签名技术恰好符合并能够很好地实现上述四点要求，保证业务系统信息传输的持续性与完整性，实现发送方的身份识别、"防篡改和推卸责任"以及保护患者个人隐私在整个流程中不被第三方恶意窃取，有效避免了患者个人隐私的泄露。因此目前电子签名技术已经被广泛应用于电子病历的使用与交互中。

目前，电子签名技术主要采用的是数字签名。数字签名的概念是指在数据发送方用个人的私钥对所发送数据进行加密，然后形成发送方的数字签名；到达接收方之后利用发送方的公开密钥来对数字签名进行解密，以确认该数字签名和其中所包含的数据是否来自由发送方。目前常用的电子签名技术有：基于 PKI（Public Key Infrastructure）的数字签名技术、XKMS（XML Key Management Specification）和基于 ECC（Elliptic Curve Cryptography）的病历文档内容抽取签名。

目前主要的具体应用方式有如下三种：①智慧卡式。持有者拥有保存着有关于自己的数字信息的类似于 U 盘的便携移动设备。每当需要使用的时候，只需将此移动设备连接至终端电脑，然后输入自己的使用密码。②密码式。指的是由使用者首先设定一个密码，然后利用电子笔在电子板上签名后通过特定的硬件设备将信息存入电脑。电子板的使用不但可以有效地记录下使用者签名的形状或图案，还对签名时所使用的力度、速度都会留有记载，以防他人非法盗用签名。③生物测定式。是指以使用者的身体为基础，首先通过特定的硬件设备对使用者的面容、指纹或者视网膜进行数字识别，然后确定使用对象是否与原使用者保持一致。在很多医院的实际应用中是将上述的方案结合使用，极可能应用到其中的两种或三种，通过多种方式联合使用，显著提高电子签名的安全性和可靠性。针对医院的实际情况，建议要求在电子病历签名中审核医师也要签署相应的姓名，若由学生或实习医师承担记录，那么则应有住院医师和主治医师进行复签。电子签名技术的使用，不仅使电子病历具有合法性，更为重要的是可以防止患者病历中的信息被人为地篡改、破坏和泄露。

4. 数据加密技术

患者的电子病历等医疗信息在传输的过程中，面临着被恶意的第三方窃听、窃取信息而导致其个人隐私遭到泄露的巨大风险，个人的信息安全遭受严峻挑战，因此必须对其传输和交互的医疗信息采取信息加密措施，提高通信的安全性，确保恶意第三方非法获取后因无法对其进行解密解读，从而避免患者个人隐私遭到泄露。简单来说，信息加密就是利用现代相关信息技术手段把需要传输的重要数据进行加密并传送，当信息到达目的地后再进行编译解密。信息加密的方式和技术多种多样，目前主要应用的有硬件加密和软件加密。电子病历系统中的敏感数据经过有效的加密处理后，数据以密文的形式进行存储、传输和交互，一旦需要使用加密的数据时需要按照既定的解密方法进行数据解密来获取相应的数据。

目前应用较为广泛的加密算法主要有对称密码算法和非对称密码算法两大类。对称算法种类主要有：DES（数据加密标准）、3DES（三重数据加密算法）、AES（高级加密标准）、IDEA（国际数据加密算法）、RC5（参数可变的分组密码算法）、SSF33、SM1 算法；而非对称算法种类主要有：RSA 公钥加密算法、ECC 椭圆曲线密码算法、SM2 椭圆曲线公钥密码算法。现阶段在医疗行业用于患者隐私保护的算法主要有 AES、RSA 等，同时为了防止泄密，确保患者隐私信息不被泄露，还经常采用硬件和软件联合加密的方式以进一步提高数据的安全性。

近些年互联网飞速发展,大数据时代已经到来,医疗领域的海量数据存储已经成为常态。使用传统的加密手段已经不适用于对不断增长的大数据隐私信息进行加密解密。基于大数据基础的加密解密技术已经成为当前一个重要研究方向。LinHY 等人研发出了一种针对 HDFS(Hadoop 分布式文件系统)的混合加密技术,该技术将之前的对称加密和非对称加密进行重新设计并融合。该方法目前虽然能够很好地实现并解决了大数据隐私数据的存储保护问题,但这些加密后的隐私信息需要先经过解密算法才能得以在大数据平台中进行计算,其运算结果在存储到大数据平台时同样需要重新加密,这个加解密过程会造成很大的时间开销。同态加密算法允许人们对密文进行特定的运算处理,而经过该算法运算并解密后与用明文进行相同计算所得的结论一致。而全同态加密算法则都可以转化为对相应密文进行运算后的解密结果。对于大数据隐私数据保护,利用同态加密算法可以有效避免存储中的加密信息在进行分布式处理时的加密与解密过程。

5. 防火墙技术

防火墙是防范外网恶意入侵、有效保护患者隐私信息的重要安全技术之一,它是由软件系统和硬件设备共同组合而成,在内网和外网之间建筑的一层保护屏障。当前很多国家和医疗机构纷纷采用该技术来提高电子病历系统的安全性和健壮性,确保患者隐私信息不被侵犯。目前防火墙主要有三大类:①网络层防火墙。网络层防火墙是运行在底层 TCP/IP 协议堆栈上的一种 IP 封包过滤器。网络管理员通过制定不同的网络管理规则来限制允许符合规则的封包通过(病毒除外,防火墙不能防止病毒侵入)。②应用层防火墙。应用层防火墙是在 OSI 模型中的"应用层"上运行。应用层防火墙可以根据不同的应用程序拦截进出的包。这一类的防火墙可以起到完全阻断外部数据进入到受保护的服务器中。③数据库防火墙。数据库防火墙是数据库安全防护系统,它是基于数据库协议进行分析与控制的一门技术。该类防火墙基于主动防御原理,能够实现数据库的访问控制、威胁操作阻断以及行为审计等功能。

6. 其他患者隐私保护的技术措施

①身份管理:该技术是为了控制访问权限的成本,提高用户身份管理的效率和安全性,保护用户隐私信息,方便用户信息的共享,提高工作效率和安全级别,采用新技术研发的集身份认证、授权管理和责任认定于一体的基础设施框架。其中身份认证是指在网络中确认操作者身份与口令的过程,它是整个网络安全中的第一道关口,也是身份管理中的核心环节,就是确认操作者数字身份与物理身份两者相对应,以防止其他恶意第三方非法侵入信息系统获取、篡改患者的病历信息,能够有效防止患者隐私遭侵犯。例如医生开立医嘱的电脑客户端被他人登录使用,进而篡改或删除患者电子病历,不但导致患者的隐私信息泄露,还会对患者的治疗产生严重的影响。因此对于电子病历系统来说,有效的身份认证系统是至关重要的。

身份认证系统包括两个方面的内容：一是识别，即了解确认访问者的身份与信息，要求能够识别不同的用户；二是验证，即对访问者说明的身份进行核实与确认。

虽然身份管理这样的措施可以在一定程度上保护患者的隐私信息，但是身份认证这种方式也只能局限地保证系统中的身份不被盗用，不能完全防范合法身份登录系统的用户执行违规的操作。这便需要其他一些管控措施，如访问控制联合完成对用户的操作管控，确保患者隐私不被泄露。

②安全审计：该技术措施提供了每个事件所涉及的系统、用户、医护工作者、患者等等的报告功能，这对于满足其他安全相关的事件也是至关重要的。

从当前来看，访问控制的效率是比较高的，但是系统灵活性还是有所欠缺的，对于一些加密技术，虽然能够保证数据的准确性和安全性，但是计算效率低下，目前的加密技术限制了数据的进一步分析和应用。而匿名化技术则可以在系统效率和最终数据的准确性之间找到相对的平衡。

此外当前隐私保护方面的新的技术应用不断涌现，如动态密码验证技术、人脸识别技术、声纹识别等技术，这些技术的应用对于患者隐私信息起到了重要的保护作用。

总的来说，技术层面实现患者隐私保护的原则是以患者为中心，利用当前先进的信息技术，构建完善、完备的患者隐私保护体系，确保患者在接受医疗服务的同时，其隐私能够得到有效保护，医疗服务不受影响。该套保护体系由包括网络、防火墙、服务器等硬件基础设施，患者隐私保护系统以及用户访问控制策略和风险识别防范策略共同构成，具备高安全、高可靠、高可用特点，能够有效保护患者隐私。同时，不同技术的技术优势不同、应用场景不同、防范风险种类不同，因此应根据实际应用场景选择适当的隐私保护技术，因地制宜，将技术的防范作用发挥到最大。此外在当前大数据的时代背景下，患者隐私保护的内涵发生了变化，技术应用场景发生了变化，基于分布式环境场景的患者隐私保护的技术实现受到越来越多的人关注。由于分布式环境下存在站点相对独立、数据异构的局限性，通讯与数据传输等其他操作将更变得加频繁，正是这些操作，在有意、无意间对病人的隐私信息和敏感数据构成了威胁，而传统的隐私保护技术已经不能满足当前大数据背景下的隐私保护需求，新兴的患者隐私信息保护技术（如基于分布式的患者保护技术）已经日益受到业界关注。

隐私保护对于信息安全有着重要的意义和广泛的应用，而隐私保护的概念内涵又非常广泛，其具体含义和要求根据所处的领域不同而发生变化，如在国家法律法规方面、制度管理方面、科研应用方面、患者诊疗方面等都对隐私保护有着不同的要求，因此国内在患者隐私保护方面仍存在较多的问题，急需进一步的改进。只有切实了解隐私保护的需求，注重理论、技术及政策法规多方结合，才能让隐私保护的研究成果得到更好的展示与应用。

患者隐私保护是一项任务艰巨的民心工程,日益受到社会关注,必须"多管齐下",多方面发力,法律层面、管理层面、技术层面相结合,不同领域的专家人士共同努力与协作,只有这样才能够真正保证患者的隐私权受到相应的保护。

# 第二节　典型案例

## 一、注射室分男女

【案例描述】

某医院将注射室一分为二,一边是男注射室,另外一边是女注射室,并且在外墙壁上分别贴上男、女头像,以免病人走错。病人打针时需根据性别对号入座。这一举措虽小,却受到了病人的普遍欢迎。一位年轻患者认为,男、女注射室分设,能直接起到保护患者隐私的作用,应得到推广。

【分析与处置】

目前大部分医院的注射室都男女共用,没有任何遮挡物,对于很多患者特别是年轻男女,会感觉很尴尬。该医院的措施很好地避免了这样的尴尬,得到了很多人的认可。

【总结建议】

病人去医院本就实属无奈,但去医院并不是意味着患者可以不必顾及自己机体、心理的隐私,恰恰相反,此时患者更希望得到尊重,得到保护。医院既是救死扶伤的地方,也应该是最尊重人的场所。正因如此,医院采取诸如注射室男女分开等措施是十分必要的。

## 二、条形码代替床头卡

【案例描述】

某医院所有患者的床头卡都采用条形码的形式来展示,护士前来换药或者医生查房时,都用扫码枪扫条形码进行确认患者基本信息和简要病史,这是为了保护患者的隐私。

【分析与处置】

病患的个人信息和诊疗情况被巧妙地隐藏,扫码技术的引入以及其带来的信息核对机制,保证了每位病人治疗流程的准确性。随着医院信息化的发展,目前绝大部分医院都在患者住院期间为患者建立床头卡,标注患者姓名、性别、床号、诊断等信息,并悬挂或粘贴在患者病床较为显眼的位置,一些病人的"隐私"由此被床头卡"出卖"。由于大部分患者都是两人或多人同住一间病房,经常存在往来探病、照护的人员,造成很多患者或患者家属担心患者诊疗信息泄露,难以掩藏病人的"心烦",给患者的治疗和康复带来了一定的负面影响。如今新一代床头卡的全面使用,可以不影响医护工作者的正常医疗活动,又不使病人的隐私权受到侵犯。

【总结建议】

信息化建设中一些小小的改变和创新,都会给诊疗工作带来质的变化。随着医院信息化的发展,越来越多原来手工方式无法规避和控制的问题,都能够得到很好的改善。

使用移动信息系统,不仅简化了医护人员的工作流程,更是实现了由纸质到电子化的转变,医患之间的沟通变得更加通畅、隐秘和安全。

## 三、优化电子叫号

【案例描述】

某医院通过信息化建设和改造,优化了医院门诊就诊流程。患者通过信息系统挂号后,就可以直接在门诊等候区等待,并可以在门诊大厅的 LED 电视屏上清楚地看到当前排队情况,广播喇叭也会根据排队情况呼叫对应患者的序号并提醒患者到对应的诊室就诊。

接诊结束,拿了处方缴费后就可以到一楼大厅药房排队交处方,药房工作人员提醒可以在"药房自助分号机"处刷卡等待叫号,患者刷卡后,分号机自动吐出分号条,提示患者到对应的窗口排队取药。患者可坐等叫号,同样广播喇叭会呼叫患者到对应的窗口取药,同时取药窗口的 LED 屏也会显示患者的名字。

【分析与处置】

很多医院都通过电子屏显示患者的就诊序号、姓名和就诊科室,使患者就诊信息一目了然,然而这个公开透明的叫号系统,也让不少市民遭遇尴尬,特别是一些看妇科、皮肤科的患者感觉自己的隐私不被尊重。该医院对电子叫号系统的优化使得顾客排队等候的麻烦得以解决,医院得以在提供优质服务的同时,还切实保障了顾客的隐私权,提升了整体服务水平,取得了良好的社会效应。

【总结建议】

基于数据队列原理,遵循先来先办的原则,彻底解决了顾客排队等候的麻烦,在提供优质服务的同时还切实保障了顾客的隐私权,提升了整体服务水平,取得了良好的社会效应。智能排队管理系统的建设可以大大加快服务信息化的建立,将窗口服务的综合实力提升到一个新的高度。

## 四、电子化病案借阅管理

【案例描述】

某医院医务处对住院医师实施了电子化病案借阅管理规范。各住院医师今后因患者再次住院需借阅既往住院病案时,需通过医院内网提出病案借阅申请,申请时需有本人书面保证并规定归还归档日期。病案室管理人员将根据借阅条件对医师的申请进行审核,符合借阅条件的允许借阅,不符合借阅条件的予以拒绝。住院医师科研需要借阅病案时,也需通过电子化病案管理系统提出借阅申请。借阅条件同样需要由病案室管理人员进行审核。

由于电子病案牵涉到个人隐私,其法律作用日益重要。随着人们对法制和自我保护意识的增强,病案作为法律依据文件还被社会广泛应用。电子病案应采取严格的信息安全资格审查技术进行约束。

【分析与处置】

长期以来,许多医院的病案借阅管理制度滞后,关于病案借阅的审查不够严谨和规范,病案被医院工作人员或社会人员借出后谋私利,或随意更改内容或复印的现象时有发生,也有临床医生为撰写科研论文大批量借阅档案,以致保管不善病案遗失。

病案为医疗、教学、科研和统计服务,随着《新病案管理条例》的实施,病案利用内容扩大,特别是社会化服务的开展,如司法鉴定、保险理赔、医保报销、医疗纠纷的处理、各类证明的办理(如出生、伤残、病情)凭证作用,加上医院规模不断扩大,人们对病案的需求量与日俱增,病案利用率和使用效果也随之大幅度增加。

随着电子病历系统在医院临床的开展和深入应用,使得医院病案电子化借阅管理方式变得现实和成熟起来,为患者隐私保护提供了极大的保障。某院病案管理部门通过与信息科和电子病历系统厂商的沟通、讨论,结合国家和医院病案管理要求,建立了电子化病案借阅的管理流程。

【总结建议】

首先,构建临床和病案室一体化的病案借阅管理功能,实现电子病历系统中的病历数据电子化归档,归档后的病历在医生端的系统中将无法查阅。

其次,在业务流程上医生能够在线直接进行病案借阅申请,并明确借阅的病案条件、借阅目的、借阅时长等信息。

第三,建立病案电子借阅审批制度,病案室可在线对医生的病案借阅申请进行审核,并能够对医生的条件进行调整和限制,减少病历资料的不必要外借;借阅审核通过后,医生可在电子病历医生端查看相关病历资料。

第四,所有外借的电子病历信息,设定只读模式,不允许进行任何形式的复制。

第五,屏蔽病案隐私信息,常规病案借阅,在医生的调阅页面,自动将患者姓名、联系方式、家庭住址等隐私信息屏蔽。

第六，根据病案借阅时长，在病案借阅达到设定好的时长后自动归档，医生若要继续查阅，需再次申请。

最后，也是比较重要的一点，所有病案的借阅信息，全部在系统中进行留痕记录，能够随时查看和跟踪，了解各个科室及医生的病案借阅情况。

## 五、出版物上为患者隐私"加密"

【案例描述】

近年来以美国为首的西方发达国家对患者隐私的保护反映在出版物上则更为严厉，临床研究不仅需要伦理委员会批准，所有研究对象或健康志愿者都必须有知情同意，否则根本不能进入审稿程序。医生写与病例有关的科普或小说时，都必须要征求患者意见。如果患者不同意医生透露某些与病情相关的细节，即使再有价值的素材，也不能随便使用。如果患者同意，则还需要与患者协商具体可以披露到何种程度。且文稿写成后，要请当事患者阅读相关章节，获得首肯并签署知情同意后方能发表。

【分析与处置】

看似烦琐的做法，体现出的是对患者隐私权的合理尊重。特别是在妇产科、男科、心理医学等方面，保护患者隐私的要求尤为突出。在这些科室就诊的病人中，很多信息和病情涉及个人生活、感情和性，是极端隐秘的，也许患者一辈子都不愿意与旁人提起，但由于诊治疾病的需要和对医生的信任，患者才毫无保留地一一告知。因此，医生有责任和义务为其保守秘密，这也是《希波克拉底誓言》和医生守则的要求。

诚然，医学知识的普及的确重要，也非常有必要。以往，科普、专业的医学书籍给公众传递很多医学知识，能够很好地消除误区，为增强医患沟通起到了良好作用。但是，无论是医学专业论文还是医学科普甚至小说，难免会涉及一些患者相关信息，有些甚至是属于"绝对隐私"。对此，有人认为，写作时只要隐去患者的真实姓名，或者需要刊发图片时遮挡住主要面部特征即可。然而，这只是最基本的步骤，仍远远不够。因为越特殊的、有意思的病例，患者的识别度就越高，人们往往从文字叙述中找到身边的真实人物。而在西方国家，即使是读者对象为医务人员的专业期刊，在涉及患者隐私的病例报告发表之前，也需要作者呈交征得患者同意的正式协议。

【总结建议】

早在上世纪 90 年代，在发达国家，若要在医院工作场所拍照要征得同意，涉及病人面孔尤其如此。这种趋势有增无减，现在即使是到美国的大学医院参观学习，必须事先向大学履行书面申请,经过严格的审查后方可获准进入病房和手术室等医疗场所。

某研究组给美国一家医学期刊投出一篇电休克治疗疼痛的论文,其中一个示意图片里虽然已经对患者面部进行遮盖,但编辑部坚持要提供此病人同意刊登的知情同意书。管中窥豹,足见美国各个行业对患者隐私权的敬畏之心。

在美国,医务人员如果因泄露患者隐私而被患者起诉,医院要承担巨额赔偿,当事医生还可能失去工作。由此可见他们对患者隐私的看重。而且,保护患者隐私不仅是道德规范,更是法律要求。

# 第三节　不良事件及其处置、分析

## 一、排队叫号系统泄露患者隐私

### 【事件描述】

越来越多的医院倡导“以患者为中心”进行门诊流程优化和改进,从改进服务模式入手,在力推自助挂号、诊间结算服务后,又推出了排队叫号系统,患者付费前可凭号在休息区等待,免去站、等、排队之苦,也在一定程度上缓解了患者的急躁、焦虑情绪,通过电子屏显示患者的就诊序号、姓名和就诊科室,使患者就诊信息一目了然。然而这个公开透明的叫号系统,也让不少患者遭遇尴尬。

### 【原因分析】

门诊叫号软件系统在设计的时候,通过后台接口程序,把 HIS 系统挂号产生的患者基本信息,包括姓名、挂号科室、就诊序号等信息获取后,直接通过大屏或语音设备进行显示或播报,其中未做任何的隐私处理,导致患者重要信息直接暴露于整个候诊区,造成隐私信息泄露。

### 【解决方案】

医院针对患者提出的“实名叫号侵犯了患者隐私”的问题,召集相关部门进行会议讨论,大家一致认为医院相关信息系统在上线时需要兼顾医患双方的需要——既能够为医护人员提供快捷的服务,又可使患者的隐私不被泄露。随后,医院要求软件供应商对排队叫号系统进行优化,凡是大屏等硬件设备在做患者姓名显示的时候需进行匿名处理,除姓氏外,名字一律用＊号代替,再加上门诊序号,这样患者根据这些信息就可以清楚地知道自己的排队情况,最大限度地保护了患者的隐私。

### 【总结建议】

门诊叫号系统、药房自助分号机等便民举措,确实方便了患者就医,也减少了患者排队时间。但在就医过程中,医院各处 LED 屏幕上都显示着患者的姓名,无疑暴露了患者身份,平添了不必要的医患矛盾。我们完全可以在系统设计之初,多考虑一些,利用简单的技术处理手段,尽可能地保护患者隐私。

## 二、医院信息系统泄露患者隐私

【事件描述】

现如今,随着医院信息化的快速发展,大到大型医院,小到乡镇卫生院,甚至是村镇卫生室,医护人员都已习惯了使用电脑来处理日常的事务。而在各大信息系统中,患者的姓名、诊断等往往作为最重要的基本信息,显示在每个操作界面,让医生护士可以直观清晰地看到。出入医护办公室的不相干人员,例如护工、其他病患及其家属等,都有可能在不经意间窥探到别人的隐私信息,导致患者的众多信息公然暴露于大家的视线内。

【原因分析】

医院对出现此类隐私泄露事件进行了分析,原因如下:

①医生护士操作习惯存在问题,没有养成随手关闭操作界面、退出信息系统的良好习惯。

②系统在设计之初,只考虑到了医护人员的使用便捷,其不仅要在每个操作界面上都显示患者的姓名、床号、诊断等,而且这些信息往往还被要求以加大字号、加粗字体等方式醒目显示。

【解决方案】

①针对操作习惯的问题,从医院管理层面,对医生护士进行宣传教育,并结合一定的奖惩制度,严格做到人离开必须退出系统。

②针对软件设计问题,经过反复探讨,考虑到医护日常使用方便等原因,继续保留软件系统中各界面显示患者主要基本信息的功能,但患者姓名加以匿名化处理,以 * 符号代替患者名字中一个字。

【总结建议】

在医院信息化高速发展的今天,各种各样的信息系统服务于医护人员的日常事务处理,在提高效率、减轻工作量的同时,也带来了更多的信息外露的可能。因此,除去行政管理手段对医护行为加以约束规范以外,软件系统也需要作更多的考虑和设计,避免不必要的患者隐私泄露。

## 三、医疗数据应用带来患者隐私外泄

【事件描述】

某医院医生因科研课题需要,从医院信息系统中导出大量的患者病历数据,并以 U 盘存储携带,但 U 盘不慎遗失,导致医院大量患者数据随之丢失,造成了很大的安全隐患和医患矛盾。

同样的,在全球较有影响力的几大数据泄露事件中,还包括某国由于货车司机的疏忽导致近 20 年的病人、员工和供货商的所有重要信息丢失;某地先后有 9 家医院患者资料失窃。这些案例都是相关人员将医疗信息任意导出、存储在便携式设备且不加密,最终丢失或被盗。

【原因分析】

患者病历信息产生于各个医疗信息系统,因医护人员日常诊疗需要、跨部门协同诊疗需要、科研教学需要,被共享调阅、查询分析或导出使用。而在软件系统中,很多的功能没有做分类授权,用户也没有进行访问控制,重要的病历数据也没有进行加密或是数据审计管理,导致系统中存在众多的数据泄露"缺口"。

针对医生 U 盘遗失致医疗数据泄露事件,该医院重新梳理现有信息系统中存在的"缺口",大致包括几个方面:

①电子病历系统中存在"历史病历查询"功能,此功能开放给所有医生使用,即任意医生工号登陆电子病历系统,都可以通过该功能查询医院数据库中所有患者病历信息,即便是已出院患者的信息也可以随便查询调阅。

②提供给临床医生用于科研的病历查询统计系统,除了能根据既定筛选条件过滤出需要的统计结果外,还可以查询统计出患者的所有病历信息。

【解决方案】

明确和信息系统相关的原因后,就可以采取相应措施,既考虑方便医生日常使用,又防范患者隐私泄露问题。

①进行严格的用户权限管理。对个人隐私信息比较集中的电子病历做访问权限设置,仅患者的主治医生对其具有病历调阅权限。

②数据访问控制。系统为了限制对资源的访问引入了访问控制服务,该服务可以根据权限定义来判断用户是否可以访问特定的资源,从而达到"仅有授权方可访问"的业务安全访问需求。医疗活动中因业务协同需要的发起方医师及其邀请的医师对病历具有临时的访问权限(医疗咨询结束后访问权限即失效),如会诊。出院病历必须经过病案借阅申请并获得调阅权限的医师方可调阅部分病历内容,隐私部分可进行授权,部分显示。

③匿名化服务。用于科研的数据查询应用,将患者部分隐私数据做匿名化处理,保障患者隐私的安全性。

④安全审计服务。重要的病历数据以及患者隐私数据，提供数据审计管理，即每次查询或打印这些数据时，后台都会详细地记录下当前登录的账号、操作时间、所做操作等。

【总结建议】

医院信息化的发展，其最根本所在就是数据的有效流转和综合利用，通过数据流转实现业务流程的电子化、过程化管理，实现跨系统的数据共享和交互，实现基于临床数据的综合利用，服务管理，服务科研。在这其中，通过用户分类、权限管理、访问控制、安全审计等措施，对系统用户进行严格的信息获取控制，充分实现了患者的隐私信息保护。

## 四、预约挂号平台安全漏洞导致隐私泄漏

【事件描述】

近年来各地市级医院纷纷上线预约挂号平台，通过姓名和身份证号就可以实名挂号的预约挂号系统被认为是缓解大医院门外彻夜排队挂号窘况的一大"利器"，但是，这样的平台在使用过程中也出现了大量个人隐私泄露的情况。

2015年4月，包含22家民营医院的某地"114"门户挂号网被指出现大量个人隐私被泄露情况。报道当天，个人账号登录"114"门户网，在"个人中心"中点击"知名医院挂号记录"，出现大量陌生人的医院挂号记录，内容包括医院、科室、医生姓名、预约时间、挂号费、取号识别码、挂号人姓名、身份证号码、手机号码等全部个人身份信息。

【原因分析】

该情况很显然是该门户网站存在BUG，导致被黑客攻击。通常，系统有测试流程，并且分为内网和外网，后台信息是不应该被显露出来的，正常情况下，这种错误不太可能出现。大量个人信息泄露，在业内可以算作是一起公共安全事件。还有一种可能是系统升级期间出现问题，很可能是后台数据没有及时更新造成。

【解决方案】

技术人员经过连夜排查、修复，将可以显示个人信息的部分进行加密，能显示的身份证号和手机号中部分也被星号代替。修复了访问权限导致的信息泄露的问题，重新对用户的访问做了限制，以最快的速度防止了患者隐私信息的进一步扩散。对负责网络和数据库的工程师进行了相关技能的考核。

**【总结建议】**

可见，在"互联网＋"时代，信息化建设的提速着实为患者提供了便利，但同时也对技术应用提出了更高的要求。保障用户的信息安全，避免信息泄露，成为摆在未来从业者面前的重要课题。

## 五、某医院系统弱密钥导致患者信息泄漏

**【事件描述】**

某医院接到患者投诉，其在离开医院不久经常接到药品厂家的推销电话，不胜其烦，怀疑是医院将其个人资料对外出售。医院立刻组织信息中心展开调查，没有发现有内部工作人员向外出售患者信息的情况，其后怀疑是否受到黑客入侵，配合网络专家开始排查，果然发现因系统弱密码导致电子病历系统被入侵，数据库数据被外泄，医院开始全院整改，排除隐患。

**【原因分析】**

随着信息技术的不断发展，医院业务也越来越离不开计算机网络的辅助，HIS、LIS 系统提高了医院的工作效率、提升了患者的就诊体验，然而与之伴随的安全问题也越来越凸显。患者到医院就诊需要提供详尽的个人资料，比如门诊记录、住院办理登记、病案首页等等，医院的各个系统因此存储了大量患者的隐私信息，如果没有做好防范工作，很有可能被黑客入侵，导致患者的隐私信息被窃取，这对于医院网络安全来说是个巨大的隐患。

**【解决方案】**

①排查医院电子病历系统存在的潜在漏洞，修改弱密钥为复杂密码，一定要包含数字、字母、符号，长度不得少于 10 位，并且定期更换密码。

②做好医院内外网隔离，使用物理网闸分开内网和外网。

③为了避免内部人员窃取患者资料，工程师重新修改相关业务系统逻辑，需要查看患者隐私信息的工作人员必须登记自己的工号和密码，系统后台实时记录，确保在出现问题的时候能够追究责任。

**【总结建议】**

患者的隐私信息一定要保护好，尤其在互联网如此发达的现代社会，个人隐私的泄漏会给患者的生活带来巨大的困扰。医院作为获取患者隐私的单位，应当特别注意业务系统对于隐私的保护，尤其要避免类似弱密钥的低级问题，改进医疗信息系统，做好访问控制。

## 六、医学信息平台监管不力,导致上万条产妇信息曝光

**【事件描述】**

某地数万名孕妇的产检信息遭到泄露,自 2015 年 7 月起至 2016 年 3 月,泄露信息总计有 10 932 条。这些信息按照新生儿的出生日期如 7 月 1 日、7 月 2 日、7 月 3 日……顺序排列,平均每天都有四百多条信息。单条信息共有八项条目,包括母亲姓名、居住地、详细住址、子女姓名、出生日期、子女性别、出生医院、联系电话。多数居住地精确到某村、某工作站或某居委会。详细住址的精确程度更是惊人,多数信息都精确到具体的楼栋号及房间号。"出生医院"项,经粗略统计有近50家医院。

**【原因分析】**

医学信息平台对病患信息管理的监管流程不到位,导致孕妇数据被批量导出。

**【解决方案】**

患者信息录入专人管理,设置监控系统,防止医院"内鬼"泄露病患信息情况发生,并在系统中取消批量导出功能。

**【总结建议】**

①建立完善的信息监管流程和严格的管理制度。

②系统中对于一些敏感信息取消批量导出功能,对于用于科研管理的部分信息在导出时进行脱敏处理。

③定期进行数据库及后台日志查看,对具有大量查询用户信息的操作 ID 进行排查。

## 七、某互联网医院技术漏洞致患者信息泄露

**【事件描述】**

某医院启动线上"互联网医院",根据官方发布的信息,截至上线当天下午四点半,共 1 045 人上线注册预约专家,共 108 人成功连线。但就在上线之后第二天,某问答社区上即出现了该线上"互联网医院"泄露患者信息的讨论帖。网友称其在注册、安装软件过程中看到了其他患者信息,系统中有包含一组分组是该互联网医院,其中包括门诊专家、全科医生、服务点和患者,并且显示有患者手机号。

**【原因分析】**

该"互联网医院"平台技术存在漏洞,且开发该平台的信息技术公司在产品上线前未做好足够的产品试用和测试,导致在试运营时存在患者信息泄露问题。

【解决方案】

启动应急系统,关闭线上门户,修改漏洞后重新开放。

【总结建议】

①网络医院现仍处于起步阶段,面临问题还很多,企业和医院要对患者安全信息严加"保管",针对线上产品更要做好相应的漏洞检测、测试及试用。

②政府部门和相关职能部门要出台政策,监管到位。

③企业与医疗机构共同制定严格标准,并进行相应安全监督管理。

## 八、某医院泄露体检人员隐私信息,致其丢失工作机会

【事件描述】

某人在顺利通过某公司笔试、面试后,参加了公司入职体检。体检项目有血压、心脏、血管检查,还有一项是检查项目不明的抽血检查。后拿到抽血检验报告,单上赫然写着"检验项目:乙肝两对半",最终公司以其"乙肝检测不合格"为由拒绝录用。

乙肝携带属个人隐私,入职体检也不得包含乙肝标志物的检测,但该医院在就业体检中私自进行了乙肝检测,并将含有乙肝检测的体检报告交给用人单位拆阅,泄露乙肝病毒携带者体检结果的行为严重侵犯了其隐私权,还造成用人单位拒录。

【原因分析】

该医院私自进行了乙肝检测,并将含有乙肝检测的体检报告交给用人单位拆阅,泄露乙肝病毒携带者体检结果。

【解决方案】

该医院泄露当事人隐私,应对给予赔礼道歉,并作出相应的精神损害赔偿。

【总结建议】

①医院各部门应明确患者隐私保护内容,禁止泄露个人隐私。

②加强检查检验报告发布审核环节控制,确保隐私信息不被泄露。

# 参考文献

[1] 艾尔肯,秦永志.论患者隐私权.法治研究,2009,(9):31-37

[2] 包玉颖.论甲型 H1N1 流感患者隐私权的保护.中国医学伦理学,2009,22(6):21-22

[3] 关延风,马骋宇.基于电子病历的医疗信息隐私保护研究.医学信息学杂志,2011,32(8):36-39

[4] 郭璐瑶.患者隐私权若干法律问题探析.黑龙江科技信息,2007,(14):197

[5] 黄颖,姜柏生.患者隐私权的研究现状与保护进展.医学与哲学(人文社会医学版),2007,28(4):26-28

[6] 黄有丽.患者隐私权的法律保护.法制与社会,2008,7(3):53-54

[7] 姜柏生.患者隐私权保护中的权利冲突.安徽大学学报(哲学社会科学版),2008,32(5):74-78

[8] 李惠.浅析医学临床教学中患者隐私权的法律保护.中国卫生法制,2010,(1):45-47

[9] 梅姗姗.患者隐私权的法律保护——兼评《刑法修正案(七)》相关的规定.山西省政法管理干部学院学报,2009,22(3):38-40

[10] 孙煜.美国患者隐私权保护制度及其对中国的借鉴.今传媒,2015,(9):29-31

[11] 王春玲,戴新娟.护理工作中患者隐私保护的现状与展望.护理学报,2010,17(4B):15-17

[12] 王海燕.浅析医疗行为中患者隐私权的保护.中国卫生事业管理,2007,(8):546-547

[13] 张新博.患者隐私权的保护与责任.中国医院院长,2013,(18):84-85

[14] 杨立新.中国医疗损害责任制度改革.法学研究,2009,(4):80-92

[15] 张献.论国外隐私权的保护及对中国的借鉴[J].湖南工程学院学报(社会科学版),2007,(3):106-108

[16] 曾凯.隐私保护模型研究[D].重庆:重庆大学,2012

[17] 王伟.电子病历发布中的匿名化隐私保护方法研究[D].长沙:中南大学,2013

[18] 滕金芳,钟诚.基于匿名方法的数据发布隐私泄露控制技术进展分析[C].2009

[19] 陈磊.医疗数据隐私保护研究综述[J].中国数字医学,2013,(11):95-98

[20] 李青.数字图书馆个性化信息服务隐私保护问题研究[D].曲阜:曲阜师范大学,2013

[21] 刘逸敏.基于访问目的的隐私数据访问控制机制研究[D],上海:复旦大学,2012

（景慎旗　徐挺玉）

# 第四篇
## 安全设施篇

# 第十六章　安全基础设施

## 第一节　概　述

强化信息安全防护基础设施建设,防止网络与信息安全事件发生,成为医院信息互联互通发展新形势下的迫切要求。目前,信息系统安全基础防护设施,一般从防火墙、网络入侵检测防御系统、分布式拒绝服务攻击 DDoS、IP 数据包鉴权加密、VPN、邮件安全防护等方面加强建设考虑。

信息安全基础设施建设和完善对于保障医院信息安全有着十分关键的作用,可以有效实现信息安全数据共享、信息内容监控及有害信息过滤等。

### 一、防火墙

#### (一)防火墙概念

防火墙是网络访问控制设备,它是一种或一系列部件的组合,针对被保护网和外网之间做一系列的访问控制。防火墙是不同网络域之间通信的通道,它能根据不同企业、不同的安全政策,控制不同人员访问网络的行为。防火墙是医院网络中的首要防线,能够有效防止网络系统被不法分子恶意破坏。所有进出受保护的网络信息只有通过授权才允许通过,且都经过此保护层,并在此设备下接受检查,从而使被保护的网络和外部网络形成了一定意义上的逻辑隔离,有效防止入侵和破坏行为。

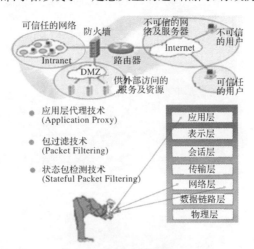

**图 16 - 1　防火墙应用原理示意**

（二）防火墙应用主要技术

1. 包过滤技术

包过滤技术指根据系统内设置的过滤规则，针对网络中的数据包进行选择性过滤，只有满足策略的数据包才可以被转发到相应的网络设备接口，不满足策略的数据包则被删除。

过滤数据包一般由屏蔽路由器来完成。屏蔽路由器俗称过滤路由器，它是一种可以根据设定过滤策略对网络数据包进行阻断和转发的路由器。

包过滤技术是直接有效的网络安全控制技术，它通过在网络上设置一定的规则来加载或禁止某些特定的 IP 地址、TCP 端口号等，对所有通过防火墙设备的数据包进行核查，限制不被允许的数据包进出网络。

包过滤是防火墙技术中最常用的一种。对于当前充满不确定因素的网络环境，使用该技术可以有效阻止某些客户端或网络设备连入医院内网，同时也可以对一些违法违规行为进行限制。

包过滤技术具有用户透明、传输性能高、成本较低三大优点，但同时也存在以下几个方面的不足：该技术在防火墙技术中是安防强度最小的；该技术较难维护；判断数据包能否允许通过只能通过 IP 包的源地址、目的地址以及 TCP 端口号；只能阻止外部设备伪装内部设备的 IP，而却不能阻止外部主机伪装其他外部主机的IP；此外还不能防止 DNS 欺骗。

2. 状态包检测技术

该技术是包过滤技术的一种延伸，经常被称为"动态包过滤"技术，是一种较包过滤技术更为高效的网络安全控制方法。对每一个应用连接，首先检查先前设置好的网络规则，符合网络规则的连接允许通过，然后在设备内存中记录下该连接的信息并生成状态表。对此连接的后续网络数据包，只要其符合状态表中的要求便可通过。此技术比较适合网络流量较大的网络环境。状态包检测技术有如下几个特点：

①高安全性：此技术实现在 OSI 架构中的数据链路层和网络层之间，确保所有通过网络的原始数据包能够得到有效检测和截取。虽然此技术工作在 OSI 网络架构的较低层，但仍然可以对应用层的数据包进行监视，提取其中有用信息，让网络安全性能够得到较大提高。

②高效性：首先防火墙的数据包都在 OSI 架构较低层处理，减少了 OSI 架构高层的开销；其次由于该技术不用对每个网络数据包进行规则核验，故使得网络性能得到较大的提高。

③可伸缩和易扩展：由于网络状态表是实时更新的，一旦有一个新的应用连接，它便能实时、动态地产生新的规则，因此此技术具有较好的可伸缩性和扩展性。

④应用范围广:不仅支持基于 TCP 的应用,而且支持基于无连接协议的应用。

3. 代理服务技术

代理(Proxy)服务技术又称为应用层网关(Application gateway)技术,是运行于内部网络与外部网络之间的主机之上的一种应用。当用户有需要访问代理服务器连接的另一端服务器时,代理服务器在符合安全规则的连接情况下将代替主机响应此需求,并向服务器重新发起一个相同的请求。当此请求得到响应并建立起连接之后,内部服务器同外部服务器之间的通信将通过代理程序连接映射来实现。

(1) 代理服务技术的优点

①透明是代理防火墙技术的最大好处。对用户而言,代理服务器技术提供了一种假象,即用户是与目的服务器直接进行交互;对目的服务器来说,代理服务器提供了另外一个假象,即目的服务器正在与用户的计算机直接进行交互。

②代理技术完全阻断了区域内部网络与外部网络进行直接交互,代理有效保证了内部网络拓扑结构等重要信息被限制在网关内侧避免遭受黑客攻击。

③通过代理技术访问互联网可以对其真实的 IP 地址进行隐藏,同时又能解决合法的 IP 地址数量不足的问题。因为互联网上只能见到代理服务器的地址,内部具有不合法的 IP 地址的服务器可以通过设置代理地址来访问互联网。

④对于 OSI 结构的应用层过滤规则较包过滤路由器来说更容易进行配置和检测。

⑤应用层网关可以根据准确的用户认证来提供详细的注册信息。代理服务运行在用户客户端和真实的服务器之间,还可以提供详细的日志信息和安全审计功能。

(2) 代理服务技术的不足

①有限的连接:代理服务器的服务范围较为狭窄,只能用于特定的服务,如对 FTP 服务器提供 FTP 服务,对 Telnet 服务器提供 Telnet 服务,不能提供较好的服务以及可扩展性。所以代理服务器主要应用的场景是网络流量不大但是对于安防要求较高的网络环境。

②有限的技术:代理服务器不能够为一些基于通用协议簇的服务提供代理,例如 RPC 及 Talk 等。

③有限的性能:代理服务器处理数据的性能远远达不到状态包检测技术的强度。

④有限的应用:代理服务器的应用也受到诸多限制。当有新的应用产生时,一旦发现代理服务的程序不予支持,那么此应用将不能得到很好的使用。解决的方法主要依靠自己编写能满足实际情况的代理服务程序,但此做法工作量巨大,而且对人员自身技术水平要求很高。

## 二、入侵检测的系统

### （一）入侵检测系统概念

入侵检测系统（Intrusion detection system，IDS）是指监视（或者在可能的情况下阻止）非法入侵或者试图控制用户使用系统、网络资源等行为的系统。作为网络安全中日益普及的设备，入侵检测系统能有效地提升黑客非法进入网络的门槛。入侵检测系统能够识别网络中的非法入侵或者具有非法入侵企图的行为，并及时通知网络管理者，这能有效加强当前的网络控制；此外，还能识别到防火墙所不能识别的攻击，例如来自医院内部的攻击。

入侵检测防御系统是防火墙安全的有效补充，能够帮助全网应对非法攻击，显著扩展并提高网络管理员的管理能力，保障医院信息安全基础架构的完整性。该系统从整个网络中收集所有关键设备的日志，并分析这些日志，以达到检测分析网络中是否存在违反一切安全策略的行为。该系统的核心作用是监控全网系统是否出现被入侵或滥用的征兆。

IDS 系统作为监控和识别攻击的标准解决方法，目前已经成为医院安全防护体系所不可缺少的重要组成部分。

IDS 系统以后台进程的形式运行，发现可疑情况，立即通知有关人员。防火墙是网络中的首道防线，入侵检测防御系统则是继防火墙安全之后的第二道防线，这可以极大地减少整个网络受到各种非法攻击的损害。入侵检测防御系统在不影响网络性能的前提下对全网进行安全检测，从而提供对内、外部攻击和误操作的实时保护。

如果将防火墙比作大楼的门锁，那么入侵检测防御系统就是大楼中的监控系统。门锁虽然能防止小偷进入大楼，但是却并不能保证小偷完全地被拒之门外，更没有办法防范大楼内部有着不良企图人员，门锁在小偷进入大楼后就没有任何作用了，这时只有依靠实时的监视系统才能发现异常情况并发出警告。入侵检测防御系统除了针对外来的入侵者，同时针对内部的入侵行为也有着很好的检测与防范。

### （二）入侵检测系统的特点

一个可以使系统管理员时刻了解全网的任何配置变更的情况，还能给网络安全方针的制订提供指南才是成功的入侵检测防御系统。此外，尤为重要的是，它应该以管理方便和配置简单为核心，能够使非网络专业人员也能轻易地管理全网安全。而且，入侵检测防御系统的策略还应能够根据不同情况的网络威胁、系统架构以及人员安全需求的改变而灵活制定。入侵检测防御系统在发现网络遭到非法入侵后，会根据策略立即做出响应，其中包括阻断网络连接和报警等。所以，一个符合要求的入侵检测防御系统应具有以下的特点：

①系统离开人工干预仍然可以不间断稳定地运行。

②有容错功能,即当系统发生宕机等意外事件也不会导致数据的丢失,在系统重新启动后能够重新梳理并建立自己的知识库系统。

③不需要占用大量的系统资源。

③能够发现异于正常行为的操作。

④能够适应系统行为的长期变化。假如网络中增加了新的应用系统,该检测防御系统就会发生变化,该安全系统必须能适应这种快节奏的变化。

⑤判断准确,应当具有较高的稳固性,以便防止网络被篡改而收集到错误的日志信息。

⑦灵活定制。

⑧保持领先,能及时升级。

(三)入侵检测系统分析技术

入侵分析技术主要有三大类:签名分析法、统计分析法和数据完整性分析法。

1. 签名分析法

该方法主要用来检测网络中是否存在对网络的已知弱点进行非法攻击的行为。可以通过监视有无针对固定对象的行为达到检测到这类非法攻击的目的。

主要方法:从网络非法攻击的各种模式中抽取归纳出其核心签名,将其整理编写到入侵检测防御系统中的源代码里,再由入侵检测防御系统对检测过程中所收集到的有效信息进行分析。

签名分析本质上是模板匹配操作中的一种,它所匹配的其中一方是网络配置情况和用户的行为操作,另外一方则是已知的攻击模式的签名数据库。

2. 统计分析法

统计分析法是以网络正常情况下监测到的行为为根基,一旦发现某个操作与正常轨道有所偏离,那么此操作就有理由被怀疑。

主要方法:首先根据被监测系统的正常操作抽取并定义规律性的策略,然后对全网检测查看有无明显偏离该策略的行为。

统计分析法的理论基础是统计方法学。在此方法中,正确策略的制定非常重要。

3. 数据完整性分析法

数据完整性分析法的理论基础是密码学,主要被用来查询对象是否被修改过。

上述各种分析技术在入侵监测防御系统中以各样的形式出现,将这些方法按照一定的规律组合起来使用,能够弥补互相的不足,从而能够在入侵监测防御系统内部实现多层次、多手段的入侵检测功能。例如签名分析方法没有发现的攻击会被统计分析方法捕获到。

（四）入侵检测系统优点和不足

入侵检测防御系统有以下几个优点：①能够使现有的安防体系更完善；②能够更好地掌握系统的情况；③能够追踪攻击者的攻击线路；④界面友好，便于建立安防体系；⑤能够抓住肇事者。

虽然入侵检测防御系统有着许多优点，但是它也并不是万能的，它同样存在许多不足之处：①一定要在用户参与的情况下才能开展对攻击行为的调查；②一定要有用户参与才能阻止攻击行为的发生；③不能克服网络协议方面的缺陷；④响应不够及时，不能快速更新签名数据库；⑤不能克服网络协议方面的缺陷。

# 三、分布式拒绝服务攻击 DDoS

（一）分布式拒绝服务攻击 DDoS 概念

DDoS(Distributed Denial of Service)即分布式拒绝服务攻击。

DDoS 是由拒绝服务攻击即 DoS(Denial of Service)演进而来。早期的网络，黑客多数都是利用协议和应用程序上的漏洞，通过单数据包的形式对网络上的服务器等基础设施发起非法攻击，这种行为经常会造成全网络的瘫痪和网络中服务器的故障，这种攻击的方式便是所谓的 DoS 攻击。由于 DoS 攻击原理比较简单、非常容易达到攻击目的，难于防止和追查此类型的非法攻击，在过去较早的一段时间内成为网络上常见的攻击方式。

随着网络设施及技术的不断发展和完善，服务器的性能得到了巨大的提高，简单传统的 DoS 攻击已经很难达到瘫痪网络或者服务器的目的，服务器应用软件漏洞的发现对于很多黑客来说都是比较困难的事情，所以黑客们又开始寻找新的攻击方法，DDoS 攻击也随之应运而生。

DDoS 黑客攻击者利用网络中分布的大量主机作为傀儡发动对受害者主机的大流量报文攻击。由于网络中主机的数量巨大，最后攻击的流量可以达到非常可观的程度。虽然单个网络报文对服务器性能与资源的消耗很有限，但是黑客攻击者仍然可以通过提高打击力度来获取让服务器宕机的效果。知名的 SYN-flood 攻击便是这种攻击的典型。最严重的时候，一些非法黑客发起的攻击流量可以阻塞客户的重要网络链路，比如近些年流行的 DNS 放大攻击。

由于 DDoS 的这种产生背景，它在诞生之时便附带了如下几个特点：

①难于防范。最严重的拒绝服务攻击大都基于传输层协议甚至应用层协议本身的设计漏洞，而非软件实现漏洞，无法用系统升级和打补丁的方式预防。

②破坏力强。其攻击方式经常导致系统长时间瘫痪，管理员无法通过软件手段恢复服务。

③易于发动。网络技术逐渐普及,DDoS攻击入门门槛低。网络环境中的黑客可以利用已有的DDoS攻击工具造成显著的网络瘫痪效果。

④追查困难。由于攻击者控制网络中大量分布的傀儡主机进行攻击,很难追查到隐藏在攻击背后的攻击操纵者。

⑤危害面广。可能对网络基础设施造成重大影响(比如DNS缓存服务器),导致基础网络服务瘫痪。

**(二)分布式拒绝服务攻击DDoS发展趋势**

在科技不断发展的今天,掌握DDoS黑客技术并非难事,这种趋势导致当前的黑客数量庞大,黑客的攻击随意性也增强,网络中众多服务器甚至防火墙等设备均有可能成为受害者。同时,黑客也变得更有组织、更具攻击性。Anonymous便是一个全球著名的黑客组织,2011年其对SONY PSN的报复性DDoS攻击,导致整个SONY的网络安全机构瘫痪。相似的案例正不断在全球上演,为我们警示着DDoS攻击的威胁性和可怕性。

另外,随着网络条件的日益改善,黑客所能掌握的傀儡主机在数量和性能上均有明显的提升。随之而来的便是更加猖獗的DDoS攻击,以及更加智能的攻击形式。一方面,流量和攻击范围不断加大,客户作为网络的主要承建者受此类攻击困扰最甚。IDC中心经常因为DDoS攻击导致客户服务瘫痪,城域网内经常出现针对重要用户网站的攻击,而在网络环境中的DNS服务器甚至会被黑客攻击至瘫痪或被缓存投毒攻击。另一方面,应用层DDoS攻击被黑客们普遍使用,这也为DDoS防范提出了新难题和防范要求。类似针对HTTP服务诞生的CC攻击(challenge collapser)、针对HTTPS服务的SSL-DDoS攻击、针对DNS服务器的缓存投毒攻击便是在这种背景下产生的,而且令人头痛的是,这只是众多攻击中的几种。因而在如此严峻的情况下,DDoS安全防护显得十分迫切和重要。

**(三)DDoS防御系统部署**

DDoS检测与清洗系统,推荐采用旁路部署、静态引流、独立清洗的部署方式,分别对客户网内的用户进行安全防护(根据防护需求提供用户的Inline及Offline的防护部署方式)。

AntiDDoS旁挂在出口路由及交换设备上,分别通过物理链路与这两台设备对接(见图16-2)。系统可以根据实际情况动态地自动调整网络基线以及检测网络环境的异常。此外,能够对网络中的异常流量进行隔离排除,通过系统中的报表功能模块进行攻击事件和隔离情况的上报。部分用户的独立清洗方案部署简单,可以对特定保护用户同时做深度、实时检测和清洗,几乎没有防护延时,防护效果好。

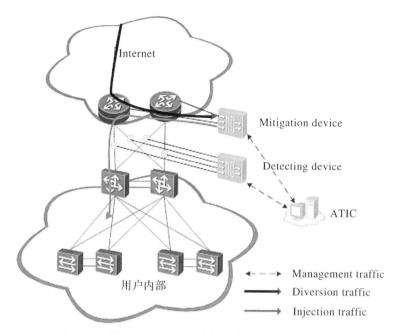

**图 16 - 2　DDOS 防御系统部署示意**

组网介绍:AntiDDoS 检测模块作为监测中心,采用分光方式把网络出口光信号分光到检测设备上。如图 16 - 2 所示,统一由一台 AntiDDoS 检测设备做检测。图中从分光器接到检测仪器的实线表示分光流量。清洗中心由 AntiDDoS 清洗模块承担,分别通过一条物理链路与出口路由交换设备对接。为了实现自动引流清洗,需让 AntiDDoS 清洗设备与出口路由交换设备建立 BGP 邻居关系。如果出口路由设备未能支持 BGP 路由协议,那么需在出口交换设备上在上线网络设备对接接口入方向做策略路由(建议配置弱策略,弱策略与强策略最大的区别在于有多个下一跳可进行配置,这样可以保证当首选下一跳失效,可再次选择次优先级下一跳,保证方案引流回注的可靠性)。

## 四、IP 数据包鉴权加密、VPN

### (一) VPN 概念

很多单位或公司都存在着多个工作地点的情况,在这种情况下所有区域都希望得到自己内部可靠的网络服务,同时与本单位所合作的客户也会希望能够得到更方便、更经济、更高效以及更安全的网络服务。专用网服务就是解决这一问题的途径。

一般来说,VPN 服务是指利用公共网络资源,如利用公共分组交换网、帧中继网等网络中的部分资源来发送专用信息,形成逻辑意义上的专用网络。也可以将 VPN 看作在专网和公网下的折中方案,通过这种技术可以将原来独立的网安全地连接在一起。

传统意义上的跨广域网专用网络是租用专线和靠远程拨号来实现的,而 VPN 这种远程广域网连接则是依靠服务商所提供的公共网络来实现的。在计算机与通信技术中我们经常可以见到"虚拟"一词,如虚拟服务器、虚拟终端等,它们在某种意义上有着共同之处。就虚拟专用网络而言,虚拟代表其在结构上与实际的物理网络是不同的,但对终端使用的使用者来说,其功能与物理专用网络非常相像。我们也可以将其看做是建立在物理网络基础上的一种具有一定功能性的网络。它只是多种组网方式中的一组,是逻辑层面的专用网络,它本身虽然不是一个独立的物理网络,但是却能向用户提供专用网络所具有的功能。

越来越多的单位在自己的内部网络都使用了这样的虚拟专用网设备,如接入服务器、广域网的路由器或专用设备等。在公网上实现专用网的服务,这样用户便不仅不再需要通过租用长途专线去建立自己的私有网络,而且还向用户提供了一般专用网络的服务,这使得该项技术得到迅速的发展,在网络中的应用也更加广泛。大部分的 VPN 技术会在公用网络建立逻辑隧道、加密以及采用密码保护、身份验证、权限设置以及防火墙等安全措施,以此来保证信息的完整性与安全性,避免信息被非法窃取或篡改。

(二) 基于 IPSec 的 VPN 网关

IPSec 协议是网络层协议,它是为了保障 IP 通信安全而提供的一系列网络协议簇。此协议针对通过公共网络时的数据完整性、安全性及合法性等问题,设计了完整的一套加密和认证方案。它提供了以下几种安全服务:

①隧道:包括认证头协议(AH)和封装安全载荷协议(ESP)。

②加密:采用 56-bit DES、112-bit 或 168-bit 三重 DES,或者采用 192-bit 或 256-bit AES 加密算法。

③认证:采用用户名+密码方式,用户名+个人身份号码(PIN)方式,或者 X. 509 数字证书方式认证。

IPSec 隧道用于保障两个 VPN 服务器之间的通信安全,每个 VNP 服务器(又称 VPN 网关)可以同时为众多用户设备提供安全服务。IPSec-VPN 可以保护设备之间的通信,无论这些通信基于何种传输协议,也无论它们服务于什么应用程序。在正式通信前,IPSec-VPN 通过使通信双方建立"安全关联"的手段来区分对不同数据流提供的安全服务。"安全关联"实际上是通信双方对某些要素和策略的协定,如协议的操作模式、密码算法、密钥、密钥生成期等。为了设置安全关联,IPSec-VPN 需要在通信双方设备上安装特定的客户端软件。

（三）基于 SSL 的 VPN 网关

SSL 协议是套接层协议，它是为保障在 Internet 上基于 Web 的通信安全而提供的协议。它提供以下几种安全服务：

①加密：采用 40-bit 或者 128-bit RC4 加密算法。

②认证：采用用户名＋密码方式、用户名＋个人身份号码方式，或者 X.509 数字证书方式认证。

SSL VPN 保障 Web 浏览器和 Web 服务器之间的信息安全。每个 SSL 会话一次只服务于一个应用程序，它提供的是应用程序的安全服务而不是网络的安全服务，因此也被称为"应用程序层的 VPN"。

SSL VPN 的核心技术是利用在 Web 上广泛使用的 SSL 技术，在应用层建立针对应用程序的 SSL 隧道。一般的实现方式是在企业的防火墙后面放置一个 SSL 代理服务器。用户终端 SSL 安全代理以 Web 通讯代理（Web Proxy）的形式，为浏览器提供高强度的数据加密传输能力。安全代理与浏览器安装在同一台计算机上。当浏览器要与远端应用服务器建立连接时，首先与代理建立安全隧道，然后由安全代理负责与远端应用服务器建立内部连接。连接建立后，经过身份认证，浏览器与服务器之间的数据传输由安全代理转发完成。

SSL VPN 系统的组成按功能可分为 SSL VPN 服务器和 SSL VPN 客户端。SSL VPN 服务器是公共网络访问私有局域网的桥梁，它保护了局域网内的拓扑结构信息；SSL VPN 客户端是运行在远程计算机上的程序，它为远程计算机通过公共网络访问内部局域网建立安全隧道，使得远程计算机可以安全地访问内部局域网内的资源。

## 五、邮件安全防护

（一）邮件安全的重要性

随着互联网的发展，电子邮件在人们的日常生活中有着越来越重要的分量，许多公司、企业内部文件的沟通和外部业务往来都依赖于邮件系统的正常运行。

电子邮件的广泛应用虽然给人们带来了方便与快捷，但是随之而来的安全问题也一直在困扰着用户。如果企业资源不断地遭到病毒程序、垃圾邮件、非法内容的侵犯，就会极大干扰企业正常运作，严重时，上述不法侵害还会造成邮件系统的瘫痪，泄漏企业机密信息，甚至损害企业的信誉，导致企业陷入法律纠纷。

（二）垃圾邮件的阻止

1. 垃圾邮件定义

垃圾邮件简称 UCE（未经请求的商业广告邮件）或 UBE（未经请求的大量寄送

邮件），使用最广泛的则是 SPAM，SPAM 原为新泽西州的一种火腿罐头，后引申指无价值的东西。

只要是收信者认为所收到的 E-mail 并非想阅读的内容，严重者甚至觉得信件内容或收信的频繁会让人嫌恶，都可称为广义上的垃圾邮件。若以信件内容及发送行为来定义垃圾邮件，泛指与内容无关，传送给多个收件者的邮件或粘贴物，且收件者并没有明确要求接收该邮件。也可以是传送给与邮件主题不相关的新闻组或者清单服务器的同一邮件的重复张贴物。国际上比较一致的看法认为，所谓垃圾邮件是指未经用户许可，但却被强行塞入用户的电子邮件。

### 2. 垃圾邮件特征

垃圾邮件主要有以下特征：①收件人事先没有提出要求或者同意接收的广告、电子刊物、各种形式的宣传品等宣传性的电子邮件；②收件人无法拒收的电子邮件；③隐藏发件人身份、地址、标题等信息的电子邮件；④含有虚假的信息源、发件人、路由等信息的电子邮件。⑤邮件内容包含敏感的关键字，比如"广告"、"色情"等；⑥邮件 MD5 特征值完全相同的多个邮件；⑦发送的 Multipart 邮件中包含 text/plain 及 text/html，其中 text/plain 包含伪造内容，而 text/html 包含垃圾内容；⑧邮件中使用混淆的 URL，使用 URL 编码字符。

### 3. 垃圾邮件的危害

据 Ferris Research 研究报道指出，垃圾电子邮件每年让美国及欧洲企业分别损失高达 89 亿美元和 25 亿美元（其中 40 亿美元是因员工删除垃圾邮件而造成工作效率的降低，平均删除 1 封垃圾邮件得花 4.4 秒钟。37 亿美元的花费是企业为了应对超大量的资料流量而添购带宽及性能更佳的服务器，其余的损失则是企业为降低员工因垃圾邮件产生的困扰，为员工提供的支持费用）。

除了上述金额的损失之外，垃圾邮件对企业的损害还可归类为：

①消费者的信任：这是电子邮件使用者遇到的最大问题，由于垃圾邮件的泛滥，用户便容易失去对电子邮件的信任。据调查约有 29% 的用户因此而减少了电子邮件的使用，对于企业而言，则可能造成员工弃用企业邮箱，这不仅是对企业以前网络投入的浪费，且有损企业形象。

②降低工作效率：使用者会将部分的时间用来阅读并处理这些无用的电子邮件。使用者工作效率降低被认为是企业因垃圾邮件所导致的最大损失。

③不当内容：垃圾邮件中可能包含攻击性文字，此种邮件可能会伤害固定的个人或群组。此外，还有相当数量的与色情、暴力以及其他与国家法规相悖的信息，也对收件人造成不同程度的冲击。

④浪费 IT 资源：进入网络的大量垃圾邮件，会影响企业的网络使用带宽，迫使企业付出更高的成本来增加 IT 建设的投入。例如：购买更高级的邮件服务器、增

加企业出口带宽、增加员工培训。

⑤对安全和隐私造成危害：例如 APT（高级持续性攻击）邮件病毒、Phisher 诈骗邮件、身份盗窃信等。

# 第二节　典型案例

## 一、某医院搭建多套准入系统，强化内网安全防护

【案例描述】

某医院一直非常重视信息安全建设和管理，目前已经建立了较为完善的信息安全防护体系和严格的管理制度，信息安全管理水平达到业界领先的水平。但是，已经建成的信息安全防护体系仍不能够有效防治病毒、木马等恶意代码，尤其大规模暴发 ARP 欺骗病毒等极易造成网络的堵塞，严重威胁到了业务的正常运行。

如外来电脑和存在安全隐患的办公电脑，没有经过任何身份认证就可随意接入到医保中心的内部网络中来，成为病毒和非法人员攻击网络和关键服务器的源头和跳板，现有的安全防护体系却对其难以防范。

而针对终端的安全管理制度又极大程度地依赖用户的主动配合和安全意识提高，实际收效甚微。为此，需要建立全面的局域网安全体系以应对新形势下的安全威胁。

【分析与处置】

搭建多层准入系统，在终端自身、内部网络接入边界、关键网络区域和关键业务系统，构建起对来访终端及用户的身份验证和安全健康状态检查的"安检"系统。不仅可以对来访的终端及用户进行多因素绑定的身份认证，还可以对申请接入的终端进行安全状态检查，检查终端是否存在漏洞，确保只有合法和安全的终端才能够接入内网和访问内网资源。

通过完整的多因素绑定的身份认证，可以将登录的用户名、IP、MAC、VLAN、资源使用有效期、安全状态等条件中的一个或多个条件进行绑定认证，只有申请接入的终端和用户所有输入条件都正确后，才能通过身份认证，才有资格接入内网。

【总结建议】

通过建立内网实名制管控与审计体系后，可以确保只有合法的和健康的终端及用户才能实名接入内网，从而实现对网络终端的管理和控制。通过该系统，实现了终端主动防护能力的提高和有效的管理，大幅度减少了外来的和不安全的电脑非法接入或进行非授权访问，有效发现和拦截蠕虫病毒、木马的攻击和传播，杜绝

因个别客户端电脑安全问题导致整个网络阻塞甚至瘫痪,确保了业务和办公的正常进行,大大减少了网络安全事件的发生,提高网络安全防护到更高的级别,确保核心业务系统不间断运行。

## 二、某医院实施 Web 应用安全防护项目,保障 Web 应用安全

【案例描述】

某医院有几个业务系统是运行在 Web 上的,传统的防火墙只能阻挡来自网络层的攻击,面对当今越来越火的应用层攻击无能为力,因为 Web 应用层攻击,其行为类似一次正常的 Web 访问,防火墙是无法识别和阻止的,一旦阻止,将意味着正常的 Web 访问也会被切断。为了确保医院业务系统的安全稳定,某医院决定建立针对 Web 安全威胁的防护体系。

【分析与处置】

针对新形势下 Web 系统安全问题的考虑,需要变被动应对为主动关注,实施积极防御,这就需要以一个全面的视角看待 Web 系统安全问题,并依靠各个方面的相互配合,对 Web 系统安全做到心中有数、防护有方。

面对 Web 应用的攻击,最缺乏的就是有效的检测防护机制,因此,需要部署针对 Web 系统安全的 Web 应用安全网关类产品,加强 Web 系统的 Web 安全防护能力,能够对 Web 系统主流的应用层攻击(如 SQL 注入和 XSS 攻击)进行防护;并针对 Web 应用访问进行各方面优化,以提高 Web 或网络协议应用的可用性、性能和安全性,确保业务应用能够快速、安全、可靠地交付。

针对 HTTP 所有请求报文进行检测,通过算法来发现扫描攻击变量,检测出扫描行为后采取措施进行防护。

进行 Web 攻击时一般会伴随对网站链接进行爬取,遍历网站的每个页面,探测存在漏洞的页面,采用 Web 应用网关可对短时间内发起大量连接、消耗 Web 服务器资源的恶意爬虫进行检测防护。

采用安全防护网关对 Web 扫描时,一般会对 CGI 程序进行针对性探测,可以对可执行文件或者页面的访问进行检测,通过算法发现攻击行为,并采取措施进行防护。

【总结建议】

某医院主要针对 Web 服务器进行 HTTP/HTTPS 流量分析,并通过实施安全网关类产品防止以 Web 应用程序漏洞为目标的攻击,并针对 Web 应用访问各方面进行优化,以提高 Web 或网络协议应用的可用性、性能和安全性,确保 Web 业务应用能够快速、安全、可靠地交付。

### 三、某医院升级网络架构，保障网络安全

【案例描述】

某三甲医院在十年前就开始医院信息化系统的建设，由于开始规划时没有这么复杂的业务应用，因此网络拓扑结构十分简单，只有两层：核心层和接入层，所有的数据交互都发生在核心层上。近年来医院业务系统飞速发展，HIS 系统、LIS、PACS 系统数据交互量急剧增加。原来的核心层、接入层设计结构过于简单，无法扩展空间，不适应高速数据传输以及大数据量的访问。面对潜在的网络攻击威胁也没有很好的应对方法，因为在这种架构下，核心交换机面向网络内的所有主机，任何一台设备都可以直接与核心交换机交换数据，这将大大增加安全威胁，经常会引起核心交换机宕机，严重影响医院业务的顺利进行。

为此医院对现有网络拓扑结构进行调整，重新规划网络结构，将两层网络升级为三层网络，支撑医院业务系统的稳定运行。

从最开始的收费挂号系统，到现在包罗万象的 HIS 系统，医院的信息化系统越来越复杂，功能越来越强大，数据交互量也急剧增加。

【分析与处置】

购置三层交换机作为新的核心交换机，主干网使用 SC 万兆接口，LIS、HIS 等核心业务系统接入 LC 千兆接口，原有的两层交换机作为热备冗余。

在每栋大楼配置汇聚层交换机，直接与核心交换机交换数据，另一头连接大楼内每一层的接入交换机。通过这种方式中断客户端与核心交换机的直接连接。

使用 VLAN 对内外进行子网划分，方便后期实现负载均衡、带宽资源合理分配，避免局域网内的泛洪攻击。

将外来网络如医保系统等专用网络引入 DMZ 区域，避免内网直接与外网通信，保障了内网的安全稳定。

【总结建议】

某医院通过升级网络架构，将原本简单的两层网络升级为具有可扩展性的三层网络，提升了医院信息网络的安全与稳定。

网络的规划要眼光长远，不仅要考虑现在是否能满足要求，还要考虑未来是否具有可扩展性，用最小的成本满足业务的需要。

### 四、某地疾控中心建立威胁检测系统，保障业务系统平稳运行

【案例描述】

某地疾控中心重视内部网络面临的安全威胁防范，通过建立威胁检测系统，实

现访问控制,对全局威胁进行监控,确保业务系统的稳定运行。

【分析与处置】

为了解决内网应用中的信任问题,需要重点建设身份证书管理系统,在应用系统中实施基于证书的强制身份认证,保障应用系统的安全,在各个安全域内分别实施安全策略,实现访问控制、病毒防护、木马检测等功能,同时还需要在子网内部署入侵检测系统,以实现全局威胁监控。

在每个子网后部署一体化安全网关,按照三个安全域部署业务系统,并且在三个域的接入交换机上安装入侵检测引擎。

建立完善的全局威胁监控体系,实时跟踪网络中出现的各种异常和威胁。

【总结建议】

威胁无处不在,在体系上做到结构性安全还有待时日,但是从设备层面实现初步的结构性安全是现实可行的,通过部署入侵检测引擎,对子网内传播的所有信息进行分析处理,对异常情况报警提示管理员,以达到快速响应内网威胁的目的。

## 五、某医院建立主机防火墙,保障信息安全

【案例描述】

某医院业务网内存在大量主机,为了针对这些主机做到统一安全管理,避免外界入侵,实现对内外网威胁的处理,该医院建立了基于主机防火墙的安全保护体系。

【分析与处置】

面对内外网日益复杂的安全威胁,主机防火墙可以采用访问控制、流量控制、ARP 欺骗控制、网络行为模式控制、非法外联控制等手段,实现针对计算机终端的威胁主动防御和网络行为控制,从而保证计算机终端双向访问安全、行为受控。

通过对计算机终端的网络行为进行集中管理,有效控制非授权访问。在连出访问时,只有满足管理员制定的安全策略的访问才允许连出,只能访问许可的地址、许可的服务,只能由指定的程序访问。在连入时,只有满足管理员制定的安全策略的访问才允许接受连入,可以只接受指定地址的访问请求,只让指定的服务接受指定地址的访问请求,只让指定的程序提供指定的服务。

除此之外,采取基于终端网络行为模式的威胁主动防御机制,通过集中控制每个计算机终端的网络行为,限定网络行为的主体、目标及服务,并结合计算机终端的安全基线控制网络访问,可以有效切断"独立进程型"蠕虫病毒的传播途径及木马及黑客的攻击路线,弥补防病毒软件"防治滞后"的弱点。

通过监控 ARP 请求或应答包,自动绑定网关 MAC,拒绝延迟的 ARP 应答包等方式,防止内网 ARP 欺骗侵害。

【总结建议】

某医院通过采用访问控制、流量控制、ARP 欺骗控制、网络行为模式控制、非法外联控制等手段，实现了针对计算机终端的威胁主动防御和网络行为控制，从而保证计算机终端双向访问安全，保障医院核心业务系统安全顺利运行。

## 六、某医院建立异地备份网络，保证业务数据安全

【案例描述】

某三甲医院信息中心建有较为完备的统一存储备份系统，包括双机热备系统，实现了数据的集中存储和管理。核心系统 HIS 运行在一台小型机上，该系统挂载的光纤磁盘阵列已连续运行 6 年，设备老化问题日益突出，对于实时性要求很高的业务系统来说，需要有非常高的可用性设备作为保障。

为了提高系统运行的可靠性，避免发生突发事故如磁盘阵列损坏导致业务数据丢失，通过改造核心业务备份系统，确保在发生重大故障或灾难时，灾备系统能够及时恢复数据，保证业务系统连续不间断的运行。

【分析与处置】

对于目前现有的备份系统来说，数据丢失颗粒大，在上一次备份和下一次备份之间发生的数据丢失是无法找回的，而在发生数据丢失需要恢复数据的时候，现有系统的恢复流程较为繁琐，需要花费的时间也很长，耽误业务系统的连续运行。为此需要建立持续数据保护的容灾备份系统。

采用旁路方式部署数据容灾网关，保证不改变现有存储网络。容灾网关提供 FC 和 IP 接口，本地的信息中心通过 FC 接口连接到光纤交换机，后期可以通过 IP 接口建立异地容灾备份网络。

容灾网关提供持续快照技术，保证数据连续备份，解决了传统备份方案的窗口期丢失问题。无论是人工错误、黑客入侵，还是硬件损坏、数据丢失，都可以无缝恢复，并且恢复时间很短。

【总结建议】

在现有系统基础上，改造数据备份网络，实现在本地进行核心数据的实时备份，即使出现故障，仍然可以保证数据的安全，保障核心业务系统 7×24 小时不间断运行。

## 七、某地医保中心部署安全审计系统，实现网络整体安全

【案例描述】

某医保中心十分重视信息安全，充分认识到网络安全是当前医保中心信息化

建设最重要的一个任务，必须认真面对。因此，该医保中心基于目前网络安全现状，为构建完善的安全体系提出了明确又具体的要求，最终确定由信息安全审计系统、网络入侵防御、入侵检测系统、漏洞扫描系统等诸多安全系统组建一个综合安全体系，及时对网络中存在的薄弱环节进行有效的防范，从技术上、管理上、服务上建立起包括网络环境、数据库安全在内的立体防护体系。

【分析与处置】

该医保中心在部署安全审计系统方面，主要考虑承载医保中心核心业务系统的数据库、网络设备、服务器等重要设备，只有针对这些设备的防护才能实现业务系统的正常运行。因此该医保中心在以下三个部分实施了审计：第一，不允许对现有业务系统的网络结构进行调整，不允许在被保护服务器上安装任何 Agent；第二，能够针对 Rlogin、X11 等运维操作进行命令级的审计和控制，要求做到回放；第三，能够针对核心数据库的访问行为进行命令级别的审计和控制，能够准确定位到操作人。

在医保中心核心业务网络连接交换机上部署入侵检测系统和安全审计系统，实时分析网络流量，严格检测安全威胁。一旦检测到安全的产生，立即上报中心管控平台。

对有关核心数据库的业务操作进行合规性管理，通过对被授权人的业务操作进行解析、分析、记录、汇报，做到事前规划预防、事中实时监控、违规行为响应，事后提供合规性报告，事故追踪回放。

提供对内部网络行为的监管，避免核心数据库损失，保障医保中心核心业务系统的顺利进行。

【总结建议】

该医保中心以网络审计系统为核心，提升和完善了信息安全整体防护措施，加强了对关键数据库系统操作的规范化管理，经过审计记录可以反查追踪和定位事故的根源，降低了各类网络操作的风险，对关键业务系统采取有效的防范措施，实现了医保中心网络的整体安全。

## 八、某医院部署 IDS、杀毒软件，有效阻止木马病毒传播

【案例描述】

某医院内部人员安全防范意识不强，将携带有木马的 U 盘直接插入到工作用的 PC 机上拷贝文件，使得木马程序随即在医院内网传播，随后医院内部网络中部署的 IDS（入侵检测系统，Intrusion Detection Systems）检测出部分 PC 端数据流量异常现象并发出报警，且部署在 PC 机上的杀毒软件在检测出异常后也向管理人

员发起了报警。安全管理人员同时接收到 IDS 和杀毒软件发起的报警,引起高度警惕,并迅速进行排查,立即定位并切断受攻击主机与内网连接,对受感染的 PC 进行木马病毒的查杀,感染严重的 PC 重装系统,并进行深入的底层查杀。

【分析与处置】

此事件为内网用户随意使用 U 盘插入内网 PC,且不进行事先病毒查杀造成,通过 IDS、杀毒软件及时阻止了木马病毒传播,并进行人工病毒查杀和检测。

【总结建议】

由于该医院实施了 IDS、杀毒软件第一时间阻止了木马病毒传播,同时该医院采取了以下措施阻止病毒传播:一是加强内部人员的安全意识教育,严禁外部未经病毒查杀的移动硬盘、U 盘等接入内网;二是对医院内网络进行安全域划分;三是部署严密的网络防护机制,实时监控网络流量,进行身份认证,阻断非法访问。

## 九、某医院部署网站应用入侵防御系统,有效阻止网站被非法入侵

【案例描述】

某医院网站管理员收到 WAF(网站应用入侵防御系统)的报警,发现网站正在遭受非法入侵,并发现非法入侵者尝试在网站中植入木马程序,若入侵成功将可能导致用户的个人敏感信息泄漏。网站管理员收到警报后立即停止网站运行,并对系统进行漏洞扫描,结合报警日志,对非法入侵者尝试利用的网站中间件漏洞进行补丁升级。

【分析与处置】

非法入侵者利用网站存在的漏洞获取网站的 Webshell,如若成功,则利用获取的 Webshell 在网站页面中添加网页木马。当用户访问该网站时,用户的计算机将会自动下载网页木马并执行。网站管理员通过网站应用入侵防御系统阻止了网站被挂网马。

【总结建议】

对医院网站加强安全防护,可采取:①使用防护软件定期对系统进行安全扫描;②关注最新系统漏洞,及时更新系统补丁等措施,阻止被植入木马。

## 十、某医院实施流量监控系统,有效预防网站遭受 DDoS 攻击

【案例描述】

某医院网络中心流量监控系统显示网站访问流量异常增大,技术人员判断网站

服务器可能正在遭受 DDoS 攻击,若不及时处理,将造成网站、服务器瘫痪。技术人员立即开启防火墙、WAF 中的 DDoS 防护模块进行抵御,成功阻止了 DDoS 攻击。

【分析与处置】

攻击者利用软件恶意发起 DDoS 攻击,企图使某医院网站瘫痪。技术人员使用 DDoS 防护模块成功地阻止了本次攻击。

【总结建议】

预防医院网站遭受 DDoS 攻击,可采取的措施有:①采用被动策略,即购买大的带宽,减缓 DDoS 攻击危害;②部署 DDoS 防护设备进行主动防御。

## 十一、某医院安装防毒墙,成功阻断蠕虫病毒蔓延

【案例描述】

某医院内部员工收到一封捆绑蠕虫病毒附件的邮件,导致该员工的设备被感染。内部员工在接收邮件的时候,很少对邮件的附件进行安全检查,特别是对已经信任的其他用户发送来的邮件。攻击者利用有漏洞的办公软件,将病毒捆绑在文档里并传播给受害者。而医院通过在网络中部署的防毒墙来预防、防止内部网络病毒的扩散。在该员工接收到来自外部被感染病毒的邮件后,防毒墙在检测到了该员工设备上存在病毒时,会立即向管理员发送报警并自动查杀蠕虫病毒。管理员收到报警后通过杀毒软件控制终端和防毒墙进行双查杀,清理掉了系统中的所有蠕虫病毒。

【分析与处置】

攻击者利用有漏洞的办公软件,将病毒捆绑在文档里并传播给受害者。管理员通过杀毒软件控制终端和防毒墙进行双查杀,最终清理掉了系统中的所有蠕虫病毒。

【总结建议】

防范和阻断蠕虫病毒蔓延,采取的措施有:①提高相关工作人员的信息安全意识,提升信息安全能力;②对于邮件中的附件,未经安全检查,切勿打开;③及时备份财务数据和相关软件,计算机出现故障时能启用备份,财务数据和软件能及时恢复使用。

## 十二、准入控制系统避免非授权接入

【案例描述】

某医院准入控制系统向管理员发出警报,疑似非授权用户尝试连接进入内网。

管理员接到警报后确认非授权连接用户 IP，并强制拒绝该 IP 的访问。

【分析与处置】

前台页面存在漏洞，可以使得攻击者获取内网用户的用户名和密码，并尝试接入内网。而医院内部用户的用户名对应其固定的 IP，从而使得准入控制系统发现非授权连接。

【总结建议】

避免医院信息系统非授权接入，可采取的措施有：①建立用户准入管理制度；②设立公共访问区域；③在准入控制系统中设置严格的准入策略。

## 十三、安全狗防护机制防止了网站后门攻击

【案例描述】

某医院服务器的网站安全狗向网站管理员发出报警，显示有攻击者正在利用 struts2 漏洞对服务器进行攻击，漏洞编号为 S2-016，该漏洞导致攻击者能直接获得该网站权限。管理员得到警报后，立刻修复该漏洞，检测服务器是否存在新添加的可疑用户，并进行删除，然后检测网站日志，查找攻击者入侵途径。

该事件排查原因为 struts2 漏洞，利用该漏洞可能会导致分站被入侵。如果分站被入侵并且分站数据库和主站数据库未做隔离，攻击者可在分站获取数据库 root 账号密码登录数据库服务器，从数据库服务器获取主站后台管理账户密码，登录后台，上传网页后门。

【分析与处置】

该医院的服务器网站存在 struts2 漏洞，导致攻击者利用该漏洞进行攻击。如果网站被入侵成功并且网站的数据库和服务器未做隔离，攻击就能从数据库服务器获取网站后台管理账户密码，登录后台，上传网页后门。因此，该服务商通过实施安全狗，及时发出报警阻止网络攻击。

【总结建议】

防止网站后门攻击，可采取的措施有：①对网站系统定期进行渗透测试，及时发现未修补的漏洞，进行修复；②经常对网站管理员和开发人员进行安全培训，加强安全意识和安全技能；③建议增加数据安全产品的部署，如：网站防护系统、运行操作审计、数据库审计等，加强其安全性；④尽量不要和其他多个网站共用一台服务器，采用独立服务器。

# 第三节 不良事件及其处置、分析

## 一、某医院操作系统崩溃，导致虚拟机不能正常工作

【事件描述】

某医院使用服务器虚拟化技术来构建医院信息系统，通过合理分配物理机资源，实现降低信息化建设成本的目标。通常来说虚拟机系统可以实现热切换，一台物理机发生故障的时候，管理员可以平滑迁移这台物理机上的虚拟机到另一台物理机，整个过程不需要停机就可以实现，保证业务的连续性。

某日，运行着电子病历系统的虚拟机运行速度很慢，尝试重启后发生蓝屏故障，迁移到另一台物理机后故障依旧存在。只好重新搭建一个虚拟机系统，并把患者数据拷贝到新系统中，重启正常提供服务。

【原因分析】

迁移到另一台物理主机后虚拟机故障依旧存在，说明问题出现在虚拟机操作系统上，跟物理硬件无关。由于没有采用可靠的备份方案，即使虚拟机平台提供了硬件故障的冗余功能，但如果遇到虚拟机平台的故障，没有完善的数据备份必然会影响数据的可用性。

【解决方案】

①使用专业的虚拟化备份产品，通过专业设备即时备份，提高效率，做到未雨绸缪。

②建立核心业务系统数据的异地容灾备份系统，一旦出现恶性故障，确保能够及时恢复数据，保障业务稳定运行，减少损失。

③加强监控，定时查看日志，及时发现系统故障，减少突发事件带来的损失。

【总结建议】

无论是使用虚拟化技术还是物理机，都需要配备专业完善的备份系统，确保核心数据万无一失，即使发生突发事故，也能够在最短时间内恢复数据，保障业务系统连续安全稳定的运行。

## 二、某医院远程办公导致医疗资料外泄

【事件描述】

某三甲医院主任医师在外参加研讨会议，会议中连接到医院内部网络获取相关资料，他同参加会议的专家一同探讨了一些典型病例，获得了重要启示。数天

后,医院内部信息被泄漏到互联网上。经过调查发现,该会议室的无线网络已经被黑客监视,医生与医院之间传输的数据由于没有采用加密传输协议而是明文传输,完全暴露在黑客眼下,黑客轻而易举地获得了相关资料。

【原因分析】

由于医院信息网络在实现远程接入的时候没有采用加密协议而是明文传输,正是这个致命的错误让黑客有机可乘。因此对于医院网络的外部连接,一定要采用加密的协议,如基于 IPSec 的 VPN 网络,同时做好身份鉴别工作,确保只有相应权限的人员才能够访问医院信息资源。

【解决方案】

为了满足远程接入的安全要求,通过在医院外网 DMZ 区域旁路部署 SSL VPN 设备,对外网移动办公及远程接入用户提供基于 SSL 安全套接层协议的 VPN 隧道,实现对医院内部网络的访问,保证在远程接入到内网访问过程中数据传输的安全性、可靠性。

SSL VPN 以单臂旁路方式接入医院网络中。单臂旁路接入不改变原有网络结构和网路配置,不增加故障点,部署简单灵活,同时提供完整的 SSL VPN 服务。远程用户只需应用标准 IE 浏览器即可登陆网关,通过身份鉴别,在基于角色的策略控制下实现对企业内部资源的存取访问。通过对以上部署的分析,充分考虑了设备的高可用性,因此在 Internet 与该医院外网之间部署了一台 UTM 安全网关。

【总结建议】

在与下属机构进行远程会诊、会议视频等,为保证网络及数据的安全性,可采用基于 IPSEC 协议的 VPN 隧道技术,搭建基于医院与下属分支机构的虚拟专用网络。由于现在的防火墙都支持 IPSEC VPN 功能,通过购买防火墙 IPSEC VPN 模块,在防火墙上扩展 IPSEC VPN 功能,与分支机构建立基于 IPSEC 的 VPN 隧道,实现与医院分支机构的安全互联,保证在于分支机构网络之间相互访问时数据传输的安全性。

## 三、IP 故障导致某医院医保业务中断

【事件描述】

某二级医院收费科报告医保系统无法登录,信息中心工作人员立刻对医保系统进行排查,接着医院接到市级医保中心电话,医保中心的网络受到攻击,源头来自医院。信息中心工作人员联系医保系统工程师联合排查问题,发现是 IP 冲突问题。

【原因分析】

IP冲突类的问题常常伴随着ARP攻击发生,因为在局域网中任何主机都可以不受限制地发送自己构造的ARP包,如果有主机受到病毒攻击,或者有不怀好意者蓄意使用专业工具发起ARP攻击,就有可能将网络两层流量透传到医保核心网络中,导致正常的数据包无法在两层封装传输,进而引起医保业务中断。

【解决方案】

首先通过抓包软件wireshark分析出IP地址冲突、发起ARP攻击的主机,断开其连接,然后在核心交换机内将核心系统的IP地址和MAC地址静态映射起来。

但这方法治标不治本,更好的办法是利用三层网络结构的特性,缩小广播域的范围,严禁医保中心和下属医院之间透传两层流量,避免此类情况再次发生。

【总结建议】

医疗卫生行业的核心系统往往连接着很多下属医院及政府等外界众多系统,除了要做好医保系统自身的安全防范外,更要注意来自这些外界流量的安全性,千万不可觉得下属医院会做好安全工作,能万无一失。另外,各个医院也应当注意自身安全建设,对于此类攻击,平时做好监控和防范,一旦发生此类安全事故,要做到第一时间发现源头,清除攻击,保障业务系统安全稳定的运行。

## 四、误操作导致某医院HIS系统无法正常工作

【事件描述】

某医院体检中心发现B超系统无法正常登录,致电给信息中心工作人员。工程师登入HIS服务器查看数据库后发现数据库服务器进程已经死锁,无法查看具体信息,于是重启服务器,导致数据库的优化操作被中断,重新启动之后发现数据不一致,需要进行数据回滚。

【原因分析】

经过详细调查,发现是HIS系统维护人员在修补漏洞的时候将缓存关闭,导致系统运行非常缓慢。

查看系统日志后发现每日凌晨数据库执行优化操作,因为需要重新组织数据和索引页,所以需要大量的数据I/O操作,由于关闭了缓存,存储器传输速度很慢,从凌晨到事件发生时依旧在做优化操作,因此导致HIS系统不能正常运行。

【解决方案】

通知HIS系统供应商,配合工程师重新加载相关数据库。等到数据库完成自动恢复数据一致性后,重启HIS服务器,恢复正常。

【总结建议】

对于软件系统出现的故障,有时需要及时排查硬件系统。平时应当及时检查硬件系统是否正常运行,避免硬件设备的故障导致软件不能正常运行,影响医院业务系统的可用性。另外,应当配备安全审计系统,对运维人员的操作进行详细记录,防止发生误操作导致核心业务系统运行受到影响。

## 五、某医院内网 ARP 攻击导致业务瘫痪

【事件描述】

某二级医院挂号室报告应用程序无法正常打开,数据库连接失败,数据应用服务也无法正常提供服务,导致医院 HIS 系统瘫痪,给医院业务正常运作造成重大影响。医院信息中心工作人员紧急联系外包公司,配合技术人员配置备份服务器,从其他部门调用计算机替代收费窗口的电脑,终于在 3 个小时后恢复业务的正常运作。最终调查得到结果是收费窗口的电脑感染了 ARP 攻击病毒,在局域网内发起 ARP 广播攻击。

【原因分析】

内部电脑出现感染病毒的状况,很有可能是因为内部人员操作不规范,不按照规章制度执行,导致来自外界的病毒软件进入系统。有些工作人员随意使用自己的 U 盘拷贝文件,甚至安装来路不明的软件,导致运行业务系统的计算机感染病毒。

还有一部分可能的原因是计算机系统存在漏洞,绝大多数非法入侵、木马都是通过漏洞突破安全防线,因此及时打补丁封堵漏洞是提高系统安全性的关键点。

【解决方案】

在日常业务办公中需要进行文件传输、资料共享的操作时,必须确保安装了相应的杀毒软件,培养内部人员养成良好使用习惯,及时杀毒。当发现感染病毒时,应当及时做好隔离,避免在局域网内发生大面积感染。

要想从源头解决此类问题,关键在于完善相关的规章制度,并培训员工严格执行,加强网络安全管理制度,严禁利用计算机干与工作无关的事情,严禁非工作人员修改设备配置,确保工作有序进行,网络运行安全稳定。

除此之外,信息中心的工作人员应当及时做好漏洞扫描工作,对有安全漏洞的系统及时打补丁,确保安全防线没有漏洞。

【总结建议】

对于医院信息系统来说,业务系统复杂,网络安全涉及范围广,要想保证业务安全稳定的运行,除了要依靠信息安全技术手段支持外,更重要的是依靠规范和健

全的管理制度,做到事先防范。

## 六、某医院计费系统没有使用 SSH 连接导致漏费

【事件描述】

某二级医院近日复查资金流水的时候发现账目对不上,紧急联系专业网络安全公司,配合工程师进行排查,发现计费系统存在设计缺陷,账目流水信息的传输没有使用基于 SSH 的安全连接,而是使用明文连接,中间的数据被黑客入侵攻击,远程操纵导致相当一部分费用没有收取,漏费严重。

【原因分析】

出现这类问题的根本原因在于开发计费系统的团队缺乏专业经验,设计出来的软件也许能满足正常需求,但是没有经受完整的使用测试、白盒测试、黑盒测试,由于使用的是明文传输,当有黑客试探攻击时,可以很轻松获得信息,进而利用逃脱计费。

除此之外,由于医院没有配备安全审计系统,导致此类事件发生后没有第一时间发现,损失严重。如果配备了安全审计系统,并做好定期审计的工作,就可以在发生类似事件的第一时间发现并制止。

【解决方案】

配合专业软件开发公司对现有系统源码进行仔细排查,重新设计,消除明显的设计缺陷和漏洞,启用基于安全连接的 SSH,放弃使用明文传输数据,并在系统正式上线前进行严格测试,确保没有安全隐患。

在医院内部核心业务网络安装安全审计系统,实时监控对核心业务的操作,并完整记录操作人的 IP 地址、MAC 地址、用户名、时间、操作内容,上报统一分析平台实时分析,一旦发现违规操作,立即制止并屏幕报警,通知管理员及时处理。

【总结建议】

对于医院核心业务系统的设计一定要慎重,稳定安全是第一要素,要遵循软件开发的流程,千万不能因为正常使用没有问题就不做测试。只有经历过完整的白盒测试、黑盒测试确保没有潜在漏洞的系统才能上线投入使用,否则发生此类事件损失严重。同时还要配备安全审计系统,将所有敏感操作记录在案,方便事后进行追查,挽回损失。

## 七、某医院遭遇黑客 Web 攻击,导致内部数据泄漏

【事件描述】

某三甲医院管理人员在对服务器日志进行日常检查时发现 HIS 系统的数据

库被黑客使用 SQL 注射攻击,内部数据被泄露。

【原因分析】

SQL 注入攻击利用 Web 应用程序不对输入数据进行检查过滤的缺陷,将恶意的 SQL 命令注入后台数据库引擎执行,达到偷取数据甚至控制数据库服务器的目的。XSS 攻击,指恶意攻击者往 Web 页面里插入恶意 HTML 代码,当受害者浏览该 Web 页面时,嵌入其中的 HTML 代码会被受害者 Web 客户端执行,达到恶意目的。

正是由于 SQL 注入和 XSS 这类攻击所利用的并不是通用漏洞,而是每个页面自己的缺陷,所以变种和变形攻击数量非常多。

【解决方案】

①修改核心数据库密码,给数据库系统修补漏洞,同时检查网页程序源码中是否存在明显缺陷,检查网站中是否存在木马、病毒。

②在构造动态 SQL 语句时,一定要使用类安全(type-safe)的参数加码机制。大多数的数据 API,包括 ADO 和 ADO. NET,有这样的支持,允许你指定所提供的参数的确切类型(譬如字符串、整数、日期等),可以保证这些参数被恰当地 escaped/encoded 了,来避免黑客利用它们。

③为网站安装防注入程序,避免黑客手工探测注入点。

【总结建议】

SQL 注入是从正常的 www. 端口访问,而且表面看起来跟一般的 Web 页面访问没什么区别,所以市面的防火墙都不会对 SQL 注入发出警报,如果管理员没看日志的习惯,可能被入侵很长时间都不会发觉。因此除了安装防注入程序,配备数据防火墙外,应当养成定时查看日志的习惯,在安全事件发生的第一时间响应处理。

## 八、某医院网站遭受拒绝服务攻击导致网页瘫痪

【事件描述】

某医院为了方便向外界公布信息,建立了官方网站,某日发现网站首页无法打开,联系信息中心工作人员开始排查,发现网页服务器 CPU 占用率高达 99%,内存使用已满,查看服务器日志后发现大量的 SYN 半连接。

【原因分析】

在网页服务器的日志里发现大量的 SYN 半连接,而服务器硬件没有故障,网页无法打开,很有可能是受到了 SYN-Flood 的 DDoS(Distributed Denial of Service)攻击。分布式拒绝服务攻击即 DDoS 攻击,指借助客户/服务器技术,将多个计算机联合起来作为攻击平台,对一个或多个目标发动 DoS 攻击,从而成倍地提高拒绝服务攻击的威力。

**【解决方案】**

重启服务器,首先保证网站的正常运行,对外继续提供服务,然后查看服务器日志,编写简单脚本拒绝对恶意攻击的 IP 提供服务。

尽可能对系统加载最新补丁,并采取有效的合规性配置,降低漏洞利用风险;采取合适的安全域划分,配置防火墙、入侵检测和防范系统,减缓攻击。采用分布式组网、负载均衡、提升系统容量等可靠性措施,增强总体服务能力。

**【总结建议】**

医院的网站是医院面向社会的重要门户,在互联网时代具有重要意义,因此要特别注意网站服务器的安全。对于 DoS 攻击,除了做好上述几点外,最好使用负载均衡提高网站的可靠性。

# 参考文献

[1] 郑俊. 企业安全防护战略的应用及研究[D]. 上海:同济大学,2007

[2] 张德庆. 防火墙 HTTP 服务的安全性研究[D]. 合肥:中国科学技术大学,2002

[3] 孔令峰. 防火墙技术的发展[J]. 常州信息职业技术学院学报,2005,(1):40-42

[4] 李玉君. 基于联动模式的防火墙和入侵检测[J]. 电脑知识与技术,2009,(3):560-562

[5] 樊荣荣. 入侵检测技术在图书馆网络安全中的应用研究[D]. 扬州:扬州大学,2009

[6] 谭宁. 计算机网络安全的相关技术分析[J]. 中国科技纵横,2009,(5):1

[7] 苏鸥. 基于 IPSec 的 VPN 网关的设计与实现[D]. 大连:辽宁师范大学,2007

[8] 徐家臻、陈莘萌. 基于 IPSec 与基于 SSL 的 VPN 的比较与分析[J]. 2004,(4):586-588

[9] 张梅. SSL VPN 关键技术研究与系统设计[D]. 郑州:解放军信息工程大学,2006.

（罗旻　姚晓天）

# 第十七章　信息安全与安全事件管理系统

## 第一节　概　　述

### 一、系统开发和建设背景

面对全国每年数以千计的医院信息安全事件,医院需要为安全人员搭建一个可以集中收集、管理和分析这些安全日志的安全审计管理平台,即基于信息安全和事件管理(SIEM)的系统,一个方便、快捷和直观的审计平台,以此提高安全管理人员的工作质量和效率,确保医院信息系统的平稳运行。

### 二、国内外研究现状

随着信息安全概念的不断发展,逐渐出现了安全信息管理(Security Information Management,SIM)和安全事件管理(Security Event Management,SEM)两个技术。2005 年,Gartner 提出了 SIEM 的概念,第一次将 SIM 和 SEM 融合到了一起,强调 SIM 关注于内控,包含特权用户和内部资源访问控制的行为监管;而 SEM 则侧重于内外部的威胁行为监控,安全事件的应急处置,更侧重于安全自身。从此,日志分析管理便如雨后春笋般快速发展起来。

全球知名的 IT 管理软件厂商 Manage Engine 提供了相应的 SIEM 工具,不仅能集中存储、管理来自企业和组织中网络、系统和应用等所有信息资源产生的安全信息日志和警报,还可以实时监控、历史分析、审计分析、调查取证、出具相关报表。

而国内对 SIEM 的研究起步比较晚,一般体现在安全设备日志的集中管理和网络入侵防御方面。当前,国内众多信息安全相关的企业研制的防火墙和入侵检测系统产品中,都加载了功能较为强大的网络日志审计功能,并渐渐涌现可以集中收集和分析多类安全设备日志的安全审计系统。例如 TOPSEC Auditor 综合安全审计系统,基于防火墙日志的网络安全审计系统 NAFL。在基于主机系统日志的安全审计方面,一些研发者也做了部分研究。国内安全审计领域虽然产品繁多,但基本上互通性不足,日志格式无法统一,无法支持异构设备,此外,产品也只是具有信息统计功能,并没能真正地进行有价值的报告分析。

一个适合、有效的 SIEM 系统应能对来自医院业务系统中的一切 IT 资源产生的信息安全信息实现统一的监管、分析,对来自外部的入侵和内部的入侵、违规操作、误操作等行为进行监控、审计、调查、取证,并产生各类报表报告,提高医院信息部门对业务系统的的运维运营效率,提升应对各种威胁的管理能力和信息安全事件的应急响应水平。

### 三、医院信息安全与安全事件管理系统简述

所谓医院信息安全与安全事件管理系统就是指基于日志、对院内所有的 IT 资源的行为进行追溯的审计系统。对于医院信息部门人员来说,网络设备、安全设备日志、应用服务器日志以及操作系统日志均是关键的信息资源,其中包含了出现在 IT 资源上的异常活动的记录,这些记录反映了有人正在侵入或已成功侵入医院业务系统,是医院进行审计活动的关键根据。依照数据显示,大部分医院即使已经使用一些网络安全措施和管理方法,但一旦安全隐患发生,却依然不能进行及时告警、准确锁定故障的源头,给医院造成很大的困扰,埋下了严重的信息安全隐患。为各类网络及安全设备提供统一的综合平台是今后安全发展的热点和趋势之一,而网络事件的集中管理及审计就是其中的关键,通过提高网络的安全防范水平,将系统的损失降到最低。安全事件管理系统应从主动告警、提醒、应对等方面提出管理关口前移的概念,确保安全事件事前、事中、事后的全面管控。

当前,医院信息系统包括各种功能模块和许多临床应用服务,而支撑信息系统的硬件设备数量也越来越多,所受到的信息安全隐患更为复杂,主要来自外部和内部两个方面:①内在威胁:a. 人为威胁。如医院员工使用有病毒的外接设备接入内网机器,由于病毒感染导致医院专用网络受到攻击,造成全院级网络瘫痪;医院员工使用同一台计算机访问医院内网和外网,当访问外网时计算机受到病毒感染,病毒趁机侵入医院内网,造成机器崩溃;医院员工利用权限之便,非法访问某些数据库系统,如 HIS、电子病历系统等,窃取患者信息,或者对病历进行篡改,最终造成医疗纠纷事件产生,给医院带来无法估量的损失。b. 硬件故障。如服务器、防火墙、交换机、存储设备等发生故障造成医院医疗业务中断,给社会和医院造成极大的损失。②外在威胁:外部人员通过非法手段恶意攻击医院挂号网站,造成挂号网站访问速度缓慢或者彻底瘫痪;由于医院内网需要与省医保、市医保、区域医疗、金融机构等部门通过院内前置机相连,以保证双方信息的及时更新和传输,但过度与外部机构交互信息也会给医院信息系统造成较大安全隐患。

从实际情况来看,网络内部的安全隐患造成的风险已经远远超过了网络外部入侵所造成的风险。医院信息安全与安全事件管理系统恰恰满足了医院记录和取证信息安全事故的需求。

从目前医院信息安全与安全事件管理系统(SIEM)的功能来看,大致包含日志

收集、事件分析处理、事件分析报告、安全事件告警、事件日志保存、事件处理流程支持及控制中心等主要环节,系统通过部署在不同医院网络节点上的采集中心对不同设备的原始日志数据进行采集,并对采集到的数据进行格式统一;通过特定的通道将格式化后的数据进行过滤、聚类合并及储存在分数据库中;分析中心将分数据库中的数据进行集中关联分析,得出所在网络的安全威胁状况,然后再对分析结果进行二次分析,预测出未来可能存在的威胁;控制中心通过报表、饼状图等方式展现整个网络系统的安全状况,统一管理网络范围内的设备,并与采集中心、分析中心、响应中心交互,管理规则库和安全告警策略,同时确定威胁确实存在并根据已有的事件处理流程作出快速的响应,以保证整个医院信息系统的安全、可靠、平稳运行。

　　医院信息安全与安全事件管理系统总体架构详见图 17-1。

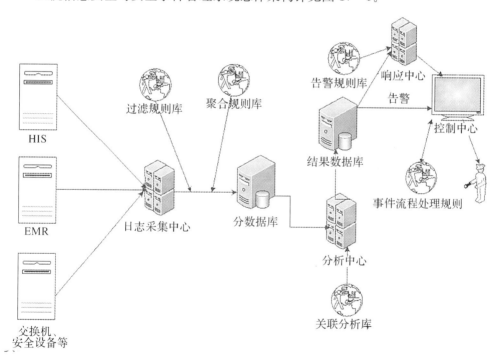

**图 17-1　医院信息安全与安全事件管理系统总体架构图**

（一）日志收集

　　日志是对医院 IT 资源在运行过程中产生的事件的记录。通过收集日志,医院IT 管理人员可以了解系统的运行状况;而通过对安全相关日志的分析,医院管理者可以检验信息系统安全机制的有效性。

　　日志收集是从被管理的服务器、安全设备、网络设备、存储设备、操作系统及应用系统等收集、管理登录尝试、用户登录尝试、系统事件、网络事件、错误信息等安全事件的日志和报警,进行分析、展示并存储到医院关系数据库中,从而形成最终的事件库,供事件重播、报告、存档等使用。

目前日志收集过程中数据传输可以通过 Socket 传输方式实现,日志存储可以通过服务器与数据库的接口函数实现,而最常见的日志采集方式 Syslog、SNMP TRAP 和文本三种方式,以 Syslog 最为常见(见图 17 - 2)。目前几乎所有的操作系统、网络或安全设备基本都具有 Syslog 日志接口,都可以通过 Syslog 协议将日志信息以 UDP 方式发送给远程的接收服务器。医院安全信息与事件管理系统进行安全管理的基础就是具有足够的日志信息,Syslog 协议普遍支持的特点完全能够保证为安全信息与事件管理系统采集到足够量的日志信息。

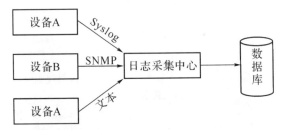

**图 17 - 2　医院信息安全事件管理系统日志采集流程图**

目前日志收集的过程中几乎都面临着的最主要的三个挑战是:日志分散、日志格式不统一、日志量巨大。

(二) 事件分析处理

前面讲述了什么是日志以及如何收集日志,我们了解到日志收集的目的是为了对日志进行分析处理,以抽取出我们所需的有价值信息,下面主要讲述如何对收集到的日志进行分析处理。

由于安全事件种类多、数量大,因此医院信息安全与安全事件管理系统需具备强大的事件处理和分析功能。日志收集模块下的采集中心直接连接防火墙、网络设备、服务器等被监控设备,采集这些设备上的原始日志数据传递给数据标准化模块进行进一步处理。数据标准化模块通过统一的格式模版对分散的原始日志信息进行标准化、归一化处理后提交数据给数据过滤与聚类合并模块进行进一步处理,数据过滤与聚类合并模块对上一个模块提交的标准化日志数据进行过滤和合并处理。过滤的目的是去除其中的误报和无关数据,聚类合并的目的是将代表同类攻击方式的日志数据聚集到一起,生成代表局部安全态势的日志数据,并将其提交给关联分析及预测模块进行进一步处理。关联分析及预测模块负责根据日志数据之间存在的时间和空间关系,借助于多种数据融合算法和关联分析算法将分析结果报告给相应模块进行结果展示等(见图 17 - 3)。

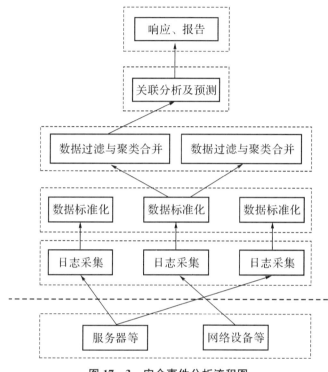

**图 17 - 3　安全事件分析流程图**

(三)事件分析报告

事件分析报告是控制中心根据分析中心分析的结果数据,按照特定的格式展现给管理人员,方便管理人员查看和统计事件日志的分析结果。管理人员可以根据自己的需求将多个报表合并生成一个报表,报表以树形结构的方式管理,包括内建报表、自定义报表、微软 IIS 服务器日志报表、IBM AS/400 日志报表、VMware 服务器日志报表、活动目录日志报表、用户活动报表、问答报表、历史事件趋势、搜索结果报表等。

除了可以生成报表,还可以生成报告,报告是将多个报表,组合在一起,生成一个报告。报告除不支持移动、复制外,支持针对报表的所有操作,操作方式也类似于报表。管理人员可以定时自动生成日报、周报、月报、季报、年报,并支持以邮件等方式自动投递,支持以 PDF、Excel、Word 等格式导出,支持打印,极大地方便了控制中心管理人员查看、审计及预测安全事件,并更好地帮助其进行决策。

（四）安全事件告警

安全事件告警是指医院 SIEM 系统的响应中心根据自定义的告警规则条件，与事件进行匹配，对匹配规则条件的事件生成告警事件，同时触发告警响应动作，以便医院运维人员能够在第一时间作出响应。这里讲述的安全响应策略有两种：自动响应和人工响应。安全响应的实现包括两个步骤：先是扫描高危事件库，查找安全威胁事件是否存在于高危事件库中，对于存在于高危事件库的安全威胁事件进一步判断其自动响应持续时间；然后根据判断结果启动响应策略，对于不在高危事件库以及自动响应持续时间过长的安全威胁事件将其发送给人工监控中心进行人工响应。对于存在于高危事件库中且自动响应持续时间小于阈值条件的安全威胁事件，启动自动响应中心的自动响应机制进行响应（见图 17-4）。

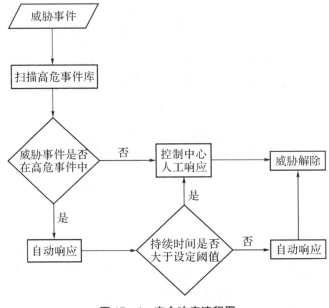

**图 17-4 安全响应流程图**

其中安全事件告警类型可以分为：恶意软件类告警、网络攻击类告警、信息破坏类告警、信息内容安全类告警、安全设备故障类告警、配置违规类告警、漏洞类告警和综合类。详见表 17-1。

表 17-1　医院信息安全事件管理系统告警类型

| | | | |
|---|---|---|---|
| 恶意软件类告警 | 计算机病毒 | 配置违规类告警 | 日志类 |
| | 木马 | | 用户类 |
| | 蠕虫 | | 网管类 |
| | 僵尸软件 | | 路由配置类 |
| | 网页病毒 | | 访问控制类 |
| | 漏洞攻击代码 | | 补丁类 |
| | 间谍软件 | | 审计类 |
| | 混合攻击 | | 其他类 |
| | 后门程序 | 漏洞类告警 | Windows 漏洞 |
| | 其他 | | UNIX 漏洞 |
| 网络攻击类告警 | 拒绝服务攻击 | | 网络设备漏洞 |
| | 后门攻击 | | 应用系统漏洞 |
| | 漏洞攻击 | | 数据库漏洞 |
| | 网络扫描探测 | | 其他漏洞 |
| | 口令攻击 | 综合类 | 资产综合指标 |
| | 非法访问 | | 防火墙指标 |
| | 其他 | | 入侵检测指标 |
| | | | 账号口令管理指标 |
| 信息破坏类告警 | 信息篡改 | | 操作审计指标 |
| | 信息假冒 | | 防毒管理指标 |
| 信息内容安全类告警 | 垃圾邮件 | | 漏洞管理指标 |
| 安全设备故障类告警 | 硬件故障 | | 配置审计和变更管理指标 |
| | 软件故障 | | 其他 |

医院安全事件管理系统告警管理模块应该包括的功能有：告警列表、告警处理、告警查询。可以对结果数据库中的事件状态变化、故障及其他关键事件进行采集。告警规则库并可以对监控参数设置阈值，当监控到重要事件时，能够根据策略报警。当入侵行为被确认之后，医院信息安全与安全事件管理系统可以通过声音、图像、电子邮件、电传、寻呼机等方式向系统管理人员示警这是种纯被动和最保守的方式；也可以通过防火墙、路由器或 IDS 切断入侵者与系统的联系产生告警。

除了告警之外,取证也是医院进行审计的重要活动,这种方式是一种常用的方式,可以对攻击事件进行取证记录,分析攻击行为的过程和来源,必要时作为使用法律手段的一种配合,但这种方式一般要和其他几种告警响应方式配合使用。它并不能直接中断攻击行为,而只是记录和保护证据的一种响应手段。

(五)事件日志保存

医院 IT 资源众多,日志数量数以亿计,存储这数百万到数十亿的日志信息需要占用大量磁盘空间。大多数存储设备都配备千兆级磁盘存储,虽然软件和硬件产品都能够进行某种存储压缩,但是这些存储压缩统计数据通常都是基于最小的事件日志信息以及最高的压缩数值,这并不能反映真实世界的结果。因此,我们需要将来自于日志代理、各种安全设备和系统转发的日志信息以最合理、最科学的方式写入到日志数据库中,并对部分历史日志数据进行归档存储,为后续进行日志事件分析处理提供数据保障。事件日志保存流程见图 17 - 5。

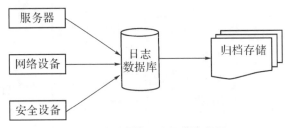

**图 17 - 5　事件日志保存流程图**

要想合理地、科学地储存庞大的日志信息,需注意以下几点:

首先,需搞清楚储存设备的最大磁盘空间以及配置支持何种 RAID 阵列。不同 RAID 配置有不同的性能特点,也就是说,有些写入很快,有些读取更快,灵活度是一个考量因素。

其次,是否支持对收集日志数据的数字签名以满足验证需求,大多数储存设备都有最大日志尺寸,这与底层主机操作系统的限制有关。

此外,还必须明确日志数据是否能被存储到外部驱动阵列,多少数据可以有效被检索和简便地恢复。除了为报告目的组织某种类型数据外,存储组还可以用来确保特定应用程序有足够磁盘空间来满足特定政策要求,例如,保存数据两年。

最后,还需要明确存储的归档时间和事件日志数据是否是为专有格式。大多数医院信息安全和安全事件管理系统都是以专有格式存储有效数据,但却以原始格式检索和导出数据。

(六)事件处理流程的支持

医院信息安全与安全事件管理系统必须灵活地支持事件处理流程,即可由控制中心管理人员按照本院的业务流程及软硬件配置水平自定义事件处理流程规则,形成统一的规则库,在相关的人员及时了解到所发生的告警情况后,按照事件处理流程规则库中已有的解决方案去解决问题,同时追踪解决的效果,最终形成总结方案保存到规则库中。典型的安全事件处理流程见图 17-6 所示。

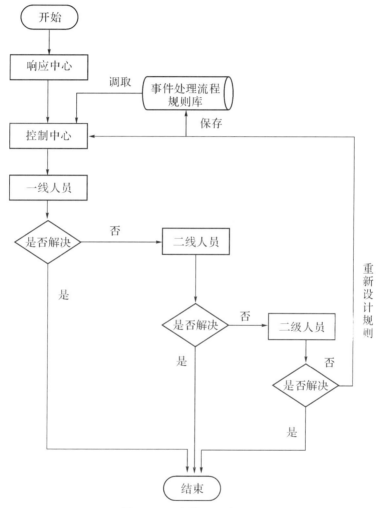

图 17-6　事件处理流程图

　　首先医院信息安全与安全事件管理系统响应中心会自动通过邮件或者短信告警,将告警池的事件信息请求按照提前制定好的事件流程发给一线人员,如果一线人员能解决,则问题关闭;否则一线人员将问题升级到二线人员,二线人员如果也不能解决,则继续升级到三线人员,依次逐级向上升级。在升级的过程中,控制中心管理人员会根据告警事件的具体情况重新分派。

　　在工作人员处理事件的过程中,需要将解决方法以邮件形式或手动录入传给控制中心管理员。控制中心管理员必须搞清楚事件的根本原因,当前服务人员解决问题的方式是否合理,流程是否需要变更,如果不需变更,则整个流程结束;如果需要变更,则由控制中心管理人员重新调整事件处理流程,并将当前流程存入事件流程规则库中。

安全事件处理流程的目的是解决及跟踪告警事件运作过程中发生的安全事件,并使用户可以尽快恢复自己的正常工作,避免业务中断,将事故对业务运营的影响降至最低。因此,控制中心和事件处理流程规则库就构成了整个事件处理流程模块的核心,而分层管理与流程相结合的思想能更好地实现"专人专事";同时,控制中心记录了安全事件以及安全事件解决方案的有效信息,为整个医院信息安全提供了强有力的技术保证和知识储备。

（七）控制中心

控制中心作为整个医院信息安全与安全事件管理系统的大脑,对整个系统的运行起到至关重要的作用。目前控制中心的控制策略有四种:信息监控、报表查看、安全情况查询和系统配置(见图17-7)。控制中心的实现包含两个步骤:安全管理人员首先需要通过用户名和密码进行登录,验证身份信息;登录成功后,管理人员就可以对每个界面模块进行监控、查看、查询或配置操作。

管理人员登录后可以查看分析中心分析的结果报告及控制中心对一些重大安全问题的职能处理结果,也可以通过手动操作对其他一些安全问题作出相应的响应处理,还可以更新修改知识库,如修改关联规则、改变安全策略等。一旦发现新的安全威胁,便可以对规则库进行更新,保证医院信息安全与安全事件管理系统适应不断变化的安全威胁环境。

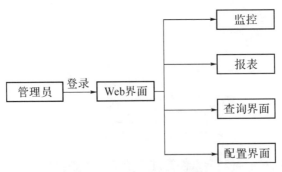

图17-7　控制中心流程图

## 四、总结

医院信息安全与安全事件管理系统是一种信息安全综合管理系统,它与传统的医院防火墙、漏洞扫描工具等安全产品不同,不存在大量误报告警信息,它使得运维人员能够及时准确地发现并解决问题,它基于日志构建了一种设备统一管理、安全威胁统一监控、安全响应策略统一下达的统一管理平台。这种管理平台对医院安全性的提高起到了很大作用,同时增强了医院的安全运维能力。但由于医院信息安全与安全事件管理系统起步晚、发展慢,所以运行效率偏低和实时性不高。随着医院系统日志的增多,如何提高医院信息安全与安全事件管理系统运行的精准率是我们亟需解决的难题。

# 第二节　典型案例

## 一、某医院网络与服务器监控运维平台搭建

【案例描述】

某大型医院软硬件设备众多,但一直没有建立起基于服务器、网络设备、安全设备、应用软件及数据库等统一的网络监控告警运维中心,当这些信息资源发生故障时,医院运维人员很难在第一时间准确获取故障发生的位置以及原因,会造成医院业务一定程度上的中断,为医院带来较大的负面影响。

由于历史原因,该院信息化建设缓慢,初期只建设了机房动力环境监控系统,未建立网络监控平台。随着医院管理人员信息安全意识的提升,该院逐步建立起基于日志的软硬件资源统一告警运维中心。

【分析与处置】

①该院信息科相关人员花费半年的时间,梳理了全院的服务器、网络设备、负载均衡设备、数据库、Web 应用系统等,并根据自身的需求建立了基于日志的软硬件资源统一告警运维平台。

②对于新增 IT 设备,制定运维平台准入标准,要求每个设备在上线之前需加入统一告警运维平台,否则不予上线。

【总结建议】

①借助平台进行医院所有设备的整理,对即将过期的设备准备进行报废处理。

②最大限度地利用监控平台,保证第一时间处理故障。

## 二、某医院数据库审计系统搭建

【案例描述】

某大型医院临床业务系统众多,数据库种类各不相同,其中 HIS、EMR 等系统使用 DB2 数据库,LIS 系统使用微软的 SQL SERVER 2008 R2 版本数据库,CDR

系统使用 Oracle 数据库,部分运营网站则使用 MySql 数据库等。当有不法分子恶意侵入数据库时,该院没有有效的手段阻止入侵的发生,或者在入侵发生后,DBA 很难第一时间获取告警消息,更无法根据告警位置及时阻止入侵者。

该院原有的防统方系统仅仅对 HIS 系统开立医嘱操作进行记录,随着医院业务系统的增多、数据库数量的增加,并不能满足该院众多核心数据库的监控管理需求,因此迫切需要建设一个统一的监控告警运维平台,对该院的所有业务数据库做统一监控管理。

【分析与处置】

搭建数据库审计系统,通过对业务人员访问系统的行为进行解析、分析、记录、汇报,以帮助用户事前规划预防,事中实时监视、违规行为响应,事后合规报告、事故追踪溯源,加强内外部网络行为监管,促进核心资产(数据库、服务器、网络设备等)的正常运营。

【总结建议】

今后只要发现告警,立即排查,切勿延误。同时增加机房巡查的频率。

## 三、某市电子政务网统一监控管理平台搭建

【案例描述】

电子政务外网作为国家政务外网的组成部分,是我国电子政务重要的基础设施之一。政务外网与互联网之间逻辑隔离,是政府的业务专网,主要运行政务部门面向社会和公众的专业性服务业务,为各政务部门业务应用提供网络承载服务,支持业务网络的互联互通,支持跨地区、跨部门的业务应用、信息共享和业务协同,满足各级政府部门社会管理、公共服务等面向社会服务的需求。

随着"金字"工程的落地,我国电子政务建设已经取得长足进展,网络基础设施初步形成规模,但随着建设和应用的深入,电子政务的运维压力和挑战逐渐凸显出来,已经成为影响电子政务系统应用效果的重要因素和深入发展的主要瓶颈。

政府行业的 IT 系统支持市民和企业一站式、全方位、全天候、高效率的政企服务,行政管理和审批系统一旦中断,将直接影响政府部门的信息发布和接受能力,导致办事效率低下,更严重的后果则是损害政府在公众心目中的形象。为了避免出现网络故障,网络的可靠性、稳定性成为重中之重。

随着多业务数据融合的需求开始大量产生,各自为战的运维手段仍然会孤立各级政府部门及直属委、办、局的信息汇聚,这不具备电子政务云中的多业务统一管理的需求。

某市政务外网在建设初期规模较小,但随着时间的推移,该网规模越来越大,

在线的网络设备超过 1200 个节点,包含路由器、交换机、防火墙、防毒墙、负载均衡、存储设备、服务器、小机等,涉及国内外多个厂商。因此,需在有限的投入下尽快建立高效、规范的电子政务运维体系,提高 IT 管理水平,改善政务系统的运行质量。

【分析与处置】

针对该网所有的设备搭建统一的监控告警运维平台,通过 SNMP、WMI、Ping、SSH、Telnet 等主动收集网络内设备的信息并且支持 Trap、Syslog 等手段收集信息,对政务外网的 IT 设施统一管理。

对网络故障信息进行集中监视和管理。实现对告警数据的实时采集和集中监视,辅助管理员和值班人员快速地发现网络问题和定位故障,便于在最短的时间内解决网络故障问题;同时提供对告警信息的各种处理功能,提供对历史告警信息的统计查询功能。

【总结建议】

实施网络统一监控管理平台,可以实现:
①降低网络及整个信息系统的故障率。
②提高网络及整个信息系统的运行性能。
③增强对网络及整个信息系统控制力。

## 四、某公安厅安全管理日志平台搭建

【案例描述】

某公安厅经过多年的信息化建设,依托金盾工程的指导,已经初步完成信息化的建设及门户系统、教培管理系统等的建设,涉及的操作系统、网络设施、数据库、应用软件、中间件的数量和类型也不断增多,信息系统的架构越来越复杂,该厅服务器、网络设备、安全设备难以快速维护,整体运维效率低下。

公安的信息系统为人民群众提供了非常高效、便捷的服务和办公服务,人民群众对公安信息系统的依赖度越来越高,对信息系统的服务质量要求越来越高,目前有部分业务已经要求 7×24 小时服务。同时,业务对信息系统及网络系统的依赖程度也越来越紧密,对信息系统运行的稳定性、可靠性要求越来越高。

设备的增多必然给管理带来挑战,与之相对应的是 IT 运维管理工作多年来一直处于手工处理维护的状况,各种服务工作始终处于一种被动的状态之中,在实际工作中只能采取“头痛医头”的维护方式,只能等到设备及应用系统出现问题造成故障时,才能进行维护。因此,如何更有效地利用现有的资源,建立高效、规范的一体化运行维护体系,提高 IT 运行维护服务水平,确保信息系统的稳定、安全运行,已经成为公安信息部门面临的重要问题和考验。

【分析与处置】

遵循 ITIL 标准规范,严格按照公安部考核要求,结合国内管理模式,提供给该公安厅 IT 基础资源集中监控、自助式服务台、可自定义的工作流引擎、事件管理(突发故障管理)、问题管理、IT 资产配置管理、变更与发布管理、CMDB、知识库、全疆考核、调查子系统等功能,为该公安厅打造了一体化的 IT 运维支撑平台,帮助其规范 IT 运维管理,不断提升 IT 服务质量。

【总结建议】

①可视化的工单处理进度、告警处理记录、故障维修记录、资产维护记录等,提交的服务请求是否被受理? 处理到了哪一步? 一目了然。

②用户在提交 IT 服务请求时可选择紧急程度并且填写期望完成时间。处理人员可在系统中看到期望完成时间倒计时,提醒处理人员及时处理。

③通过可量化的考核,不断提升工作人员的积极性。

④用户可对自己提交的服务请求作评价,让 IT 使用者都参与进来。

## 五、某汽车公司安全事件管理系统搭建

【案例描述】

某汽车股份有限公司是某市政府重点支持发展的企业,随着该公司业务的不断发展和信息化建设的不断深入,有越来越多的信息基础设施及核心应用系统交由信息技术部运营维护,这就对信息技术部服务管理工作提出了高层次的要求。为了应对高层次的服务管理工作要求的挑战,经多方论证,信息技术部决定引入国际 IT 服务管理领域通行的 ITIL 最佳实践、ISO 20000 国际服务标准及相关工具,在该公司内部建立一套有效、完善的 IT 服务管理体系,实现对 IT 资源集中化、统一化、一体化的管理,不断提高现有的 IT 服务能力并控制全面信息化建设的风险,保障该公司信息化各系统的稳定、可靠、安全运行,为用户提供更优、更快捷的 IT 运维服务。

随着该公司 IT 资源数量的增多,运维效率急剧下降,同时,运维人员对该公司的服务器、网络设备、安全设备、Web 应用等难以快速维护,整体运维效率低下,严重影响公司信息化的发展。

【分析与处置】

根据该公司 IT 运维管理规划,安全事件管理系统按照逻辑层次上划分为:外围接口层、基础架构层、服务平台层、门户层。

IT 运维管理系统架构设计见图 17-8。

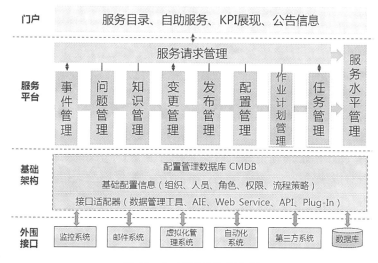

**图 17－8　系统总体架构图**

外围接口层:通过系统的标准 API 接口向所关注的各类信息资源进行数据收集,包括监控系统、邮件系统、虚拟化管理系统、自动化系统、第三方系统、数据库管理系统,也包括运维服务管理、资源配置管理,还包括流程、资料、文档、项目等服务管理对象。

基础架构层:通过一些接口适配器与外围接口对接,利用权限管理、人员角色管理、组织架构、流程自定义平台、配置管理平台等支持功能,实现底层的基础架构。

服务平台层:实际完成各个流程管理功能、各流程模块的流转功能,实现了 ITIL 的标准流程模块,包括服务台、事件管理、问题管理、配置管理、变更管理、发布管理、服务水平管理、知识管理、资产管理、供应商管理、外包管理、安全管理、能力管理、可用性管理、持续性管理、财务管理、KPI 指标管理。

门户层:门户展现层是整个系统呈现,是 IT 运维管理系统的人机交互接口。

【总结建议】

该公司运维管理各层面(用户、IT 领导、运维人员、系统管理员等)可有针对性地掌握目前的 IT 运维管理状况;服务台统一受理客户故障、投诉咨询并能够准确记录,按事件管理流程进行处理;对重大事件、重复发生事件及时总结为问题,按问题管理流程从根本上解决问题;形成运维知识库,使得运维经验得以记录、传承。

通过建立完善的服务流程,规范日常运维工作,实现服务工作的合规化、标准化和制度化,实现事件、问题处理解决的智能化和高效化,保障整个服务管理工作过程可控、可管理,提升服务的质量。

## 六、某电力公司网络与服务器监控平台搭建

【案例描述】

某电力公司的网络过去由于一直缺乏一套可以对网络设备、服务器、安全产品、应用软件进行统一管理的软件，所以常常受到病毒、网络攻击、垃圾邮件的侵扰，网络时常不稳定，直接影响到了员工的工作效率。

该公司作为大型分布式网络，管理人员需要即时了解到网络性能和故障分布，并将网络拓扑图按照地理位置或行政关系划分层次；同时，该公司服务器、网络设备、安全设备难以快速维护，整体运维效率低下，严重影响公司信息化的发展。

【分析与处置】

①该公司通过搭建统一的运维管理平台，为公司提供了灵活的物理拓扑管理方式，并将性能和故障信息直观地展示在物理拓扑上，结合告警冒泡、颜色、声音等展示方法，管理员可以快速了解某设备产生的最严重告警是什么级别、有多少个、是否还有低级别告警等信息，管理员对自己的网络运行状况一目了然。实现链路实时流量监视，让管理员实时看到自己关心链路的性能压力情况，再也不用费时费力地逐个排查。

②提供最新告警/事件、端口流量、网络设备响应时间、设备 CPU、内存、全局故障告警统计等信息排名。网络高风险点往往就在其中，大大节省了网络管理员排查和定位故障的时间。

③网络管理员可以真实还原设备机架，直观地了解此设备各个端口工作状态、告警情况、资源利用情况、链路链接信息等，再也不用经常跑到机房去看端口空置、拉线找链接关系，通过远程关闭/开启设备端口功能，再也不用楼上楼下跑来跑去拔线插线排除故障。

④管理人员还可以对多种业务应用系统进行监控，包括数据库、邮件服务、Web 服务器、应用服务器、ERP 服务器、URL 地址、自定义服务等。

【总结建议】

①统一的监控告警运维平台实现了该公司 IT 资源的实时性监控，提高了该公司的运维效率，降低了公司的成本。

②友好的报表显示、查询功能可以更好地为该公司领导层展示公司 IT 资源现状，从侧面提高了公司核心层对该平台的支持。

## 七、某医院安全审计平台搭建

【案例描述】

某医院的医院信息系统（Hospital Information System HIS）是其重要的医疗

信息基础设施,HIS 系统以 Sybase 数据库系统为基础平台,数据库是医院医疗信息数据管理的重要基础设施。检验管理系统(LIS 系统)、电子病历系统、财务管理系统、病人呼叫管理系统、医学影像信息系统(PACS 系统),远程医疗管理系统等都是依赖 HIS 系统得以保证正常运行,而作为其基础的数据库系统就显得极为重要。在网络环境中,很多潜在因素将会影响到数据库,这些因素包括密码安全性较差、误配置、未被察觉的系统后门、人为的误操作、人为的恶意操作等。

由于历史原因,该医院一直未能建设全员级的安全事件管理系统,近些年,在院领导的高度重视下完成了该平台的搭建,将全院所有的 IT 资源,包括核心服务器、交换机、安全设备、负载设备、储存设备等等都加入了监控列表中。

【分析与处置】

①搭建全院级的安全事件管理系统。

②提高信息部门运维人员的安全管理意识。

③根据医院自身情况,制定合理的预警机制和事件处理流程。

【总结建议】

①在有条件的大型三甲医院搭建医院安全事件管理系统非常重要。

②系统需切实可用,而不是为了等保的评审要求而建设的花架子。

## 八、某医院根据安全事件管理系统防止统方发生

【案例描述】

2011 年福州某三甲医院,每隔一个月左右就会发现统方的痕迹,有人在数据库上进行大处方查询,各种药品每月的实际处方量都被外面的人员掌握。

2011 年 9 月份的一天,职守的人员又发现有人在医院内部获取信息,医院直接通过安全事件管理系统迅速定位找到了异常端口,派保安直接把窃取信息的人员当场抓获。

该医院于 2009 年建设了医院信息安全与安全事件管理系统,能针对医院内部或者外部人员的恶意统方行为,迅速将犯罪分子控制,有效遏制了医院及患者的损失。

【分析与处置】

①完成医院信息安全与安全事件管理系统的功能。

②加强信息安全与安全事件管理系统的演练。

【总结建议】

①在有条件的大型三甲医院搭建医院安全事件管理系统非常重要。

②系统需切实可用,而不是为了等保的评审要求而建设的花架子。

③提高管理人员的业务素养、职业操守。

## 九、某市社区卫生网络安全事件系统建设

**【案例描述】**

某市社区卫生网络接入系统集成购置防火墙和交换机采购项目,建设包含302家社区卫生服务中心和18个区县管理中心共320家。根据2007年该市卫生局与市信息办联合发文将全市区县管理中心和社区卫生服务中心共320家接入政务外网。

该社区卫生网络经常遭受黑客的恶意攻击,导致该网络中断,严重影响社区业务的正常运行,因此迫切需要建设一个安全事件管理系统,对即将发生的恶意事件进行防御或提前警示。

**【分析与处置】**

①防火墙:通过在"区县管理中心"和"社区卫生服务中心"两级网络边界部署防火墙,完成边界防护和监控。

②安全隧道:全网使用VPN实现安全加密传输,从而保证全网数据传送的安全性、保密性、完整性。

③安全管理平台:针对本项目所用防火墙数目众多,设备分散在区县、社区不同网络的各个节点上,管理上占用了管理员的工作时间和精力,所以本项目使用了网御星云安全管理,从而实现在统一管理界面内即可以监控和管理分散网络环境各处的异构设备节点,实时掌握各设备的部署情况、运行状况、设备的接入断出变动,简单有效地保证安全投资的最大收益。

**【总结建议】**

①重要节点和网段进行边界保护,数据包按照严格的安全规则进行过滤,将所有不安全的或不符合安全规则的数据包屏蔽,防范各类攻击行为,杜绝越权访问,防止非法攻击。

②敏感的内部数据信息在互联网上十分容易被非法窃取、篡改或删除,数据在传输中的机密性、完整性和可用性必须得到保障。

③全网安全设备统一管理、控制,事件的统一审计和存储。

# 第三节　不良事件及其处置、分析

## 一、机房精密空调故障导致机房温度过高

**【事件描述】**

某日某大型三甲医院机房动力环境监控系统告警:某精密空调压缩机低压,机

房环境温度过高！触发值 32℃！值班人未及时处理，导致机房温度急剧升高，超过 32℃。部分服务器由于温度过高，导致其运行速度缓慢，严重影响了该院临床业务的效率。

【原因分析】

主机房精密空调氟利昂泄漏，导致机房温度急剧增高，服务器、网络设备运行速度下降。同时，值班人员安全意识薄弱，未能及时排查问题。

【解决方案】

①在机房临时增加两台风扇，降低温度。

②告知空调维修人员进行抢修。

【总结建议】

①今后只要发现告警，立即排查，切勿延误。

②增加机房巡查的频率及效率。

③提高人员的整体安全意识，加强相关运维人员的专业素养。

## 二、某医院核心应用服务器硬盘空间不足，导致发药业务中断

【事件描述】

某日某大型三甲医院药事核心应用服务器 C 盘空间不足，相关责任人未能在第一时间内诊断出故障原因，导致门诊药房发药业务中断，门诊药房窗口部分患者滞留，严重影响该院正常的医疗流程，对医院的形象造成了极其恶劣的影响。

【原因分析】

该应用服务器主要是从 HIS 数据库中抽取药品医嘱信息到药事服务数据库中但数据抽取过程中主程序发生异常，以至于错误日志记录到该服务器的 C 盘，随着错误数据的累积，最终 C 盘空间不足，程序崩溃，发药业务中断。

【解决方案】

①修改发送程序，停止记录错误日志。

②删除 C 盘中的日志，扩大 C 盘存储空间。

③将该服务器的磁盘可用空间加入平台监控中心。

【总结建议】

①认真核查该院所有的服务器、网络设备等，保证所有的可用资源都处于被监控之中。

②提高程序的容错能力，软件管理人员对代码的性能进行审核。

### 三、某医院门诊医生站系统保存处方处置后调用微信接口无响应

【事件描述】

某医院门诊医生站系统保存处方处置后调用微信接口无响应,系统卡死数分钟。

【原因分析】

工程师立刻查询程序源代码,发现处方、处置保存后是调用向手机推送付费信息接口超时。经排查是由于防火墙宕机,导致微信接口调用失败,响应超时。

【解决方案】

重新启动防火墙,防火墙恢复正常,门诊医生站业务恢复。

【总结建议】

①修改门诊医生站调用手机推送信息接口代码,通过多线程解决接口调用超时问题。

②把防火墙、网闸等安全设备纳入日常巡检。

③增加一台同型号防火墙做 HA。

④建设医院安全事件管理系统,发生故障时能够主动告警,运维人员可第一时间获知故障地点和原因。

### 四、某医院防火墙故障,导致卫生城域网网络不通

【事件描述】

某医院在连接卫生城域网处添加防火墙等安全设备后,网络不通。

【原因分析】

某市卫生城域网采用 OSPF 动态路由选择协议,实现与所有卫生医疗机构的互联互通,原先医院网络正常,因添加了防火墙才导致网络中断,故障应在防火墙处。

【解决方案】

首先将防火墙策略出、入方向的数据包全部放行进行测试,网络仍然不通,中心和医院两端无法建立 OSPF 邻居关系。所以问题有两个可能性:要么是防火墙故障,要么是动态路由 OSPF 方面的故障。

两端临时启用静态路由测试,网络可以连通,说明专线线路、防火墙设备均无故障,问题应该在 OSPF 协议上。

卫生信息中心端及医院端分别启用 OSPF 动态路由选择协议再次进行测试,

两端无法建立 OSPF 邻居关系。开启 DEBUG 测试,发现由中心端发出的 HELLO 包给医院端,在有效生存时间内对端没有 HELLO 包的回应,所以双方不能建立邻居关系,很有可能是防火墙将此类型的数据包丢弃。

通过 DEBUG 防火墙,果然发现 OSPF 协议的报文全部被阻挡,但防火墙策略的确全部放开,不应该阻挡任何数据包的,情况的确很奇怪。

通过以上的故障分析,原因逐步清晰:一般情况下,防火墙开通的策略是针对 TCP 或 UDP 等数据包的放行或阻止,而放行或阻止 OSPF 报文是不能基于 TCP 或 UDP 协议,应根据 IP 协议来进行放行。OSPF 的协议号为 89,需在防火墙上添加针对 IP 协议号为 89 的数据包放行,则 OSPF 报文才能正常交换。此类型的策略实际情况中使用较少。

【总结建议】

在防火墙上添加针对 IP 协议号为 89 放行的策略,两端设备建立 OSPF 邻居关系,双方可以学习到对方的路由信息,医院和卫生城域网连通正常。

建设医院安全事件管理系统,发生故障时能够主动告警,运维人员可第一时间获知故障地点和原因。

## 五、某医院检验科数据上报软件故障,导致其无法使用

【事件描述】

某医院检验科数据上报软件在内网环境中无法正常连接服务器,无法使用。

【原因分析】

检验科反应两周前开始他们的数据上报软件在内网环境里无法正常使用,连接超时,但是回家在家庭电脑上测试可以正常连接。用抓包软件对在内网环境中、公网环境中运行软件,分别进行抓包、对比,发现均能正常到达服务器,但是在内网环境中不能正常接收到服务器端返回的数据包。

【解决方案】

排查从内网核心交换机到外网之间串联的各个设备,后发现是 IPS 设备,检测到服务器的返回数据包,因为疑似为 SQL 注入攻击被阻止。把该条策略临时禁用后,该软件恢复正常使用。

【总结建议】

①要求 IPS 厂家对设备固件进行升级,增加 SQL 注入攻击白名单的功能,以便加快该功能的正常使用,保证安全性。

②与软件开发公司进行联系,要求对其软件脚本进行优化,降低被误杀的可能性。

③建设医院安全事件管理系统,发生故障时能够主动告警,运维人员可第一时间获知故障的地点和原因。

## 六、某医院网络故障,导致无法进行职工医保实时刷卡报销

【事件描述】

某市级医院门诊网络故障,无法进行职工医保实时刷卡报销。

【原因分析】

根据医保中心有不间断电源供电情况,初步判断是移动线路问题。移动公司在约 17 点钟派工程师上门维修,经过线路排查、线路所经路线上的设备检查、设备测试,在 19 点钟后确定线路排查后工作正常,但仍不能刷卡,由此怀疑是防火墙的问题。

防火墙售后维保部门在 20 点半左右上门调试防火墙,一直至晚 24 点仍不能进入防火墙。维保部门重新派遣两名工程师上门服务,在次日凌晨 1 点到达现场,确定为防火墙损坏。

【解决方案】

从市人民医院信息中心机房调一台防火墙到医保中心,重新进行安装和策略配置,至凌晨 2 点半医保刷卡终于能正常使用。

【总结建议】

①此次事件反映了双机热备的重要性,后期应考虑添置双机热备。

②防火墙等设备的用户名、密码、策略配置等信息应做备份和记录,避免因长时间未操作、工程师辞职等原因无法进入和调整。

③本次故障因由于停电所引起,防火墙有 UPS 从未断电,所以一开始没有考虑到是防火墙的问题。以后如遇到相似情况,应尽可能地考虑各种情况,第一时间将各方安排到位,能尽早地排除故障。

④若该院提前建设了医院安全事件管理系统,运维人员就可以第一时间获取告警、故障地点和故障原因,可提高解决问题的效率。

## 七、某医院网站被 DDoS 攻击导致其无法访问

【事件描述】

某医院门户网站被 DDoS 攻击,攻击者想办法让目标服务器的磁盘空间、内存、进程、网络带宽等资源被占满,从而导致正常用户无法访问。

【原因分析】

用户访问网站时要么打不开,要么打开了提示"server unavailable",刷新后情

况依然如此,服务器远程连接困难,远程连接桌面非常卡,或者远程连接桌面进去后是黑屏。对网站域名使用 ping 命令,返回值很大,甚至完全无回应。查看网站服务器发现 CPU、内存等消耗很大,CPU 长期处于 100％的状态。网络上出现了大量的非法数据包或伪造数据包。

【解决方案】

确认遭到 DDoS 攻击后第一时间向领导汇报。网站服务器托管在 IDC 的,与网站运维服务商联系,要求增大带宽和增加安全设备;网站在本单位机房的,由运维服务商调整防火墙等现有设备的配置抵抗攻击,同时联系安全服务商架设抗攻击设备,可以购买运营商提供的网络流量清洗服务。保存好相关日志及时向属地公安机关网络安全保卫部门报告。

【总结建议】

对本单位网站的抗 DDoS 能力需要进行评估,通过加大带宽,购买抗攻击设备,购买运营商提供的网络流量清洗服务、购买网络安全公司提供的云加速、高防攻击机房等服务,提升抗攻击能力。

## 八、某医院网站页面遭恶意篡改,导致医院形象受损

【事件描述】

某医院运营网站页面被篡改,页面有违法信息。由于该医院未建设医院安全事件管理系统,运维人员第一时间追踪到了恶意篡改页面内容的不法分子 IP 地址以及物理位置。

【原因分析】

用户访问单位网站页面时,显示违法信息内容,或是出现网页内容不能正常显示,安全软件提示存在恶意程序。

【解决方案】

立即停止网站服务,截屏固定相关页面内容,备份网站所有数据(包括日志记录),向属地公安机关网络安全保卫部门报告。联系网络安全服务商对网站进行安全检测,找出存在的网络安全漏洞和木马等恶意程序,修补漏洞和清除恶意程序后恢复网站运行。

【总结建议】

开展信息安全等级保护工作,定期对网站进行安全测评,整改安全漏洞。

## 九、某市卫生平台遭不法分子非法入侵，导致用户无法登录

【事件描述】

某市卫生科教平台疑似遭受非法入侵，所有注册用户的用户名均被修改为统一名称，其他页面模块、功能正常。由于该单位未建设医院安全事件管理系统，运维人员很难在第一时间追踪到恶意篡改页面内容的不法分子 IP 地址以及物理位置。

【原因分析】

网站维护人员接用户投诉，无法正常登录网站，维护人员立即登录网站后台进行查看，发现用户注册模块和存放用户信息数据库表存由异常。

【解决方案】

网站立即临时下线，联系网站开发公司和第三方专业信息安全服务公司对网站进行全面安全检查，最终确认网站未遭受外部攻击，导致问题发生的原因是网站开发公司的开发人员编写代码不够严谨，因而触发用户名的修改。要求开发公司立即进行修改并测试无误。

【总结建议】

①加强对网站开发公司开发人员的编程规范要求。

②制定《信息安全开发规范》。

③定期组织进行开发人员培训和考核。

## 十、某市卫生 12320 网站首页被人恶意篡改，导致信息泄漏

【事件描述】

某市卫生 12320 网站首页被人恶意篡改，页面存在敏感信息泄露。

【原因分析】

网站维护人员接上级信息安全管理部门发函，指出 12320 网站某页面存在敏感信息泄露。

【解决方案】

立即联系网站开发和第三方信息安全服务公司对问题页面进行检测，确认为网站部分配置信息泄露，未造成用户、病案、资金等相关敏感信息泄露。此次事件原因为网站开发公司配置中间件时未按安全基线标准进行配置。

【总结建议】

①要求网站开发公司定期对人员进行信息安全培训。

②制定信息安全基线标准,并对人员进行培训。

③定期组织进行开发人员培训和考核。

## 十一、某医院数据库服务器内存资源不足导致业务中断

【事件描述】

某二级医院在 5 年前建立 HIS 系统,一直工作稳定,某日出现 HIS 系统无法登录的状况。信息中心的工作人员立刻开始排查,经过检查发现有一块硬盘损坏,立即更换,过后问题依旧存在。登录到 Oracle 数据库服务器检查,发现有很多锁导致程序运行非常缓慢,不久系统报告内存资源不足。

【原因分析】

该医院购置的服务器已连续不间断工作 5 年,硬盘发生损坏是正常现象,然而有很多锁导致待执行的语句一直在排队,系统运行速度慢,很有可能是访问量大增,面对这么多的连接,服务器内存不够。还有可能是运行的业务系统存在缺陷,比如忘记释放已经创建的事务,导致内存泄漏等。

【解决方案】

①首先保障业务的顺利运行,最简单的方法是重启数据库服务器,释放已经占用的资源。

②联系 HIS 系统供应商,排查系统是否存在隐含的不释放事务连接的缺陷,确保系统资源不被浪费。

③评估医院当前的业务量,适当增加服务器内存,提高硬件配置。

【总结建议】

服务器硬件资源是有限的,面对快速增长的医院业务,需要在建设初期做好规划,确保硬件能够保障一段时期内医院业务的正常运转,同时要避免资源的浪费。另外,服务在上线前也要进行充分的压力测试,确保心里有数。医院内使用的 HIS 系统也要进行充分的测试,避免系统中潜在的漏洞和缺陷,防止发生泄漏内存的问题。

## 十二、某医院内网电脑中病毒导致网络瘫痪

【事件描述】

某医院是三甲医院,日接诊人数达 2000 人,医院信息系统应用较为广泛,为方便内部员工共享信息,建设有内部网站。某日,内网发生网络中断,无法顺利访问医院内网资源。

【原因分析】

在硬件没有任何改动的情况下出现这种现象,很大概率是内部电脑中病毒,导

致网络流量突发,造成链路拥堵,无法正常提供服务,从而表现出无法访问网络的现象。

【解决方案】

①由于内网瘫痪,无法通过网页直接访问核心交换机的管理界面,此时可以使用连接线,通过 console 接口连接到核心交换机。发现核心交换机到内网服务器的通信是通的,没有丢包现象,说明核心交换机到医院内网页服务器的链路是通的,继续测试。

②通过 console 接口连接到该科室在楼层的交换机,打开控制台来测试网络的连通性。发现网络也是正常的,没有丢包现象。

③使用网线连接到该交换机,发现不能通过 DHCP 服务正常获得 IP 地址,手工配置 IP 地址、网关、网关掩码,然后 ping 该 VLAN 的网关地址,不能 ping 通,全部不可达。

④初步判断交换机配置正确,硬件没有问题,那么问题应该是在内部电脑上。通过抓包软件 wireshark 抓包分析发现是受到 ARP 欺骗攻击,但是重 ARP 太多,无法确定攻击的根源,解决方法是将该交换机的所有端口都关闭,然后再逐个重启。最后发现在关闭以太网端口 2 之后,网络恢复正常。

⑤找到该端口连接的内部电脑,重新安装系统并安装杀毒软件,再次开启以太网端口 2,网络恢复正常。

【总结建议】

建议在医院内部员工电脑上安装杀毒软件,对所有电脑定期杀毒,排除隐患,同时登记所有电脑的 MAC 地址,在交换机 ARP 表内做静态映射,避免此类问题再次发生。

# 参考文献

[1] 李为.基于日志代理的安全审计综合分析系统的设计与实现[D].西安:西安电子科技大学,2008

[2] 赖特.网络安全设备日志融合技术研究[D].成都:电子科技大学,2015

[3] 刘合富.SYSLOG 日志数据采集实现[J].中国教育网络,2007(8)50-51

[4] 郭勇.移动商务风险控制方法研究[D].黑龙江:哈尔滨工业大学,2009

（张小亮）

# 第五篇
## 新技术应用与信息安全探讨篇

# 第十八章 虚拟化技术

## 第一节 概 述

虚拟化技术近年赚足了各行各业 IT 人员的眼球。无论单位规模如何，只要拥有一台服务器，就可以尝试应用虚拟化技术，让 IT 资源得以充分利用。虚拟化最大的好处在于让服务器、存储与网络资源得到更好的整合与配置。但在实际工作中，我们应该理性看待虚拟化，物尽其用，避免盲目追求技术与实现"虚拟化"。

虚拟化早已影响到了 IT 部门本身的业务处理方式。各部门的服务器采购也因此而变得更加灵活——建立服务资源池，让其他部门申请"租用"服务器，设置租期与费用，保证资源充分利用即可。同时，虚拟化不是免费的午餐。可以从租期和费用的角度对其进行约束，避免虚拟资源成为性能监控的盲区。

最后，虚拟化所带来的优势——分配灵活、变更快捷、高资源利用率，都是传统系统构架所无法实现的。虚拟化的单点故障、安全管理以及数据保护也是它有待完善的一面。在探索中前进，虚实结合，才能打造出适合企业自身的 IT 架构。

### 一、什么是虚拟化

虚拟化技术是一种资源管理技术，是将计算机的各种实体资源，如服务器、网络、内存及存储等，予以抽象、转换后呈现出来，打破实体结构间的不可切割的障碍，使用户可以比原本的组态更好的方式来应用这些资源。

#### （一）服务器虚拟化

服务器虚拟化是指计算机元件在虚拟的基础上而不是真实的基础上运行。虚拟化技术可以扩大硬件的容量，简化软件的重新配置过程。CPU 的虚拟化技术可以单 CPU 模拟多 CPU 并行，允许一个平台同时运行多个操作系统，并且应用程序都可以在相互独立的空间内运行而互不影响，从而显著提高计算机的工作效率。传统物理架构与虚拟化架构对比见图 18－1。

虚拟化的主要目的是对 IT 基础设施进行简化，它可以简化对资源以及对资源管理的访问。

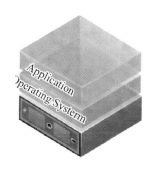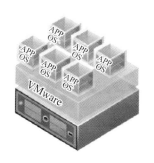

　　传统物理架构　　　　　　　　　　虚拟化架构

**图 18‑1　传统物理架构与虚拟化架构对比图**

服务器虚拟化技术有：

1. 服务器虚拟化迁移技术（VMotion）

　　使用迁移技术迁移运行中的虚拟机和执行无中断的 IT 环境维护。平台管理模块要能提供迁移功能，可以方便地实现虚拟机不停机地从一台 PC 服务器迁移到另外一台，从而避免"多个鸡蛋放到一个篮子"可能造成的顾虑，同时现在支持通过较高延迟的网络链路进行虚拟机迁移。图 18‑2 大概描述了迁移功能实现。

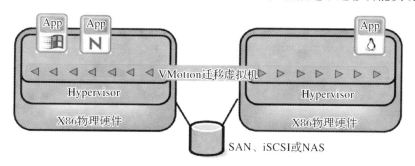

**图 18‑2　虚拟平台 VMotion 实现机理示意图**

2. 服务器虚拟化高可用技术（HA）

　　平台管理要能提供高可用解决方案，如 HA 容错功能，确保虚拟机的可用性。图 18‑3 示意了 HA 功能机理：

　　使用 HA 高可用技术实现经济高效、独立于硬件和操作系统的应用程序可用性。简单地说，当我们运行着虚拟机的 PC 服务器突然出现故障导致宕机，那么 HA 会将宕机的 PC 服务器上运行的虚拟机重新在其他运行正常的 PC 服务器上重新开机。保证业务的持续运行。

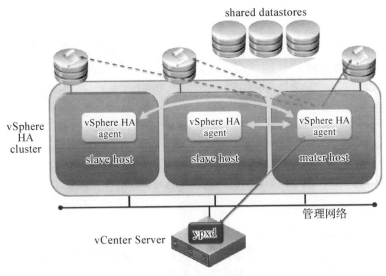

**图 18-3 VMware HA 功能示意图**

3. 服务器虚拟化资源分配技术(VMware DRS)

动态资源分配技术动态地实现服务器资源负载平衡,以根据业务优先级向正确的应用程序提供正确的资源,从而让应用程序可以根据需要压缩或增长。VMware DRS 结构原理见图 18-4。

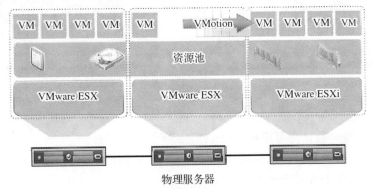

**图 18-4 VMware DRS 结构原理图**

服务器虚拟化技术的四大特性见图 18-5:

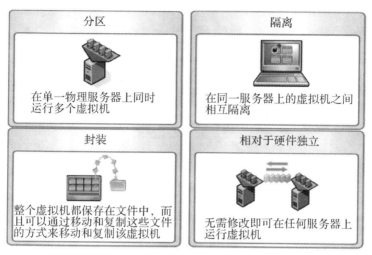

**图 18-5　虚拟化技术的四大特性**

（二）网络虚拟化

网络虚拟化是让一个物理网络可以支持多个逻辑网络。虚拟化保留了网络设计中原有的层次结构、数据通道和所能提供的服务，使得最终用户的体验跟独享物理网络一样。此外，网络虚拟化技术还能够高效地利用网络资源，如空间、能源、设备容量等。

网络虚拟化的具体实现能够改变当前网络的架构和网络维护的流程。网络虚拟化能够使网络设计、维护简单化和网络结构扁平化；迅速执行网络部署、变更的操作，即可迅速按照业务需求进行重新部署网络结构或进行网络策略的改变；开放性增加，基于 Open Flow 的 SDN 协议是公开的，网络设备能够有更多的选择。

目前，数据中心的网络虚拟化依然处在初始阶段，网络运维仍然需要很大的人力成本。基于 SDN 技术的网络虚拟化将在数据中心起到关键的作用。同时，随着服务器、存储、网络等硬件资源全面虚拟化，象征着软件定义的数据中心（Software Define Data Center，SDDC）得以实现。

SDDC 通过底层硬件架构上加载的一个虚拟基础架构层，提供了数据中心应用程序所需的运行环境，并能管理存储、服务器、交换机和路由器等多种设备。SDDC 使数据中心由以往的以架构为中心，转变为以应用/业务为中心。SDDC 使得硬件平台及其相应的操作对上层应用完全透明。管理人员仅需定义应用所要的资源（包括计算、存储、网络）和可用性需求，SDDC 能够从硬件资源中挑选出"逻辑资源"供使用。将来，传统云计算的概念将随着 SDDC 的发展而改变，提升数据中心的稳定性、运营效率和资源的利用率。

网络虚拟化的通用架构如图 18-6 所示。

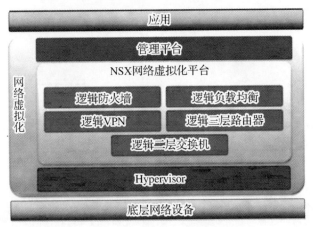

图18-6　网络虚拟化的通用架构图

**（三）存储虚拟化**

存储虚拟化（Storage Virtualization）最通俗的解释就是对存储硬件资源进行抽象化表现。通过将一个（或多个）目标（Target）服务或功能与其他附加的功能集成，统一提供有用的全面功能服务。传统的虚拟化包括以下一些方面：规避系统的复杂性，添加或归并新的功能，仿真、整合或分解现有的服务功能等。虚拟化是作用在一个或者多个实体上的，而这些实体则是用来提供存储资源或服务的。

存储虚拟化的普遍架构如图18-7所示。

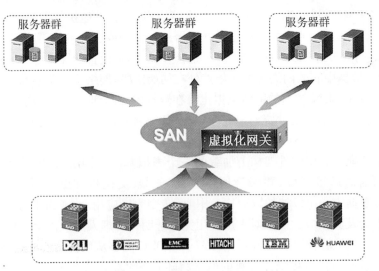

图18-7　存储虚拟化的普遍架构图

## 二、虚拟化的方案

### (一) 服务器虚拟化平台的建设

刀片服务器在设计之初就拥有空间小、功耗低、价格低等特征。此外,它还继承了传统服务器的一些技术优点,例如将热插拔和冗余使用在刀片服务器当中,这些设计满足了密集计算环境对服务器性能的要求;有的还采用了内置的负载均衡技术,有效地提升了服务器的稳定性和核心网络性能。而从外观来看,和传统的机架/塔式服务器比较,刀片服务器可以最大限度地节省服务器的占用空间和费用,并给用户提供灵活、方便的扩展升级方法。

同时使用专业的双机集群软件对相关业务实现 Cluster 模式,用来确保相应业务系统的持续性。

### (二) 存储虚拟化平台的建设

通过对信息中心进行统一部署规划,整合存储资源管理平台,实现主要应用系统数据集中规整和监管,提供信息共享的管理平台,避免信息孤岛问题,同时搭建一个简单、实用、灵活的信息整合管理平台系统,为医院现有的及将来新增的业务系统提供一个集中的、高性能和高可用的网络存储平台。为不同的应用服务器选取具有针对性的网络存储接入模式,从而优化服务器的连接成本,提高存储资源的利用率。此外,使用统一的数据备份和恢复方案为所有的应用服务器数据提供高性能的统一的保护,并确保医院核心业务系统不间断的数据中心。

将存储资源虚拟成一个"存储池",这样做的好处是把许多零散的存储资源整合起来,从而提高整体利用率,同时降低系统管理成本。与存储虚拟化配套的资源分配功能具有资源分割和分配能力,可以依据"服务水平协议"的要求对整合起来的存储池进行划分,以最高的效率、最低的成本来满足各类不同应用在性能和容量等方面的需求。特别是虚拟磁带库,对于提升备份、恢复和归档等应用服务水平起到了非常显著的作用,极大地节省了企业的时间和金钱。

除了时间和成本方面的好处,存储虚拟化还可以提升存储环境的整体性能和可用性水平,这主要得益于"在单一的控制界面动态地管理和分配存储资源"。

在当今的企业运行环境中,数据的增长速度非常之快,而企业管理数据能力的提高速度总是远远落在后面。通过虚拟化,许多既消耗时间又多次重复的工作,例如备份/恢复、数据归档和存储资源分配等,可以通过自动化的方式来进行,大大减少了人工作业。因此,通过将数据管理工作纳入单一的自动化管理体系,存储虚拟化可以显著地缩短数据增长速度与企业数据管理能力之间的差距。

存储虚拟化系统建设目标是结合物理服务器和虚拟存储技术,把应用、数据从物理资源中解放出来,所有的资源变成按需分配可付资源,应用数据是按需求来挑选需要使用的资源并可实现跨地域的流转,实现本地数据中心的数据整合,数据灵活部署,并为后续异地数据中心或多数据中心数据共享协作打下坚实基础。

存储虚拟化建设的要求是首先对本地存储虚拟化常用的功能,屏蔽硬件差异性,实现后端存储可靠性即可用性,实现跨异构阵列的数据迁移,可以简化频繁迁移的难度、复杂程度。未来需要支持跨站点数据迁移和定位,可以实现站点阵列和虚拟数据的迁移,提升双数据中心或多数据中心的可用性及灵活性。虚拟化设备之间可实现多点冗余和互备。

系统参考拓扑图如图 18‐8 所示。

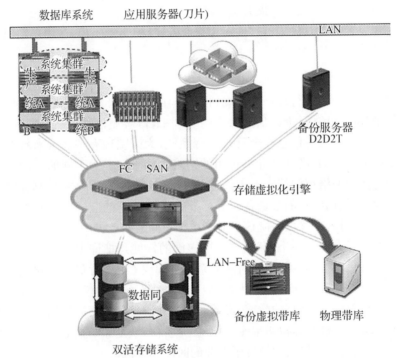

**图 18‐8　存储虚拟化系统拓扑图**

如上图所示,前端服务器都采用双机高可用集群,中间采用冗余 SAN 系统,并且在后端采用 2 台存储设备,通过冗余的存储虚拟化硬件系统进行整合,同时根据实际需求配置近线及离线备份设备。上图中两台存储系统间形成了一个资源池,数据自动在两台存储间同步,两台设备可同时提供服务响应,任何一台设备故障都不影响系统的正常运行,实现存储域的自动共享、平衡和故障切换。

方案采用完全冗余架构设计,无单点故障,采用业界最新的存储架构以及虚拟化云平台架构,系统可灵活扩展,为将来云数据中心打下坚实基础;存储系统采用业界最高端的存储系列,具有业界最高的系统可靠性及性能;虚拟化引擎可在线扩展成 2~8 个控制器,并且控制器之间采用缓存一致性技术,实现控制器间的负载均衡及容灾功能。后端存储可实现自动资源共享,自动故障切换,无需任何人工操作,保证前端业务无任何中断,实时在线,并可实现远程数据容灾及双活数据中心。

（三）网络虚拟化平台的建设

核心区承担了内部数据流量和对外数据流量,连接着各个分区和业务或者服务器区,是数据中心网络最重要的部分。核心区和服务器区的关系有两种物理组网方式:

1. 三层方式

如图 18-9 所示,这种方式有核心层、汇聚层、接入层三层设备,每个汇聚区各自部署防火墙等安全设备。

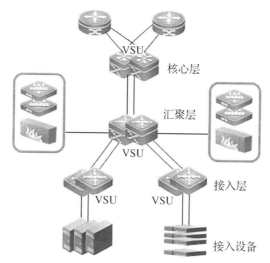

图 18-9　网络虚拟化平台三层架构图

2. 扁平化方式

如图 18-10 所示,这种方式撤销了汇聚层,只有核心层和接入层。这种方式降低了网络复杂度,简化了网络拓扑,提高了转发效率。在数据中心发展扩容时,可以根据需要再演变到核心、汇聚、接入三层结构。

对于扁平化,又可以有以下的几种组网方式:

①动态路由方式:该方案采用三层路由组网方案(见图 18-11),核心和接入间组成高效、均衡的无阻塞网络,适用于高数据量

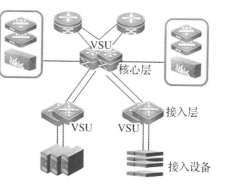

图 18-10　扁平化方式三层结构图

并发等基于 SaaS、PaaS 云计算环境的应用和协同计算业务,流量收敛比小[(1∶1)～(2∶1)]。

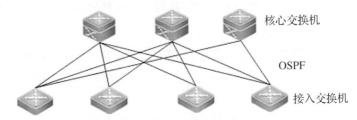

图 18‑11　动态路由方式三层结构图

本方案的主要特点如下:任何两台服务器间的通信不超过 3 台设备;使用 IP 路由的 ECMP,支持五元组 HASH 技术实现逐流负载分担,链路利用率高;网络规模可弹性扩展。

②VSU 方式:VSU 是 N∶1 网络虚拟化技术。VSU 可将多台网络设备(成员设备)虚拟化为一台网络设备(虚拟设备),并将这些设备作为单一设备管理和使用。

VSU 虚拟化技术不仅使多台物理设备简化成一台逻辑设备,同时网络各层之间的多条链路连接也将变成两台逻辑设备之间的直连,因此可以将多条物理链路进行跨设备的链路聚合,从而变成一条逻辑链路,增加带宽的同时也避免了由多条物理链路引起的环路问题。如图 18‑12 所示,将接入与核心交换机两两虚拟化,层与层之间采用跨设备链路捆绑方式互联,整网物理拓扑没有变化,但逻辑拓扑上变成了树状结构,以太帧沿拓扑树转发,不存在二层环路,且带宽利用率最高。

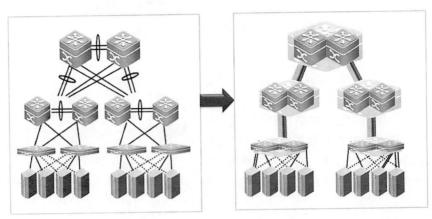

图 18‑12　VSU 虚拟化技术架构图

简单来说,利用 VSU 构建两层网络的好处包括:简化组网拓扑结构,简化管理;减少了设备数量,减少管理工作量;多台设备合并后可以有效地提高性能;多台设备之间可以实现无缝切换,有效提高网络 HA 性能。

目前,VSU 技术实现框式交换机堆叠的容量最大为四台,也就是说使用 VSU 构建上图的核心,接入网络时,核心交换机最多可达 4 台。举例来说,核心层部署 16 业务槽的框式交换机,假设用于下行的是 12 块,并配置业界最先进的 48 端口线速万兆单板。核心交换机下行的万兆端口数量 $48 \times 12 = 576$。接入交换机部署 4 万兆上行,48 千兆下行的盒式交换机。4 台 VSU 后的汇聚交换机可以在两层无阻塞的前提下接入 13824 台($576 \times 48/2 = 13824$)双网卡的千兆服务器,可满足医院未来的二层组网需求。

未来医院如果期望其服务器资源池可以有效扩充到 2 万台,甚至更大,就需要其他技术提供更大的网络容量。

③TRILL 方式:该方案应用 TRILL 技术,由核心层和汇聚/接入层组成无阻塞网络,可以部署 TRILL 到 TOR 边缘,实现整个数据中心内业务的两层交换(见图 18-13)。使用 TRILL 和网关叠加技术,组网与传统两层方案一致,方案应用 TRILL OAM 方案,维护与 IP 网络一样简便。

本方案适用于需要构建大范围的两层网络的场合,例如需要大范围资源共享、虚拟机大范围迁移的企业网络。

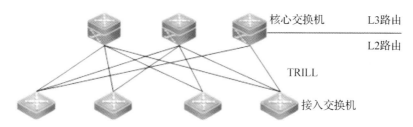

图 18-13　TRILL 方式架构图

本方案的主要特点如下:构建整网大两层网络,支持多路径负载分担,提高网络的利用率;可以进行整网的资源共享和虚拟机迁移;通过核心 TRILL 和网关的叠加,节省额外网关设备,降低网络建设成本。

对于医院现有的业务模式,建议采用三层方式或扁平化方式的"VSU 方式"。对于医院未来的业务模式,由于以搜索等计算类业务为主,数据中心内部东西向流量大、收敛比小,并且业务类型相对单一,组网结构建议采用两层扁平化的"路由方式"、"VSU 方式"或"TRILL 方式"。

(四)虚拟化监控平台的建设

1. 运维目标

建设全面的监控管理平台,消除监控死角。数据中心的各个系统采用了多个厂家的网络设备、服务器、中间件、数据库、存储设备、虚拟化、硬件监控,因此本项目首先要解决的问题是通过建设全面的监控管理平台,将目前各个业务系统中的各种设备、软件、业务应用均能够纳入到监控平台中来。消除管理对象之间的差别,消除管理软件的差别,对各种不同数据来源统一处理、统一展现、统一用户登录、统一权限控制。

建设看得见的 IT 运维模式,网络运行透明化。IT 综合管理平台应建立全景拓扑的展示模式,将数据中心的业务视图、网络视图、应用视图、虚拟化视图和存储视图融合在一起,完整展现用户统一的 IT 架构,让用户一览众山小,全局掌握 IT 系统整体的运行情况。

建设开放、具有良好扩展性的 IT 管理平台。IT 综合运维管理系统应具有很好的开放性,具备跟相关系统的集成能力。监控管理平台应具有良好的扩展性,不仅可以满足现阶段系统管理的需要,未来,随着业务的不断发展、监控功能添加、或管理节点数量增加时,IT 综合运维管理系统也可以很好满足未来管理需求。

建设灵活、可实现多级部署的管理平台。每一级部门都有单独的监控运维平台。同时,关键数据(如资源性能信息、告警、全景拓扑等)可上传至上级运维平台。自成体系的同时,又保障了信息的及时传递与透明。

建设可上传下达的管理平台,保障运维体系良好落地。所有数据各级备份,有据可查。上级部门备份下级关键数据,考核时有据可依。

2. 运维过程

通过对 IT 管理平台系统功能分析的基础上,建设多个功能模块:主机监控、网络监控、存储架构管理、响应时间管理、应用系统监控、业务服务管理、报告报表管理、日志管理、统一报警(邮件、手机短信)。

通过 Portal 的统一展现,对基础架构和应用系统进行全面监控,提供面向服务的、端到端响应时间管理,不断改善用户体验;遵循 ITIL 流程框架,建立业务服务管理;通过有效的报告报表分析,使用户能够动态可视地了解到 IT 基础架构与业务服务之间的变化关系,最终进行帮助企业实现 IT 系统的持续优化和长期规划。

通过全新的功能展现,能够在一套平台上集中展现整个数据中心目前以及未来有可能出现的故障节点和各个业务系统的健康度,如下:

被监控层——被监控资源包括主机、网络设备、存储、数据库、中间件、业务、机房、虚拟化/云、光传输、IP 语音、软交换、安全等。

云平台——云计算环境上架设 IT 综合运维管理系统。

IT 综合运维管理系统—— 通过四大引擎(资源自动发现、数据采集分析、数据关联、数据挖掘)将基础管理模块、业务服务管理、业务可持续性管理、容量管理、可用性管理有效整合,并提供各类专业工具,具备整合第三方监控软件的能力。

IT 运维管理层——基于 ITIL 的最佳实践经验,帮助用户提高运维管理质量、效率。

统一展现层——全景拓扑可展现网络拓扑、虚拟化架构、SAN 存储架构、应用、主机的状态数据;并可以统一展现运维数据,直观、灵活、专业的报表。

## 三、虚拟化平台的系统安全

虚拟化技术是目前云计算最为重要的支撑技术,随着云计算的不断成熟,对于企业来说虚拟化安全变得原来越重要。传统的信息安全时代主要采用隔离作为安全的手段,主要有物理隔离、内外网隔离、加密隔离等,这种隔离手段针对传统 IT 架构能起到有效的防护。而虚拟化技术打破了传统的网络边界,虚拟机之间的网络通信方式使边界概念开始模糊,可信区域的划分发生改变,以主机为基础的安全策略难以再部署,以隔离为主体思想的传统信息安全在新的 IT 架构中已经难以为继。

### (一)虚拟化安全发展现状

虚拟化软件为虚拟化管理与虚拟化安全提供了一个良好的平台,如著名的 Xen、VMware、Microsofte Hyper-V。这些管理软件利用一种运行在物理服务器和操作系统之间的中间软件层 Hypervisor,协调访问服务器上的所有物理设备和虚拟机。Hypervisor 也叫虚拟机监视器(Virtual Machine Monitor),是这些虚拟化管理软件的虚拟化技术核心。

在传统安全防护经验中经常会使用到沙箱技术。沙箱是一种隔离技术,能够用来运行一些可能对操作系统、其他应用程序或者网络构成威胁的应用程序。虚拟机不能直接访问主机资源,因此虚拟化技术利用沙箱技术,可以有效地防止恶意的、不安全的程序对其他虚拟主机造成的破坏。

针对传统安全防火墙技术不能有效监控虚拟机流量的问题,业界有些公司使用 VMware 公司的 API 开发了虚拟安全分析器,以检测虚拟交换机流量——在虚拟层之上的网络层流量。相应地,也出现了虚拟网络防火墙,这种防火墙防火墙基于虚拟机管理器,可认证有状态的虚拟防火墙,检查所有通过虚拟机的数据分组,组织所有未经批准的连接和允许对数据分组进行更深层次的检查,确保了虚拟机间通信的安全。

虚拟化技术目标是制造一个和真实系统行为一样的虚拟机器,但虚拟机像真实操作系统一样,同样存在软件漏洞与系统漏洞。必须像对待真正的操作系统一样加固虚拟机,给程序不断地及时打补丁升级,以此来保证虚拟机的安全,同时物理机需要得到同等的关注。

传统反病毒安全软件可以部署在虚拟机中以解决虚拟机防病毒的问题,但传统的防病毒技术依靠已知病毒特征样本对所有文件进行详细的扫描与分析,准确率依赖于病毒样本库的覆盖面和规模,其效率受限于技术方案的局限性,往往会占用过多的物理机 CPU、内存、网络资源,效果差强人意。

①虚拟机内部攻击

传统的网络安全设备无法查看位于同一物理服务器内部各虚拟机之间的网络通信,因此无法检测或抑制源于同一主机上的虚拟机的攻击。虚拟机内的网络通信有虚拟交换机进行控制,当同一主机上的虚拟机遭受恶意软件攻击时,网络中传统的 IPS/IDS 设备将可能检测不到异常情况。

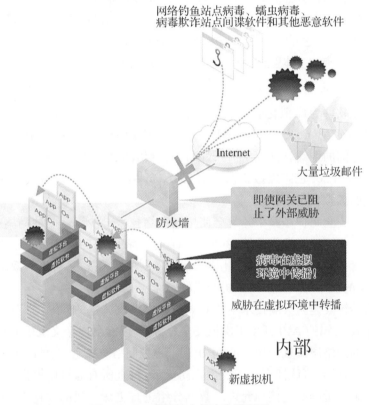

**图 18 - 14  虚拟机内部攻击原理图**

②资源争夺

病毒扫描或防病毒更新等占用资源较多的操作会快速导致系统(CPU、内存和磁盘 I/O)负荷激增。使用不具有虚拟化感知能力的传统安全解决方案部署虚拟化时,将导致虚拟机密度大量降低。在单台主机上仅能运行 5~15 台虚拟机,而不

是 15~45 台虚拟机,这将严重影响任何虚拟化或云计算项目的投资收益率(ROI)

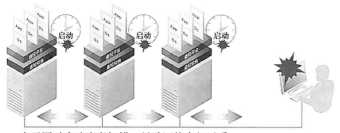

由于同时启动病毒扫描,导致网络负担过重

图 18‑15 资源争夺原理图

③管理的复杂性

在虚拟化环境中,很容易创建、修改、复制和移动虚拟机。使用云计算、公共云或私有云之后,新的虚拟机能自动进行设置、重新配置,甚至自动移动。这使得管理员在追踪、维护和实施一致性的安全策略时变得异常困难,因此,有必要采取相应措施来应对此类动态数据中心。

另外虚拟化系统采用与物理系统相同的操作系统,包括企业级应用和 Web 应用。尽管某些漏洞能够被系统管理程序检测出,但是对于这些虚拟化系统的主要威胁是恶意软件对于这些系统和应用中的漏洞进行远程探测的能力。

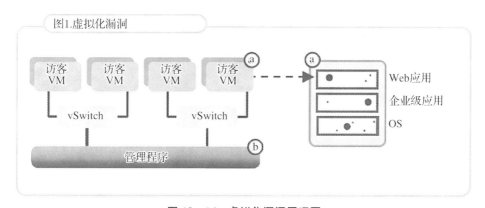

图 18‑16 虚拟化漏洞原理图

虚拟化环境的动态特性面临入侵检测/防御系统(IDS/IPS)的新挑战。由于虚拟机能够迅速地恢复到之前的状态,并且易于在物理服务器之间移动,所以难以获得并维持整体一致的安全性。

(二)虚拟化终端木马、病毒问题严重

虚拟机和宿主机本身有外部的接口,如 USB 接口、虚拟网卡与宿主机物理网卡桥接等方式，虚拟机感染外界木马、病毒的风险大大增加。虚拟机在宿主机中可以复制、删除、快照，只需将问题虚拟机删除即可。但是当虚拟化资源池中有企业的一些重要业务，管理员无法执行删除操作时，将造成整体资源池木马病毒泛滥，从而导致宿主机运行效率低下甚至宕机，就会给企业整个业务带来灾难性的后果。

传统杀毒软件在虚拟化平台上的瓶颈

传统防病毒软件部署在虚拟化环境下可以在一定程度上解决木马、病毒泛滥的问题，但也有一定局限性，主要表现在以下几个方面：

①统一管理瓶颈

传统的防病毒软件可以对客户端统一安全管理，但无法与虚拟化整体资源划分架构进行有机结合，因此在部署全局安全策略时，无法根据虚拟化安全域进行安全策略的统一管理，尤其是在混合云或跨平台虚拟化等复杂环境中，导致安全策略混乱、安全域边界无法界定等问题，大大增加管理成本。

②杀毒 I/O 风暴

杀毒风暴是指杀毒软件在一台物理主机上同时扫描多个虚拟机时的计算资源占用。杀毒软件进行全盘扫描时，会同时抢占宿主机的 CPU、内存等计算资源，造成虚拟化计算资源池枯竭，导致业务系统速度严重降低甚至宕机等风险。

③病毒库升级风暴

同一台宿主机下的所有虚拟机共用一条网络通道，当众多虚拟机的防病毒软件同时进行更新升级，会瞬间造成虚拟机对宿主机网络资源的严重占用，虚拟机中的业务系统将无法保证正常的网络资源。

④虚拟机差时防护

虚拟化环境下由于业务的需要，并不是所有虚拟机都在运行状态，有些虚拟机在挂起状态，有些虚拟机并没有启动。当防病毒软件对虚拟机中的客户端进行木马病毒库更新时，就会造成挂起或未启动的虚拟机中病毒库不能及时更新，造成虚拟化终端的病毒库更新难以统一。

⑤无法有效应对 APT 攻击的威胁

传统的防病毒软件可以一定程度地解决已知病毒、木马的威胁，但对于 APT 攻击鞭长莫及。很多 APT 攻击行为都会利用 0day 漏洞进行网络渗透和攻击，且具有持续性，有的甚至长达数年。这种持续体现在攻击者不断尝试各种攻击手段，以及在渗透到网络内部后长期蛰伏，不断收集各种信息，直到收集到重要情报。更加危险的是，这些新型的攻击和威胁主要针对企业、国家重要的基础设施或者核心利益的网络基础设施。由于没有现成的样本,所以传统的防病毒软件以及安全控管措施和理念很难有效应对 APT 攻击的威胁。

虚拟化平台的备份

随着虚拟化技术的广泛应用,对运用在虚拟化平台上的虚拟机的备份方式也在悄然发生改变。虚拟化是由很多硬件和软件虚拟化实现的,有很多层虚拟化架构,这种多层结构系统非常复杂,系统越复杂就会增加安全风险。每个层面都会有安全风险(见图 18-17)。虚拟化后就增加到六层以上的风险。很多方案都忽略这些层面安全风险。如 VMFS 文件系统逻辑错误,虚拟机磁盘文件结构错误,虚拟机内部数据错误。

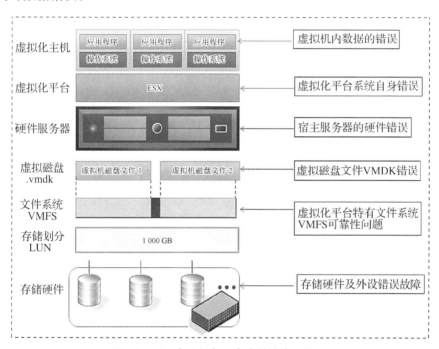

图 18-17 虚拟机每层存在的安全风险图

虚拟数据中心的备份方法可以沿袭物理机上的做法,在每个客机 OS 上安装一个备份软件,它能够把数据、分区甚至整个虚拟硬盘拷贝到其他地方去。这种方法在物理机上并无瑕疵,然而转到虚拟环境下却难掩问题。由于主机 OS 中的每个虚拟机是共用同一个 I/O 通道,因此当它们备份工具的同时运行,即是不可避免地遭遇 I/O 瓶颈的开始。

关键数据和数据库的备份操作已经成为日常运行处理的一个组成部分,以确保出现问题时及时恢复重要数据。传统的解决方案类似于磁带机备份,存在较大的缺点,通常数据采用磁带离线备份,当数据量较大或突发灾难发生时,备份磁带无法真正及时快速恢复数据及业务。

自然灾害频发,灾难已经给人们留下了巨大的伤痛,但还远远没有结束,当重建工作遭遇数据灾难恢复难题时,数据丢失带来的二次灾难正在上演。据统计,"9·11"事故一年后,重返世贸大厦的企业由原先的350家变成了150家,另外200家企业由于重要信息系统的破坏、关键数据的丢失而永远地消失了。再来看看国外一些数据灾难恢复研究机构的统计吧:金融业在灾难停机两天内所受损失为日营业额的50%;如果在两星期内无法进行数据灾难恢复方案,75%的公司将业务停顿,43%的公司将再也无法开业;没有实施数据灾难恢复方案的公司,60%将在灾难后2~3年间破产。由此可见,数据灾难恢复方案对灾难后社会的正常运行起到了非常关键的作用。

现代社会发展速度快、竞争激烈,业务变化大、创新高,快速可靠的信息不仅提供最新最快的业务资料作决策参考,在企业运营中的角色更不言而喻。随着信息系统逐步上升为企业生产运行的中枢,保障信息系统的安全、稳定也成为保证企业生产持续运行的关键。因此,为企业的信息系统建立起有效的备份与容灾体系,在发生各类灾难时快速响应、全力保证业务连续性,成为企业当前及未来 IT 建设的重点。

一直以来,企业在建立备份与容灾系统时,通常既要考虑建立代价不菲的备份系统以应付不测,同时又要考虑建立容灾系统,以抗衡大型灾难的发生。然而,在经历过无数次"恢复失败"后人们发现,在传统的备份与容灾技术手段下,即使投入了昂贵的成本,在各类灾难发生时,备份系统消耗了冗长的恢复时间,却还是不能保证最少的数据丢失;容灾系统也带来很多烦恼:数据丢失后不可恢复、难以进行容灾演练、灾备中心的应急效率低等等。

针对虚拟化平台的备份和非虚拟化平台有着较大的差异,具体而言,虚拟环境数据保护面临的主要问题包括以下几个方面:

①资源争用问题:由于在每台 ESX/ESXi 物理服务器上集中了多个应用,那么系统资源(CPU、I/O、内存、网络)将变得非常紧张。如果对虚拟机全部采用传统备份方式,即在每台虚拟机内部安装备份客户端,将导致共享的系统资源过度消耗,那么整个虚拟化平台的性能将大幅降低。

②数据库备份的一致性问题:通过 VStorage API 备份虚机 VMDK 文件的映像级备份方式虽然节省了系统资源,但不能确保交易型数据库在备份时处于一致性状态,那么在数据库恢复后将不能正常启动。对于这种类型的应用,必须采用客

户机模式备份，即在每台虚拟机上安装数据库的备份代理，确保交易型数据库备份的数据一致性。

③网络的传输压力问题：虚拟机的创建大多数使用相同的模板，创建和部署非常方便，但是随着虚拟机数量的增加，数据量也急剧增长。在使用网络方式备份虚拟机时，将造成网络传输压力过大，备份时间超过备份窗口的要求，同时也难以通过远程复制的方式实现异地数据容灾。业界最成熟的做法是采用源端重复数据消重技术解决网络带宽不够的问题，由于虚拟机中的重复数据很多，通过只备份唯一的数据块可以大大减轻网络压力，从而大幅减少备份的时间。

④成本问题：传统备份方式对每台 ESX 服务器和里面的每种应用均需要购买相关的备份许可，因此许可的成本将随着服务器数量的增加和应用类型的增加而线性增加。

因此，虚拟机的保护有别于传统的物理机，应当采用重复数据消除的磁盘备份方式来解决虚拟环境的数据保护。

虚拟化备份通过利用虚拟化环境克服了传统数据保护和灾难恢复的局限，能够快速、灵活、可靠地备份及恢复所有的虚拟化应用、服务和数据，并且确保备份数据的可靠性。

①数据可靠性验证技术：如果备份的数据无法恢复，这种备份也就毫无价值。利用验证技术，管理员可以随时验证备份数据的可恢复性。这里提到的备份，并非是一些特定的数据备份，而是指每个虚拟机每次进行的每个数据备份。验证技术能够利用当前生产或测试环境中的可用资源，自动完成恢复的验证过程。在可恢复性验证期间，在一个隔离的环境中创建虚拟机，然后直接从备份文件运行它。启动虚拟机，引导操作系统，并确认一切是否正常运行。管理员再也不必勉强接受备份"可能正常"或"应该正常"，事实上，管理员完全可以高枕无忧，因为备份确实正常！

②快速恢复技术：利用快速恢复技术，管理员能够快速恢复所需的内容——无论是整个虚拟机（VM）、某个 VMDK 文件，还是特定的应用或用户数据。

③虚拟机恢复即时恢复技术：利用即时恢复技术，管理员可以在备份环境的存储设备上、从压缩和去重后的备份文件直接运行虚拟机。有了这种突破性技术，管理员就不再需要将备份数据解压并复制到生产环境的存储设备上，而只需从备份文件启动虚拟机。因此，如果虚拟机发生故障，管理员可以在短短数分钟内在任何主机上重新启动它。这就像给虚拟机增加了一个"临时备机"。要完成恢复，可使用 Storage vMotion 把虚拟机迁移到生产环境的存储设备上，而不会中断服务或影

响用户。

④备份和复制：备份和复制二合一的解决方案，可以灵活地满足不同虚拟机在不同恢复对象（RTO 和 RPO）方面的要求。方案可以采用虚拟机在线复制获得高可用性，采用离线复制用于灾难恢复，或是利用备份技术来进行虚拟机的备份。

## 四、虚拟化灾备数据中心的建设

### （一）灾备

建设多数据中心，通常会选用以下几种物理连接形式：

**1. 自建传输**

企业自建传输系统，通过企业自己铺设的光纤（或者租用运营商的裸光纤），实现数据中心间的互联。这种方式成本高昂，但可靠性很强，对于运营商网络的依赖性很低，便于网络互联的部署、管理和控制。

**2. 租用运营商传输资源**

企业通过广域网出口连接运营商的传输设备，通过租用运营商的传输资源（例如波分系统中的一个波），实现数据中心间的互联。这种方式成本适中，可靠性较强，网络互联的部署、管理和控制大部分由企业完成，但对于运营商的传输网络有较强依赖性。

**3. 租用运营商 VPN 业务**

企业通过广域出口接入运营商的 IP/MPLS 网络，通过租用运营商的 VPN 业务（例如 MPLS L2VPN 、MPLS L3VPN 、GRE VPN 等），实现数据中心间的互联。这种方式成本较低，但可靠性较差，完全依赖于运营商的网络。网络互联的部署、管理和控制都是由运营商完成。

**4. 通常企业建设多数据中心的思路是**：企业数据中心一般选择在同城 50 km 范围内再建立备份数据中心，作为主数据中心的备份，通过专线或者上传输设备，对业务数据进行实时复制。在备份的同时，也可以将部分业务中心转移到备份数据中心上，到达主备数据中心双活状态。

另外考虑到不可抗拒的自然灾害（如地震）对地区城市的毁灭性破坏，建议企业在有能力的情况下，在另外一个距离大于 400 km 的城市建立灾备中心，用于主备双中心的备份，定时同步生产中心和同城灾备中心的数据。当发生灾难时，尽量保证重要数据得以保持而不被破坏，异地灾备中心可以用备份数据进行业务的恢复。

（二）容灾

数据中心的容灾是指在主数据中心之外,另外建立独立的灾备数据中心,以保证在突发性灾难导致主数据中心停止工作时,迅速接管原来运行在主数据中心的所有或部分业务,达到减少或避免灾难事件发生时所造成的损失,为企业用户提供完善、优质服务的目的。

按照国际标准,容灾分为七个层次,如表 18-1 所示。

表 18-1　容灾的七个层次及描述

| 容灾层次 | 描述 |
|---|---|
| 层次 0 | 没有异地备份数据 |
| 层次 1 | 有数据备份,无备用系统。用卡车运送备份数据 |
| 层次 2 | 有数据备份,有备用系统。用卡车运送备份数据 |
| 层次 3 | 电子链接,消除运送工具的需要,提高了灾难恢复速度 |
| 层次 4 | 具有两个中心彼此备份数据,允许备份行动在任何一个方向发生。两个中心之间,彼此的关键数据的复制不停地相互传送着。在灾难发生时,需要的关键数据通过网络可迅速恢复,通过网络的切换,关键应用的恢复也可降低到小时级或分钟级 |
| 层次 5 | 保证交易的完整性。为关键应用使用了双重在线存储,在灾难发生时,仅传送中的数据被丢失,恢复时间被降低到分钟级 |
| 层次 6/7 | 无数据丢失,同时保证数据立即自动地被传输到恢复中心。Tier6 被认为是灾难恢复的最高级别,在本地和远程的所有数据被更新的同时,利用了双重在线存储和完全的网络切换能力。第 7 层实现能够提供一定程度的跨站点动态负载平衡和自动系统故障切换功能 |

按照每个层级数据和业务的特点,容灾一般划分为了三个等级,如表 18-2 所示。

表 18-2　容灾的三个等级及描述

| 容灾等级 | 描述 |
|---|---|
| 备份级容灾 | 备份级容灾对应 share78 标准中的层次 0~2;<br>备份级容灾是指在异地建立物理灾备中心,不实时备份应用和数据。在灾难发生时,通过人工等方式将业务切换到灾备中心继续运行,但不能保证业务的连续性 |

| 容灾等级 | 描述 |
|---|---|
| 数据级容灾 | 对应 share78 标准中的层次 3～5；<br>数据级容灾是指建立一个异地的数据系统,该系统是对本地系统关键应用数据实时复制。当出现灾难时,可由异地系统迅速接替本地系统而保证业务的连续性 |
| 应用级容灾 | 对应 share78 标准中的层次 6；<br>应用级容灾是指异地建立一套完整的、与本地数据系统相当的备份应用系统(可以同本地应用系统互为备份,也可与本地应用系统共同工作)。在灾难出现后,远程应用系统迅速接管或承担本地应用系统的业务运行 |

数据级容灾和应用级容灾的业务框架如图 18 - 18 所示。

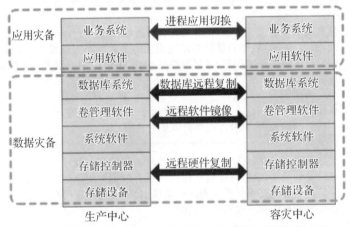

图 18 - 18　数据级容灾和应用级容灾的业务框架图

(三) 衡量容灾备份的技术指标

衡量容灾备份的有两个技术指标：

1. RPO (Recovery Point Objective)：即数据恢复点目标,主要指的是业务系统所能容忍的数据丢失量。

2. RTO (Recovery Time Objective)：即恢复时间目标,主要指的是所能容忍的业务停止服务的最长时间,也就是从灾难发生到业务系统恢复服务功能所需要的最短时间周期。

RPO 针对的是数据丢失,而 RTO 针对的是服务丢失,二者没有必然的关联性。RTO 和 RPO 的确定必须在进行风险分析和业务影响分析后根据不同的业务需求确定。对于不同企业的同一种业务,RTO 和 RPO 的需求也会有所不同。

（四）备份关系

数据备份根据主备之间的关系可以分为冷备模式、暖备模式、热备模式、双活模式：

1. 冷备模式（Cold Standby）

备份系统未安装或未配置成与主用系统相同或相似的运行环境,应用系统数据没有及时装入备份系统。

其缺点是恢复时间长,一般要数天或更长时间,数据的完整性与一致性差。灾备等级为 3 级,只适用于商业银行数据大集中初期的要求。

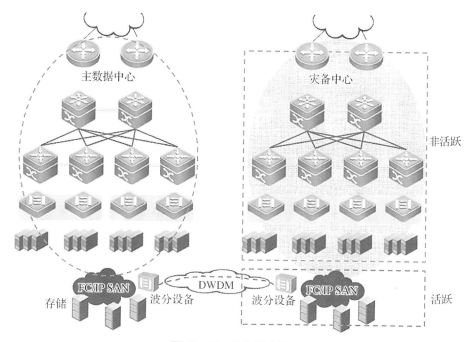

图 18-19　冷备模式图

2. 暖备模式（Warm Standby）

具备备份系统安装场地、备份主机、存储设备和通信设备,备份系统已经安装配置成与主用系统相同或相似的系统和网络运行环境,安装了应用系统定期备份数据。一旦发生灾难,直接使用定期备份数据,手工逐笔或自动批量追补孤立数据,恢复业务运行。

其缺点是恢复时间较长,一般要十几小时至数天,数据完整性与一致性较差。灾备等级为 4~5 级,只适合于商业银行数据大集中初期的要求。暖备和冷备的模式基本相同。

3. 热备模式(Hot Standby)

备份系统处于联机状态,主用系统通过高速通信线路将数据实时传送到备份系统,保持备份系统与生产系统数据的同步,也可以定时在备份系统上恢复主用系统的数据。一旦发生灾难,不用追补或只需追补很少的孤立数据,备份系统就可快速接替主用系统运行,恢复生产。

其优点是恢复时间短,一般为几十分钟到数小时,数据完整性与一致性较好,数据丢失可能性最小。灾备等级为5~6级,是当前金融行业主流容灾建设方向。

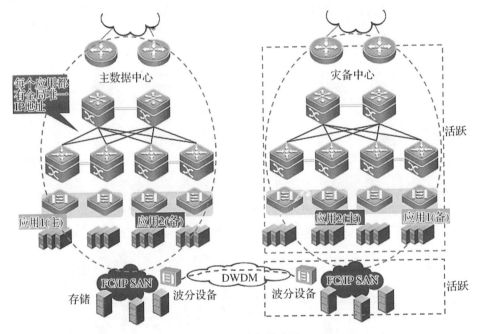

图 18–20 热备模式图

4. 双活模式

采用双活模式的数据中心网络架构时,两个数据中心能同时为用户提供服务。数据中心的应用架构基本上都是多层应用架构,分 Web 层、应用服务器层、数据库层,在各层上实现双活模式的难度不同。

Web 层一般不基于状态而只是 HTTP 连接,因此应用基本上可以连接到任一个数据中心的 Web 层。应用服务器层可以在不基于状态的应用上实现双活。数据库的集群不能跨越太远的距离,太远的距离会导致数据库的访问时间、同步策略等难以实现,因此数据库层的双活在数据中心相距较远时较难实现。

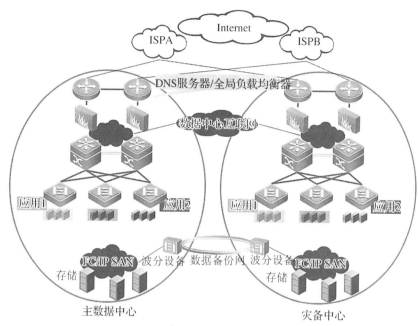

图 18-21 双活模式图

以上四种模式的比较见表 18-3：

表 18-3 四种模式的比较

| 容灾模式 | 可靠性方案 | 灾备恢复 | 数据备份需求 | 灾备级别 |
|---|---|---|---|---|
| 双活 | 负载均衡 | 自动 | 实时同步复制<br>（<100 km） | 6 |
| 热备份 | 集群(cluster) | 自动 | 实时同步复制<br>（100 km） | 5～6 |
| 暖备份 | 人工干预 | 手动 | 异步复制<br>（>100 km） | 4～5 |
| 冷备份 | 人工强干预 | 手动 | 同上 | 1～3 |

（五）网络架构概述

典型的两地三中心的网络架构如图 18-22 所示。随着企业业务的全球化发展，"两地三中心"的数据中心架构已经不能满足其发展需求，数据中心架构将向"分级多中心"发展（见图 18-23）。在每个区域中心建立分级的数据中心，可以减轻全球数据中心的负载，节省宝贵的广域网带宽，提高区域业务的响应时间，区域中心故障不会影响到其他区域的业务。

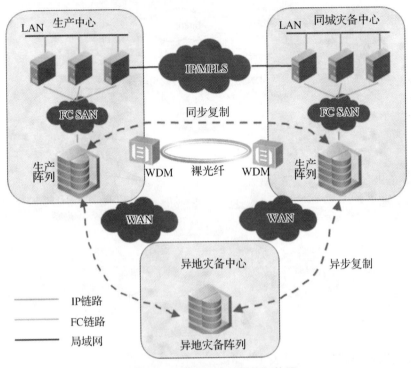

图 18 - 22　两地三中心网络架构图

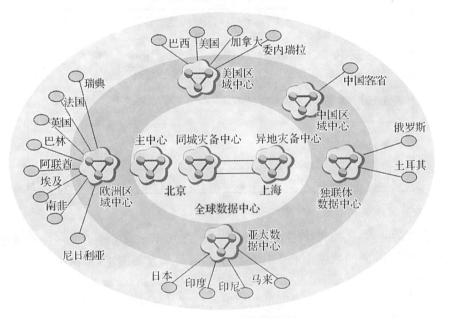

图 18 - 23　多中心网络架构图

# 第二节　典型案例

## 一、某医院虚拟化集群实施

【案例描述】

某医院是一家大型三甲综合性医院,院内数据中心拥有信息系统近百个、服务器数百台,近年伴随着医院业务系统的不断升级和增加,对数据中心的要求越来越高,所以数据中心需要更为快速地提供所需能力。但如果购买新的服务器,又会增加采购成本和运作成本,还会带来更多供电和冷却的开支,而且服务器还没有得到充分的利用。此外医院的各个前端应用对整个信息化的依赖程度越来越突出,一旦医院信息化中业务系统出现中断故障,都有可能导致前端应用的无法使用而造成无法弥补的损失。医院现有系统无法满足在数据中心、在某一设备出现故障后可继续对外提供服务。如何确保业务系统的连续性是医院面临的重要问题。

该院通过虚拟化集群技术提升了 X86 服务器的可靠性、可用性,从基础架构层面获得了原先单机系统无法想象的功能,大大提高了业务连续性的级别,降低了故障率,减少了系统宕机的时间。此外虚拟化技术让每台设备都能托管多种操作系统,最大化了利用率,降低了服务器数量。同时虚拟化技术可网络化、整合磁盘设备,并让多个服务器共享磁盘设备,从而提高了利用率。

【分析与处置】

医院使用 16 台刀片服务器、2 台存储搭建了虚拟化集群,并进行统一管理。原有的服务器设备仍可以正常运行,并且与虚拟化服务器融合在一起,从网络层面构建 VLAN、数据共享、业务隔离等,可以延续原来的网络管理模式。随着虚拟化的不断应用,可以不断动态地增加虚拟化集群的规模,搭建更健康的 IT 体系架构。客户端方面,延续了原先的访问模式,对于虚拟服务器的数据交互等操作,等同于原先传统物理服务器的访问模式,不会对业务系统造成任何不利影响,并且通过虚拟化的集群中的虚拟化迁移、虚拟化高可用、虚拟化资源分配等技术可以有效保障业务系统的连续性。

【总结建议】

对现有员工进行培训很重要。对现有的 IT 基础设施进行虚拟化,意味着要改变整个计算平台的结构基础,形象点说就是把好多鸡蛋放在几只篮子里。当这个基础设施投入使用时,IT 管理员精通管理该基础设施显得至关重要,因为虚拟化带来了许多危险,必须加以避免。只要有可能,就要确保在全面实施虚拟化之前对员工进行培训。

此外,要充分利用许多虚拟化平台提供的评估期。比如说某虚拟化软件的企业框架可以免费下载、安装和运行 60 天,而这段期间对于管理员熟悉提议环境中的工具和功能大有帮助。这种实际上手的经验是无法替代的。然而,不要犯新手常犯的低级错误:将用于培训的试验平台变成实际使用的生产平台。等到首次开始使用生产虚拟化环境时,要确保干净地安装了所有组件,而不是从培训工具迁移过来。

另一件重要的事情就是,确保并不单单进行软件方面的培训。硬件方面的考虑对于虚拟化技术的实施也非常重要,包括以太网接口的数量、处理器的选择、内存数量、本地和共享存储等等。管理员通晓支持性工具的日常操作和功能也至关重要,比如存储区域网(SAN)阵列管理接口、以太网或光纤通道交换机等工具。要知道,在虚拟化环境中,影响某台服务器上某个端口的错误会影响在这个主机上运行的所有虚拟服务器。

## 二、某医院建立了完善的虚拟化备份机制

【案例描述】

某医院是一家大型三甲综合性医院,伴随着服务器虚拟化集群的上线,在体验到虚拟化技术给医院带来了方便的同时也为管理上带来了一些风险,因为虚拟化是由很多硬件和软件虚拟化实现的,有很多层虚拟化架构,这种多层结构系统非常复杂。系统越复杂就越增加安全风险。每个层面都会有安全风险,很多方案都忽略这些层面安全风险,如 VMFS 文件系统逻辑错误、虚拟机磁盘文件结构错误、虚拟机内部数据错误,甚至人工误操作等风险。

为避免以上可能会出现的故障,医院针对虚拟化平台构建了一套虚拟化备份系统,确保虚拟化平台的数据安全。

【分析与处置】

针对虚拟化平台的数据安全,医院使用一套可消重的存储设备,配合高效的备份/恢复软件,部署了备份和复制二合一的解决方案。通过利用虚拟化环境,克服了传统数据保护和灾难恢复的局限,能够快速、灵活、可靠地备份及恢复所有的虚拟化应用、服务和数据,并且确保备份数据的可靠性。解决了基于客户端、基于映像、无服务器代理的备份问题、资源竞争问题(备份窗口、恢复速度、恢复的便捷性)、恢复颗粒度问题、备份存储效率问题、备份存储的重删和压缩问题、备份数据恢复可靠性问题。

方案采用了备份和复制二合一的解决方案,可以灵活地满足不同虚拟机在不同恢复对象(RTO 和 RPO)方面的要求。方案可以采用虚拟机在线复制获得高可

用性,采用离线复制用于灾难恢复,或是利用备份技术来进行虚拟机的备份。

【总结建议】

虚拟化的优势是显而易见的,如工作负荷均衡、成本节省、应用程序灵活性和更少的物理空间占用等。然而,保留资源以用于数据管理和保护的需求正在快速增长。

随着数据的不断增长,备份管理员常常被要求利用有限的计算机、网络和存储资源来保护不断增长的大规模待存储数据。虚拟机中存储的数据量迅猛增长,形成了难以维系的局面,这会导致备份窗口遭到破坏、前端应用程序的性能降低,甚至无法满足服务水平要求。

未来备份管理员可以通过部署快照和复制解决方案,实施数据保护策略,既能够将保护最大规模的数据存储以及最高要求的工作负载所需要的时间缩减至几分钟,又能减少对前端应用程序的影响。理想的解决方案是将快照的效率优势与大幅简化恢复操作的备份目录完美融合。

## 三、某医院虚拟化杀毒实施案例

【案例描述】

某医院是一家大型三甲综合性医院,伴随着服务器虚拟化集群的上线,集群内的虚拟服务器仍然使用着原始的物理机版的杀毒软件,但随着虚拟服务器数量的增多,表现出了传统的杀毒软件在虚拟化平台上使用的局限性,主要表现在主机内存使用偏高、计划杀毒时段占用 I/O 过大、服务器运行变慢的情况。

随着医院信息化的发展,医院的信息系统带来了翻天覆地的变化,在目前网络安全的大环境下,传统的防病毒安全系统已经无法承载日新月异的威胁攻击。为了确保医院的业务连续性,避免病毒对医院的数据、应用和网络带来威胁,必须对医院的安全系统进行结构化的完善,尤其在服务器的安全防护上。在过去的几年中,大部分医院在这方面都存在一定的不足。

虚拟化环境的动态特性面临入侵检测/防御系统(IDS/IPS)的新挑战。由于虚拟机能够迅速地恢复到之前的状态,并且易于在物理服务器之间移动,所以难以获得并维持整体一致的安全性。

【分析与处置】

针对以上存在的种种安全威胁,医院实施了无代理虚拟化云安全解决方案。在虚拟平台物理主机上安装杀毒引擎,通过虚拟化平台提供的 API 接口,云安全解决方案可以获取每一虚拟机的特权状态信息,包括其内存、状态和网络通信流量等。通过云安全解决方案,不在虚拟机内部署任何的代理即可实现虚拟机的安全防护,解决了底层病毒防护、安全区域访问控制、应用程序管理、入侵检测/防护、虚拟补丁防护等主要的服务器安全上的问题。

【总结建议】

医院业务系统的网络安全等级的要求极高,为了防止病毒入侵和数据泄露的事件发生,医院的 IT 部门在每个虚机和镜像文件中都安装了防毒软件,而每台虚拟机中的防毒软件启动和扫描就要占去 40％的内存资源,整台物理服务器的 CPU 和磁盘也几乎达到了承载极限。另外,防毒代码升级抢占网络带宽、虚拟机反复打补丁以及用户不断反映延迟问题,采用虚拟化云防护系统之后,利用独有的无代理技术从底层为每台虚拟机提供了安全防护,完全不需在虚拟机内安装任何组件就能提供恶意软件防护,从而避免了防毒软件抢占 CPU、内存、存储 I/O 和网络拥堵的情况发生,为虚拟机密度大幅提升提供了安全防护支持,使虚拟化的成本优势得到真正发挥。

# 第三节　不良事件及其处置、分析

## 一、虚拟机强行占用内存,导致 LIS 死机问题

【事件描述】

某医院 LIS 系统全线瘫痪,该系统为虚拟化平台,LIS 系统启动后 5 秒死机,导致医院千人以上排队打印单据。

【原因分析】

经过分析发现,该医院在系统操作权限上存在问题,对 LIS 应用工程师操作、升级系统等操作没有相应的监控和权限管理,比如:

①LIS 厂家工程师升级系统前未做快照,操作失误后无法复原,导致系统崩溃。

②医院对各厂家公司权限无监督控制、密码统一,并且全部为管理员权限用户,对系统有极大的威胁。

③之前出现过 PACS 系统数据被删、数据库表被删的问题。

④病毒故障可能性,某杀毒软件已经到期,目前用测试序列号。

【解决方案】

通过故障排查,确定是由于操作系统或应用系统某个程序在系统开机后强行占用内存(90％以上)导致系统死机,采用安全模式、迁移测试等无法排除故障。对医院虚拟化备份系统检查后,LIS 系统在备份虚拟机名单中,医院采用 VEEM 备

份环境,重新恢复虚拟机后系统正常。但有一天发现数据差异,将恢复虚拟机 D 盘移除,挂接故障虚拟机 D 盘,重启数据库,系统运行正常,且数据为最新。LIS 系统恢复运行。该事件历时 4 个小时,导致医院排队取单千人以上,负面影响极大。

【总结建议】

通过本次故障可以看出,对重要系统备份是非常重要的,在关键时刻能够保证系统应用和数据的安全。本次故障已被列为医院信息系统事故,希望通过此次事件,加强对医院外派工作操作权限的监督,对操作系统密码管理需要加强。同时,在做重大操作之前必须进行快照操作,避免此类故障再次发生。

## 二、Vcenter 和应用程序服务器安装在同一虚拟机上,导致宕机问题

【事件描述】

某市级医院虚拟化平台启用虚拟化容灾平台软件 SRM,前期规划将 SRM 软件与 Vcenter 服务器安装在同一虚拟机上,安装正常运行。后来由于虚拟化管理中心 Vcenter 出故障,同时导致容灾软件 SRM 机制失败,故需要重新安装 Vcenter。紧接着重新准备一台虚拟机配置更新××软件,在重新配置 SRM 软件时出现了以下三种情况:一是 SRM 软件安装后服务无法启动(手动启动是提示有其它附属服务未启动),经检查,附属服务均启动;二是 SRM 软件在安装进程到了最后一步后显示安装失败(显示 SRM 所需要的所有 Windows Services 未运行),经检查,所需 windows 服务是启动的;三是软件安装成功,在进行 SRM 软件配置的过程中添加底层存储系统显示延迟过长,无法添加。

【原因分析】

首先根据以上情况报错提示,检查安装 SRM 软件所需要的服务是否正常启动,其次查看是否因为软件包安装过程或安装结束后出现所需服务异常停止等现象,发现均属于正常运行状态;再次检查是否因为软件本身版本兼容性的敏感性,通过官网兼容性检查均属于正常;另外检查所需的安装组件 Vcenter、SQL server 等是否运行异常,发现这些组件运行均正常;还检查是否因为安装 SRM 软件的虚拟机是通过克隆出来的,本身系统有问题,通过排错均排除。

以上常规的排错均梳理过后,已经到了无可奈何的地步,在排错的过程中也请教了其他厂商等人员协助,都无果。在这样的情况下,无意中发现 SRM 连接数据库的 ODBC 一会正常一会异常,由此想到是否是数据库连接异常导致。

【解决方案】

原来,连接数据库的 ODBC 是采用集成服务器账号的方式进行数据库连接,是有问题的。ODBC 连接改为基于数据库账号连接后重新安装配置 SRM,均正常。

【总结建议】

①虚拟化平台规划过程中，一定要将管理平台联动性强的软件分开安装，切勿出现"多个鸡蛋放在一个篮子里面"的问题。

②遇到问题排错过程中，一定要根据实际环境进行排错，通过划分区间、逐一排查、关系联动等方法进行排错，冷静检查。

## 三、连接服务器故障，导致桌面虚拟化状态缺失

【事件描述】

某市级医院工作人员办公 PC 采用某桌面虚拟化软件，某日接到桌面管理人员电话，描述在现有的桌面池里面增加桌面时发现新的桌面可以生存，与此同时，在桌面控制台上发现桌面的状态处于已置备（缺失）。另外，如果新添加桌面池时出现无法找到新添加桌面池的目录路径，并且路径已存在于 VMware Vcenter Server 中，但是显示以下错误：Error during provisioning：Unable to find folder，表明路径不存在。

【原因分析】

经过分析，VIEW 组件均采用冗余模式部署，通过连接 VIEW 管理器浏览缓存的文件夹来确定新虚拟机的名称，在当前 VIEW 管理连接服务器会话中，此缓存的更新线程可能已满或部分受阻。Horizon View Server 的 Vcenter Server 缓存线程受阻或未与 View 连接服务器同步其缓存。因此，View 连接服务器无法查看已添加到 Vcenter Server 的任何新文件夹。

View Connection Server 日志包含类似于以下内容的条目：

［Virtual Center Driver］Could not determine naming suffix for VMs in pool mosaiqrad-vdi，reason：Unable to find folder /Phoebe/vm/Discovered Virtual Machine/MosaiqRad-VDI

com. vmware. vdi. vcsupport. VmException：com. vmware. vdi. vcsupport. VmException：Unable to find folder /Phoebe/vm/Discovered Virtual Machine/MosaiqRad-VDI at com. vmware. vdi. desktopcontroller. VirtualCenterDriver. b（SourceFile：999）at com. vmware. vdi. desktopcontroller. a. run（SourceFile：636）

【解决方案】

通过查看相关文档，要解决此问题，需要重新引导 Vcenter 和冗余连接服务器。在重新引导后，原始阻止条件将解除，将更新缓存已包括文件夹信息。但是根据文档的提示，重新引导 Vcenter 和连接服务器后，该问题仍然存在。

经过排查，原来整个软件系统中连接服务器有两台，之间互做主备，在重新引

导的操作过程仅仅重新引导了其中的一台。将另外一台连接服务器重新引导后便解决了问题。

【总结建议】

在遇到问题时,需要详细地了解并且分析实际环境,切勿简单地根据前人指导的经验按部就班地操作,一定要学以致用,灵活运用,方能真正解决问题,提高自身。

## 四、光纤传输异常,导致虚拟化平台故障

【事件描述】

某医院虚拟化平台共 6 台 IBM 3850 服务器,前期平台未购买正版虚拟化授权。随着业务与版本的需求,该院进行虚拟化软件升级与正版授权,升级后,有 2 台服务器频繁出现故障,具体体现在虚拟化管理控制台经常出现物理服务器清单时而连接中断时而连接正常的现象。但是 Console 平台,按 F2 进行配置时,系统操作正常无任何异常,因此出问题的服务器上的虚拟应用虚拟机经常处于假死状态,应用中断。这样的故障给客户带来了很多问题,同时也使公司的技术服务能力在客户心里大打折扣。

【原因分析】

由于服务器经常出现死机问题,开始查看系统的日志,发现日志中有报错警告记录,具体体现在服务器上的存储映射的磁盘空间经常出现连接问题,且是非规律性的连接丢失,其他无任何严重错误。

根据报错,可初步确定存储连接是有问题的,首先通过依次排查底层存储、光纤交换机、服务器 HBA 卡等硬件的状态与配置信息,均发现状态正常,无报错等信息;

其次由于多台硬件状态正常,便怀疑是否因为硬件之间连接的光纤链路有问题。为了以防万一,我们统一更换了所有经测试后正常的光纤线,可是故障依旧后来。后在跟医院信息人员多次沟通中了解到,原来近段时间医院机房做了改造,在各机柜之间增加了理线架,便怀疑是否理线架的问题。经过测试,发现确实是光纤线路连接到光纤理线架时链路异常。

【解决方案】

由于问题出现在光纤理线架上面,我们可采用更换理线架或移除理线架的方式解决问题,经过讨论,最终我们采用移除理线架的方式恢复链路连接。连接后问题便从未出现,应用正常运行。

【总结建议】

数据中心建设一定要在合理的情况下降低连接节点数量,即减少故障点发生

的可能。

故障排错过程中,特别要注意细节,任何一个忽略的细节问题,很多时候可能是出现问题的最终导火线。

## 五、Application Experience 服务停止,导致虚拟化客户端无法运行

【事件描述】

一家市级医院虚拟化桌面需要运行一个 client 端软件,在某一次软件自动升级的时候发现无法升级,软件提示 exe 文件被占用无法覆盖,但是实际情况是此 exe 软件已经退出,没有在运行。

【原因分析】

一开始怀疑是需要升级的软件本身的问题,但是经过简单测试发现,其他 exe 软件运行、然后退出后也无法删除,需要升级的软件在台式机上运行正常,排除是软件本身的问题。

重新安装一个干净的 win7,运行此软件,进行升级,发现一切正常,问题定位到做 win7 模板时进行的一系列优化上。

运行软件升级程序,报错后,立刻通过微软的 procexp 软件查找此 exe 程序,发现是 system 进程在调用这个 exe 文件,大约 2 分钟后 system 进程会释放掉这个文件,此时再升级就一切正常。

通过查找微软的技术文档,发现可能跟一个服务 Application Experience 有关系。原来,当时为了系统更加精简,装好系统后就把此服务设为手动启动了,平时运行也没什么异常。但是 win7 在运行 exe 时,如果没有这个服务的辅助就会长时间占用这个 exe,即使 exe 已经运行完退出或被 Kill 了,猜测可能是系统为了能正确运行这个 exe 每次都延时分析 exe 运行的上下文,导致文件长时间被占用。

【解决方案】

解决方案很简单,就是将 Application Experience 打开即可。但是又碰到了另一个问题:由于用户虚拟桌面数量很多,如果一个一个去打开,那么将非常耗费时间。后来提供了两种解决方法:一种是做一个 bat 脚本文件,让所有用户登录的时候自动执行此 bat 文件,将 Application Experience 服务设置为自动或者手动启动;另一个方法是从域控设置相关组策略,配置此服务为自动或手动启动。至此问题解决。

【总结建议】

碰到怪异的问题不要着急,要善于利用专业的工具,善于分析问题,拨开问题的现象,直接看到本质,利用官方的文档资源库来找到解决问题的方法。

## 六、vmdk 文件丢失，导致虚拟机无法启动

【事件描述】

某医院信息科工程师打来电话，一个较重要的虚拟机无法开机，提示找不到磁盘文件。由于虚拟机中有较重要的数据文件，检测人员最快时间赶到用户现场。

经过简单测试，发现开机时提示找不到磁盘文件，编辑虚拟机设置时发现磁盘文件大小变为了 0。通过 SSH 连接到主机，查找虚拟机的磁盘文件，发现虚拟机的 vmdk 文件丢失，只有一个 flat. vmdk 文件还在。

【原因分析】

用户磁盘描述文件丢失，磁盘数据文件还在，但是上层虚拟机只能识别描述文件，导致虚拟机无法开机，需要恢复用户的 vmdk 文件。

【解决方案】

创建一个虚拟机磁盘描述文件：

①确定平面（数据）文件的字节大小。

使用 ls 命令：ls － l vmdisk0-flat. vmdk

—rw———————1 root root 107374182400 Oct 11 12：30 vmdisk0-flat. vmdk

②创建一个新的空白虚拟磁盘作为基准例子并与原磁盘大小一样，供后面的步骤修改。

vmkfstools-c 107374182400-a lsilogic-d thin temp. vmdk

注：这一步对于确保正确的磁盘架构至关重要。

③以原虚拟磁盘的名字重命名新创建磁盘的描述文件（也称为头文件）。

Mv-n temp. vmdk 目标. vmdk

④修改重命名的描述文件内容，以引用原平面（数据）文件。

Sed-I′s/temp-flat. vmdk/目标-flat. vmdk/′目标. vmdk

⑤移除新创建磁盘的临时平面（数据）文件，因为我们不再需要它了。

rm temp-flat. vmdk

【总结建议】

vmdk 文件是磁盘文件，但是准确地说是磁盘描述文件，flat. vmdk 文件才是真实的数据文件，但是此文件一般都是隐藏的，平时无法看到，因此可以根据 flat. vmdk 文件的大小，属性，重建 vmdk 文件，让虚拟机重新识别到 vmdk 文件，因此可以继续开机使用。

## 七、网卡固件导致虚拟主机卡死问题

【事件描述】

某医院虚拟化平台的四台服务器中总是有三台服务器频繁出现故障,显示器登录一切正常,但是外面无法访问这台主机,按 F2 进行配置,则系统卡住不动,有一台却不会出现问题。

【原因分析】

由于有一台服务器不会出现问题,因此查找这台服务器与其他服务器的不同,但是硬件完全一样,系统版本也是同一个 iso 镜像文件,排错进入了死胡同。

收集故障服务器日志分析,发现以下记录:

T20:45:09.053Z cpu14:2091)<6>tg3:vmnic3:RX NetQ allocated on 1

T20:45:09.053Z cpu14:2091)<6>tg3:vmnic3:NetQ set RX Filter:1 [00:50:56:7f:96:94 0]

T20:45:44.054Z cpu7:2091)<6>tg3:vmnic3:NetQ remove RX filter:1

T20:45:44.054Z cpu7:2091)<6>tg3:vmnic3:Free NetQ RX Queue:1

原来系统将 tg3 驱动程序与 1 Gb 网卡结合使用时,该系统中的一个或多个网卡停止运行或停止响应,从而导致与虚拟机的网络连接或任何其他类型的 vMkernel 网络(vMotion、管理、NFS、iSCSI 等)部分或全部丢失。

当在系统中使用 Broadcom BCM5719 和 BCM5720 网卡时,会发生此问题。

【解决方案】

需要升级此网卡的驱动,经过 vMware 官网查找相关驱动时发现,最新的驱动程序必须搭配最新的固件才能稳定运行,否则还会出现问题。

或者禁用 NetQueue 功能

在 ESXi 5.x 上,运行以下命令:

＃ esxcli system settings kernel set--s netNetqueueEnabled--v FALSE

＃ reboot

再次检查那台不会出现问题的服务器发现,此服务器的网卡固件是升过级的,比其他服务器的网卡固件都要新,因此其一直没有发生问题。

【总结建议】

一个很小的问题就可能导致整个系统的故障,特别是一些很小的网卡的驱动,很多时候不会注意到,但是出现问题就是大问题,还好有虚拟化平台的 HA 保护在,否则后果不堪设想。

## 八、安全应用与操作系统之间的 BUG 引起系统服务宕机

【事件描述】

某医院虚拟化平台的 4 台机架式服务器使用 VMware vSphere 5.5 虚拟化系统，一套 VMware Horizon View 6.0 桌面虚拟化系统，配置 IE 应用虚拟化供 OA 系统使用。一天，系统管理员接到各科室电话，无法打开 OA 系统，显示连接超时。该管理员尝试通过 Horizon Veiw Client 访问 RDS 应用虚拟化服务器时提示协议失败，资源不可用。

【原因分析】

①登陆 VCS 查看应用虚拟化资源，均显示正常。

②通过 VMware vSphere Client 连接到 vCenter 登陆 RDS 服务器，使用任务管理器查看服务器本地 CPU、内存、磁盘利用率，均显示正常；查看用户连接时发现无用户连接。

③通过查看事件查看器，发现 Windows 应用程序报"桌面窗口管理器已退出 0x40010004""由于复合主题并未使用，桌面管理器无法启动"。

④根据事件查看器通过查找相关文档发现，出现该问题可能是由安全应用与操作系统之间的 BUG 引起的系统服务宕机。

【解决方案】

通过关闭并禁用安全应用，然后重启 RDS 应用虚拟化服务器，故障排除。

【总结建议】

由于此问题是由于由安全应用与操作系统之间的 BUG 引起的系统服务宕机，所以后续建议停止使用该安全软件。

## 九、物理交换机配置问题导致虚拟化主机无响应

【事件描述】

某医院有一套由 6 台 Dell R720 服务器组成的 VMware vSphere 虚拟化平台，使用 VMware vSphere 5.1 虚拟化系统。系统管理员对虚拟化平进行例行检查时发现在 vCenter 上看到的主机都是无响应的。

【原因分析】

①将连接 ESXi 主机网线拔掉，使用同网络中的机器，进行 Ping 测试，地址无法 Ping 通，确认该地址没有在网络中使用。

②使用 PC 机直接接入 ESXi 服务器，能够正常 Ping 通且能正常使用 vSphere

Client 登陆。

③使用 PC 将连接 ESXi 服务器管理口的网线接入，ping 网关测试，无法 ping 通。将 PC 直接接入到物理交换机上，进行 ping 网关测试，也无法正常 Ping 通，确认问题出现在物理交换机中。

④用户网络管理员登录到交换机后发现连接到 ESXi 服务器管理网口的端口启用了 Trunk 模式，但是在虚拟交换机中并没有启用 Trunk，其他 ESXi 服务器的管理网络也没有启用 Trunk 模式。

【解决方案】

通过修改物理交换机端口模式后故障排队，通过 vCenter 查看系统工作状态正常。

【总结建议】

通过与用户网络管理员进行沟通时得知，上周五由于物理交换机意外断电导致设备循环自动重启，更换了物理交换机，并将原来的配置导入。怀疑在导入时出现配置错误，才出现现在的故障现象。

## 十、备份系统故障导致备份服务器停止

【事件描述】

某医院虚拟化平台的两台机架式 IBM 服务器，安装 VMware vSphere 5.1 虚拟化系统，备份系统采用的是 VMware VDP 备份软件进行备份。有一天系统管理员查看虚拟机备份情况时发现：VC 无法连接到 VDP 备份模块，重启 VDP 后发现核心服务无法启动。

【原因分析】

①由于 VDP 使用的是 Avamar 的内核，所以使用 Avamar 的命令查看系统服务时发现其中一个关键服务 dpnctl 服务没有启动。

②查找 VMware KB 发现 KB：2044806 描述的核心服务由于 HostLicense 服务不能验证 SSO 用户，导致备份服务器停止。

【解决方案】

①使用 SSH 连接到 VDP 服务器，修改 vcenterconfiginfo. cfg 文件，重新配置 VDP 连接服务。

②重启启动 VDP 服务器后，VC 可以正常连接 VDP 模块，VDP 系统进行完整性检查。

③测试虚拟服务器备份时，可以正常进行备份。

【总结建议】

通过与用户管理员沟通得知,此前由于电力故障导致机房设备意外断电,当时只检查了核心应用,未对备份系统进行检查。所以建议每天登陆到备份系统中进行巡检,查看备份执行情况及结果。

## 十一、设置 SNMP 导致虚拟机 vMotion 失败

【事件描述】

某医院虚拟化平台的 4 台机架式服务器使用 VMware vSphere 5.5 虚拟化系统,有一天系统管理员对虚拟机进行 vMotion 时出现:①VMware 主机变得无响应;②迁移在完成 13% 时失败;③虚拟机在清单中显示无效;④vMotion 迁移或打开虚拟机电源等任务时,会看到以下错误:"出现了常规系统错误:等待 vpxa 启动时超时（A general system error occurred：Timed out waiting for vpxa to start）"

【原因分析】

通过查找 vmware support 网站发现描述现象与 KB:2083312 相同,故障原因为:当启用 SNMPD 且 /var/spool/snmp 文件夹装满简单网络管理协议（SNMP）陷阱文件时,会发生此问题。

【解决方案】

①使用 SSH 连接到 ESXi 主机。

②通过运行以下命令检查 SNMP 是否正在 ESXi 主机上的 /var/spool/snmp 目录中创建太多的 .trp 文件:

# ls /var/spool/snmp | wc--l

③通过运行以下命令删除 /var/spool/snmp/ 目录中的 .trp 文件:

# cd /var/spool/snmp

# for i in $(ls | grep trp); do rm--f $i;done

④通过运行以下命令将目录切换到 /etc/vmware/ 并备份 snmp.xml 文件:

# cd /etc/vmware

# mv snmp.xml snmp.xml.bkup

⑤创建一个名为 snmp.xml 的新文件,并使用文本编辑器将其打开。

⑥将以下内容复制并粘贴到该文件中:

<? xml version"1." encoding"ISO-8859-"? >

<config>

<snmpSettings> < enable > false </enable > < port > 161 </port > <

syscontact></syscontact><syslocation></syslocation>

<EnvEventSource>indications</EnvEventSource><communities></communities><loglevel>info</loglevel><authProtocol></authProtocol>

<privProtocol></privProtocol></snmpSettings>

</config>

⑦保存并关闭该文件。

⑧通过运行以下命令在受影响的主机上重新配置 SNMP：

```
# esxcli system snmp set--enable=true
```

⑨要确认 SNMP 服务再次正常运行，请运行以下命令：

```
#esxcli system snmp get
```

【总结建议】

通过分析日志及查找 vmware support 网站确定，此问题是由于设置 SNMP 所引起。要确保此问题不会重复发生，建议可暂时禁用 snmpd 以停止日志记录。要停止 snmpd 服务，请运行以下命令：

```
# /etc/init.d/snmpd stop
```

## 十二、MirrorView 同步延时过高导致的存储性能下降

【事件描述】

某医院使用 VMware vSphere 搭建一套虚拟化平台配置 3 台 IBM X3850 机架式服务器，使用 VMware vSphere 5.5 虚拟化系统，配置了两台 EMC 存储，其中一台 VNX5300 作为主存储，一台 VNX5100 存储作为备份存储，之间使用 EMC MirrorView 将两台存储做同步镜像。信息科管理员接到各科室电话，医生站、各个病区反映 HIS 系统变慢，处理一个病人 HIS 系统都会死机，特别是刚上班及下午 3 点钟左右。

【原因分析】

①检查 HIS 系统服务器 CPU、内存、磁盘及网络使用率，查看结果 CPU、内存、磁盘及网络使用率都比较低。

②检查 HIS 服务器光纤链接，检查结果所有链路均正常。

③检查存储系统未发现错误警告，在检查存储系统日志是发现，在 5 月 27 号时，存储系统将 MirrorView 同步断开，检查存储 MirrorView 链路时发现两条同步链。

【解决方案】

将故障光纤进行调换，以保证 MirrorView 通信，故障排除。

【总结建议】

通过与用户进行沟通得知,之前连接两个机房的光纤被老鼠咬断,将断口重新熔接后导致通光率受到影响,从而引起了 MirrorView 同步延时过高问题,从而影响存储性能。

## 十三、病毒导致虚拟机不定时重启问题

【事件描述】

某市人民医院采用 UCS 服务器作为虚拟化平台计算资源池,此平台上线没多久出现部分 windows server 2008 r2 操作系统的虚拟机不定时重启的问题。用户工程师也查不出具体的原因。

【原因分析】

最初认为是虚拟化平台有问题导致重启,但经过排查分析和查看日志发现并不是虚拟化平台的问题,虚拟机并没有重启,只是短暂性不能使用。然后对操作系统进行检查和分析,发现操作系统内有蠕虫病毒,并认为可能是病毒所导致的问题。

【解决方案】

发现是病毒所导致的问题后,及时地用趋势杀毒软件进行杀毒。观察一段时间后发现之前的问题已经没有了,所以基本确定是病毒所导致的。但在把检查问题时期做的测试虚拟机反复时再次出现了此问题,随后进行排查发现是测试虚拟机里的病毒没有杀除,感染了其他虚拟机,所以再次出现该问题。然后用趋势进行杀毒,完成杀毒后系统再次恢复了正常。

【总结建议】

定期做好查杀病毒工作,及时更新系统补丁,不能忽略任何一个细小的部分。

## 十四、服务器 BIOS 版本过低导致虚拟机服务器主机死机

【事件描述】

某医院使用的虚拟化,其中有一台服务器突然死机了,然后用电脑显示器连接上服务器,看了一下是紫屏的状态。

【原因分析】

经过分析发现,该医院这台死机的服务器是因为 BIOS 的版本太低,导致系统紫屏死机状态。

【解决方案】

因为这台服务器在用户的生产环境里面,所以只能先暂时手动重启服务器,让

用户能够正常使用;跟用户沟通过后,在服务器上没有虚拟机的情况下,升级了系统的 BIOS 版本。

【总结建议】

一般服务器出现的紫屏的状况有两种:一种就是系统的 BIOS 版本太低;另外一种就是服务器的硬件和操作系统不兼容。

## 十五、虚拟化桌面自动关机导致虚拟桌面不可用

【事件描述】

某医院使用的虚拟化桌面,当中有一台虚拟桌面不可用,在 VpxClient 客户端里面看到该虚拟机的电源是关闭的,虚拟机处于灰色状态并且在虚拟机显示不可访问。

【原因分析】

经过分析发现,该虚拟机出现此问题是因为 VpxClient 没有扫描到此虚拟机的存储。

【解决方案】

在 VpxClient 客户端里面选择数据与存储,然后找到那台虚拟机,选中这台虚拟机,系统就会重新扫面此虚拟机的存储,过一会会弹出一个对话框,选择移动或复制就可以了;然后虚拟机的状态就会显示是正常的关机状态,把这台虚拟机开机就可以使用了。

【总结建议】

因为用户的虚拟化桌面设置了每天晚上自动关机的设置,用户的虚拟桌面也有 100 多台,关机时间都是一样的可能会导致这个情况,所以建议用户把虚拟桌面的自动关机时间做更改,不要全部放在一个时间点上。

# 参考文献

[1] 毛得辉. 虚拟机镜像安全管理问题的研究[D]. 上海:复旦大学,2012

[2] 史建政. 基于 MPLS VPN 技术的云计算数据中心网络的构建研究[D]. 天津:天津工业大学,2013

[3] 张志鸿. 基于 ITIL 的商业银行 IT 运维体系构建[D]. 长沙:湖南大学,2012

[4] 虚拟化安全防护解决方案. 3.5_百度文库. http://wenku. baidu. com/view/830742240b1c59eef8c7b477. html

[5] Veeam 备份和灾难恢复解决方案. http://www. docin. com/p-592651829. html

(朱一新)

# 第十九章　医院物联网与信息安全

## 第一节　概　　述

当前,物联网已经逐渐融入到我们的日常生活,它主要是指将人和各式各样的物品接入到网络中,其中,物品自身的各类信息在物联网的智能环境当中就能够被识别并获取信息,并对其进行相关的处理,同时将处理后的信息回馈到物联网设备上,还能够通过智能化的手段对相应的物品进行命令传递,这样物品就能够做出相应的指令动作。人工智能技术成为物联网服务的终端和物联网网络传输的方式,物联网将其传感器和执行部分放在终端进行数据的智能采集,终端智能地相互协调,控制终端的信息采集和指令执行。

目前,在我国医疗行业已经逐步开展相关物联网的应用,并取得了一定的成果。在人工智能下的医院物联网,不管是从网络使用人员角度看,还是从入网的物品角度看,都可以在网络中进行数据的传送,还能够高效地共享网上的资源,能够动态采集病人的相关数据,实现预防性护理、诊断,甚至测量治疗结果。物联网智能化和实时化的技术特点减少了错误,提升了质量和效率。另一方面,通过智能识别技术,一定区域内的主索引系统,统一安全策略等应用来构建医院病人、药品等信息的主索引,通过条码扫描和 RFID 技术,为智慧医院提供精确的信息确认和识别系统。既可有效、实时地提供智能化的医疗卫生服务,也可实现可防、可管、可控的医疗卫生信息安全保障,从而杜绝传统人工判断和识别所产生的差错事故。

### 一、医院物联网的概念

物联网是目前新一代信息技术的最重要的部分之一,是互联网应用的延伸和拓展,目的在于实现物与物之间的相连,提供智慧化服务。与其说物联网是一种新兴网络,不如说物联网是无处不在的业务和应用。

医院物联网是物联网技术在健康领域和医疗领域的综合应用,是医疗行业在信息化发展过程中对医疗服务机构(如医院、社区卫生院、乡镇卫生院)之中的人员、医疗、设备、药品、管理和服务等各种信息的数字化采集、处理、存储、传输和综合应用,以实现医疗对象管理可视化、医疗决策科学化、医疗信息数字化、医疗流程闭环化、服务沟通人性化和智慧化的新型应用管理模式。医院物联网应用使患者能够随时了解自己的健康情况,而医务人员也能够借助其提高诊断的时效性和精确性;通过物联网采集的数据能够发现重大疾病预先的征兆,并给予快速、有效的响应,从而提高整个医疗生态圈的和谐水平和疾病防治综合服务水平。

医院物联网具有互联性、预防性、普及性、协作性、可靠性以及创新性等一系列特征。

## 二、医院物联网的发展机遇

（一）医疗体制改革为医院物联网发展提供机遇

2012年3月,国务院发布《"十二五"期间深化医药卫生体制改革规划暨实施方案》,中国的医药体制进入深化改革的攻坚阶段,新一轮医改方案的推进是物联网在卫生医疗领域发展的重要机遇。以物联网技术及智能信息处理控制技术为手段,使医疗服务与管理紧密结合,以行业标准化制定为方向,创新基于物联网技术的医疗服务全过程管理模式,在解决医疗本身问题的基础上,探索全新的医疗服务与管理模式和产业链形成,有助于提高医院的管理效率,提高医疗服务和安全管理水平,推动医疗体系改革的进一步发展。

（二）云计算、大数据技术将提升医院物联网的应用价值

医院物联网中,数目众多的传感器和医疗设备源源不断地产生各类数据,这些数据规模庞大,种类繁多,增长速度快,覆盖区域广,传统的数据库技术已无法有效对其进行管理和处理,因此,在智慧医疗中,通过引入云计算技术,能够以较低成本实现高效和可扩展的医疗大数据存储和处理,为物联网应用的广泛开展提供技术支持。

## 三、医院物联网的优势

（一）医院物联网平台大幅提升医院的智能化管理水平

医院物联网基础架构平台可以在医院开展对物的智能化管理和对人的智能化医疗的过程中提供帮助,能够实现医院内部人员信息、医疗信息、药品信息、管理信息和设备信息的智能化、自动化和数字化采集、处理、存储、传输、共享等,实现物资管理的可视化、医疗信息数字化、医疗流程科学化、服务沟通人性化,实现医疗健康信息、医疗设备与用品、公共卫生安全的智能化管理与监控等多领域的要求。

（二）医院物联网为医院外部数据共享提供支撑

通过感知终端获取的各种数据信息,经网络传输,能实现与其他医疗机构及行业机构的数据共享,实现更深程度和更高层次的业务拓展和应用,向建立统一、高效的区域医疗化和城市级公共应用平台延伸。

（三）医院物联网将支持医疗大数据的研究应用

智慧医疗利用物联网技术随时随地采集各种人体生命体征数据并自动保存，其数据量远高于人工录入电子病历的数据量，将为"医疗大数据"提供数据基础来源。使用数据挖掘和机器学习等技术实现大数据的深度利用，从数据中发现隐藏的知识，将极大地提升医疗服务水平，减少医疗方案的制订周期。

## 四、医院物联网核心技术

（一）医院物联网的三层结构

物联网是通过射频识别（RFID）、红外感应器、全球定位系统、激光扫描器等信息传感设备，按约定的协议把物品与网络连接起来进行信息交换和通信，以实现智能化识别、定位、跟踪、监控和管理的一种网络。医院物联网以医院为应用场景，主要面向医疗服务和健康医护，由感知层、网络层和应用层组成。

1. 感知层

采用条码、二维码、RFID、传感器、执行器、可穿戴设备、移动终端、医疗仪器设备（诊断设备类、治疗设备类及辅助设备类）、健康监护仪器等，实现目标人群生理指标、健康参数以及其他各种医疗用品和诊治信息的智能感知、采集和识别。感知层的智能终端还具有信息处理和自动控制功能。

2. 网络层

包括接入网和核心网。接入网为物联网终端提供网络接入功能、移动性管理等，可采用各种有线接入和无线接入。核心网是基于 IP 的统一、高性能、可扩展的网络，支持异构接入以及终端的移动性。核心网一般是基于现有的电信网和互联网，也可基于医疗专用网络。网络层主要提供医院物联网信息的传送、接收和共享。

3. 应用层

实现医院物联网信息资源的整合、数据的挖掘、应用的决策等，最终为目标人群和个体提供面向医疗服务和健康管理的各种信息业务和智慧化应用。

（二）医院物联网核心技术

1. 物联网感知层技术

感知层是物联网的基础，是联系物理世界与信息世界的重要纽带。感知层由大量的具有感知、通信、识别（或执行）能力的智能物体与感知网络组成。感知层的关键技术包括：传感器、RFID、二维码、短距离无线通信（如 Zig-Bee，蓝牙）等。感知层必须解决低功耗、低成本和小型化的问题，并且向灵敏度更高、更全面、更安全可靠的感知能力方向发展。

2. 物联网网络层技术

网络层将是物联网信息的基础承载网络,承担数据传输和控制的功能,涉及接入控制、移动互联、路由和标识、网络融合、协同优化等多种技术。网络传输常用的技术和协议包括 GPS、GPRS、3G/4G、WiFi、WSN、WLAN、ZIGBEE、IEEE802.11x、TCP/IP 等等。物联网中有多种设备需要接入,物体也可能是移动的,因此物联网的网络层必须支持移动性,能够实现无缝透明的泛在接入。

3. 物联网应用层技术

应用层涉及海量信息的智能处理、分布式计算、中间件、信息发现等多种技术,通常采用 SOA(Service-Oriented Architecture,面向服务架构)、B/S(Browser/Server,浏览器/服务器)体系结构、J2EE(多层分布式应用)模型、Spring 框架、XML 语言和 WebService 技术,实现医院物联网各项服务及应用。

## 五、医院物联网应用模式

医院物联网主要应用分类包括医疗设备与材料管理、人员标识与定位管理、生物制剂与药品管理、医疗监护、健康监护、医疗环境监测。医院物联网对于提高医院的数字化管理功能,保证患者的生命安全,提高医生的工作效率,改善医院的管理和各项医务流程,将起到十分积极的作用。

医院物联网应用在:①医疗设备与材料管理,包括:资产、医疗废弃物、手术器械、消毒包等设备和物品及其交接过程的定位、跟踪、监控和管理。②人员标识与定位管理,包括:身份识别、人员定位及监控。③生物制剂与药品管理,包括:药品供应链管理、药品防伪、生物制剂的物流和生产流程中的质量管理。④医疗监控,包括:移动医疗监护、服药状况监控。⑤健康监护,包括:生命体征采集、运动状态侦测。⑥医疗环境监测,包括:药品库房、冷链流通各环节、供应室等场所的温、湿度在线实时监管、自动发送报警信号。

## 六、物联网技术带来的信息安全风险与威胁

随着物联网的迅猛发展,其安全威胁也由网络世界延伸到物质世界,使得网络安全防范的广度和治理难度都大大增加。所以,在确保系统整体即整个大环境的信息安全的同时,还要关注物联网技术带来的如下三个方面的信息安全风险与危害。

(一)感知安全风险与威胁

医院物联网感知层的任务是实现智能感知外界信息功能,包括信息采集、捕获和物体识别,该层的典型设备包括 RFID 装置、各类传感器(如红外、超声、温度、湿度、速度等)、图像捕捉装置(摄像头)等,其涉及的关键技术包括传感器、RFID、自

组织网络、短距离无线通信、低功耗路由等。其安全隐患主要表现在以下方面：

1. 传感技术及其联网安全

作为物联网的基础部分，传感器在物联网数据采集层面能否成功实现它的功能，是物联网感知任务能否成功的重要一环。传感技术是物联网技术的核心、应用的核心和未来泛在网的核心。传感器采集了物体的数据，RFID 则赋予它电子编码。由传感网发展到物联网的过程是信息技术发展的阶段特征。传感技术采用传感器和 AdHoc 网，协同地感知并采集网络辐射区域内感知对象的数据信息，并将信息给向上层传输。由于传感网络自身拥有无线链路相对薄弱、网络拓扑可动态调整、节点运算能力、存储功能和能源受限、在无线通讯过程中易被干扰等特征，使得传统网络的安全机制无法复制到传感网络之中。

当前，传感器网络安全技术大体包括：基本安全框架、安全路由、入侵检测、密钥分配和加密技术等。安全框架主要包括 SPIN（包含 SNEP 和 uTESLA 两个安全协议）、Tiny Sec、参数化跳频、Lisp、LEAP 协议等。传感器网络的密钥分配大体偏向于使用随机预分配模型的密钥分配模式。安全路由技术使用的方法往往包括加入容侵策略。入侵检测技术往往作为信息安全的第二层防线，其主要包括被动监听检测和主动检测两大类。

2. RFID 相关安全问题

与传感技术用来标识物体的动态属性不同，物联网中通过 RFID 标签对物体静态属性进行标识，换句话说，就是构成物体感知的前提。RFID 是一种非接触式的自动识别技术，它通过射频信号自动识别目标对象并获得相应信息。识别过程不需要人为干预。RFID 也是一类简单的无线系统，该系统被用在控制、检测和跟踪事物方面，由一个阅读器（或询问器）和很多标签（或应答器）构成。

由于医院的复杂性，使用 RFID 技术的网络面临的主要安全问题有：①标签本身的访问存在一定的缺陷。所有用户（授权或未授权的）都能够通过合法的阅读器读取 RFID 标签，并且标签的可重用性使得标签中信息的安全性、有效性和完整性均无法得到保证。②通信链路的安全。③移动 RFID 的安全，主要存在冒名和非授权服务访问的缺陷。当前，实现 RFID 安全性机制所使用的方法主要有物理方法、密码机制和二者相结合的方法。

（二）网络安全风险与威胁

物联网网络层主要实现信息的转发和传送，它将感知层获取的信息传送到远端，为信息在远端实行智能处理和分析决策提供强有力的保障。医院物联网应用还具有环境复杂多变、异构物理设备、远距离多样式无线通信、海量数据融合、复杂事件处理、大规模部署、综合运维管理等众多尚没能解决的问题，容易导致医院物联网不稳定、数据丢失、数据错误，甚至医院物联网崩溃等发生，会给患者就医以及医嘱执行带来隐患。医院物联网的网络层安全主要体现以下方面：

1. 来自物联网本身的架构、接入方式和各种设备的安全问题

物联网的接入层使用如有线网、WiFi、移动互联网、WiMAX 等各类接入技术。接入层的异构性让如何在终端进行移动性管理从而确保异构网络间节点服务和漫游的无缝移动成为研究的热点，其中，切换技术和位置管理技术的深入研究和成果将对安全问题的解决起着关键作用。此外，因为物联网接入模式主要依赖移动通信网络，移动网络中移动终端与基站之间的所有通信都是通过无线接口来传输的，而无线接口是公开的，所有使用无线设备的个体都能够利用窃听无线信道获取其中通信的信息，甚至可以篡改、增加、删除或重传无线接口中通信的消息，以达到伪造移动用户身份进行欺骗的目的。所以，移动通信网络存在无线窃听、身份伪造和信息篡改等不安全的问题。

2. 进行数据传输的网络相关安全问题

物联网的网络核心层主要依靠传统的网络技术，现有的网络地址空间短缺是其面临的最大问题。主要的解决途径为正在大力发展的 IPv6 技术。IPv6 采用 IPsec 协议，在 IP 层上对数据包实行了高强度的安全处理，包括数据源地址验证、数据机密性、抗重播、无连接数据完整性和有限业务流加密等安全功能服务。但任何技术都做不到完美无缺，实际上大部分 IPv4 网络环境中的安全风险，在 IPv6 网络环境中仍然存在，甚至一些安全风险随着 IPv6 新特性的植入变得更为严重。网络相关安全问题有：第一，拒绝服务攻击(DDoS)等异常流量攻击依然猖獗，甚至更加严重，主要包括 TCP-flood、UDP-flood 等现有 DDoS 攻击，以及 IPv6 协议自身机制的不足所导致的攻击。第二，针对域名服务器(DNS)的攻击依然持续存在，同时在 IPv6 网络中具有域名服务的 DNS 更容易成为黑客攻击的对象。第三，IPv6 协议作为网络层的协议，只是影响网络层的安全，其他(包括物理层、数据链路层、传输层、应用层等)各层的安全风险在 IPv6 网络中仍将持续不变。另外，采用 IPv6 替换 IPv4 协议需要一个过程，向 IPv6 过渡只能使用逐步演变的方法，处理两者间互通问题所采取的各类方法将引入新的安全威胁。

(三) 应用安全风险与威胁

医院物联网应用是信息技术与医疗专业技术相互融合的产物。其应用层能够充分展现物联网智能处理的优点，包括医疗业务管理、中间件、数据挖掘等技术。医疗业务的大数据处理和业务管理机制在安全性和可靠性方面将面临重重挑战，特别是业务控制、管理和认证机制以及隐私保护等安全问题显得尤为突出。

由于物联网设备往往是先部署后接入的网络，但物联网的节点又没有时刻监管，因此，如何对物联网设备进行远程监管、如何对业务数据进行合理配置，成为研究的重点。此外，庞大且多变的物联网必将需要一个强大而统一的安全管理平台，

否则孤立的平台会被各类的物联网应用所吞没,而如何对物联网设备的安全日志信息进行管理成为新的难题;同时可能破坏网络与业务平台之间的信任关系,产生新的安全问题。传统的认证是分为不同层次的,网络层的认证负责网络层的身份识别,业务层的认证负责业务层的身份识别,两者独立存在。但一般情况下,物联网设备都具有专门的用处,所以,其业务应用与网络通信紧密地联系在一起,不易孤立存在。

在物联网发展过程中,海量的信息涉及个人隐私问题,所以隐私保护是必然要考虑的问题之一。如何设计不同场景、采用不同等级的隐私保护技术将成为物联网安全技术研究的热点。目前,隐私保护方法大体有两个发展方向:一是对等计算(P2P),通过直接交换共享计算机资源和服务;二是语义 Web,通过规范定义和组织信息内容,使其具有语义信息,可以被计算机理解,以实现机器与人的相互交流。当前,医院物联网尚不能确保对物体进行感知交互的信息安全性、可靠性、完整性以及未经授权不允许进行身份识别和定位跟踪等。例如,非法用户可通过信号干扰使物联网中 RFID 标签与阅读器之间的无线通信链路发生障碍,甚至可能伪造 RFID 标签向阅读器传输信息,导致医院信息系统发生混乱,对病人的安全造成极大的影响。再如,之前所述的电子病历记录了患者的基本信息和相关在院信息,这都是患者的个人隐私,必须严格确保其信息安全,否则将会侵犯到患者的合法权益,对医院和患者造成不良的影响。

## 七、物联网的安全需求与对策

针对这些可能的安全隐患,物联网的安全有如下要求:一是完整性,保证信息和数据是不可伪造和篡改的;二是真实性,采集到的数据和信息反映实际的情况;三是机密性,传输的信息和数据对于外界是机密的;四是隐私性,保证信息的数据不泄露给外界;五是可用性,整个系统应该稳定可靠。为了实现这些物联网安全运行的要求,需要多种技术相结合才能保证。

目前物联网安全方面的技术主要有网络监测与防火墙技术、分布式入侵监测技术、节点分区后的修复技术、网络接入控制技术、轻型的加密解密算法、海量传感数据的存储和处理技术、反恶意软件和病毒技术、物联网的管理技术等。针对不同的业务,物联网对安全性的需求也不同。对于安全性需求比较低的业务可能只需当中的几种技术就可以,但对安全性要求比较高的业务,则需要上面多种技术全部综合运用或者上面没有提及的技术来确保物联网的安全要求。

目前医院物联网发展还处在初始阶段,物联网安全需充分吸取互联网发展过程中的安全保护经验,不仅要在技术层面上,如体系构架的设计、标准规范的制定、配套设施的完善等,更要在协调、管理、规划、合作等方面建立起一套适合物联网的安全系统体系,使个人、单位(组织)、国家整个社会能够安全、放心地享受物联网带给我们的便捷和好处。

# 第二节　典型案例

## 一、RFID 技术在婴儿防盗中的应用

【案例描述】

新生婴儿在医院内被盗的事件时有发生,而此类事件的发生已经给包括医院、受害人及其家庭在内的当事各方带来了灾难性的后果。以为美国为例,1983—2008 年间,有 122 名婴儿院内被盗,其中母婴同室 69 名、婴儿室 17 名、儿科 17 名、其他 19 名。而在我们国内,每年都有关于新生儿被盗的报道。目前国内的新生儿通过手环进行系统化管理,但由于 RFID 技术的一些漏洞,仍存在新生儿被盗的现象。

【分析与处置】

通过详细的走访调研,仔细分析了 RFID 技术的使用,并且有针对性地对个别具有代表性的婴儿偷盗案例进行分析,发现在院婴儿被盗的原因大致分为以下几类:

①由于医院人员复杂,新生儿较多,容易发生误抱、错抱的情况。

②不法分子采取特殊手段进行有计划、有目的的偷盗。

③佩戴在新生婴儿手腕上的手环易遭到破坏,破坏后不起作用。

④婴儿手腕上的手环的 RFID 射频信号易受到金属材料的影响,频闭后难以检测到信号。

⑤RFID 系统容易受到病毒的攻击,破坏数据库信息。

为有效对医院内的新生婴儿进行可靠保护,国内外很早就已经开始尝试一些技术性的解决方案,婴儿防盗系统正是这些方案中比较成功的一种。宁波市某医院 2012 年部署了医院婴儿防盗系统,产科 16 个病房,约 45 张病床,在医院实际运行一年多时间内,累计为 2 000 多位新生儿服务,并且在系统运行期间已有效阻止多起婴儿偷盗行为,有效避免因此为医院、受害人及其家庭在内的各方带来的灾难性后果。

婴儿防盗系统借助全球领先的 RFID 射频识别科技,在婴儿身上佩戴可发射出 RFID 射频信号且对人体无害的智能电子标签,同时在医院内需要进行控制的区域安装信号接收装置。信号接收装置可以接收到婴儿电子标签所发射出的 RFID 信号,并据此对婴儿在院情况进行实时监控。

新生婴儿在产房出生后,由医护人员佩戴好标签,接受系统的监控和保护。相关操作只能有产科病区护士站的工作人员进行,需要将婴儿带离监控区域时,医护工作人员需在系统中办理临时外出手续,并设定返回时间,即可将婴儿带离监控区域而不会引发系统报警。如未经系统授权,无意或认为故意破坏标签,系统将立刻发出警报,提示值班医护人员及时核实情况并采取紧急应对措施。出入监视器所监控的出入口范围内禁止未授权的标签通过。在手环的材料选取和出入口的感应器的材料选取上,应避免金属材料的选择。防止由于受到金属的影响而不能正确的读取信息。病毒的攻击目标都是后台数据库,为了保护数据库的数据,一定要及时修补数据库漏洞;此外在内部局域网中可以建立起有效的防火墙,并且一起安装安全漏洞扫描程序和入侵检测系统,有效防止病毒的入侵。

## 【总结建议】

婴儿防盗系统建立后,在婴儿身上佩戴可以发射出 RFID 信号且对人体无害的智能电子婴儿标签,婴儿标签定时发射具有唯一性的 ID 信息给系统,系统据此对婴儿进行实时监控,还可以对企图盗窃婴儿的行为即使报警提示。婴儿防盗系统以技术手段取代了落后的人防手段,充分提高了医院管理水平和管理档次。该系统可以有效防止婴儿被人从医院盗走,抱错等情况,有效保护婴儿安全,保障各方面权益。

但是技术的防盗与人防仍然是需要结合处理的,防盗标签和检测天线仍然存在发生故障的可能性。婴儿安全始终是产科病房的重中之重,切不可因为实施了婴儿防盗系统就万无一失了。

# 二、物联网技术在体征检测系统中的应用

## 【案例描述】

物联网技术的发展促进医院信息化产生了重大的变革,目前中国医疗行业缺活动状态的实时监测的整体解决方案。诸如对于在重症监护室里的病人在夜间遇到紧急情况无法第一时间通知医护人员而造成的医疗事故。医护人员无法做到对重症监护室的病人时时的看护,在重症监护室里的病人如果遇到突发状况,而医护人员不能第一时间获得这消息,及时处理这突发情况,会造成病人的生命危险,也给医院带来不良的影响。

"物联网"应用在医疗领域,打破了之前人们的传统思维方式。过去的思路一直是将医疗器械设施和互联网基础设施分开:一方面是心电、血氧、血压等监护仪,而另一方面是数据中心,个人电脑、宽带等。而在"物联网"时代,这些心电、血氧、血压等监护仪将与宽带互联网整合为统一的设施,在此意义上,医生可通过"物联网"拉近与需要监护的病人的"距离",比如:当我们身体出现异常时可以通过"物联

网"向远程中心站的医生自动报警,而医生也可通过"物联网"查看病人的病情,这样不仅方便了病人也方便了医生。根据现有远程监护系统的特点及发展趋势,我们提出了一种采用以中继站为核心的"监护仪－中继站－中心站"三层体系结构的远程生命信息监护系统,该系统首先通过佩戴在人体上的各个监护仪采集生命信号,比如心电、呼吸、血氧、血压等。然后这些信息通过无线传感器网络传给中继站,中继站又将这些生命参数通过互联网无失真的传送到中心站,中心站将这些智能终端传送来的数据存储并显示,供医生进一步分析诊断。

【分析与处置】

无线传感器网络综合了传感器技术、嵌入式计算技术、现代网络及无线通信技术、分布式信息处理技术等,能够通过各类集成化的微型传感器协作地实时监测、感知和采集各种环境或监测对象的信息,这些信息通过无线方式被发送,并以自组多跳的网络方式传送到用户终端,从而实现物理世界、计算世界以及人类社会三元世界的连通。

本无线生命信息传感器网络采用的是星形网络,这种结构便于集中控制,因为终端用户之间的通信必须经过中继站。由于这一特点,也带来了易于维护和安全等优点。终端用户设备因为故障而停机时也不会影响其它终端用户间的通信。

这套系统的建立,可以更加方便医生对病人的监测,及时和实时对病人的情况进行检查,此外也减轻了医护人员的工作强度、提升工作效率、提高医疗设备的利用率,及时处理病人的突发情况并且基于数据进行有效的分析统计,有效的提高医院资源的利用率,简化医疗操作,优化医疗作业流程,提升患者在医院的体验,进一步推进和实现"以患者为中心"的可及连贯的病区管理服务,将医疗服务模式推向精细化,移动化和智能化。

【总结建议】

①方便解决需要长期检测心电、血压、血糖、脂肪、体重、血氧等一些方面的病人的问题。

②实时监测、报警在医院重症监护室里的病人,对其及时施救。医院主管医生、家人可通过网络和其他资讯手段,能实时掌握病人的病情走向。

③还可以监测在家中的病人情况。让病人足不出户就能让自己的健康收到全方位呵护,也便于医师及家人能及时掌握其身体状况。

④自动将病人心电、血压、血氧等各项生命体征数据,通过无处不在的网络,将信息传送到服务器上。专家组以及病人家属可利用网络随时随地登录服务器,即可远程巡视并查看记录每一位患者的当前状态,无需值班医护人员事必躬亲,便于

专家异地动态跟踪,便于病人亲属异地探视。实现个人健康全程跟踪监测和治疗。

⑤移动远程健康检测系统,是建立在预防、诊断、治疗、康复、关注等多位一体的基础上,实现了诊断、治疗与保健的三位一体跟踪模式,便于个人、医生对病人健康状况的实时动态掌握,及时作出相应的处置。通过事前介入,从长期的电子病历的对比标准自动判别,实现了病人、监护人、医院的有效互动和实时跟踪,降低了病人的就诊风险。

# 第三节　不良事件及其处置、分析

## 一、系统无法接收单个设备位置信息

【事件描述】

医院护士反馈有设备在正常运行一段时间后,某时段会忽然出现系统无法接收定位数据,界面不再显示该设备的定位位置。

【原因分析】

①因为只是个别设备出现界面不显示定位位置问题,可排除软件层面包括监听服务和客户端显示界面出现问题。

②分析数据发现同一个位置的设备能正常接受到位置数据,排除 AP、定位器工作异常情况。

③使用信号接收测试工具监听出现问题的设备标签的信号,发现无信号上传。实时查看标签,发现信号灯已显示不正常。通过电压检测工具测试,该标签电量已不足,导致无法发送信号。

【解决方案】

更换设备对应的标签,设备正常显示。

【总结建议】

标签电量在使用过程中会持续消耗,使用一段时间后,可能会出现电量不足导致无法发送信号,致使设备定位数据丢失。

针对这种情况,在标签发送信号中添加发送电压信号,并在客户端实时显示标签的电量信息。设置一个弱电的阀值,当电量小于阀值时,提示工作人员及时更换标签,避免标签没电无法发送信号的情况发生。

## 二、物联网标签无信号

【事件描述】

某日,护士进行日常清点设备发现某一手术室的标签显示全部不正常。

【原因分析】

由于是同一房间出现显示异常问题,排除软件未正常运行情况(监听服务被停止、客户端无法获取数据)。实地检查手术室对应安装的 AP、定位器,发现 AP 信号灯未亮,检查发现 AP 电源已被断开。

【解决方案】

接回 AP 电源,该手术室的设备显示正常。

【总结建议】

资产定位系统的硬件设备依赖电源和网络,因此电源点最好放在无关人员无法触碰,医生、护士也不宜接触的地方。

对 AP、定位器做固定处理,安装后固定电源点和网线,增加人为断电、断网的难度。

## 三、定位设备位置信息与实际不符

【事件描述】

某日,护士移动设备后发现软件界面显示设备仍然在原来的位置。

【原因分析】

①个别标签出现问题,排除软件异常情况。

②检查护士移动设备经过的沿途 AP 和定位器,发现信号灯正常显示。

③用一标签沿护士走过路径测试,软件界面设备定位位置正常显示。

④检查出现异常的设备,发现标签已遗失。

【解决方案】

将标签黏回设备,设备显示正常。

【总结建议】

设备定位依赖于对应的标签,标签脱落或遗失将使设备无法定位。而有些特定人员如小偷为使工作人员无法定位到设备位置而人为的拆除标签。因此在固定标签的时候必须要考虑人为或者自然脱落的情况。

## 四、区域内无设备定位信息

【事件描述】

护士移动设备到某一区域,软件中发现设备未移动到该位置。

【原因分析】

①个别标签出现问题,排除软件异常情况。

②检查护士移动设备经过的沿途 AP 和定位器,发现定位器信号灯未亮。检查定位器对应电源情况,发现电源被切断。

【解决方案】

重新连接电源,设备位置显示正常。

【总结建议】

手术室有部分定位器是适配器供电的,如果适配器电源被人为断掉会导致定位异常。电源位置宜在医生、护士难以接触到的地方,且做好警示标识。

## 五、设备离开未触发出口报警

【事件描述】

某日,护士移动设备经过出口监视器而未报警。

【原因分析】

①个别设备出现问题,排除软件故障。

②移动设备经过其他定位器,发现数据显示正常,排除标签故障。

③移动设备进过其他出口监视器,及时报警,排除报警服务故障。

④检查出口报警器信息,发现信息已维护。

⑤检查出口监视器,发现显示灯正常。

⑥使用工具对出口监视器进行测试,数据和显示灯正常,对蜂鸣器进行测试,发现没有声音。

【解决方案】

更换出口监视器,报警正常。

【总结建议】

物联网相关硬件部件都有其使用寿命,应定时检查,发现损坏及时更换。

## 六、病人呼叫信息没有在护士工作台显示

【事件描述】

某日,输液病人要求更换输液袋,按了标签上的呼叫按钮之后护士工作台未显示呼叫信息。

【原因分析】

①因为只是个别设备出现界面不显示呼叫信息问题,可排除软件层面包括监听服务和客户端显示界面出现问题。

②分析数据发现设备能正常接收到位置数据,排除 AP、定位器工作异常情况。

③使用信号接收测试工具监听出现问题的设备标签的信号,发现无信号上传。实时查看标签,发现按呼叫按钮后标签信号灯不亮。通过电压检测工具测试,该标签电量足量,标签的按钮损坏。

【解决方案】

更换设备对应的标签按钮,设备呼叫信息正常显示。

【总结建议】

物联网相关硬件部件都有其使用寿命,尤其是按钮等机械部件,使用时间长了之后很容易出现故障,应定时检查,发现损坏及时更换。

## 七、物联网 AP 未正常工作

【事件描述】

某日,护士移动设备经过某一区域时,在该区域中设备都未能正常定位。

【原因分析】

①其他设备在其他位置能正常定位,可排除软件层面包括监听服务和客户端显示界面出现问题。

②对设备标签进行测试,发现可在其他定位器中定位,排除标签问题。

③检测定位器,发现信号灯正常显示。

④检测 AP,发现信号灯正常显示,使用工具检测发现该 AP 连接在当前网段中。

⑤使用工具对该 AP 进行监听,发现无数据上传。

【解决方案】

断开重连 AP 的电源和网络,重置 AP 网络信息,重新设置 AP 网络信息,将

AP接入同一网络后,数据能正常上传。

【总结建议】

有时出现 AP、定位器、mc2000 信号灯显示正常,标签正常,但标签经过时无法定位问题,则检查 AP 是否有数据上传,没有则需重新设置 AP 网络环境。

# 参考文献

[1] 杨一鸣.基于物联网的疗养院健康监控模块的设计与实现[D].济南:山东科技大学,2012

[2] 刘宴兵,胡文平,杜江.基于物联网的网络信息安全体系[J].中兴通讯技术,2011(1):17-20

[3] 物联网的信息安全——技术探讨\物联网 — C114(中国通信网).http://www.c114.net/m2m/2493/a860291.html

（单涛）

# 第二十章 云计算、大数据与信息安全

随着信息技术的高速发展,计算机领域出现了越来越多的新技术,云计算、大数据就是其中的典型代表。这两大技术的不断发展成熟,也迅速在医疗卫生行业得以普及应用,逐渐演化出许多前所未见的新的医疗组织形态,并携来了急剧增长的数据风暴。

2015 年 3 月 11 日,全国首家云医院——"宁波云医院"正式启动运营;同年 4 月 1 日,阿里云医院正式上线,被定位为"整合医疗全体系、全链条资源,提供全方位医疗服务的网络平台";2015 年 12 月 7 日,全国首家互联网医院落户浙江乌镇,开启了"互联网十"医疗的全新模式探索;2015 年 12 月 16 日,上海第一家云医院宣布正式落地徐汇区中心医院。新型的数字化医疗组织雨后春笋般在全国各地纷纷涌现。

2011 年 4 月,上海市启动了基于市民健康档案的卫生信息化工程平台。截至 2015 年 10 月底,市级平台一共采集了约 7.21 亿份门急诊的诊疗病例,625 万份住院病例,各类明细数据的数据总量已经超过了 250 亿条,平均每天以 1600 万条的数据量在增长。一个城市级别的数据量和增长速度尚且如此庞大和迅速,可以想象全国乃至全球的未来数据增长量的规模。

当前,医疗行业正处于一个重要转折点上。一个医学 CT 图像包含约150MB 的数据,而一个基因组序列文件大小约 750MB,一个标准的病理图则大得多,接近 5 GB,如果将这些数据量乘以人口数量和平均寿命,仅一个社区医院或一个中等规模制药企业就可以生成和累积达数个 TB 甚至数个 PB 级的结构化和非结构化数据。据权威部门预测,到 2020 年,医疗数据将会急剧增长到 35ZB,相当于 2009 年数据量的 44 倍。

在短短几年的时间里,基于云计算、大数据等新一代信息技术在医疗行业的广泛应用,给医疗卫生行业的发展带来了极大的变化,在解决老百姓"看病难、看病贵"的问题和提升全民健康保障上提供了多种解决思路。新技术的应用同样带来了全新的信息安全问题,这要求我们用新的思路和方法来面对云计算和大数据的信息安全问题以及研究可行的对策。

## 第一节 云计算概述

云计算是目前发展非常迅速的新兴技术,被认为是继微型计算机、互联网后的第三次信息化革命,是互联网发展的必然趋势。它不但是互联网技术发展、优化和组合的成果,也为整个社会信息化增添了全新的服务模式。然而云计算的定义在业界并未达成统一的共识,不同机构赋予云计算不同的定义和内涵,其中美国国家标准与技术研究院(National Institute of Standards and Technology, NIST)对云计算的定义是被接受和引用最为广泛的。

NIST 认为,云计算是一个模型,这个模型可以方便地按需访问一个可配置的计算资源(例如网络、服务器、存储设备、应用程序以及服务)的公共集。这些资源可以在实现管理成本或服务提供商干预最小化的同时被快速提供和发布。

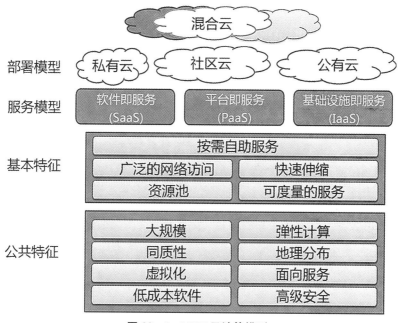

图 20‒1　NIST 云计算模型

云计算按照提供服务层次的不同可分为:基础设施服务层(IaaS),主要提供基础设施部署服务;平台服务层(PaaS),主要提供应用程序部署与管理服务;软件服务层(SaaS),主要提供基于互联网的应用程序服务。

以提供者与使用者的关系为标准,云计算又可分:①公有云,是由企业或政府兴建并通过互联网为广泛的客户提供 IT 业务和功能服务的方式,如:Google App Engine(GAE)、Amazon Web Services(AWS)、Salesforce. com、阿里云、青云等;②私有云,是企业或单位内部独立建设的云环境,并专门为内部提供服务的专有云计算服务;③混合云,是公有云和私有云相整合的模式,用户结合自身业务需要指定其使用的规则和策略。一般情况,中小企业可选择公有云,而大型企业、金融机构和政府机关则更青睐于选择私有云或混合云作为 IT 资源服务的攫取方法。

云计算作为最新的 IT 应用模式,必然具有先进的技术和独特的优势,方能在如今高速发展的 IT 产业中迅速地发展起来。云计算相较于传统的 IT 服务模式有了一些新的特征:

### 1. 服务方式更优化

云计算将企业之前自给自足的 IT 使用模式转变成按需分配的模式。传统的数据中心大多是单一的烟囱捆绑式的,而云计算将数据中心转化为充分考虑资源合理分配的池化数据中心模式。这一变化不仅改变了数据中心的能耗方式,从之前的松散的、高能耗的模式,转变成集中的、资源最大限度利用的节能模式;同时,它还改变了数据中心的使用效率。传统的数据中心不能同时兼顾业务的能用性和资源利用的高效性,为了确保业务系统的高可用性,会失去资源的高效性,使资源产生浪费。在云计算的平台中,诸多业务系统共享一个资源池,资源池的大小能够动态调整灵活配置,大大提升了资源的利用效率。因此,云计算能够以更节能的方式,更高效地提供所需要的资源服务。

### 2. 专业化程度更高

分散的数据中心会带来管理的复杂性,云计算普遍采用大规模的数据中心,比中小型数据中心更加专业、管理水平更高。云计算的数据中心一般建设规格较高,整体物理安全保障、环动设备配套、安全等级规范等都要比小型数据中心要求高,所提供服务的可用性和安全性比传统数据中心更高。另外在数据中心运维管理方面,云计算可大幅度提升人员单位效能,节约人力资源。通过让专业的人做专业的事,IT 人员可以有更多的时间从事和业务相关的创新工作。

### 3. 管理更高效

云计算管理平台可更好地实现可见、可控、自动化。管理人员可通过高效的云管理平台,监控所有的资源状况、性能指标和服务过程,做到简洁易见。同时,云计算管理平台可以通过直观的图表形式展现服务质量与资源使用状况的统计,确保服务过程符合组织流程,可实现基于使用的计费管理。云计算管理平台还可以进行自动的 IT 资源管理以实现资源的优化利用,通过自动化的流程实现云计算环境中的变更管理、配置管理、事件管理、问题管理、服务终结和资源释放管理等 ITIL 流程。

### 4. 拥有成本整体降低

云计算可以帮助大幅度降低 IT 整体拥有成本,除了数据中心管理人员可以大幅缩减之外,用户可以根据业务的发展需要进行分阶段投入,不需要进行一次性巨大的 IT 投资。另外,新业务系统或应用系统的测试周期大幅度缩短,大大降低由此带来的时间和人力成本。

云计算因为其相对于传统数据中心的巨大独特优势,越来越受到整个医疗卫生行业的青睐和广泛使用。在软件服务层面，近年来诞生了众多的云医疗服务提供商，除了之前提到的互联网医院之外，还有如春雨医生、趣医网、看处方、好大夫、丁香园、挂号网等；在基础设施服务层和平台服务层，云计算数据中心在医院和政府卫生主管部门也得到了大量的应用。

对于一个普通的三级医院而言，正常使用的应用系统就有几十个到上百个，除了核心的 HIS 系统之外，其他的应用负载一般都不大，非常适合采用云计算方式来承载运营。在区域的卫生健康平台，需要实现云 HIS、健康档案、区域电子病历等功能，云计算具备无地理位置限制、无终端设备要求、无数据存取忧患等功能，也是非常合适的解决方案。

# 第二节　云计算信息安全

## 一、概述

信息安全技术和服务是保障各种信息系统安全可靠的根本。随着云计算技术应用的进一步深入，云计算市场迅速扩大，使用云计算服务的政府、企业和个人越来越多，云计算的安全成为关注的焦点。

2014 年 1 月 24 日中央国家安全委员会的设置和 2014 年 2 月 27 日中央网络安全和信息化领导小组的成立，都预示着信息安全已经被提到了国家安全的高度。而中央网络安全和信息化领导小组在 2014 年的主要工作方向已经包括了云计算安全。

目前，医疗云平台面临几大安全问题，研究表明 70% 以上的潜在用户认为安全问题是其拒绝使用云服务的主要原因。除了可能发生大规模的计算资源系统故障外，云计算安全隐患还包括缺乏统一的安全标准，难以对用户隐私、数据主权、数据迁移与传输、灾备等方面进行有效保护。

1. 医疗信息的隐私性

云服务提供商通常将未加密的数据存储在同一台服务器上，数据的操作者又来自于不同组织，医疗云平台数据的隐私性将面临严峻挑战。①云服务的软件服务模型，使得数据的掌控不再是以用户控制为中心。②云存储或云处理中的数据存在跨机构特性，容易引发第三方交互使用未经授权的数据。③用户希望随时随地访问和使用云服务，而不受到云服务供应商或者第三方的阻碍。

2. 医疗信息的安全性

由于数据的集中化，医疗资源的安全性虽因重视程序的提高而得到一定的改善，但是对它的关注只在特定敏感数据的控制与存储内核是否安全方面，而且云平台本身的特征会增加医疗信息安全风险。①数据的位置:当患者使用云服务时,很可能都不知道自己医疗数据存储的确切位置。②不必要的访问:云计算本身可能会增加访问保密信息的风险,因此在云环境中需要一个适当的访问控制机制。③隔离障碍:多租赁会引发安全问题,同样的资源可能被多种类型的用户使用,那么一个客户的操作可能影响其他客户操作与数据访问。④黑客攻击:所有的数据都可以通过网络获取,在医疗数据的巨大利益推动下,黑客对数据的攻击是一个潜在的威胁。⑤应用安全:由于云环境的灵活性、开放性以及公众可用性等特性,可能会引发故障恢复风险。⑥外包的非技术性风险:医疗资源托管在数据中心与虚拟机内,存在管理风险。

### 3. 医疗信息的完整性

同一患者的医疗信息私密程度不同,需要将其信息分段并进行分级保护,这对提取或者搜索数据的完整性提出了要求。同时,为保证云平台中的部分数据受到攻击与灾难后能迅速恢复数据并保证数据的完整性,需将存储的数据做冗余备份。

其实,云计算安全和传统信息安全没有本质区别,但云计算自身的虚拟化、无边界、流动性等特性,使其面临更多的新形式和新挑战。

云计算提高了数据存储、管理和运算的效率,但只有在保证信息安全的前提下,云计算才能发挥最佳效果,所以云计算的安全问题应该受到足够的重视。在云计算环境下,终端用户将不再实际拥有硬件资源,数据也存储在云中。云计算的安全主要关注以下两个方面:一是云计算自身环境的安全问题;二是云计算会怎样改变现有的软件系统安全防护模式。

传统的观点认为将信息储存在自我可控的范围内,比贮存在不清楚、不了解的地点更为安全。事实上,如同自己家中的保险柜和银行金库一样,用户的个人设备或中小型数据中心,安全性远比不上云计算环境。在云计算环境下,数据中心和运行的相关基础服务有专业的人员和设备进行监管和保护,远比个人及中小企业的信息管理人员更为可靠,用户能够在付出更小代价的状况下获得更高级别的安全服务。另外,云计算提供的资源抽象、隔离、用户管理等技术,也能更好地提高安全性。

在企业的云计算发展和建设过程中,鉴于企业商业信息的敏感性,大部分企业都将私有云作为首选方案进行云计算建设。虚拟化技术是目前企业打造私有云的关键技术之一,虚拟化技术可以为其使用人员提供动态便捷的资源配置管理能力,先把资源集中起来统一管理,再通过更微小粒度的模式对资源重新进行配置,使多个虚拟机能够在同一个物理设备上运行,也能够在不同的设备中进行漂移。这种灵活而复杂的管理模式受益于云计算环境中所含有的云管理平台,因为硬件的虚拟化和应用的软件化,使得云管理平台能够以软件定义的模式按需申请资源、分配资源、使用资源。云计算的这种技术实现模式既是它的优势所在,同时也是安全的问题所在。

在云计算引进虚拟化技术后,物理设备转化为了虚拟机,传统网络环境中用来进行安全隔离的网络边界、物理资源边界均不复存在,基于物理安全设备的传统安全解决模式变得不易执行和部署。在此状况下,大部分企业都只能在整个云环境的物理边界部署一些如防火墙、入侵检测等传统的安全设备,因此,使得安全运维管理人员面对整个云环境时如同面对一个黑盒,完全不能查阅和监管控制云环境内的安全状况。黑盒状态的云环境使得其中的安全隐患常常不易发现、不易追踪、不易防护、不易运维和管理。发生安全问题的实体往往是虚拟化形态的设备,如虚拟机,当虚拟机被云管理平台动态分配时,如果安全设备不可以被集中管理和按需分配,那么这种虚拟化资产的动态调整会使得原本部署在固定位置上的安全设备失去保护的目标。

## 二、云计算安全体系

从宏观角度来看,云计算安全体系分为安全模块和支撑性基础设施建设两大部分,通过在各个层次、各技术框架区域中实施保障机制,最大限度地降低安全威胁,确保云计算应用及用户数据的安全。

云计算安全体系如图 20-2 所示:

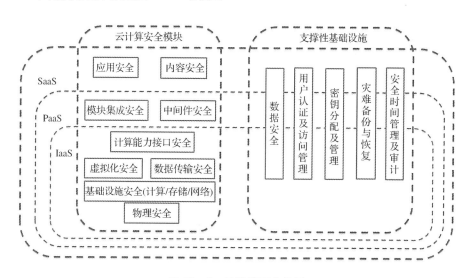

**图 20-2　云计算安全体系**

1. 云计算安全模块

①物理安全。主要包括以下几个方面:机房环动、线路通信、机柜电源等,是整

个云计算中心安全运作的基础。保护数据中心免遭地震、洪水、火灾等环境事故、人为操作失误或各种非法行为所导致的破坏是其主要内容,重要安全措施包括建立安防监控系统、安全管理制度、门禁系统、口令保护、报警系统等。

②基础设施安全。主要包括服务器设备、网络设备、存储设备等安全。重要安全措施包括安全冗余设计、防火墙、病毒防护、系统加固、入侵检测等。

③虚拟化安全。主要包括虚拟技术本身的安全,虚拟化引入后的新安全问题。重要安全措施包括虚拟镜像文件的加密存储和完整性检查、虚拟机(VM, Virtual Machine)的隔离和加固、VM 访问控制、VM 进程监控、VM 安全迁移等。

④数据传输安全。云计算环境下,数据传输有两种场景:一种是数据中心和数据中心之间的传输,一种是数据中心内部的数据传输。数据中心和数据中心之间的安全可以充分利用现有网络安全技术来进行保障,而数据中心内部的数据传输则可以通过一些新的网络虚拟化技术,既可以做好传输安全,也可以保障数据高传输效率。因为在云计算环境中,前端的 Web 服务器可能和后端的数据库都处在一个物理服务器上,这样它们之间的网络交互直接用虚拟交换机就可以了,数据根本不经过物理交换机,传统的信息安全设备拿不到它的数据,导致对其访问控制、审计、攻击的检测都会无法实现。

⑤计算能力接口安全。在云计算类型中,IaaS 通过向用户提供一系列 API 来提供服务,允许用户管理基础设施资源,并进行其他形式的交互。重要安全措施包括对用户进行强身份认证、加强访问控制等。

⑥模块集成安全。云计算中不同功能模块的集成因为标准缺乏而存在困难,但又不得整合 Web 系统和非 Web 系统,模块集成安全评估会比较困难。重要安全措施是对于某功能模块,尝试使用不同的 API,并进行大量测试工作,保证应用相应的速度和排除相关故障。

⑦中间件安全。因为终端类型操作系统的不同,需要通过中间件来实现业务或应用的无缝体验。重要安全措施包括能够数据加密、身份认证等技术。

⑧内容安全。在云计算环境中,用户的应用数据将主要存储在云计算的数据中心。重要的安全措施是进行数据加密。

⑨应用安全。在云计算中,对于应用安全,主要的是 Web 应用的安全。重要的安全措施有访问控制、系统加固、部署应用层防火墙等。

2. 支撑性基础设施

①数据安全。保障数据的保密性、完整性、可用性、真实性、授权、认证和不可依赖性。重要的安全措施包括对不同用户数据进行虚拟化逻辑隔离、使用身份证及访问管理技术措施等。

②用户认证及访问管理。重要的安全措施包括用户账号管理、用户自助式服

务、认证、访问控制、单点登录、数据保护、数据防丢失保护措施与合规报告等。

③密钥分配及管理。密钥分配及管理提供了对受保护资源的访问控制。

④灾难备份与恢复。在出现一些不可抗拒的灾难时，如火灾、停电时，通过灾难备份保障云计算服务不被中断。在需要将数据在云之间进行迁移或迁移到线下时，就需要提供相关业务迁移办法。

⑤安全事件管理及审计。在云计算的各种应用模式下，需要对安全事件进行集中管理，从而可以更好地监测、发现、评估安全事件，及时有效地对安全事件作出响应，预防类似的安全事件再次发生。

## 三、云计算安全措施

解决云安全问题的前提是对云安全问题所包含的内容有深刻的理解和认识，这样才能根据云安全的具体问题来建立相应的安全技术体系，以覆盖各种安全问题的各个细节。

云安全联盟(CSA,Cloud Security Alliance)是由云计算业界组成的一个安全标准组织，它发布的"云计算关键领域的安全指南"给出了可以参考的安全措施指南，我们在建设云计算平台时可以参考并进行实践。

CSA 的安全指南主要分为管理制度相关和实际操作相关的两大类安全措施和实践。下面是根据 CSA 安全指南 2.1 版介绍可以参考的安全措施：

第一部分是管制类安全措施和实践的相关内容：

1. 管制与企业风险管理，主要包含与企业或组织在管理和度量风险的能力相关的内容。为了维持有效的信息安全管理、风险管理和合规性管理，企业或组织应该识别并实施合理的组织架构、流程和控制措施。

2. 法律和电子证物，此领域包含为防护云计算带来的法律问题，制定相应的措施以规避风险。云计算提供商应该采取措施为用户或法律所需要的明确的服务提供证据，并保证证据是可信的。

3. 合规与审计，主要内容是如何在云计算环境中满足各类法律、法规和相关审计的要求。

4. 信息生命周期管理，主要关注云中的数据管理，包括设定数据访问控制、设定数据加密方式、验证数据在生命周期的各个阶段是否满足安全的需求等；也包含保证云服务用户在失去物理设备的控制之后如何对数据进行管理。

5. 迁移与互操作，是关于用户如何评估迁移的风险和难度，云计算提供商如何确定相应的迁移方法和流程，以及不同云计算提供商之间的互操作问题。

第二部分是操作类安全措施和实践：

6. 传统的物理安全、业务连续性和灾难恢复，主要关注云环境如何影响传统的物理安全、业务连续性和灾难恢复措施。

7. 数据中心运营,主要包含数据中心的技术架构和运行方式的相关安全措施和指南。如数据中心如何在不同层次上进行功能划分,如何进行软件的补丁策略管理,以及如何满足安全的需求和合理的集成等。

8. 事故响应、通知和补救,主要关注云计算服务在运行过程中,如何对安全事故、数据破坏或其他严重的事件及时调查并采取相关的补救甚至司法行动。

9. 应用安全,主要关注云计算平台上的应用安全问题。

10. 加密和密钥管理,主要关注云环境下正确的加密和弹性的密钥管理。

11. 身份与访问管理,主要关注用户身份的管理和通过相应的目录服务来提供访问控制。如考虑身份(用户账号)的发放和回收、强认证方式、认证联合、授权和用户概要管理等方面。

12. 虚拟化,主要关注虚拟化在带来灵活性和动态性的同时带来的一系列安全性问题。如划分不同的安全区域、加强区域边界的安全措施、保证暴露在外的访问接口的安全控制、提高虚拟机引擎的安全能力等。

云安全解决方案需要一个完整的技术体系,以有效覆盖该分类下的各种安全问题。云安全解决方案是由安全管理和安全设备来共同完成的。传统安全问题可以由传统的安全产品来解决,如病毒查杀时的病毒代码分析过程、入侵检测过程中的数据包解析和关联分析过程、防火墙对网络流的访问控制技术等。在云计算环境下,云安全解决方案配置和使用这些安全产品的前提是找到合适的位置接入,并且不影响云计算环境的业务系统的运行,因此就有了通过无代理模式降低杀毒风暴对系统资源消耗的方案,也有了把安全产品虚拟化后放入虚拟机的方案。

作为一种新的 IT 服务模式,只有在做好信息安全全面保护的前提下,云计算才可以提供更好的服务。

# 第三节 大数据概述

关于大数据和云计算的关系,人们通常会有误解,甚至会把它们混淆起来。比较简单的解释是:云计算是硬件资源的虚拟化;大数据是海量数据的高效处理。未来的整体趋势是:云计算作为计算资源的底层,支撑着上层的大数据处理;而大数据利用云计算的支持,提供实时交互式的查询效率和分析能力。

维基百科上定义:大数据(Big data,Megadata),或称巨量数据、海量数据、大资料,指的是所涉及的数据量规模巨大到无法通过人工或者计算机,在合理时间内达到截取、管理、处理并整理成为人类所能解读的形式的信息。

Gartner 给出了这样的定义:"大数据"是需要新处理模式才能具有更强的决策

力、洞察发现力和流程优化能力的海量、高增长率和多样化的信息资产。

IBM 将大数据的特征归纳为 4 个"V":大量(Volume)、多样(Variety)、高速(Velocity)、价值(Value)。或者说其特点有四个层面:第一,数据体量巨大,大数据的起始计量单位至少是 P(1 000 个 T)、E(100 万个 T)或 Z(10 亿个 T);第二,数据类型繁多,比如网络日志、视频、图片、地理位置信息等等;第三,数据产生和处理速度快;第四,价值密度低,商业价值高。

（一）大数据时代的价值

在互联网时代,以大数据为核心的价值发掘将成为各行各业争相开发利用的焦点,因为大数据驱动了一个时代的转型,就像是望远镜的出现让我们可以认识宇宙、显微镜的发明让我们能够观测微生物一样,这是我们认识世界、理解世界以及改造世界方式的改变,由此而衍生出大量的新发明与新应用,并为世界带来更多的改变和惊喜。

利用大数据分析,能够总结经验、发现规律、预测趋势、辅助决策,充分释放和利用海量数据资源中蕴含的巨大价值。据国际知名咨询公司 Gartner 预测,2016年全球大数据相关产业规模将达到 2 320 亿美元。

2015 年 8 月,国务院印发《促进大数据发展行动纲要》,确立了大数据在推动经济转型发展、重塑国家竞争优势以及提升政府治理水平等方面具有重要的意义。大数据的开放对于政府的意义,至少能够从如下两个方面来理解:一是推动政府治理"智能化"。如同"智慧城市"概念阐述的那样,连续动态化的大数据采集和科学分析处理,可以帮助具体的行政职能部门在食品监管、公共卫生、公共交通等各领域,在减少行政成本的同时提供更及时、高效的公共服务。二是能够提升政府的公信力。基于数据的公开,不但可以帮助投资者更好地分析决策,还有利于吸引社会力量共同参与社会的治理,提高政府的透明度。

2016 年 6 月 8 日国务院召开的常务会议也对发展和规范健康大数据提出了更高的要求和期望。会议认为,发展和应用好健康医疗大数据,是以创新推进供给侧结构性改革的重大民生工程,有利于提高健康医疗服务效率和质量,增加有效供给,满足群众需求,促进培育新业态,形成新的经济增长点。

（二）大数据在医疗卫生行业的作用

在医疗卫生行业,大数据作为新的利器也逐渐显示出它的巨大作用来。目前医疗大数据的数据一般来源于临床决策支持和其他临床应用(包括诊断相关的影像信息)、医疗费用信息、制药企业和生命科学研究、患者碎片信息及社交网络等。医疗卫生大数据的应用和分析可以在医疗服务业五大领域中发挥巨大的作用,提高医疗效率和医疗效果。

1. 临床操作

在临床操作方面,有五个主要场景的大数据应用。

①比较效果研究:通过全面分析病人特征数据和疗效数据,然后比较多种干预措施的有效性,可以找到针对特定病人的最佳治疗途径。基于疗效的研究包括比较效果研究(Comparative Effectiveness Research,CER)。研究表明,对同一病人来说,医疗服务提供方不同,医疗护理方法和效果不同,成本上也存在着很大的差异。精准分析包括病人体征数据、费用数据和疗效数据在内的大型数据集,可以帮助医生确定临床上最有效和最具有成本效益的治疗方法。医疗护理系统实现CER,将有可能减少过度治疗(比如避免副作用比较明显的治疗方式)以及治疗不足。从长远来看,不管是过度治疗还是治疗不足,都将给病人身体带来负面影响,以及产生更高的医疗费用。

②临床决策支持系统:临床决策支持系统可以提高工作效率和诊疗质量。目前的临床决策支持系统分析医生输入的条目,比较其与医学指引不同的地方,从而提醒医生防止潜在的错误,如药物不良反应。通过部署这些系统,医疗服务提供方可以降低医疗事故率和索赔数,尤其是那些临床错误引起的医疗事故。大数据分析技术将使临床决策支持系统更智能,这得益于对非结构化数据的分析能力的日益加强。比如可以使用图像分析和识别技术,识别医疗影像(X光、CT、MRI)数据,或者挖掘医疗文献数据建立医疗专家数据库(例如IBM Watson),从而给医生提出诊疗建议。此外,临床决策支持系统还可以使医疗流程中大部分的工作流向护理人员和助理医生,使医生从耗时过长的简单咨询工作中解脱出来,从而提高治疗效率。

③医疗数据透明度:提高医疗过程数据的透明度,可以使医疗从业者、医疗机构的绩效更透明,间接促进医疗服务质量的提高。根据医疗服务提供方设置的操作和绩效数据集,可以进行数据分析并创建可视化的流程图和仪表盘,促进信息透明。流程图的目标是识别和分析临床变异和医疗废物的来源,然后优化流程。仅仅发布成本、质量和绩效数据,即使没有与之相应的物质上的奖励,也往往可以促进绩效的提高,使医疗服务机构提供更好的服务,从而更有竞争力。数据分析可以带来业务流程的精简,通过精益生产降低成本,找到符合需求的、工作更高效的员工,从而提高护理质量,并给病人带来更好的体验,也给医疗服务机构带来额外的业绩增长潜力。

④远程病人监控:对慢性病人的远程监控系统收集数据,并将分析结果反馈给监控设备(查看病人是否正在遵从医嘱),从而确定今后的用药和治疗方案。据统计,慢性病患者的医疗费用占到了医疗卫生系统医疗成本的80%。远程病人监护系统对治疗慢性病患者是非常有用的。远程病人监护系统包括家用心脏监测设

备、血糖仪,甚至还包括芯片药片。芯片药片被患者摄入后,实时传送数据到电子病历数据库。通过对远程监控系统产生的数据的分析,可以减少病人住院时间,减少急诊量,实现提高家庭护理比例和门诊医生预约量的目标。

⑤对病人档案的先进分析:在病人档案方面,应用高级分析可以确定哪些人是某类疾病的易感人群。举例说,应用高级分析可以帮助识别哪些病人有患糖尿病的高风险,使他们尽早接受预防性保健方案。这些方法也可以帮患者从已经存在的疾病管理方案中找到最好的治疗方案。

2. 支付/定价

对医疗支付方来说,通过大数据分析可以更好地对医疗服务进行定价。

①自动化系统:自动化系统(例如机器学习技术)检测欺诈行为。据业内人士评估,每年有 2%~4% 的医疗索赔是欺诈性的或不合理的,因此检测索赔欺诈具有巨大的经济意义。通过一个全面的、一致的索赔数据库和相应的算法,可以检测索赔准确性,查出欺诈行为。这种欺诈检测可以是追溯性的,也可以是实时的。在实时检测中,自动化系统可以在支付发生前就识别出欺诈,避免重大的损失。

②基于卫生经济学和疗效研究的定价计划:在药品定价方面,制药公司可以参与分担治疗风险,比如基于治疗效果制定定价策略。这对医疗支付方的好处显而易见,有利于控制医疗保健成本支出。对患者来说,好处更加直接,他们能够以合理的价格获得创新的药物,并且这些药物经过基于疗效的研究。而对医药产品公司来说,更好的定价策略也是好处多多,他们可以获得更高的市场准入可能性,也可以通过创新的定价方案,更有针对性疗效药品的推出,获得更高的收入。

一些医疗支付方正在利用数据分析衡量医疗服务提供方的服务,并依据服务水平进行定价。医疗服务支付方可以基于医疗效果进行支付,他们可以与医疗服务提供方进行谈判,看医疗服务提供方提供的服务是否达到特定的基准。

3. 研发

医疗产品公司可以利用大数据提高研发效率。

①预测建模:医药公司在新药物的研发阶段,可以通过数据建模和分析,确定最有效率的投入产出比,从而配备最佳资源组合。模型基于药物临床试验阶段之前的数据集及早期临床阶段的数据集,尽可能及时地预测临床结果。评价因素包括产品的安全性、有效性、潜在的副作用和整体的试验结果。通过预测建模可以降低医药产品公司的研发成本,在通过数据建模和分析预测药物临床结果后,可以暂缓研究次优的药物,或者停止在次优药物上的昂贵的临床试验。

除了研发成本,医药公司还可以更快地得到回报。通过数据建模和分析,医药公司可以将药物更快推向市场,生产更有针对性的药物,有更高潜在市场回报和治疗成功率的药物。原来一般新药从研发到推向市场的时间大约为 13 年,使用预测模型可以帮助医药企业提早 3～5 年将新药推向市场。

②提高临床试验设计的统计工具和算法:使用统计工具和算法,可以提高临床试验设计水平,并在临床试验阶段更容易招募到患者。通过挖掘病人数据,评估招募患者是否符合试验条件,从而加快临床试验进程,提出更有效的临床试验设计建议,并能找出最合适的临床试验基地。比如那些拥有大量潜在符合条件的临床试验患者的试验基地可能是更理想的,或者在试验患者群体的规模和特征两者之间找到平衡。

③临床实验数据的分析:分析临床试验数据和病人记录可以确定药品更多的适应证和发现副作用。在对临床试验数据和病人记录进行分析后,可以对药物进行重新定位,或者实现针对其他适应证的营销。实时或者近乎实时地收集不良反应报告,可以促进药物警戒(药物警戒是上市药品的安全保障体系,对药物不良反应进行监测、评价和预防)。或者在一些情况下,临床实验暗示出了一些情况但没有足够的统计数据去证明,现在基于临床试验大数据的分析可以给出证据。

④个性化治疗:另一种在研发领域有前途的大数据创新,是通过对大型数据集(例如基因组数据)的分析,发展个性化治疗。这一应用考察遗传变异、对特定疾病的易感性和对特殊药物的反应的关系,然后在药物研发和用药过程中考虑个人的遗传变异因素。

个性化医学可以改善医疗保健效果,比如在患者发生疾病症状前就提供早期的检测和诊断。很多情况下,病人用同样的诊疗方案但是疗效却不一样,部分原因是遗传变异。针对不同的患者采取不同的诊疗方案,或者根据患者的实际情况调整药物剂量,可以减少副作用。个性化医疗目前还处在初期阶段。在某些案例中,通过减少处方药量可以减少 30%～70% 的医疗成本。

⑤疾病模式的分析:通过分析疾病的模式和趋势,可以帮助医疗产品企业制定战略性的研发投资决策,帮助其优化研发重点,优化配备资源。

4. 新的商业模式

大数据分析可以给医疗服务行业带来新的商业模式。

①汇总患者的临床记录和医疗保险数据集:汇总患者的临床记录和医疗保险数据集,并进行高级分析,将提高医疗支付方、医疗服务提供方和医药企业的决策能力。比如,对医药企业来说,他们不仅可以生产出具有更佳疗效的药品,而且能保证药品适销对路。临床记录和医疗保险数据集的市场刚刚开始发展,扩张的速度将取决于医疗保健行业完成 EMR 和循证医学发展的速度。

②网络平台和社区:另一个潜在的大数据启动的商业模型是网络平台和大数据,这些平台已经产生了大量有价值的数据。比如 PatientsLikeMe.com 网站,病人可以在这个网站上分享治疗经验;Sermo.com 网站,医生可以在这个网站上分

享医疗见解；Participatorymedicine. org 网站，这家非营利性组织运营的网站鼓励病人积极进行治疗。这些平台可以成为宝贵的数据来源。

5. 公众健康

大数据的使用可以改善公众健康监控。公共卫生部门可以通过覆盖全国的患者电子病历数据库，快速检测传染病，进行全面的疫情监测，并通过集成疾病监测和响应程序，快速进行响应。这将带来很多好处，包括医疗索赔支出减少，传染病感染率降低，卫生部门可以更快地检测出新的传染病和疫情。通过提供准确和及时的公众健康咨询，将会大幅提高公众健康风险意识，同时也将降低传染病感染风险。所有的这些都将帮助人们创造更美好的生活。

# 第四节　大数据信息安全

## 一、概述

大数据时代，每个人都是大数据的生产者和使用者。人们一边享受着大数据技术带来的快捷服务，同时处在数据泄露的风险当中。近年来，大数据在发挥其有益作用的同时，也暴露出了不少信息安全问题。2013 年发生轰动全球的"棱镜门"事件后，国内持续发生了如家等快捷酒店开房记录被泄露、中国人寿80 万保单信息外泄、搜狗手机输入法漏洞导致用户信息公开等信息安全不良事件。

近期，一家名为 gemalto 的数字安全研究公司发布了 2015 年外泄水平指数报告（Breach Level Index）摘要，报告指出 2015 年是发生数据外泄事件情况非常严峻的一年。是年，公司安全人员总共收集和分类编制了 1 673 例数据外泄事故，造成共计 7.07 亿条数据记录泄露。大多数数据泄露源自政府部门（3.07 亿条，占43%），而 1.24 亿条数据来自医疗健康机构，占 19%；科技和教育领域数据外泄共占 15%。

（一）大数据带来的安全挑战

大数据带来的安全挑战主要有如下几方面：

1. 大数据中的用户隐私保护

不只限于个人隐私外泄，还在于基于大数据对人们状态和行为的预测。当前，用户数据的收集、管理和使用监管不足，主要依赖于行业和个体的自律。

2. 大数据的可信性

威胁之一是伪造或刻意制造数据，而错误的数据常常会导致错误的结果，所谓"垃圾数据进，垃圾数据出"。威胁之二是数据在传输中的逐渐失真。

3. 如何实现大数据的访问控制

一是不易预设角色,实现角色的划分;二是不易预知每个角色的真正权限。

（二）大数据给信息安全带来新的挑战和机遇

1. 大数据成为网络攻击的明显目标

在网络空间中,大数据作为更容易被"发现"的大目标,受到了越来越多的关注。一方面,大数据不只代表着海量的数据,也意味着更复杂、更敏感的数据,此类数据会招致更多的潜在攻击者,变成更具吸引力的目标。另一方面,数据的大量汇聚,使得一旦被黑客成功攻击,就能获取庞大的数据,这无疑为黑客降低了进攻的成本,提高了收益率。

2. 大数据增加隐私外泄的风险

网络空间中数据具有非常广阔的来源,例如来自传感器、社交网络、记录存档、电子邮件等,大量数据的聚集不可避免地增加了用户隐私外泄的风险。一方面,大量的数据集中,包括大量的企业运营数据、个人的隐私客户信息和各种行为的详细记录。这些数据的集中存储增大了数据泄露的风险,而这些数据的滥用也是一大安全隐患。另一方面,尚未明确一些敏感数据的归属权和使用权,目前许多基于大数据的分析都没能考虑到其中的一些数据隐私和使用权问题。

3. 大数据对当前的存储和防护措施提出更高的要求

大数据存储引入了新的安全问题,数据集约的后果是复杂多样的数据被存放在一起,例如开发数据、客户信息和运营数据存放在一起,可能会出现违规地将某些生产数据放在运营数据存放位置的情况,导致企业安全管理不规范。大数据的规模影响到安全控制措施是否能够正确实行。对于海量数据,通常的安全扫描模式需要耗费大量的时间,已经不能满足安全需要。安全防护方法的更新升级速度跟不上数据量非线性增长的速度,导致大数据安全防护存在一定的隐患。

4. 大数据技术被运用到攻击手段中

在企业通过数据挖掘和数据分析等大数据技术获得商业价值的同时,黑客也在利用这些大数据技术向企业发起攻击。黑客最大限度地收集众多有用数据,例如邮箱、微博、网上购物、电话和家庭住址等的信息,为发起攻击做准备,大数据技术让黑客的攻击更加准确。另外,大数据技术为黑客发起攻击提供了更多机会。

5. 大数据成为高级可持续攻击的载体

黑客通过大数据将攻击较好的隐藏起来,使过往传统的防护机制很难查检出来。传统的机制是基于单个时间点进行的基于威胁特征的实时匹配检测,而高级可持续攻击(APT)是一个实施过程,并不具备能够被实时检测出来的明显特点,不能被实时检测。此外,APT攻击代码隐蔽在大量的数据之中,让其很难被检测出。同时,大数据的价值低密度性,让安全分析工具很难集中在价值点上,黑客能够将攻击隐藏在大数据中,给安全服务提供商的分析造成很大麻烦。黑客设置的任何一个能够误导安全厂商提取和检索目标信息的攻击,都会造成安全监测偏离应有的方向。

6. 大数据技术为信息安全提供新支撑

大数据不仅带来了新安全风险,同时也为信息安全的发展提供了新的机遇。大数据技术正在为安全分析提供新的思路和方式,对于海量数据的分析有利于信息安全服务提供商更详细地描述网络异常状况,以找出数据中存在的风险。对实时安全和商业数据融合在一起的数据进行预防性的分析,以防范钓鱼攻击,谨防诈骗和阻止黑客的侵犯。网络攻击行为多少会遗留蛛丝马迹,这些痕迹都以数据的形式隐藏在大数据中,利用大数据技术计算和处理资源有利于更有针对性地应对信息安全威胁,使得网络攻击行为无法猖獗,有助于寻找发起攻击的源头。

大数据是信息化时代的"石油"。大数据转化为信息和知识的速度与能力将成为这个时代的核心竞争力之一,而大数据面临的安全挑战却不容忽视。只有大数据技术和大数据安全"两条腿"走路时,大数据才可以真正成为这个时代的驱动力量。

## 二、大数据安全策略

遵照我国现有的信息安全等级保护制度,提升大数据信息安全保护水平,是解决大数据安全的唯一途径。

(一)立足信息安全等级保护,全过程提升信息安全保障水平

信息安全等级保护是根据信息处理系统的计算资源和信息资源安全程度不同实施不同保护强度的保障措施,是围绕信息安全保障全过程的一项基础性的管理制度,是一项基础性和制度性的工作。

(二)坚持积极防范,打造基于等级保护的大数据纵深防御体系架构

1. 应加快构建多层次、高质量的大数据纵深防御体系结构

大数据进一步加大了网络空间中防御与攻击的不对称性,传统的信息安全保护方法大多集中在"封堵查杀"层面,难以解决大数据时代的信息安全面临的诸多问题。

新的防御体系一是要构建多重保护、多层互联体系的架构,保证大数据处理环境的可信性;二是要加强处理过程的可控性,防止受到内部攻击,增强计算节点自我免疫水平;三是要提升技术平台支持下的安全管理能力,基于安全与业务处理、监控与日常管理制度的有机融合;四是要强化全局层面安全机制,制定数据监管把控策略,梳理数据处理流程,建立安全的数据处理新模式。

2. 应重视大数据攻击技术研发,做到攻防兼备

随着国际网络竞争不断加剧,我们面临的网络空间环境日趋复杂,被动防御不

能实际解决大数据安全问题。

（三）管理和技术并重，全方位提高信息安全防护能力

信息安全管理主要包括：建立安全管理策略；建立健全安全管理制度；建立安全管理平台；开展信息安全意识培训等。

# 三、大数据安全措施

在大数据时代，需要考虑一些新的信息安全技术和手段来保障大数据敏感信息和隐私数据的安全。

1. 数据发布匿名保护技术

数据发布匿名保护技术是对大数据中结构化数据实现隐私保护的核心关键与基本技术手段。典型例子：K 匿名方案，K-匿名技术要求发布的数据中存在一定数量（至少为 K）的在准标识符上不可区分的记录，使攻击者不能判别出隐私信息所属的具体个体，从而保护了个人隐私。这样做的优点是一定程度上保护了数据的隐私，能够很好地解决静态、一次发布的数据隐私保护问题。不足的地方是不能应对数据连续多次发布、攻击者从多渠道获得数据的问题的场景。

2. 社交网络匿名保护技术

社交网络中典型的匿名保护：①用户标识匿名与属性匿名，在数据发布时隐藏用户的标识与属性信息。②用户间关系匿名，在数据发布时隐藏了用户间的关系。

3. 数据水印技术

数据水印是指将标识信息以难以察觉的方式嵌入在数据载体内部且不影响其使用方法，多见于多媒体数据版权保护，也有针对数据库和文本文件的水印方案。数据水印应用的前提是数据中存在冗余信息或可容忍一定精度的误差。强健水印类可用于大数据起源证明，脆弱水印类可证明数据的真实性。

4. 数据溯源技术

数据溯源技术目标是帮助人们确定数据仓库中各项数据的来源，也可用于文件的溯源与恢复。基本方法是标记法，比如通过对数据进行标记来记录数据在数据仓库中的查询与传播历史。

5. 角色挖掘技术

根据现有"用户—对象"授权情况，设计算法自动实现角色的提取与优化。

6. 风险自适应的访问控制

风险自适应的访问控制是针对在大数据场景中，安全管理员可能缺乏足够的专业知识，无法准确地为用户指定其可以访问的数据的情况。

特别值得一提的是，随着未来医疗大数据交易的日益增多，对医疗大数据的隐私保护要求愈加迫切，结合以上的相关技术做好各个环节的安全保护措施，才能让

医疗大数据的未来更美好。

## 四、大数据助力信息安全

大数据的信息安全很重要,同时由于大数据本身所具备的数据价值发掘的特性,我们可以利用大数据作为手段,实现信息安全的更深入信息收集、特征分析、规则提炼、应用实践,最终反过来为信息世界的安全服务,成为信息安全利器。

大数据技术非常适合解决复杂场景下的关联分析和行为识别的问题。利用大数据技术中的数据存储技术能够在时间和空间两重维度下,将需要进行分析的数据存储下来;利用大数据技术中的高性能的索引和查询技术,可以进行对已存储数据的快速检索和提取;利用大数据技术中的深度学习技术,能够基于存储的数据训练出有效的经验模型,对实时的安全状态、事件和行为进行检测和审计。

大数据助力信息安全分析主要采用的技术手段包括:

①基于流式的计算框架,实现了对安全事件的实时动态分析,通过基于特征的规则关联分析引擎,识别已知模式的攻击和违规的过程,属于最经典和传统的一种关联分析技术。

②基于行为的事件关联,分析的定位在于使安全分析实现向基于异常检测的主动分析模型逆转,从而安管平台的主流分析方式不再强依赖关联引擎。

③基于机器学习和统计学的分析技术,采用 Map/Reduce 的方法进行统计和计算,从而实现对海量事件的实时宏观分析。

利用大数据分析,可提前、精确、有效地发现已知或未知的安全隐患;可实现数据访问的记录、分析及取证;可实现有效、精确地发现隐私数据的检测分析与防护。安全检测与大数据技术结合,利用大数据处理机制可实现信息访问和审计、安全威胁的智能发现、隐私数据的保护等。

# 第五节　典型案例

## 一、某医院医药大数据安全泄露事件

【案例描述】

2012 年浙江某城市发生多家医院信息系统遭黑客侵入,大量的医药数据遭到外泄。犯罪分子王某精通计算机编程,带着相关设备来到医院后,王某等人找到医院用于查询的公用电脑,悄悄拔下网线,连到自己携带的路由器上,然后使用自己的电脑连入医院内网,启动黑客程序,侵入医院计算机系统。获得加密数据后,再进行解密,出售给买家。

医院的大数据被不法分子获取后,他们通过数据分析得出院内每个科室、每个医生的用药习惯、数量等情况,医药公司或医药代表就可以根据这些大数据,有针对性地去医院推销药品。黑客团伙从中嗅到了"商机",借助黑客程序侵入医院的计算机信息系统,窃取医院各个科室的医药信息,得手后高价卖出,共非法获利700多万元。

【分析与处置】

在高额利益的驱使下,当前黑客窃取医院的相关数据的问题已不容忽视。总结黑客的手段无外乎以下三种:利用 HIS 等医疗系统的 Web 漏洞入侵数据库;利用数据库漏洞直接入侵数据库;入侵数据库服务器主机直接窃取数据库文件、备份文件等。总的来说,当前部分省市医院普遍采取了相关安全措施,但仍面临一些致命缺陷:①事后分析,无法主动阻止内部人员非法统方行为的发生。审计软件一般在很专注地担当记录摄像头的职责,却基本上没有哨兵的功能,即当明显的非法获取数据行为发生时,不能有任何智能拦截作用。②难以准确地定位非法获取数据的具体操作人员,因此无法辨别非法获取数据和正常获取数据,不能起到震慑的作用。③在实际运行中,由于普通数据库审计软件没法进行深度智能的、有针对性的审计和记录,因此会出现日志量太大等问题,严重影响工作效率和实际效果。④可以伪造 IP、用户名,只能审计不能拦截,无法阻止来自于外部黑客的攻击和存储层的数据泄密。

针对这些漏洞,可以通过事前的堡垒机集中账号和访问通道管控,事中的单点登录、统一授权和访问控制,事后的数据走向与行为审计等功能,具备在服务器及后台数据库的核心设备层面的数据保护、智能拦截和行为审计,能够有效地防止和精确审计医院系统内外的各种有权限访问内部各个核心系统的人员的非法数据获取等操作,包括:医院 HIS 系统使用者管理者、医院信息设备管理者、外部技术维护人员以及外部黑客等,实现真正意义上的智能管控和深度审计,以达到数据保护的目的。

【总结建议】

大数据在云计算的开放环境下面临更多的风险,开放的数据处理平台是获得数据的便利途径,而最终目的是为了大数据中的隐含价值。有一部分大数据直接可以被用来实施其犯罪行为,例如有的黑客利用大数据技术进行攻击。医疗信息化系统中蕴含着各类海量数据,存储着患者的疾病诊断、统方、高价值耗材、治疗方案、检查检验结果、患者信息等敏感信息,一旦这些数据泄漏或非法修改破坏,将对医疗行业和社会造成严重的影响,也正是近几年来导致非法"统方"事件频繁滋生的源头,滋生医疗行业不断出现患者信息泄漏、药品回扣、医疗纠纷及经济损失的重要原因。大数据更容易吸引黑客,而且一旦遭受攻击,失窃的数据量也是巨大的。面对可能的安全威胁,必须建立一套有效的数据安全审计体系,加强对数据库信息的监管力度,有效管理并尽量降低信息安全风险。

## 二、某医院临床数据中心大数据泄露事件

【案例描述】

2015 年,某大型医院的信息中心工作人员,通过获取医院临床数据中心数据库的相关账号,将临床数据中心中的海量数据非法导出,并将患者的个人信息等非法卖给相关生物医药公司和相关销售公司获取大量利益。这些数据包括患者基本信息、相关诊断信息和用药信息等。某些非法生物医药公司利用这些数据,向患者特别是肿瘤患者推销假冒伪劣药品。更有非法传销团伙,利用这些数据分析得出患者及其家属的喜好,从而从事相关犯罪。

【分析与处置】

随着各大医院纷纷上线临床数据中心,医院的相关数据也都集中存储在其中,这也引来了更多不法分子贪婪的眼光,他们利用这些大数据,进行专业的分析,从心理上、生理上等各方面分析患者的需求,从而引诱患者上当受骗,达到他们想获取的利益。而拥有这些数据的信息中心数据管理员对相关账号密码的管理以及他们面临的利益诱惑,直接关系到这些数据的能否被安全的保护。针对这些问题,应当做好相关数据的保护工作,对每个用户及每一个角色仅授予相应的最小化权限,与其业务不相关权限一律收回,对于离岗的人员应立即收回其用户权限。需设置动态分配权限功能,即用户登录数据库时必须身份得到验证后,才被授予相应数据库的操作权限。同时还应利用数据加密技术来加以防范,让即使有访问权限的数据库用户对加密数据也无从下手。

【总结建议】

临床大数据中心对于医院的管理、科研等方面有着巨大的帮助和积极的影响,是对医院相关数据的整理和融合。但在对医院相关大数据发展进行规划的同时,必须明确信息安全在大数据发展中的重要地位。建议加大对大数据安全形势的宣传力度,明确大数据的重点保障对象,加强对敏感和要害数据的监管,加快面向大数据的信息安全技术的研究,推动基于大数据的安全技术研发,培养大数据安全的专业人才,建立并完善大数据信息安全体系。

# 参考文献

[1] 大数据背景下智慧医疗闪亮登场信息化——分析行业新闻. http://www. antpedia. com/news/10/n-364810. html

[2] 启明星辰云安全管理平台为政企云安全保驾护航. http://sec. chinabyte. com/232/13343732. shtml

[3] 大数据时代面临的信息安全机遇和挑战[J]. 中国科技投资,2012(34):49-53

[4] 大数据时代的信息安全等级保护. http://www. lifox. net/point/1524. htm

[5] 大数据安全与隐私保护. 百度文库. http://wenku. baidu. com/view/ab09eda389eb172ded63b782. html

[6] (英)迈尔·舍恩伯格,(英)库克耶. 盛杨燕,周涛,译. 大数据时代[M]. 杭州:浙江人民出版社

[7] 虚拟化与云计算小组. 云计算实践之道. 北京:电子工业出版社

[8] (美)Vic(J. R. )Winkler. 刘戈周,杨泽明,徐俊峰,译. 云计算安全:架构、战略、标准与运营. 北京:机械工业出版社

[9] 张绍华,潘蓉,宗宇伟. 大数据治理与服务. 上海:上海科学技术出版社

[10] (美)埃里克·托普. 张南,魏薇,何雨师,译. 颠覆医疗:大数据时代的个人健康革命. 北京:电子工业出版社

(陈向东　蔡雨蒙)

# 跋一

合上这本书,我心情很激动,能为《医院信息安全实用技术与案例应用》一书作跋感到非常荣幸。我自 2009 年起一直参与了国家信息安全等级保护相关工作,2012 年我曾经为南京卫生信息界同仁出版的《医疗卫生行业信息安全等级保护》一书写序,今天看到江苏医疗卫生信息界同仁辛勤笔耕、再出丰硕果实,十分地欣慰。

随着医疗信息化深入和发展,医院信息安全面临新的挑战,一是医院核心业务信息化全面应用普及,对信息系统业务连续性提出极高的要求,瞬间的中断都可能导致医疗秩序混乱、经济损失,甚至对患者生命构成威胁;二是医疗协同、分级诊疗、即时结算、远程医疗和互联网医疗应用,使得医疗数据冲破医院网络围墙的限制,信息安全面临新的挑战;三是医疗健康大数据发展,信息孤岛开始破冰,碎片化数据实现整合,在创新价值的同时,却对患者信息隐私保护提出了新要求;四是云计算、物联网、移动互联网和新兴数字医疗设备的应用,使得信息安全保护对象日益复杂,传统被动式安全防护技术和策略面临新的挑战。

国务院于今年 6 月 24 日发布《关于促进和规范健康医疗大数据应用发展的指导意见》,提出通过完善法规制度,强化标准和安全体系建设,强化安全管理责任,妥善处理应用发展与保障安全的关系,增强安全技术支撑能力,有效保护个人隐私和信息安全,实现规范有序、安全可控的要求。为此,当前以信息安全等级保护工作为核心制度的医疗卫生行业信息安全工作还需进一步加强和完善。

本书作者均来自于医院信息化建设与运行的一线专家和技术人员,本书相较于一些理论专著,更具有实战应对的实用价值,相信会对从事医院信息化工作的同志有很好的帮助。然而医院信息安全工作永无止境,安全防护技术不断升级,安全管理对象日益复杂,安全管理制度需要持续改进,安全组织和技术能力需要不断提高,为此希望全国的医院信息安全守卫者们,能从本书中汲取新的和具有实用价值的知识和观点,更好保障医院信息系统的安全,为医药卫生事业改革与发展保驾护航。

王才有

2016 年 6 月 20 日

# 跋二

  近年来,在国家医改和医院现代化建设发展需求推动下,我国医院信息化建设得到快速发展,为我们带来了信息技术促进医疗服务和提升医疗质量的红利;但同时医院信息不良事件也频频发生,为医院和患者带来实际的损失和更大的安全威胁。面临互联网和大数据时代,信息安全的重要性更加凸显,信息技术成为了悬在我们头上的一柄双刃剑,我们在分享医疗卫生信息化建设成果的同时,也必将为应对信息安全威胁付出更多的努力。

  如何在开放、融合的环境下加快健康医疗数据安全体系建设,加强对涉及国家利益、公共安全、患者隐私、商业秘密等重要信息的保护,是摆在每一位医院信息管理人员面前的艰巨任务,这需要有一大批孜孜不倦的专业人士去坚持,需要多个坚韧不拔的团队来研究、推动、总结。一分耕耘,一分收获。作为中国卫生信息学会信息安全与新技术应用专委会的主任委员、一名卫生信息化老兵,我对江苏省、南京市同行们如此重视医疗卫生信息安全,并能从学术的高度去思考和实践,感到非常地高兴,仿佛看到了未来医院信息安全建设的光明前景。

  一个好汉三个帮,团结就是力量。面对应对信息安全,我们有互助抗衡的勇气、底气。当然,我们要更加重视规范、规划,进一步强化信息安全意识。强调管理和技术并重,不断加固信息系统。注重人才队伍的建设,持续提高医院信息安全应急处置能力。

  他山之石,可以攻玉。本书每一个章节,既有清晰的理论表述,又有详实的案例分析,更有可靠、实战化的应对之策,这些从实践中总结、挖掘、提炼的实战经验,对全国卫生信息行业的同行们都具有重要的参考和借鉴,大家可以分享这些经验和教训,少走许多的弯路。希望本书能对全国医院信息工作者提供实用的参考,共创医院信息安全的良好局面,促进医院信息化更加健康顺利发展,进而保障医疗安全。

2016 年 6 月 20 日

# 致　谢

**鸣谢一:感谢下列专家对书稿进行审阅**

张登银　南京邮电大学通信与信息工程学院、物联网学院　研究员、博士生导师、产业处处长，物联网国家大学科技园管理办公室主任

陈志奎　大连理工大学软件学院网络通信与数据库技术实验室教授、博士生导师,泛在网络与计算研究所所长

胡广伟　南京大学国家保密学院、信息管理学院　教授、博士生导师,南京大学政务数据资源研究所所长,信息与保密科技研究所所长,数据智能实验室主任

石　进　南京大学信息管理学院　副教授、硕士生导师

韩　雄　原南京军区卫生部卫生信息中心　高级工程师

管正涛　江苏省卫生和计划生育委员会规划信息处　副处长

陈　功　江苏省中医院　高级工程师、硕士生导师

薛以峰　中国人民解放军第四五四医院　高级工程师

马锡坤　南京军区南京总医院　高级工程师

**鸣谢二：感谢下列同仁为书稿提供案例**

南京市卫生信息中心：殷伟东、陈平

东南大学附属中大医院：耿立凯

南京胸科医院：管丽华

中国人民解放军第四五四医院：黄锋

江苏省中医院：姜熳

江苏省第二中医院：李琴

江苏省省级机关医院：秦宇

长征医院南京分院：孙祥

南京市六合区人民医院：董军

南京市中心医院：吴欣

南京军区总院：吴艳君

南京脑科医院：吴宗懿

南京儿童医院：许同来

江苏民政康复医院：张强

南京医科大学第二附属医院：张涧翔

南京鼓楼医院：张晓平

南京市中医院：周莉莉

南京市第一医院：周湘江

南京市栖霞区卫生局：马奎

南京市公安局网络安全保卫支队：张研

苏州市卫生信息中心：鞠鑫

句容市卫生计生信息中心：汤志平

江苏省海安县人民医院：吴震

**鸣谢三:感谢下列公司参与书稿编写**

江苏省计算机技术服务有限公司

南京特恩驰科技有限公司

北京启明星辰信息安全技术有限公司

江苏君立华域信息安全技术有限公司

华为技术有限公司

江苏鼎级博力特科技发展有限公司

趋势科技(中国)有限公司